I0874820

# Handbuch
der
# plastischen Chirurgie

von

**Eduard Zeis,**

Doctor der Medicin und Chirurgie, praktischem Arzte zu Dresden, Armenarzte, Arzte beim Augenkrankenheilverein, der Kinderheilanstalt, zweitem Arzte der Blindenerziehungsanstalt, der Gesellschaft für Natur- und Heilkunde zu Dresden ordentlichem, und der Hufelandschen med. chir. Gesellschaft zu Berlin correspondirendem Mitgliede.

Nebst
einer Vorrede
von

**J. F. Dieffenbach,**

Ritter mehrerer Orden,
Doctor der Medicin und Chirurgie, Professor an der Universität und dirigirendem Arzt an der Charité zu Berlin, Mitglied einiger Academien und Gesellschaften.

Mit vielen Holzschnitten und zwei Kupfertafeln.

Berlin.
Gedruckt und verlegt bei G. Reimer.
1838.

„Etenim antiqui cutim excoriabant, leviter attrahebant, suturis committebant, neque praeter haec quicquam moliebantur."

„At nos eam incidentes a subjectis corporibus avellimus, ut saltem una in parte adhaereat, nares denuo excoriando vulneramus, propaginem adjungimus, suturis valide connectimus, multos dies post rescindimus, foramina efformamus, et tandem quicquid reliquum operis est ad finem perducimus. Nec quicquam horum minores medici efficiunt."

(*Taliacot. de chir. curt. lib. I. cap.* 19.)

Den hochgeehrten Herren

**Friedrich August von Ammon,**

Doctor der Medicin und Chirurgie, Leibarzt Sr. Maj. des Königs von Sachsen, Hofrath, Arzt der Blindenerziehungsanstalt und des Augenkrankenheilvereines zu Dresden, Ritter des Königl. Sächs. Civilverdienstordens, der Königl. medicinischen Academien zu Kopenhagen, Moskau, Paris und Stockholm, und des Vereins für Medicin in Preussen Mitglied, so wie medicinisch-chirurgischer und physicalischer Societäten zu Berlin, Bonn, Dresden, Erlangen, Frankfurt a. M., Freiburg, Hanau, Heidelberg, Jassy, Leipzig, Lyon, Marburg, Minden, Rostock und Zürich Correspondent,

und

**J. F. Dieffenbach,**

Ritter des Königl. Preuss. rothen Adler-Ordens, des Kaiserl. Russ. Wladimir-Ordens, des Königl. Schwed. Wasa-Ordens, des Grossherzogl. Badisch. Zähringer Löwen-Ordens und des Grossherzogl. Hessisch. u. b. Rhein. Ludwig-Ordens, Doctor der Medicin und Chirurgie, Prof. der Heilkunde an der Friedrich-Wilhelms-Universität, dirigirender Arzt an der Charité zu Berlin, Mitglied der Ober-Examinations-Commission, Director der Krankenwärter-Schule, der Academien zu Kopenhagen, Moskau, Paris und Stockholm, des Bad. Vereins für gerichtl. Medicin, so wie der medic. naturwiss. und physical. Gesellsch. zu Berlin, Bonn, Brüssel, Dresden, Erlangen, Florenz, Halle, Hanau, Heidelberg, Jassy, Leipzig, London, Lyon, Metz, Paris, Rostock, Salz-Uflen, Strasburg, Würzburg und Zürich, des Apotheker-Vereins des nördl. Deutschlands Mitglied, Ehrenmitglied und Correspondent,

als Merkmal vorzüglicher Hochachtung und Verehrung

gewidmet

vom Verfasser.

# Vorrede.

Herr Doctor Zeis in Dresden hat mir die Ehre erzeigt, mich aufzufordern, sein Werk *über plastische Chirurgie* mit einer Vorrede zu begleiten. Diesen Wunsch erfülle ich sehr gern. Das Buch aber zu loben und zu empfehlen halte ich für überflüssig, da jeder Leser sich bald von dem Fleisse in der Bearbeitung und der Gediegenheit des Ganzen überzeugen wird. Herr Dr. Zeis hat nicht allein durch mühsames Studium alle bekannte Thatsachen über diesen Zweig der Chirurgie gesammelt und systematisch zusammengestellt, sondern auch manches Neue aus eigner und des Hrn. Hofraths v. Ammon Erfahrung hinzugefügt. Mehreres hierher gehörige, was ich in den letzten Jahren beobachtete und für nützlich erkannte, habe auch ich Hrn. Dr. Zeis mitgetheilt, um von meiner Seite ebenfalls das verdienstvolle Unternehmen des Verfassers zu unterstützen.

Ich halte es für völlig überflüssig, hier etwas zum Lobe des Theils der Chirurgie zu sagen, welcher sich mit der Herstellung verstümmelter Theile des Körpers beschäftigt. Die neueste Zeit hat über seinen Werth entschieden. Er ist die höchste Blüthe der ganzen Chirurgie. Die Chirurgie wird dadurch von Neuem mit der Physiologie verschwistert, welche in der vorletzten Zeit durch die Bandagenlehre wie durch Barricaden getrennt waren. Diese sind gefallen.

Möge dieses Werk denn wie das des Caspar Taliacotius auf die späte Nachwelt übergehen!

Berlin, den 28. April 1838.

Dieffenbach.

# Vorwort.

Schon vor mehreren Jahren ermunterte mich Herr Hofrath von Ammon zur Bearbeitung eines Handbuches der plastischen Chirurgie, allein ich liess mich damals durch die Schwierigkeiten, welche ich voraussah, und die mir bei der Ausführung auch wirklich in den Weg traten, davon abhalten. Ich schritt jedoch an das Werk, als mich Herr Professor Dieffenbach ebenfalls dazu aufforderte, und mir seine gütige Unterstützung versprach.

Es war damals gerade Blandins Autoplastie erschienen, allerdings das erste Buch, welches die gesammte plastische Chirurgie zusammenfasst, und welches daher auch in Deutschland seine Bewunderer und Lobredner fand, das aber, wenn man es näher beleuchtet, wie ich es in Schmidts Jahrbüchern Bd. 16. gethan habe, als eine sehr leichte Arbeit erscheint, deren Flüchtigkeit und Oberflächlichkeit nur dadurch entschuldigt werden kann, dass es eine in sehr kurzer Zeit geschriebene Concursarbeit ist. Es stand demnach zu fürchten, dass dieses Buch in Deutschland, so wie seinen Lobredner auch seinen Übersetzer finden, und mit allen den Anmaassungen des Verfassers, welcher in der süssen Selbsttäuschung lebt, als ob die plastische Chirurgie vorzüglich die Schöpfung seiner Landsleute sei, zu uns übergehen möchte. Es kam daher darauf an, bald ein Buch zu liefern, welches, abgesehen von Carpues Verdiensten, Deutschland die Ehre rettete, das Meiste für das Wiedererwachen und das Aufblühen der plastischen Chirurgie gethan, sie eigentlich wiedergeschaffen zu haben, welches ferner den Standpunkt, auf welchem sich dieser Theil der Wundarzneikunst gegenwärtig befindet, richtig darstellte, dem noch weniger Unterrichteten als Leitfaden dienen könnte, aber auch dem mit der Sache schon Vertrauten brauchbar sei, und ihm die Herbeischaffung aller Hülfsquellen erspare, was bereits, weil die Litteratur schon ziemlich angewachsen und an vielen Orten zerstreut ist, nicht ohne Mühe geschehen kann.

Viele Schwierigkeit fand ich darin, nur einigermaassen die Grenze der plastischen Chirurgie zu bestimmen, und ich bin daher, was diesen Punct betrifft, auf Vorwürfe gefasst. So sind z. B. die Operationen zur Vereinigung abnorm getrennter Theile, die der Hasenscharte und der Gaumenspalte weggeblieben, weil sie nur in der Vereinigung von Spalten bestehen, aber neue Partien durch sie nicht gebildet werden. Die Heilung des zerrissenen Mittelfleisches, und die Vereinigung von Darmwunden, welche die Franzosen mit dem vielversprechenden Namen Enteroplastik benennen, mussten demnach auch wegbleiben, so gern ich auch der grossen Operation Dieffenbachs *(man vergl. Caspers Wochenschrift,*

*1836. No. 26. pag. 401.)*, welcher beide Darmenden nach Ausschneidung eines beträchtlichen Darmstückes glücklich zusammenheilte, Erwähnung gethan hätte. Fast scheint es hiermit im Widerspruch zu stehen, dass ich die Operationen, um Fisteln der Luftröhre, der männlichen Harnröhre, der Harnblase zu heilen, und die zur Verschliessung der Bruchpforten abgehandelt habe. Ich kann dies nur dadurch rechtfertigen, dass ich mich nicht sowohl durch den Zweck der Operationen, sondern durch das Eigenthümliche der Operationsmethoden hierzu bestimmen liess, und man findet daher in diesen Capiteln auch nur diejenigen Operationsmethoden aufgeführt, welche, indem sie mittelst Transplantationen ausgeführt werden, mehr oder weniger Verwandtschaft mit der plastischen Chirurgie besitzen. Dieselbe Rücksicht bewog mich die Stomatoplastik aufzunehmen, aber die Operationen zur Trennung anderer abnormer Cohäsionen, z. B. zur Eröffnung der After- oder Scheidensperre, wegzulassen.

Was die Durchschneidung der Sehnen betrifft, die ich auch abgehandelt habe, so gehört diese, streng genommen, allerdings nicht zu den plastischen Operationen, denn die Bildung einer Zwischensubstanz zwischen den getrennten Sehnenenden ist nur das Werk der Natur, und nicht wie bei den Transplantationen ein Werk der Kunst. Aber ich glaube dem Leser einen Gefallen gethan zu haben, dass ich diese gegenwärtig in der Mode befindliche Operation erwähnte, welche den Übergang der Chirurgie zur Orthopädik ausmachend, beiden angehört, und ich bitte die geehrten Leser dieses Capitel mehr als einen Anhang zu betrachten, dessen Zuzählung zu den plastischen Operationen sich nicht streng rechtfertigen lässt.

Manche Mängel meines Buches, welche die Kritiker rügen werden, kenne ich selbst, aber das Bessermachen ist nicht immer so leicht als das Tadeln. Man wird es mir hoffentlich nicht zum Vorwurfe machen, dass ich manche Krankengeschichten, meistens habe ich sie nur im Auszuge mitgetheilt, dem Buche einverleibte, aber der Fall in concreto erweckt und erhält oft mehr die Aufmerksamkeit, als die Beschreibung der Operationsmethode in abstracto.

Da ich weiss und oft erfahren habe, wie viele Wundärzte, welche nicht selbst Gelegenheit hatten, plastische Operationen verrichten zu sehen, von ihrem Werthe noch gar nicht überzeugt sind, so ging mein Bestreben vorzüglich dahin, durch treue Darstellung dessen, was die plastische Chirurgie vermag, die noch Ungläubigen zu überzeugen, ohne durch verschönerte Darstellung mich in Übertreibungen zu verlieren, und durch grössere Versprechungen Erwartungen rege zu machen, die die plastische Chirurgie nicht zu erfüllen vermöchte. Nur der, welcher selbst überzeugt ist, vermag Andere zu überzeugen, und so hoffe ich denn, dass es mir gelingen soll, manche Wundärzte, die bisher wenig Vertrauen zur plastischen Chirurgie besassen, zu Versuchen mit ihr zu veranlassen.

Ich schätze mich glücklich einen Verleger gefunden zu haben, der, kleinlichem Eigennutze fremd, selbst warmen Antheil an Förderung der Wissenschaft nimmt. Ganz vorzüglich muss ich es ihm danken, dass er mir für die Zahl der zu gebenden Abbildungen keine Grenzen setzte. Ich war indess bedacht, diese mir gestattete Freiheit nicht zu missbrauchen, um den Preis des Buches nicht zu sehr zu erhöhen. Den Holzschnitt wählte ich deshalb, weil man mehr veranlasst ist, die Figur mit der Erklärung zu vergleichen, wenn sie unmittelbar neben dieser steht, als wenn man erst genöthigt ist, vielfach und künstlich zusammengeklappte Kupfertafeln aufzuschlagen. Oft ist man zu bequem dies zu thun, und man versäumt darüber die Stelle deutlich zu verstehen. Ich musste zwar deshalb die Figuren immer so einrichten, dass sie nur aus wenigen Linien bestehen. Da es aber nicht meine Absicht war, Portraits einzelner Kranken zu geben, sondern nur die Operationsmethoden zu versinnlichen, und ihr Verständniss zu sichern, so reichten Abbildungen in dieser Manier hin. Die illuminirten Kupfertafeln sollen, so hoffe ich, wesentlich dazu dienen, bei Denen, die noch niemals Transplantationen machen sahen, Vertrauen zu diesem Unternehmen zu erwecken, denn die vortrefflichste Beschreibung vermag nicht, die Anschauung der Natur zu ersetzen, während gelungene Abbildungen dies schon etwas mehr thun.

Die Herren Hofrath von Ammon und Professor Dieffenbach haben mir bei der Bearbeitung dieses Handbuches mannigfach mit ihrem gütigen Rathe beigestanden. Überdies hat mich der Erstgenannte durch die freie Benutzung seiner Bibliothek, der letztere aber durch mündliche und schriftliche Mittheilung seiner neuesten, noch nirgends beschriebenen Operationsmethoden, welche er in dem bald zu erwartenden fünften Bande seiner chirurgischen Erfahrungen besonders beschreiben wird, wesentlich unterstützt, wofür ich beiden Herren meinen innigsten und wärmsten Dank hiermit öffentlich abstatte.

Dresden im April 1838.

Der Verfasser.

# Inhaltsverzeichniss.

# Litteratur der plastischen Chirurgie.

Die mit einem * bezeichneten Schriften habe ich selbst benutzt.

---

## I. Schriften, welche Notizen zur Geschichte der plastischen Chirurgie enthalten.


* Paulus *Aegineta.* Opera. Lugd. Batav. 1589. 8. lib. VI. c. 26. (p. 583.)

* Alexander *Benedictus.* Anatomia sive historia corporis humani. Parisiis. s. a. (Die Vorrede von 1497.) 8. lib. VI. cap. 39. de naso (pag. 51).

* Isaac *Bickerstaff.* The Tatler or lucubrations. Vol. 4. Lond. 1764. pag. 273. N. 260. Thursday. Decembr. 7. 1710. Sehr witzige Erzählung von den Wundercuren Tagliacozzis, mit der Nutzanwendung die Jünglinge Londons vor der Syphilis zu warnen.

* A. Corn. *Celsus.* Medicina. lib. VII. cap. IX. Curta in auribus, labrisque ac naribus, quomodo sarciri et curari possint.

J. B. *Cortesi.* Miscellaneorum medicinalium Decades denae. Messanae. 1625. Dec. 3.

*Dittier* (vormals Professor der Anatomie zu Paris). Memorie della societa Italiana. Tom. IV. pag. 480.

* N. F. J. *Eloy.* Dictionnaire historique de médecine. Mons. 1778. 4. vol. 4. Art.: Taliacotius und Cortesi.

*Fludd.* Defense of Weapon-salve oder the squeezing of Parson Toster's Spunge. 1635. p. 132. Er verstand es die Helmontsche Lehre vom materiellen Geiste noch besser auszuschmücken.

* Claud. *Galenus.* Method. medendi lib. XIV. cap. 16.

* Stephanus *Gourmelenus.* Chirurgicae artis libri III. Parisiis. 1580. lib. I. cap. de epagoge (pag. 69—72).

* Laurentius *Heister.* Institutiones chirurgicae. Amstelodami. 1750. 4. cap. 73. (pag. 623.)

* Joh. Bapt. *van Helmont.* Opera omnia. Francofurti. 1682. 4. de magnetica vulnerum curatione. pag. 707. No. 23.

* G. Fabr. *Hildani* Opera quae extant omnia etc. Francofurti ad M. 1646. fol. — Epistolarum ad amicos centuria una. epistol. 62. pag. 1006. und Observat. chir. Cent. III. observ. 31. pag. 214. — Zwei Fälle von Rhinoplastik, welche Griffon ausübte.

John *Hunter*, a treatise on the blood, hat die Tagliacozzische Lehre missverstanden.

* Antonius *Molinetti*. Dissertationes anatomico-pathologicae. Venetiis 1675. 4. lib. IV. cap. XII. de morbis organi olfactus. pag. 174. erzählt eine Rhinoplastik, die sein Vater im Jahre 1625 gemacht hatte.

Mauquest de la *Motte*. Traité complet de chirurgie, soll Tagliacozzi für einen Lügner erklären.

* Ambrosius *Paraeus*. Opera chirurgica. Francofurti ad. M. 1594. fol. lib. XXII. cap. 2. pag. 649. zweifelt an der Möglichkeit getrennte Theile wieder anzuheilen, und spricht von einem Chirurgen in Italien, welcher Nasen künstlich ersetzt habe.

Petit *Radel*. Encyclopédie méthodique. Art.: Nez, empfiehlt das Tragen silberner Nasen.

*Read*, im Comes chirurgorum, 1687, erwähnt der Tagliacozzischen Operationen.

* Joannes *Schenckius* a Grafenberg. *Παρατηρησέων* sive observationum medicarum, novarum admirabilium et monstrosarum volumen, tomis septem de toto homine institutum. ed. Joann. Georg. Schenckius fil. Francof. 1609. fol. lib. I. de naribus. p. 200.

* Andreas *Vesalius*. Chirurgia magna. lib. III. cap. IX. de vulneribus nasi curandis. (Opera omnia. Lugd. Batav. 1735. fol. pag. 983.)

* William *Wotton*. Reflections upon ancient and modern learning. London. 1697. 8. cap. 26. p. 356.

## II. Schriften über plastische Chirurgie im Allgemeinen und Rhinoplastik in's Besondere.

* *von Ammon*. Beiträge zur Morioplastik. (Beschreibung einer gelungenen Rhinoplastik.) Rust's Magazin. Bd. 32. pag. 162. Mit 3 Abbildungen.

*Arnal*, im Journal hebdomad. de méd. et chir. Juillet. 1832. (Über Blandins Modification der Rhinoplastik.)

* Phil. Henr. *Arnuard* praes. Joann. Saltzmann. Diss. de chirurgia curtorum. Argentorati. 1713. 4. 34 S.

J. *Barlow*. Essays on surgery and midwifery, with practic. observat. and select cases. Lond. 1822.

J. C. G. *Baumgarten.* Diss. de arte decoratoria. pars I. (Method. Taliacot. etc.) Lips. 1791. 49 pag.

* C. J. *Beck.* Gelungener Fall einer Rhinoplastik. In den Heidelberger klinischen Annalen. Bd. 3. Heidelb. 1827. p. 250.

* F. W. *Benedict.* Beiträge zu den Erfahrungen über die Rhinoplastik nach der deutschen Methode. Nebst 4 Taf. Steindr. Breslau. 1828. (VI und 66 S.)

* Ph. Fréd. *Blandin.* Autoplastie ou restauration des parties du corps, qui ont été détruites à la faveur d'un emprunt fait à d'autres parties plus ou moins éloignées. Paris. 1836. 8. (268 S.)

Recens. in Behrends wöchentl. Repertor. Med. Bibliographie. 14. Mai 1836. N. 5., in Dieffenbachs und Frickes Zeitschrift. 1836. Heft 6. und in Schmidts Jahrbüchern Bd. 16. pag. 244.

* Ernst *Blasius.* Handbuch der Akiurgie. Halle. 1831. 8. (Vergl. die betreffenden Capitel.)

* Ernst *Blasius.* Akiurgische Abbildungen. Berlin. 1833. fol. Taf. XIX. u. XXII.

* *Bünger.* Gelungener Versuch einer Nasenbildung aus einem völlig getrennten Hautstück aus dem Beine. In v. Gräfe u. v. Walthers Journal. Bd. 4. p. 569.

J. C. *Carpue.* An account of two successful operations for restoring a lost nose from the integuments of the forehead in the cases of two officers of his Majesty army, to which are prefixed historical and physiological remarks of the nasal operation; including descriptions of the Indian and Italian method. With engravings. London. 1816.

* J. C. *Carpue.* Geschichte zweier gelungenen Fälle, wo der Verlust der Nase vermittelst der Stirnhaut ersetzt wurden. A. d. Engl. übertragen von H. S. Michaelis. Nebst einer Vorrede von C. Gräfe. Mit 5 Kupfertafeln. Berlin. 1817. 4. (x und 40 S.)

* *Chelius.* Handbuch der Chirurgie. 4. Aufl. Heidelb. u. Leipz. 1834. 8. 2ter Bd. pag. 546—555. Von der organischen Wiederersetzung verloren gegangener Theile.

J. *Davies.* Lond. med. repository. Janv. 1824.

* *Delpech.* Chirurgie clinique de Montpellier, ou observations et reflexions tirées des travaux de chirurgie clinique de cette école. Tome second. A Paris. 1828. 4. pag. 221—293 u. 540—584.

* J. F. *Dieffenbach.* Diss. inaug. Nonnulla de regeneratione et transplantatione. Herbipoli 1822. 8. (52 pag.)

* J. F. *Dieffenbach.* Über eine neue und leichte Art der Wiederherstellung der eingefallenen Nase aus den Trümmern der alten. In Rusts Magazin 1828. 28. Bd. pag. 105.
* *Dieffenbach.* Artikel: Chirurgia curtorum, in Rusts Handbuch der Chirurgie. 4. Bd. Berlin. 1831. 8. p. 496—599.
* J. F. *Dieffenbach.* Chirurgische Erfahrungen, besonders über die Wiederherstellung zerstörter Theile des menschlichen Körpers nach neuen Methoden. 1—4. Abtheilung. Berlin. 1829—34. 8. Mit vielen Abbildungen.
5. Abtheil. 1838.
Englisch von Bushnan.
* *Dietz.* Fall von Rhinoplastik aus der Stirnhaut. Dieffenbach und Frickes Zeitschrift. 1837. Bd. 6. Heft 1. p. 25.
James *Douglas.* (Eine rhinoplastische Operation nach Dieffenbachs Methode.) Lond. med. Gaz. June 1836. Vergl. Schmidts Jahrb. 1837. Bd. 15. p. 62.
J. B. *Du Bois* et U. *Vandenesse.* Diss. an curtae nares ex bracchio resarciendae. Paris. 1742.
*Du Bois* et *Boyer.* Quaestio an curtae nares ex bracchio resarciendae. Paris. 1742.
*Dubowitzki* in der Gazette médicale (Fall von Rhinoplastik) vid. Behrend wöchentl. Repertor. 1836. N. 3. pag. 40.
* *Dzondi.* Zweiter Jahresbericht von den merkwürdigsten Krankheitsfällen und Operationen in dem Institute des Prof. Dzondi. Rusts Magaz. Band 6. Heft 1. p. 8—9. (Ersatz des linken Nasenflügels. Transplantation aus der Haut eines andern Individui.)
William *Fergusson.* (Fall von Wiederherstellung der Nase.) Edinb. Journ. N. 123. 1835.
Vergl. Schmidts Jahrb. Supplementband I. p. 413.
* *Fricke.* Wiederersatz des knorpeligen Theiles eines gänzlich zerstörten Septum narium aus der Oberlippe in v. Gr. u. v. W. Journ. Bd. 22. p. 456.
* Isaac *Fritze* praes. Nicol. Rosen. Diss. de chirurgiae curtorum possibilitate. Upsaliae. 1742. 4. (25 S.)
* Frorieps chirurgische Kupfertafeln. Heft 33. Taf. 162.
*Galenzowski.* (Fälle von Rhinoplastik.) Vergl. b. Sick. v. Gr. u. v. W. Journ. Bd. 12.
* H. *Giesker.* Über bildende Chirurgie, Morioplastik, eine academische Probevorlesung, in Holschers Hannoversch. Annalen. 1837. 2ter Bd. 2tes Heft. p. 217—251.
* Carl Ferdinand *Gräfe.* Rhinoplastik oder die Kunst den Verlust der Nase organisch zu ersetzen, in ihren früheren Verhältnissen erforscht, und durch neue Verfahrungsweisen zur höheren Vollkommenheit gefördert. Mit sechs Kupfertafeln. Berlin. 1818. 4. (xvi u. 210 S.)

* Carolus Ferdinandus *Graefe*. De Rhinoplastice sive arte curtum nasum ad vivum restituendi commentatio etc. Latine edidit J. F. C. Hecker. Berol. 1818. 4. (xx u. 168 S.)
Italienisch von Schönberg. Sulla restitut. del naso. Napol. 1819. 4. (60 S.)
Russisch von Andrejewski und Nikitin.

* *Gräfes* Jahresberichte des chir. augenärztlichen Institutes der Universität zu Berlin. (Besonders die Jahrgänge 1826, 1827 u. 1833.) Auch in v. Gräfe u. v. Walthers Journal.

* C. F. v. *Gräfe*. Neue Beiträge zur Kunst Theile des Angesichts organisch zu ersetzen. v. Gr. und v. W. Journal. Bd. 2. Heft 1. p. 1—35.

* *Heidenreich*. Heilung eines Krebses an der Nase mit vollständiger Herstellung der Gestalt und Farbe. v. Gr. und v. W. Journ. Bd. 20. p. 456. (Nicht eigentlich eine plastische Operation.)

Geoffroy *St. Hilaire*. Rapport à l'institut. 1. Févr. 1828. Fasc. II. p. 156.

* *Histoire* de l'acad. royale des sciences. Année 1719. Paris. 1721. 4. pag. 29. Sur la reparation de quelques parties du corps humain mutilées. (pag. 32. über Reneaulme de la Garanne.)

*Höfft*. Über die Nasenbildung in den Commentat. societat. physico-medicae apud universitat. literar. caesar. Mosquens. institut. Vol. III. Mosq. 1823.

* Joh. *Jessenius a Jessen*. Institutiones chirurgicae. Wittebergae. 1601. 8. Sect. IV. cap. III. fol. 100ᵇ. de nasi, labiorum et aurium resectorum restauratione.

*Jobert*. (Fall von Rhinoplastik.) Vergl. Behrends wöchentl. Repertorium. 1836. N. 13.

*Knothe*. Rhinoplastice ars amissa restituendi nares diss. etc. Vilnae. 1823.

* L. *Labat*. De la rhinoplastie, art de restaurer ou de refaire complètement le nez. Avec plusieurs planches lithographiées. Paris. 1824. 8. (392 S.)

* *Langenbeck*. Nosologie und Therapie der chirurgischen Krankheiten. 4ter Band. Göttingen. 1830. 8. p. 188. Abschnitt: Wunden des Gesichts mit gänzlicher Trennung.

*Lisfranc*. Mém. sur la rhinoplastie. Bullet. des sc. méd. 1827.

*Liston*. Nasenbildung aus der Stirn im Edinb. med. and surg. Journal. Bd. 28.

* C. A. *Maisonabe*. Orthopèdie clinique. 2 vol. Paris. 1834. 8. Tome I. p. 393, 443, 467, 501. Tome II. p. 68 u. 97.

* J. F. *Malgaigne*. Manuel de médecine opératoire. Paris. 1834. 8. p. 137. Restauration des parties mutilées ou autoplastie chirurgicale. Vergl. die einzelnen Capitel.

*Mercurialis* de decoratione. Venet. 1585.

* *Michaelis.* Über die Herstellung der normalen Form eingefallener Nasen mittelst des Vorziehens ihres übrig gebliebenen Theiles. In v. Gr. und v. W. Journal. Bd. 12. p. 291 — 325.

* *Percy* im Dictionnaire des sciences médicales. Tom. XII. Paris. 1815. Art.: Ente animale.

* *Percy* und *Laurent.* Ebendaselbst. Tom. 36. Paris. 1819. Arl.: Nez.

* *Richerand.* Histoire des progrès récens de la chirurgie. Paris. 1825. 8. (p. 34 — 37. Rhymnoplastique! Kein Druckfehler.)

H. *Robinson.* Fall von Nasenbildung. (Aus Turnbulls Bericht über das Krankenhaus zu Huddersfield.) Edinb. Journ. N. 122. 1835.

Vergl. Schmidts Jahrb. Supplementb. I. p. 413.

*Rousset.* Thése sur la rhinoplastie. 1828.

* *Ruppius.* Eine Rhinoplastik aus der Stirnhaut. In Dieffenbachs und Frickes Zeitschrift. 1837. Bd. 4. p. 243.

* *Rust.* Neue Methode verstümmelte und durchbrochne Nasen auszubessern. Ein Beitrag zur Geschichte der Nasenrestaurationen. Rusts Magazin. 1817. 2. Bd. p. 351.

* R. *Sick.* Über einige durch Armhaut-Überpflanzungen zu Berlin, Breslau und Wilna gemachte rhinoplastische Operationen. v. Gr. und v. W. Journal. Bd. 12. p. 630.

F. C. *Skey.* Bildung einer künstlichen Nase aus der Stirnhaut. Lond. med. Gaz. Vol. XIX. p. 539 — 542. Vergl. Schmidts Jahrb. Bd. 17. pag. 72.

*Snell.* Med. chir. review. New series. Jul. London. 1825.

* K. *Sprengel.* Geschichte der Chirurgie. 2ter Theil von Wilh. Sprengel. Halle. 1819. 8. p. 185.

* *Steinhausen.* Fall von Rhinoplastik. In Rusts Magazin Bd. 49. Heft 1. p. 147.

*Stoll.* Rhinoplastik nach der indischen Methode. Im Jahresbericht der im Jahre 1830 — 31 im Katharinenhospitale zu Stuttgart behandelten Kranken. Würtemb. med. Correspondenzblatt. Bd. V. N. 1 — 3. * Schmidts Jahrb. Bd. 13. p. 331.

*Syme.* Verschliessung einer widernatürlichen Öffnung in der Nase durch Überpflanzung eines Hautlappens. Edinb. Journ. N. 124. 1835. Und in * Schmidts Jahrb. 1837. Bd. 13. p. 325.

Gasparis *Taliacotii* Epistola ad Hieron. Mercurialem. de naribus multo ante abscissis, reficiendis, invento plane novo, a Vesalio, Paraeo, Gourmeleno plurimum evariante.

Extat cum Mercurialis de decoratione libro. Francofurti apud Wechelum. 1587. 8. Auch in * Schenk a Grafenberg. Observ. med. Francof. 1609. fol. pag. 202—203.

* Gasparis *Taliacotii*, philosophi et medici praeclarissimi Theoricam ordinariam et Anatomen in Gymnasio Bononiensi publice profitentis, de curtorum Chirurgia per insitionem libri duo, in quibus ea omnia, quae ad hujus chirurgiae, Narium scilicet, Aurium, ac labiorum per insitionem restaurandorum cum Theoricam, tum Practicem pertinere videbantur, clarissima methodo cumulatissime declarantur, additis cutis traducis, instrumentorum omnium, atque deligationum Iconibus et Tabulis.

Venetiis. 1597. fol. (74, 74 und 47 S.)

[Dieffenbach, Art.: Chirurgia curtorum, in Rusts Handbuch der Chirurgie citirt als den Verleger Gaspar Bindonus. In der auf der königlichen Bibliothek zu Dresden befindlichen Ausgabe, deren Titelblatt defect ist, steht

Venetiis M......

apud Robertum M.......]

* Gasparis *Taliacotii*. Chirurgia nova de narium, aurium, labiorumque defectu, per insitionem cutis ex humero, arte hactenus omnibus ignota sarciendo etc. Francofurti. 8. Excudebat Saurius impensis Petr. Kopffii. (616 S.)

* Gasparis *Taliacotii*. De curtorum chirurgia per insitionem libri duo. Recogn. et ed. M. Troschel. c. tab. litograph. Berol. 1831. 8. (436 S.)

* Carol. *Tax*. De septi narium restitutione diss. Berolini. 1836. 4. (44 S.)

*Textor* im neuen Chiron Bd. I. Heft 3. S. 399. Rhinoplastik nach der indischen Methode. Auch in * v. Gr. und v. W. Journ. Bd. 6. p. 374.

*Thomain*. Nasenbildung aus der Stirn. In le propagateur des sc. méd. Aix. 1825.

Fr. *Tyrrel*. Ein Fall wo die durch Syphilis verlorne Nase durch die Tagliacozzische Operation wieder ersetzt wurde. Med. quart. review. Lond. 1835. N. VI.

Vergl. Schmidts Jahrb. Supplementbd. I. p. 413. Der Titel besagt aber etwas Anderes als man findet. Der Ersatz geschah nämlich aus der Stirnhaut.

* *Velpeau*. Nouveaux élémens de médecine opératoire etc. Tome I. Paris. 1832. 8. p. 611—625.

* J. *Waldeck*. Artikel: Operationes anaplasticae, in Blasius Handwörterbuch der gesammten Chirurgie. 3ter Band. Berlin. 1838. 8. p. 593—630.

*Wattmann*. Über verkrüppelte Nasen und deren Form-Verbesserung. Ein Beitrag zur Physioplastik in Beobachtungen und Abhandlungen herausgegeben von dem Direct. und Prof. des Studiums der Heilk. a. d. Univ. zu Wien. Bd. 6. S. 433.

* *Wolfart.* Über die ersetzende lebendige Anbildung, in v. Gr. und v. W. Journ. 1828. Bd. 12. p. 21—41. (Fall von Rhinoplastik von Gräfe.)

## III. Schriften über Blepharoplastik.

* *v. Ammon.* Dr. Dieffenbachs neue Methode der Blepharoplastik. Ein Sendschreiben an Dr. Fricke. v. Ammons Zeitschrift Bd. 4. p. 428.

* *v. Ammon.* Bildung eines oberen Augenlides aus der Schläfenhaut, mit gleichzeitiger Restauration des unteren. (Ein Nachtrag zu desselb. Sendschreib. u. s. w.) In seiner Zeitschrift Bd. V. p. 312.

* F. A. *v. Ammon.* Das Symblepharon und die Heilung dieser Krankheit durch eine neue Operationsmethode. 2te Aufl. Dresden. 1834. 8. (32 S.) Auch in s. Zeitschrift Bd. 3. p. 235.

* *Beck.* Über Blepharoplastik. In Ammons Monatsschrift für Med. Augenheilk. u. Chir. Leipz. 1838. Bd. I. p. 24.

* *Blasius.* Handbuch der Akiurgie. Bd. 2. p. 14.

*Boinet.* Über ein starkes Ectropium durch Combustion, Behandlung nach Adams, unvollständige Heilung. Blepharoplastik, Verfahren Blandins, Genesung. Gazette médicale de Paris. Juillet. Nov. 1836. N. 48.

* *Brach.* Vorschlag zu einer neuen Operationsmethode des Entropiums, in der Preuss. med. Vereinszeitung. 1837. N. 6.

* *Burow.* Zur Blepharoplastik in v. Amm. Monatschrift 1838. 1. Bd. 1. Heft. p. 57.

* *Carron du Villards.* Restauration des paupières. Gazette des hopit. N. 2. 5. Janvier 1836. Ein paar Fälle von Blepharoplastik.

**Dieffenbach.* Fall von Blepharoplastik. v. Ammons Zeitschrift. Bd. 4. p. 468.

* *Dieffenbach.* Über einen Fall von Blepharoplastik in s. Bemerkungen über Paris. Caspers Wochenshrift 1835. N. 1.

* J. F. *Dieffenbach.* Neue Heilmethode des Ectropium in Rust's Magazin 1830. Bd. 30. p. 438.

* Joann. Traug. *Dreyer.* Nova blepharoplastices methodus. Vindobonae 1831. 8. c. II. tabul. (Beschreibung der Jägerschen Methode.)

C. H. *Dzondi.* Kurze Geschichte des klinischen Instituts zu Halle. 1818. S. 135—157.

* *Dzondi.* Bildung eines neuen unteren Augenlides aus der Wange. Hufelands Journal. 1818. Novemberheft. p. 99.
* C. H. *Dzondi.* Beiträge zur Vervollkommnung der Heilkunde. Erster Theil. Halle. 1816. 8. p. 166. (Methode Verunstaltungen und Mängel der Augenlider, welche durch schlechte Vernarbung entstanden, zu beseitigen.)
* J. C. G. *Fricke.* Die Bildung neuer Augenlider (Blepharoplastik) nach Zerstörungen und dadurch hervorgebrachten Auswärtswendungen derselben. Mit 4 Steindrucktaf. Hamburg. 1829. 8. (40 S.)
* C. F. *v. Gräfe* in der Rhinopl. p. 15.
* C. F. v. *Gräfe* in v. Gr. und v. W. Journal. Bd. 2. p. 8.
* E. *Gräfe.* Artik.: Blepharoplastik in Busch, Gräfe etc. Encyclopäd. Wörterbuch der med. Wissenschaften. Berlin. 1830. 8. Bd. 5. p. 578.
* E. L. *Grossheim.* Lehrbuch der operativen Chirurgie. Berlin. 1830. 8. 1ster Theil. p. 260.
*Jobert.* Drei Fälle von Blepharoplastik. Gaz. méd. de Paris. N. 26. 1835. * Schmidts Jahrb. Bd. 13. p. 68—69.
* J. L. Jüngken. Die Lehre von den Augenoperationen. 2te Aufl. Berlin. 1836. 8.
* J. F. *Malgaigne.* Manuel de méd. operat. Vergl. oben.
* Eli Otto *Peters.* Diss. de blepharoplastice c. tab. lithogr. Lips. 1836. 4.
* *Ponfik.* Fall einer Blepharoplastik. v. Ammons Monatsschrift. 1838. Bd. 1. pag. 59.
* *Radius.* Art.: Blepharoplastik, in Rusts Handbuch der Chir. 3ter Band. Berlin. 1830. p. 97.
*Sanson.* Journ. univ. et hebd. N. 162. u. 164. Nov. 1833. Fall von Blepharoplastik nach Dzondi's Methode. Das Resultat nicht glücklich.
*Sichel* (vergl. Schmidts Jahrb. Bd. 6. p. 122.) gedachte die Blepharoplastik aus der Armhaut zu machen.
* Joann. *Staub.* Diss. de blepharoplastice. Berolini. 1835. 8.

## IV. Schriften über Chiloplastik, Stomatoplastik und Meloplastik.

* *v. Ammon.* Art.: Chiloplastik, in Busch, Gräfe etc. encyclopädischem Wörterbuche der med. Wissenschaften. Bd. 7. Berlin. 1831. 8. p. 457—470.
* F. M. O. *Baumgarten.* Diss. de chiloplastice et stomatopoesi, adjecta nova illam instituendi methodo. Lips. 1837. 8. (acc. 4 tab.)
* *Berg.* Chiloplastik. (Ein Fall davon.) In der med. Vereinszeitung. 1836. N. 49.

* *Blandin.* Autoplastie faciale im Bulletin de l'acad. royale de méd. N. 1. Octobre 1836. 8. p. 34.
* *Blasius.* Neues Verfahren der Lippenbildung, in Blasius klinisch. Zeitschrift für Chir. und Augenheilk. Bd. I. Heft 3. p. 387.
* *Chelius.* Gelungene Lippen- und Nasenbildung an demselben Subjecte, in den Heidelb. klin. Annalen. 1830. Band 6. Heft 4. p. 523 — 32.
* *Delpech.* Chirurgie clinique. p. 584. De l'achyloplastique (kein Druckfehler).
  Man vergl. über seine und Lallemands Chiloplastik Isis. Bd. 21. Heft 5. u. 6. S. 496.
* *Dieffenbach.* Neue Methode der Lippenbildung. Rusts Magazin Bd. 25. p. 383.
* *Dieffenbach.* Erfahrungen Bd. I. p. 40. Über die Bildung der Lippen bei Verschliessung des Mundes durch Überpflanzung der Schleimhaut. Und Bd. III. p. 65. Von der Verwachsung oder der Verschliessung des Mundes.
* *Dupuytren.* Leçons orales de clinique chirurgicale. Tome I. Paris. 1832. p. 25. (Ein Fall von Chiloplastik.)
* Didericus Hugo *van Es.* Diss. de cheiloplastica observatione illustrata. Trajecti ad Rhenum. 1836. 8. (pag. 50.)
* *v. Gräfe.* Meloplastik in v. Gr. und v. W. Journ. Bd. 2. p. 14. (Ersatz aus der Stirn.)
* *Krüger-Hansen.* Practische Reminiscenzen, in v. Gr. und v. W. Journal Bd. 4. pag. 543.

Joseph *Lorenzo da Luz.* Beobachtung eines Falles von Chiloplastik, im Journal da Sociedade das sciencias med. de Lisboa. Tome III. 1. Sem. 1836. (Schmidts Jahrb. Bd. 17. pag. 100.)

*Nichet.* Heilung einer alten Perforation der Mundwandungen durch Autoplastik. Gaz. méd. de Paris. Juillet 1836. No. 29. Vergl. Dieffenbach und Frickes Zeitschrift, auch Schmidts Jahrb. Bd. 15. p. 64.

*Riberi.* Fall von Lippenbildung, mitgetheilt von Beltrami, in Repert. med. chir. del Piemonte. Octobr. 1834. (Aus dem in Schmidts Jahrbüchern Bd. 9. p. 204. mitgetheilten Auszuge geht nicht hervor, dass dies eine wirkliche Lippenbildung war. Nicht jede Exstirpation eines Lippenkrebses verdient diesen Namen.)

* Guil. *Rost.* De chilo- et stomatoplastice diss. Berolini. 1836. 8. (27 S.) (Sollte lieber heissen de chiloplastice et stomatoplastice.)

*Serre.* Neues Verfahren bei der Chiloplastik. Gaz. méd. de Paris. N. 15. 1835.
  Auch in Schmidts Jahrb. Bd. 11. p. 58.

* *Taliacotius*. De labiorum restauratione, in der Chir. curtorum. lib. II. cap. XIX.
*Textor*. Über Chiloplastik. Isis. Bd. 21. Heft 5. u. 6. S. 496.
*Thomas* (in Tours). Fall von Cheiloplastik. Journ. des connoissances med.-chir. Tom. III. p. 269. Und in Schmidts Jahrb. Bd. 16. p. 60.
Charles *Viguerie*. Journ. hebd. N. 6. Febr. 1834. Schmidts Jahrb. Bd. 2. p. 339.
* *Werneck*. Über die künstliche Mundwinkel- und Lippenbildung durch blutige Umschlagung der Mundschleimhaut. In v. G. und v. W. Journal. Bd. 14. p. 202.

## V. Über Staphyloplastik.

* *Dieffenbach*. Erfahrungen Bd. I. p. 49.
* Franz *Schwerdt*. Die Gaumennaht. Mit einer Vorrede von C. F. v. Gräfe. Mit 4 Kupfertafeln. Berlin. 1829. 4. (XII und 52 S.) pag. 47.

## VI. Über Otoplastik.

* *Dieffenbach*. Von dem Wiederersatze des äussern Ohres, in s. Erfahrungen Bd. II. pag. 116.
* *Taliacotius*, cap. de curtarum aurium chirurgia, in der Chirurgia curtorum. lib. II. cap. XX.

## VII. Über Bronchoplastik.

* *Blandin*. Autoplastie pag. 47 und 154.
* *Labat*. Rhinoplastie. p. 334.
* *Malgaigne*. Manuel de méd. opérat. p. 500.
*Velpeau*. Mém. sur les fistules laryng.

## VIII. Transplantation zur Verhütung der Krebsrecidive.

*Martinet* de la Creuse, in der Gazette médicale. 1834. N. 42. Vergl. * Schmidts Jahrb. Bd. 7. pag. 79. und * *Blandin* Autoplastie. p. 226.

## IX. Posthioplastik.

* *Celsus*. Medic. lib. VII. cap. 25.
* *Dieffenbach*. Erfahrungen Bd. I. p. 54.
* *Galen*. Meth. med. lib. XIV. cap. 16.
* *Jessenius a Jessen*. Instit. chir. Sect. 4. cap. 4.

## X. Oscheoplastik.

*Clot Bey.* Revue méd. Octobr. 1833.
* *Delpech.* Observation d'un cas d'intumescence énorme du scrotum, symptome d'éléphantiasis, in der Chirurgie clinique. Tome II. pag. 5.
* Vergl. *Hamel.* Über die von Delpech verrichtete Operation, durch welche das Corium des männlichen Gliedes und der Hodensack neu hergestellt würden. In v. Gr. und v. W. Journ. Bd. 2. p. 649.
* *Dieffenbach.* Von der Verpflanzung der Scrotalhaut zur Bedeckung entblösster Hoden. Erfahrungen Bd. II. p. 137.
* *Labat.* Rhinoplastie. pag. 336.
* *Seerig*, in Rusts Magazin Bd. 47. Heft 1. Ein dem Delpechschen ähnlicher Fall.

## XI. Von den Operationen zur Verhütung des Gebärmuttervorfalles.

* *Bellini.* Die Kolpodesmorhaphie oder Einschnürung einer Portion der Schleimhaut der Vagina durch die blutige Naht zur Radicalheilung des Gebärmuttervorfalles nach einem neuen Verfahren, in Behrend wöchentl. Repertor. 1836. N. 19., und das Original in: Il Bulletino della science mediche, und Omodei Annali. 1836. Schmidts Jahrbücher Bd. 17. p. 200.
*Bérard* jeune. Die Elytrorhaphie zur Heilung des Gebärmuttervorfalles. Gaz. méd. de Paris. 1835. N. 34. und in Schmidts Jahrb. XIV. p. 53.
* *Boivin.* Traité des maladies de l'utérus.
* *Dieffenbach.* Über Mutterkränze und Radicalcur des Scheiden- und Gebärmuttervorfalles. Med. Vereinszeitung N. 31. 1836.
* *Fricke.* Die Episiorhaphie bei Vorfällen der Mutterscheide und Gebärmutter, in seinen Annalen. 2. Band. Hamburg. 1833. 8. p. 142.
* *Derselbe.* Ein Fall davon in Caspers Wochenschrift. 1835. N. 12. Schmidts Jahrb. Bd. 9. p. 56.
* *Derselbe*, in s. Zeitschrift. Bd. 1. Heft 1. u. 3.
* Ludwig *Koch.* Ein Beitrag zur Episiorhaphie, in v. Gr. und v. Walth. Journ. Bd. 25. Heft 4. S. 667.
*Ireland.* Gebärmuttervorfall durch die Operation beseitigt. Dublin Journ. 1835. Jan. B. Schmidt Bd. X. p. 72.
* *Plath.* Geschichte einer Geburt nach gemachter Episiorhaphie, in Dieffenbach und Frickes Zeitschr. Bd. II. Heft 2. p. 142.

## XII. Von der Urethroplastik.

A. *Cooper*. Surg. Ess. by Cooper and Travers. Lond. 1820. p. 2.

* *Delpech*. Chir. clinique. Tome II. p. 581.

* *Dieffenbach*. Über den Wiederersatz der theilweise zerstörten Harnröhre durch Überpflanzung der Haut. Erfahrungen Bd. I. p. 91.

* *Dieffenbach*. Über die Heilung widernatürlicher Öffnungen in dem vordern Theile der Harnröhre nach neuen Methoden. In Dieffenbachs und Frickes Zeitschrift Bd. 2. Heft 1. Hamb. 1836. p. 1.

* *Labat*. Rhinoplastie. p. 341.

## XIII. Von der Cystoplastik.

(Verschliessung der Vesico-Vaginalfisteln.)

*Beaumont*. Instrument zur Schliessung der Mastdarm- oder Blasenscheidenfistel. Lond. med. Gaz. Vol. XIX. p. 335. Schmidts Jahrb. Bd. 17. p. 201.

* *Delpech*. Chir. clinique Tom. II. p. 254.

* *Dieffenbach*. Über die Heilung der Blasen-Scheiden-Fisteln und Zerreissungen der Blase und Scheide. In der med. Vereinszeitung. 1836. N. 24., 25., 35. und 36.

*Duparque*. Histoire complète des ruptures et déchirures de l'uterus, du vagin et du perinée. Ouvrage couronné. Paris. 1836.

*Jobert*. Heilung einer Blasenscheidenfistel durch ein neues Verfahren. (Elytroplastik.) Lancette. 1834. N. 102. u. 110. Schmidts Jahrb. Bd. 8. p. 322.

*Jobert*. Sur les fistules vesico-vaginales etc. Gaz. méd. de Paris. 1836. N. 10., 13. u. 15. Schmidts Jahrb. Bd. 14. p. 202.

H. F. *Kilian*. Die rein chirurgischen Operationen des Geburtshelfers. Bonn. 1835.

## XIV. Von der Radicaloperation der Brüche.

*Belmas*. Recherches sur un moyen de déterminer des inflammations adhésives dans les cavités séreuses. Paris. 1829. 8.

*Dzondi*. Geschichte des klin. Instituts. S. 117.

* Ph. *Finck*. Über radicale Heilung reponibler Brüche. Mit 2 Kupfertafeln. Freiburg. 1837. 8.

*Gerdy*. Vergl. b. Finck u. Schmidts Jahrb. Bd. 12. p. 270. und Bd. 13. p. 375.

*Jameson*, in the Lancet. Tom. II. London. 1829. p. 142.
* *Schreger*. Grundriss der chir. Operat. 1. Th. p. 220.

## XV. Von der Sehnendurchschneidung. Tenotomie.

* Fried. Aug. *ab Ammon*. Commentatio chir. de physiologia tenotomiae experimentis illustrata. Acc. tab. lithopraph. Dresdae. 1837. 4.

* *Blasius*. Klinische Zeitschrift für Chir. und Augenheilk. Bd. 1. Heft 1. S. 60.

*Bouvier*. Durchschneidung der Achillessehne beim Klumpfusse. Journ. hebd. 17. Septbr. 1836. N. 38. (Durchschneidung mittelst einer schneidenden Nadel von aussen nach innen. 4 Fälle.)

*Bouvier*. Neue Bemerkungen über die Behandlung des Klumpfusses durch die Section der Achillessehne. Bulletin général de therap. méd. et chir. Paris. 1837. Tom. XII. Vergl. Schmidts Jahrb. Bd. 14. p. 388.

* *Delpech*. Chir. clinique. Paris. 1823. 4. T. I. p. 147—231.

* *Delpech*. De l'orthomorphie par rapport à l'espèce humaine. Paris. 1828. 8. Tom. II. p. 321.

* *Dupuytren*. Leçons orales. Tom. I. p. 2. (Über die permanente Retraction der Finger.)

*Duval*. Beobachtungen über den Klumpfuss, geheilt durch die Durchschneidung der Achillessehne. Gazette des hopitaux. 29. Octobre 1836.

*Emery*. Über ein Memoire Bouviers. Presse méd. No. 65. Août 19. 1837.

*Goyrand*. Neue Untersuchungen über die permanente Retraction der Finger. Vergl. Schmidts Jahrb. Bd. 6. p. 248.

*Lisfranc*. Heilung zweier durch schlechte Narben geheilter Finger mittelst Durchschneidung. Gaz. des hopitaux. Juillet 1836. N. 84.

* W. J. *Little*. Symbolae ad talipedem varum dignoscendum Diss. Berol. 1837. 4. Deutsch in Blasius Analecten der Chir.

* *Maisonabe*. Orthopédie clinique sur les difformités dans l'espèce humaine. 2 Tomes. Paris. 1837. 8. (Feindet Delpechs Methode an.) Vergl. Schmidts Jahrb. Bd. 7. p. 116.

* C. F. *Michaelis*. Über die Schwächung der Sehnen durch Einschneidung, als einem Mittel bei manchen Gliederverunstaltungen. In Hufeland und Harless neuem Journal. 1811. 33. Bd. V. Stück. p. 1.

* *Reich*, Durchschneidung der Achillessehne bei Klump- und Spitzfuss. Vereinszeitung 1836. No. 47. p. 241.

*Roux.* Über Durchschneidung des Sternocleidomastoideus beim caput obstipum, im Bulletin des hopitaux, vergl. Behrends Repertor. 1837. 12. Aug. N. 85. pag. 86.

* J. F. *Sartorius.* Glückliche Herstellung eines verkrümmten Fusses durch die Durchschneidung der Achillessehne, in Siebolds Sammlung seltener und auserlesener chirurgischer Beobachtungen und Erfahrungen. 3ter Bd. Arnstadt. 1812. 8. p. 258.

* Louis *Stromeyer.* Die Durchschneidung der Achillessehne, als Heilmethode des Klumpfusses durch zwei Fälle erläutert. Rusts Magazin Bd. 39. p. 195.

* *Derselbe.* Die Durchschneidung der Achillessehne beim Klumpfusse, durch vier neue Beobachtungen erläutert. Rusts Magazin Bd. 42. p. 159.

* *Derselbe.* Einige neuere Nachrichten über meine Behandlungsweise des Klumpfusses. Caspers Wochenschrift. 1836. N. 34. p. 529.

* M. G. *Thilenius.* Besondere Heilung eines lahmen Fusses, in seinen medic. und chir. Bemerkungen. Frankf. a. M. 1789. 8. p. 335.

*Trier.* Durchschneidung der Achillessehne. Pfaffs Mittheilungen. 1836. Heft 7. und 8. Vergl. Schmidts Jahrb. Bd. 13. p. 142.

J. *Whipple.* Trennung der Achillessehne beim Klumpfusse. Lond. med. Gaz. Septbr. 1837. S. 826.

## XVI. Über die Anheilung ganz abgetrennter Körpertheile.

H. W. *Bailey.* Fall von Anheilung eines völlig getrennten Fingergliedes. Edinb. Journ. N. 42. Vergl. Dittmer in Hufel. Journ.

*Balfour.* Observations on adhesion, with two cases, demonstrative the powers of the nature to reunite parts etc. Edinb. 1814.

* J. *Baronio.* Über animalische Plastik. A. d. Italiänischen übers. v. A. F. Bloch. Mit 1 Steindrucktafel. Halberstadt. 1819. 8. (xii u. 60 S.)

* *Beeskow.* Anheilung eines abgehauenen Fingerstückes, in Caspers Wochenschrift. 1835. N. 52. pag. 837.

* Nicolaus *de Blegny.* Zodiacus medico-gallicus. Annus secund. 1680. Genevae. 1682. 4. p. 75. (Anheilung einer ganz getrennten Nase.)

*Bourdet.* Recherches et observ. sur toutes les parties de l'art dent. Paris. 1757. Vol. II. (Einheilung von Zähnen.)

* Joh. Andr. *Braun.* Wiederanheilung eines gänzlich abgeschnittenen Fingers. Rusts Magazin Band 14. Heft 1. p. 112.

* *Busch.* Wiederanheilung eines gänzlich getrennten Fingergliedes. Rusts Magaz. Bd. 6. Heft 2. p. 332.

Guido *de Cauliaco.* Chir. magna. Tr. III. doctr. II. cap. 2. fol. 39 c.

Theodoricus *de Cervia.* Chir. lib. II. cap. 10 bezweifelt die Anheilung abgehauener Theile.

* Joh. Andreas *a Cruce.* Chir. lib. II. cap. 3. De naribus sauciatis. Venet. 1573. p. 78 b. leugnet die Anheilung.

* *Dieffenbach.* Überpflanzung völlig getrennter Hautstücke bei einer Frau, und Wiederanheilung einer grösstentheils abgehauenen Wange, in v. Gr. und v. Walth. Journal Bd. 6. p. 482.

* Peter *Dionis.* Chirurgische Operationes. Übers. von Selintes. Augspurg. 1712. 8. p. 582. Von Ersetzung einer abgehauenen Nase.

* *Dittmer.* Beispiele von Wiedervereinigung völlig abgetrennter Körpertheile. Gaz. de santé 1817. N. VII. S. Hufelands Journal 1817. 5. St. S. 106., ferner Journ. de méd., chir. et Pharmac. par Leroux. 1817. und Salzb. Zeitg. Ergänzb. 1818. N. 11.

*Fauchard.* Chirurgien dentiste. Paris. 1728. Übers. v. Buddeus. Berlin. 1753. Th. II.

Leonard *Fioraventi.* Il tesore della vita umana. Venez. 1570. (Anheilung einer abgehauenen Nase.)

*Flurant.* (Pouteau mém. sur les ent. anim.) Anheilung eines Fingers nach einer Viertelstunde.

* René-Jacques Croissant *de Garengeot.* Traité des opérations de chirurgie. 2. édit. Tome 3. Paris. 1731. 8. p. 55. VI. observ. (Anheilung einer abgebissenen Nase.)

* *Gallus.* Anheilung eines grösstentheils abgerissenen Fingergliedes. Caspers Wochenschrift 1835. N. 52. p. 839.

* Wilhelm *Hoffacker.* Beobachtungen über die Anheilung abgehauener Stücke der Nase und Lippen. Heidelb. klin. Annalen, Bd. 4. Heft 2. pag. 232—248.

*Hoffacker.* Krankheitsgeschichte eines abgehauenen Nasenstückes, welches 25 Minuten lang vom Körper gänzlich getrennt war. Med. Annalen. 1836. Bd. 2. H. 1. Auch in * Schmidts Jahrb. Bd. 13. p. 319.

*Hunter.* Natürl. Geschichte der Zähne. Leipz. 1780. S. 250. A. d. Engl.

* *John.* Wiederanheilung abgehauener Finger. Med. Vereinszeitung. 1837. N. 8.

* *Lanfrancus*. Chir. magna. Tract. II. cap. 2. (Zweifel über die Anheilung ganz getrennter Theile.)

*Lespagnol*. Anheilung eines ganz getrennten Fingers. Gaz. de santé.

* Romanus *Markiewicz*. Anheilung einer zwei Stunden lang völlig abgetrennten Nase. v. Gr. und v. Walth. Journ. Bd. 7. p. 536.

D. C. Th. *Merrem*. Animadversiones quaedam chirurgicae experimentis in animalibus factis illustr. Giessae. 1810.

* J. *Minding*. Ein Beitrag zur Chirurgia curtorum, in Clarus und Radius Beiträgen zur pract. Heilkunde. 3. Bd. 2. Heft. 1836. p. 194. (Misslungene Versuche die frisch ausgezognen Zahnwurzeln wieder einzuheilen.)

* *Montègre*, Gaz. de santé 1817. N. VII. und in Hufelands Journal 1817. Mai., bemerkt, dass die Anheilung getrennter Theile am besten zu gelingen pflegt, wenn die Anheftung erst längere Zeit nach der Trennung geschah.

*Pictet*. Bibl. brit. N. 473 — 74. Sept. 1825. (Anheilung des Muskelfleisches am Daumen.)

* Hugo *Ravaton*. Abhandlung von Schuss-, Hieb- und Stichwunden. Strassburg. 1767. 8. Im 3ten Theil Cap. 4. Wahrnehmung 7. p. 532 befindet sich die Erzählung von Anheilung einer grösstentheils, jedoch nicht vollkommen, abgehauenen Nase.

* *Schönebeck*. Anheilung eines abgehauenen Zeigefinger. Caspers Wochenschrift. 1835. No. 52. p. 838.

(*Stevenson*. Über die Möglichkeit der Heilung in einem Falle, wo fast der ganze Arm durch einen Säbelhieb durchgehauen worden. Edinb. med. et surg. Journ. Behrend Repert. 1837. N. 84. p. 70.)

* *v. Walther*. Wiedereinheilung der bei der Trepanation ausgebohrten Knochenscheibe. v. Gr. und v. W. Journ. Bd. 2. p. 571. 1821.

* *v. Walther*. Wiederanheilung einer ganz abgehauenen Nase. v. Gr. und v. Walth. Journ. Bd. 7. p. 521. (Ebendaselbst befindet sich die anatomische Untersuchung einer aus der Stirn gebildeten Nase.

* J. H. Fr. *Wiesmann*. De coalitu partium a reliquo corpore prorsus disjunctarum. Lips. 1824. 4. apud Carol. Cnobloch. (80 S.) c. tab. aeri incis.

## Druckfehler.

S. 35. *Z.* 4. *v. u. statt* Bertapolie *lies* Bertapalie
— 48. —17. *st.* Mekreen *l.* Meekren
— 81. —11. *v. u. st.* temoignayes *l.* temoignages
—147. — 9. *v. u. st.* vorschreibt *l.* verschreibt
—464. — 1. *v. u. st.* *ὀ τὸς* *l.* *ὀτὸς*

Einige andere hier nicht angegebene Druckfehler, welche indess den Sinn nicht entstellen, bitten wir zu entschuldigen.

# I. Abschnitt.

# Einleitung.

## §. 1.

*Begriffsbestimmung.*

Die plastische Chirurgie ist derjenige Theil der operativen Chirurgie, welcher sich mit dem organischen Wiederersatze zerstörter Theile beschäftigt.

## §. 2.

Der organische Wiederersatz verlorner Theile ist immer nur in einem geringen Grade, sowohl in Bezug auf die Grösse, als auch in Hinsicht auf die Organisation des Theiles möglich. Arme und Beine lassen sich nicht organisch wiederersetzen. Um ihren Verlust erträglich zu machen, hat man eine Menge künstlicher Mechanismen erfunden, welche die Functionen derselben verrichten, und das Aussehen verbessern sollen. Manche Verstümmelte bedienen sich auch derselben mit Vortheil, andere verschmähen sie als ihnen neue Qualen verursachende Marterinstrumente, aber die Mehrzahl kann sich, wegen ihrer Kostbarkeit, nicht in den Besitz derselben setzen. Sie gehören nicht zur plastischen Chirurgie, und es wird somit von ihnen in diesem Buche keine Rede sein.

## §. 3.

Wohl aber vermag die operative Chirurgie zerstörte Nasen, Lippen, Wangen, Augenlider und verschiedene andere Theile durch Verpflanzung und Anheilung von Hautstücken an die Stelle des Defectes in dem Masse zu ersetzen, dass der durch die Verstümmlung bewirkte widrige Anblick um ein Bedeutendes verbessert, und die Functionen, welchen jene Theile vorstanden, durch die neugebildeten mehr oder weniger vertreten werden. Die plastische Chirurgie vermag den Defect verlorner Theile immer nur durch Haut wieder zu ersetzen, und das verloren gegangene Organ wird daher, besonders wenn es noch aus andern Geweben, z. B. aus Knorpeln, Knochen, Muskeln, Schleimhäuten, Haaren u. s. w. bestand, durch den neugebildeten Theil immer nur einigermassen vorgestellt, und der Verlust weniger fühlbar gemacht, niemals aber vermag die Kunst das vollkommen wieder herzustellen, was die schaffende Natur nach den wunderbaren Gesetzen der Bildung erzeugt hatte. Die plastische Chirurgie kann keine Organe wieder bilden, aber sie kann für einige derselben, wenn ihre Construction nicht zu complicirt ist, wie z. B. die des Auges, einigermassen Ersatz geben.

## §. 4.

So wie die Reproductionskraft bei den niedern Thieren eine vollkommnere ist, als bei den höher stehenden, so ist dasselbe Verhältniss ihrer Abnahme auch an demselben Individuum nach den verschiedenen Geweben durchgehend, und je vollkommner, je mehr zusammengesetzt ein Organ ist, desto geringer ist auch die Reproductionskraft an ihm. Auch noch beim Menschen wird ein ausgerissenes Haar oder ein Nagel, wenn nur seine Wurzel zurückblieb, wiedererzeugt, Knochendefecte werden durch Callus, Hautverluste durch Narbe wiederersetzt, die aber auf einer viel tieferen Stufe stehen, als wirklicher Knochen und wahre Cutis; Muskelwunden mit Substanzverlust heilen nur durch den Ersatz sehniger Fasern an die Stelle von Fleischfasern. Kommt man aber zu den noch höher gebildeten Systemen herauf, so hört dieser Bildungstrich ganz auf, und es ist keine Spur davon vorhanden, dass ganze Organe, ein Auge, ein Zahn, ein abgehauenes Fingerglied, oder eine Nasenspitze sich wieder erzeugte, etwa so wie bei den Krebsen verlorene Scheeren oder Beine nachwachsen.

## §. 5.

Hier ist die Grenze, an welche sich die plastische Chirurgie mit Benutzung der dem Organismus inwohnenden Kraft-Wunden, entweder durch prima intentio, oder durch Eiterung und Granulation zu heilen, anschliesst. Sie nimmt die Kraft der Natur in Anspruch grösstentheils und bis auf eine kleine Verbindungsstelle losgetrennte Hautstücken einige Zeit lang belebt zu erhalten, bis die Anheilung eines solchen Hautlappens an die Stelle, an die man ihn verpflanzt hat, zu Stande gekommen ist. Die ärztliche Kunst vermag ja nirgends etwas ohne die Beihülfe der Natur, so auch hier. „Hoc nimirum artis est, naturae si recte agat obsequi, si a tramite suo deflectat coërcere, eam et corrigere." *(Taliacot. lib. II. cap. 19. p. 69.)* Der Arzt trennt einen Hautlappen bis auf einen gewissen Punkt, den er nicht überschreiten darf, los, bringt ihn mit einer wundgemachten Fläche durch Nähte in innige, unmittelbare Berührung, und die heilende Kraft vollendet sein Werk. Der plastische Operateur wird aber in seinen Unternehmungen um so glücklicher sein, je richtiger er seinen Operationsplan entworfen und ausgeführt hat, und je besser er die physiologischen und pathologischen, auf die Operationen folgenden, Processe voraus zu berechnen und zu leiten versteht.

§. 6.

Im Allgemeinen ist die Transplantation von Haut das charakteristische Merkmal der plastischen Operationen. Aber nicht immer reicht es aus, und es giebt auch plastische Operationen, die ohne eigentliche Transplantation nur durch Herbeiziehung der Haut, oder durch Umkrempung derselben verrichtet werden. Noch andere Male ist die Trennung verwachsener, oder zur Verwachsung ein widernatürliches Streben zeigender Theile der Zweck der plastischen Chirurgie, und die zu ihrer Verhütung nöthigen Operationen tragen mehr oder weniger den Charakter jener wahren Neubildungen an sich, wie die Mundbildung, die mit Umsäumung der Lippen verrichtet wird. Andre Eröffnungen abnorm verschlossener Canäle, wie die Operation der Atresia ani rechnen wir nicht zu den plastischen Operationen, und es ist somit in manchen Fällen schwer zu sagen, wo die Grenze sei, welche die plastischen Operationen von andern operativen Unternehmungen unterscheidet. Die Schwierigkeit der Ausmittelung dieser Grenze soll uns indess nicht abhalten, Manches, vielleicht nicht streng in die Classe der plastischen Operationen Gehörende, wie das Capitel von der Anheilung ganz getrennter Theile, die Verschliessung mancher Fisteln u. s. w. aufzunehmen, Anderes dagegen wegzulassen, was wie z. B. die Operation der Hasenscharte, der Gaumennaht wohl wenigstens eben so gut als die Episioraphie Verwandtschaft mit der plastischen Chirurgie hat, an vielen andern Orten aber vollständig zu finden ist, und hier den Raum unnöthig rauben, das Erscheinen dieses Buches verzögert haben würde. Wir sind darauf gefasst, dass man uns deshalb den Vorwurf der Inconsequenz machen wird, können hier aber nicht anders, als nach unserem Gefühle handeln, Manches der plastischen Chirurgie Verwandte aufzunehmen.

## §. 7.

*Rechtfertigung der Benennung plastische Chirurgie.*

Wir haben für den vorliegenden Gegenstand den Namen plastische Chirurgie gewählt, als den am allgemeinsten bezeichnenden Ausdruck. Tagliacozzi und mehrere andre Schriftsteller nach ihm bedienten sich des Namens Chirurgia curtorum und Chirurgia curtorum per insitionem, Chirurgia decoratoria. Erst in der neueren Zeit wurden nach dem Muster des Wortes Rhinoplastik die Namen Blepharoplastik, Chiloplastik u. s. w. gebildet, und man ging darin so weit, dass man auch die Einheilung eines Hautstückes in die durchlöcherte Harnröhre oder Harnblase zur Verschliessung von Harnröhren- oder Blasenscheidenfisteln mit dem Namen Urethroplastik und Cystoplastik belegte, die aber falsch sind, weil sie zu viel sagen. — Als Collectivnamen für alle diese Operationen wählte man das Wort Organoplastik, aber wir haben schon oben angedeutet, in welchem Verhältniss die neugebildeten Theile zu den verloren gegangenen hinsichtlich ihrer innern Vollkommenheit stehen. „Patebit autem quousque artis termini progrediantur, et quanta sit naturae majestas, quam aditu difficilis, et quam longe artem superet. Non enim fieri potest, ut si omnes nervos intenderis, et quamque diligentiam, vel operam adhibueris, reconditum illum, et imitatione inaecessibilem naturae characterem assequaris. Ob quam causam, si quis operationem hanc calumniari velit, sat sibi ansae ex his praeberi haud obscure videbit." *(Taliacot. lib. I. cap. 24. p. 69.)* Wir können uns nicht vermessen zu behaupten Organe gebildet zu haben, wenn wir Rhinoplastik oder Blepharoplastik geübt haben, und es liegt etwas viel Unbescheidneres in dem Worte Organoplastik, als selbst in den Ausdrücken für die einzelnen Operationen. Daher schlug v. Ammon *(Beiträge zur Morioplastik. Rusts Magaz. Bd. 32.*

*pag. 162.)* den Namen Morioplastik vor, da μόριον zwar einen Theil des menschlichen Körpers, jedoch weniger als das Wort ὄργανον, bezeichnet. Indess hat dieses Wort, wie es scheint, keinen rechten Beifall gefunden, und man hat sich nicht an dasselbe gewöhnen können.

Die Namen Transplantation, thierische Einpflanzung, ente animale, greffe animale, anaplastie, der Franzosen sind ebenfalls nicht brauchbar. Sie bezeichnen nur einen einzelnen Akt der plastischen Operationen, und manche derselben werden ohne alle Transplantation vollbracht. — Am allerwenigsten aber ist der Name Autoplastie geeignet den Gegenstand zu bezeichnen, für welchen Blandin neuerlich dieses Wort schuf. Er setzte das Wort Plastik mit dem griechischen αὐτὸς zusammen, was wir durch *Selbstbildung* auf das genaueste übersetzen können, um damit diejenigen plastischen Operationen zu bezeichnen, bei welchen der Ersatz des fehlenden Theiles durch Haut von demselben Individuum bewirkt werde, zum Unterschiede von den plastischen Operationen, bei welchen man die Haut eines zweiten Individuums zum Ersatz benutzt, und die er Heteroplastik nennt. Abgesehen davon, dass diese Begriffsbestimmung in einem Collectivnamen für die plastischen Operationen im Allgemeinen nicht aufgenommen zu werden braucht; so war dies um so weniger nöthig, als diese Art des Ersatzes, welche zwar eine in Indien übliche Methode sein soll, aber auch da die weniger gebräuchliche zu sein scheint, in Europa nur sehr selten ausgeübt worden ist, und von der man nur Vieles gefabelt hat, weil man sich gern mit dem Wunderbaren beschäftigt. Obwohl ferner, wenn diese Methode eine ausführbare ist, auch von ihr in einem vollständigen Buche über die plastische Chirurgie die Rede sein muss, — so ist überdies das Wort ganz falsch gewählt. Kein Mensch kann, wenn er das Wort zum ersten Male hört, errathen, dass Blandin unter Selbstbildung diejenigen plastischen Operationen versteht, bei welchen die Haut desselben Individuum zum Wiederersatze dient. Jedermann denkt vielmehr an generatio spontanea, an die Reproductionskraft der Natur. Dies fühlte Blandin auch selbst, und suchte sein Wort möglichst zu rechtfertigen, aber dies ändert nichts an der Sache, und es bleibt unpassend und unbrauchbar wie vorher.

Ohne darauf zu bestehen ein einziges Wort für den Gegenstand zu besitzen, wählten wir den Ausdruck plastische Chirurgie, und glauben, dass er, umfassend und leicht verständlich, das andeutet, was man darunter verstehen soll.

## §. 8.

### *Über das Verhältniss der plastischen Chirurgie zur Medicin und übrigen Chirurgie.*

Das in der neueren Zeit besonders lebhafte Streben, die Medicin und Chirurgie einander näher zu bringen, hat bereits die vortheilhaftesten Folgen gehabt. Während sie sich sonst weit getrennt, durch verschiedene Männer repräsentirt gegenüberstanden, gehen beide nun mehr Hand in Hand. Der innere Arzt, wenn er auch nicht selbst Hand anlegt, um grössere Operationen zu verrichten, darf nicht mehr die Chirurgie als eine Sache, die er nicht zu wissen braucht, von der Hand weisen, oder über die Achsel ansehen, wenn er nicht über sich selbst, sogar in den Augen der Nichtärzte, das Urtheil der Unwissenheit sprechen will, — unsre grössten Chirurgen haben sich, wenigstens in Deutschland, auch als Ärzte die Achtung der sogenannten eigentlichen innern Ärzte, d. h. derer, welche nicht operiren, erworben, so dass theils durch ihre Persönlichkeit, theils durch die Art und Weise, wie die Wundarzneikunst in neurer Zeit bearbeitet worden ist, die Chirurgie der Medicin schon längst nicht mehr subordinirt, sondern coordinirt dasteht. Nur veraltete, der jetzigen Zeit nicht mehr angemessene Institute, deren Abänderung von den Staatsregierungen aus geschehen müsste, sind Schuld, dass die niedere Chirurgie sich anstatt in den Händen von Chirurgen 2ter Classe, noch im Besitz der Bader und Barbierer befindet, die, ein schmutziges Handwerk betreibend, nichts mit der Wundarzneikunst zu schaffen haben sollten.

## §. 9.

Aber die besondern Eigenschaften, welche den Arzt zum Operateur qualificiren müssen, dieses Talent (welches angeboren sein muss) kann man sich nicht geben, und dieser Umstand wird eine noch genauere Verschmelzung der Chirurgie und Medicin stets verhindern. Es ist aber auch kein Unglück, dass es so ist. — Wo zu viele Operateurs sind, vereinzeln sich die operativen Fälle zu sehr unter ihnen, es hat keiner genug zu operiren, um sich die nöthige Erfahrung zu erwerben, oder sich in der Übung zu erhalten, und es wird am Ende keiner etwas Ausgezeichnetes leisten.

Es macht sich durch die Praxis selbst so, wenn auch das Streben der Ärzte gar nicht darauf hinwirkte, dass ein oder mehrere gelungene Fälle demselben Arzte ähnliche Fälle der nämlichen Art zuführen, und mancher ohne seine Absicht in den Ruf ein Ohrarzt, oder ein guter Tripperdoctor zu sein kommt. — Die Kranken selbst wissen den grofsen Umfang von Kenntnissen zu schätzen, welche nöthig sind, um in allen Branchen der Medicin gleich unterrichtet und sicher zu sein, und vertrauen sich daher lieber dem Arzte an, von welchem sie wissen, dass er sich mit einem Zweige besonders fleissig beschäftigt habe. Mancher junge Arzt nimmt, wenn er in die Praxis kommt, einen heftigen Anlauf an die Chirurgie oder Augenheilkunst, aber er kann sich, selbst durch das Schild an seiner Thüre, nicht die Art von Praxis verschaffen, wie er sie wünscht, und es gestaltet sich mit derselben oft ganz anders, als er anfangs gedacht hatte. Es wird daher wahrscheinlich stets so bleiben, dass die Augenheilkunde, obwohl in nächster Verwandtschaft und Freundschaft mit der Chirurgie, von besondern Ärzten ausgeübt werden wird. Die Geburtshülfe ist ein zu mühsames, zeitraubendes Geschäft, als dass sich jeder Arzt mit ihr befassen könnte, die orthopädischen Kranken werden stets ihren Zug zu einigen Ärzten nehmen, welche sich dieses Faches mit Liebe annehmen, und sich mit Bandagen und Maschinen auf ihre Behandlung eingerichtet haben, und so wird es wie bisher auch künftig noch mit andern Zweigen der Heilkunde gehen. Daran ist nichts abzuändern. Bei der innern Medicin ist der nämliche Fall. Einzelne Ärzte stehen in dem Rufe in der Behandlung von Lungen- oder Herzkrankheiten, oder von Nervenübeln ausgezeichnet zu sein, und eben dieser Spaltung in einzelne Zweige, wenn sie nur nicht bis zur Einseitigkeit getrieben wird, verdankt die Medicin viele ihrer Fortschritte und ihrer grössten Entdeckungen. Wenige Ärzte vermögen es in allen Fächern gleich ausgezeichnet zu sein, und es ist wohl besser, sie sind es in einem, als sie besitzen in allen nur oberflächliche Kenntnisse.

## §. 10.

Ganz natürlich ist es, dass in der Chirurgie, welche so mannichfache manuelle Kunstfertigkeiten erfordert, dieses Streben nach Vereinzelung besonders hervortrat. — Daher kam es, dass der Steinschnitt, sonst von einer besonderen Classe von Ärzten den Marianis, Colots, Franco, Frère Côme, Rau und ihren Nachfolgern vorzugsweise geübt wurden, und dass in der gegenwärtigen Zeit sich in Paris Ärzte wie Civiale, Amussat, Heurteloup u. A., wenn auch nicht ausschliesslich, doch ganz vorzüglich mit der Lithotritie beschäftigen. Ähnlich ging es mit vielen anderen Operationen, und derselbe Fall war mit der Chirurgia curtorum vor mehrern hundert Jahren. Sie blieb in den Händen Brancas und der Bojanis, welche sie sogar geheim hielten, und Tagliacozzi, welcher das Bestreben hatte, sie allgemeiner zu verbreiten, konnte seinen Zweck damals nicht erreichen. —

In der neuesten Zeit, wo die plastische Chirurgie von den ausgezeichnetesten Wundärzten bearbeitet worden ist, hat sie so glänzende und rasche Fortschritte gemacht, dass sie unmöglich wieder in die frühere Vergessenheit zurück sinken kann, dafür ist bereits hinlänglich gesorgt, aber noch immer nehmen sich viele Wundärzte ihrer gar nicht an. — Nicht alle Chirurgen zu plastischen Operateurs zu bilden, aber ihre Zahl zu vermehren, die grössere Ausbreitung der plastischen Chirurgie zu befördern, dies ist der vorzüglichste Zweck der vorliegenden Zusammenstellung dessen, was in der plastischen Chirurgie bisher geschehen ist, — denn noch war das darüber Vorhandene in so vielen Schriften zerstreut, dass es nicht Jedem, der sich für den Gegenstand interessirt, möglich war, sich in den Besitz desselben zu setzen.

## II. Abschnitt.

# Geschichte der plastischen Chirurgie.

### §. 11.

Die frühesten Spuren der plastischen Chirurgie findet man in Indien, wo von jeher das Nasenabschneiden eine gewöhnliche Strafe der Verbrecher war. Sie verlieren sich da im grauen Alterthume, und wenige sehr ungewisse Nachrichten lassen uns vermuthen, dass die Kaste der Koomas, eine Gattung niederer Priester, welche von den Braminen abstammt, und welche noch jetzt im Besitze der Kunst Nasen, Lippen und Ohren organisch zu ersetzen ist, sie auch schon in den ältesten Zeiten ausgeübt habe. Graham *(Lettres on India)* ein alter Schriftsteller über Indien sagt nämlich, dass die Astrologie und das Calendermachen eine Beschäftigung der degradirten Braminen sei, denen auch der Unterricht in militärischen Übungen und in der Physik gehöre. Es darf uns nicht auffallen, dass sich dort die plastische Chirurgie in den Händen der Kaste der Koomas befindet, wenn man bedenkt, dass Astrologie und Medicin in Indien, wie überhaupt im ganzen Orient, mit einander in genauer Verbindung stehen.

### §. 12.

Ob sich die Rhinoplastik von Indien aus über das übrige Asien verbreitet habe, und ob die Ägypter, Griechen und Römer von der Kunst des Wiederersatzes verlorner Theile Kenntniss besassen, ist schwer zu ermitteln. Galen erwähnt, dass die Priester in Ägypten Nasen gemacht haben sollen, ihr Verfahren aber geheim hielten. Die Operation der Hasenscharte, die Zuheilung von Spalten der Lippen und Ohren, von welcher Galen (*meth. med. lib. 14. cap 16.*) spricht, kann man doch nicht recht eigentlich zu den plastischen Operationen zählen. Ebenso wenig hat Celsus eine Operation mit Transplantation ausgeführt und nur die nächste Haut zum Ersatz der Oberlippe bei zu grosser Spaltung derselben herbeigezogen. Die berühmte Stelle des Celsus (*lib. 7. cap. 9.*): „Id quod curtatum est, in quadratum redigere; ab interioribus ejus angulis lineas transversas incidere, quae citeriorem partem ab ulteriore ex toto diducant; deinde ea, quae sic resolvimus, in unum adducere;" wage ich auf folgende Weise durch den beigefügten Holzschnitt zu erläutern. Nach der Abtragung des Hasenschartrandes solle man vom Winkel *a* aus horizontale Schnitte nach *b* und *c* führen, und zwar durch die ganze Dicke der Lippe. Dies wird nämlich durch das hinzugefügte „quae citeriorem partem ab ulteriore ex toto diducant" wahrscheinlich.

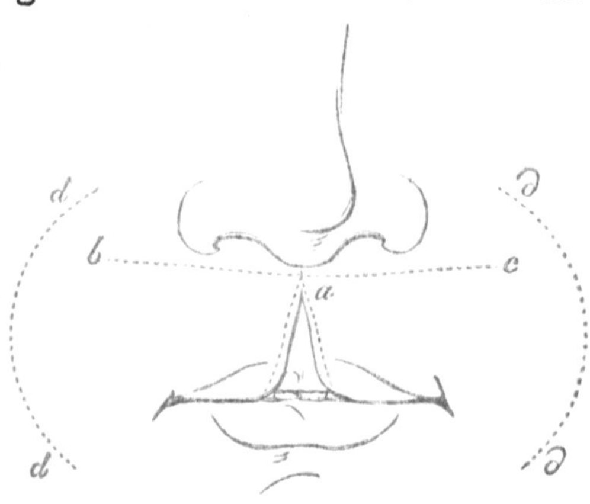


Auf diese Weise erhält man von beiden Seiten einen Lappen, welcher unten von dem freien Lippenrande, nach der Mitte vom frischen Hasenschartenrande, nach Oben, durch den geführten Schnitt begrenzt ist, und das „in quadratum redigere" ist somit vollkommen erklärt. Celsus fährt nun fort: „Si non satis junguntur, ultra lineas, quas ante fecimus alias duas lunatas, et ad plagam conversas immittere, quibus summa tantum cutis diducatur: sic enim fit, ut facilius quod adducitur, sequi possit, quod non vi cogendum est; sed ita adducendum, ut ex facili subsequatur, et dimissum non multum recedat." Man sollte also, wenn die Spannung zu gross wäre, seitlich gekrümmte Incisionen machen, welche durch *d d* angedeutet sind. Diese sollen nur durch die Haut gehen, im Gegensatze zu den ersten, welche durch die ganze Dicke der Lippe drangen. Allerdings nähert sich, in dem Falle dass man Seitenincisionen macht, die Operation der Hasenscharte den plastischen Operationen. Sie ist dann eine Herbeischaffung neuen Stoffes durch seitliche Verschiebung, welche man vornimmt, und nicht bloss die einfache Vereinigung einer Spalte. Aber dies ist auch die einzige Spur von plastischer Chirurgie, welche sich im Alterthume in Europa auffinden lässt.

## §. 13.

Es folgt ein langer Zwischenraum, wo für diesen Zweig der Wundarzneikunst gar nichts geschah. Paulus Aegineta (*lib. VI. cap. 26. Opera. Lugd. Batav. 1589. 8. pag. 583.*) spricht ebenfalls nur von Loslösung und Herbeiziehung der Haut zur Verbesserung verstümmelter oder deformer Ohren oder Lippen. Curta igitur in auribus aut labiis Colobomata Graeci vocant hac ratione curantur. Primum cutis ab inferiore parte solvitur, mox orae vulnerum contrahuntur, ac id quod callum coaluit aufertur. Dein suturae illis injici debent et conglutinantia.

## §. 14.

Zu Ende des 14ten oder Anfang des 15ten Jahrhunderts machte ein Wundarzt in Sicilien, Namens

Branca, Aufsehen, da er, wie uns Peter Ranzano, Bischoff zu Lucera in Capitanien im 8ten Bande seiner Weltgeschichte, die im Manuscripte in der Bibliothek der Dominicaner in Palermo aufbewahrt ist, berichtet, die Kunst verstand, verstümmelte Nasen, Lippen und Ohren organisch wiederzuersetzen. Ein Zeitgenosse Brancas, der Dichter Elysius Calentius in Neapel schrieb über ihn Folgendes an einen Freund: „Orpiane, si tibi nasum restitui vis, ad me veni. Profecto res est apud homines mira. Branca Siculus ingenio vir egregio, didicit nares inserere, quas vel de brachio reficit, vel de servis mutuatas impingit. Hoc ubi vidi decrevi ad te scribere, nihil existimans carius esse posse. Quod si veneris, scito te domum cum grandi quantumvis naso rediturum. Vale." *(Stephan. Gourmelen. Chirurgicae artis libr. III. Parisiis 1580. 8. pag. 72.)* Woher Branca die Kunst gelernt hatte, ob er von der indischen Rhinoplastik Kenntniss besass, oder sie selbst erfand, ist uns nicht bekannt, und seine Operationsweise ist, da er sie geheim hielt, nirgends genauer beschrieben worden. Auch Brancas Sohn, Antonius, und einer seiner Schüler Balthasar Pavono *(Vincenzo Coronelli Bibliotheca universale. Venezia 1706. fol. Tom. VI. pag. 1034.)* übten die Kunst aus. Nächst ihnen waren es aber die drei, Bojanis, Vincent, Bernhard, des ersteren Neffe, und Peter, dessen Sohn, *(Eloy. Dictionnaire Art. Taliacotius)* welche in Tropäa, einer neapolitanischen Stadt, lebten, die sich darin auszeichneten. Aber alle hinterliessen keine Beschreibung ihrer Operationsweise, und die Nachrichten, welche uns andere Schriftsteller geben, sind sehr unvollständig, ja selbst unrichtig. Die meisten sind nämlich der Meinung, als benutzten jene Operateurs das Muskelfleisch des Armes zum Ersatze der Nase, ein Irrthum, der noch heut zu Tage selbst in Städten, wo die Rhinoplastik schon oft ausgeführt worden ist, in der Vorstellung der Nichtärzte mehr Wahrscheinlichkeit und Glauben findet, als dass man verlorne Theile nur aus Haut wiederherstellen könne.

## §. 15.

Zu den Schriftstellern jener Zeit, welche der Rhinoplastik Erwähnung thun, gehören Alexander Benedictus *(Anatomia sive historia corporis humani. Parisiis s. a. 8. Die Vorrede von 1497. lib. IV. cap. 39. pag. 51.)*, Stephanus Gourmelenus *(l. c.)*, Andreas Vesalius *(Chirurgia magna. lib. III. cap. IX.)* und Andre. Ambrosius Paraeus *(Opera chirurgica. Francofurti ad M. 1594. fol. lib. XXII. cap. 2. pag. 649.)* zweifelt zwar an der Möglichkeit ganz getrennte Theile wieder anheilen zu können, spricht aber doch von einem Wundarzte in Italien, welcher verstümmelte Nasen wund machte, und aus dem Muskelfleische des Armes wieder ersetzte. Wir haben indess keinen Grund anzunehmen, dass alle diese Wundärzte selbst plastische Operationen ausübten, und die Kunst würde wahrscheinlich wieder erloschen sein, wenn nicht Tagliacozzi, frei von Eigennutz und Geheimnisskrämerei, nur beseelt von dem Wunsche, den unglücklichen Verstümmelten zu helfen, die Rhinoplastik mit ächt wissenschaftlichem Sinn bearbeitet, und sie uns in seinem Werke vererbt hätte. „Non enim ii sumus," schreibt er in seiner epistola ad Hier. Mercurialem, „qui artem hanc veluti in compedibus apud nos manere velimus, sed longius apud caeteras etiam gentes desideramus, ob quam rem etiam omnibus copiam videndi fecimus, dum operati sumus."

Caspar Tagliacozzi, im Jahr 1546 zu Bologna geboren, war daselbst Professor der Anatomie und Medicin. Schon lange Zeit übte er die Rhinoplastik aus, und war als Nasenrestaurator weit berühmt, ehe er im Jahr 1597 sein Werk „de chirurgia curtorum per insitionem" zu Venedig herausgab, welches auch schon im folgenden Jahre 1598 zu Frankfurt nachgedruckt wurde. Bereits in einem am 22. Febr. 1586 an Hieronymus Mercurialis geschriebenen Briefe, welcher, besonders gedruckt, in Frankfurt 1587. 8. erschien, aber auch in *Schenk v. Grafenberg. Observat. med. etc. Francof. 1609. fol. p. 202.* abgedruckt ist, erwähnt er mehrere von ihm operirte Kranke. Er nennt namentlich Sigismund Barianus und Alexander Vinstinus, welche, beide aus Piacenza, das Unglück gehabt hatten, dass ihnen die Nase abgehauen worden war. Ihnen sowohl, als auch einem gewissen Octavius Facinus aus Piacenza und Henricus van Banesghem aus Antwerpen, hatte er ihre verlornen Nasen mit dem erwünschtesten Erfolg wiederersetzt.

Tagliacozzi rühmt sich zwar an einer Stelle der erste gewesen zu sein, welcher die Haut zum Ersatze verlorner Theile aus entfernten Körperregionen herbeigeschafft habe, indess wissen wir, wenn wir auch übrigens von Brancas Operationsweise ununterrichtet sind, doch so viel, dass auch schon er die Haut vom Arme entlehnte, und Tagliacozzi thut also in diesem Bezuge, wiewohl seine Methode übrigens von der seiner Vorgänger verschieden sein mochte, diesen Unrecht. — Nach seinem Tode, welcher schon im Jahre 1599 erfolgte, ehrte der Magistrat von Bologna Tagliacozzis Andenken durch eine, im anatomischen Theater zu Bologna aufgestellte, und noch jetzt vorhandene Statue, welche zum Sinnbild der Kunst, in welcher er sich ausgezeichnet hatte, eine Nase in der Hand hält. Eine von der Facultät von Bologna hinzugefügte Inschrift zeugt von dem grossen Ansehn, in welchem Tagliacozzi bei seinen Zeitgenossen stand. — Dass es ihm wirklich darum zu thun war, die Rhinoplastik allgemeiner zu verbreiten, und andere Operateure zu bilden, beweist, ausserdem dass ja seine Chirurgia curtorum nur dazu bestimmt war, jene Stelle in dem schon erwähnten Briefe an Mercurialis. Weniger bekannt ist Tagliacozzi als Anatom, aber bei seinen Zeitgenossen stand er auch als solcher in grossem Ansehen *).

Mögen immerhin Einzelne wie neuerdings Labat auf Tagliacozzi schmähen, sein Buch langweilig finden, seine Schreibart verwirrt nennen, ihn selbst für eitel halten, weil 13 Lobgedichte seinem Buche vorgedruckt sind. Man nehme es nur selbst zur Hand, und man wird sich überzeugen, dass Tagliacozzi gründliche physiologische Kenntnisse besass, mit Geschmack und Enthusiasmus schrieb, und man wird wissen, dass er nur der Sitte seiner Zeit huldigte, wenn er manches unnöthige Citat, und die von seinen Freunden auf ihn gemachten Lobgedichte seinem Buche einverleibte.

## §. 16.

Indess hatte Tagliacozzi doch nur wenige Nachahmer. Einer seiner Schüler, Cortesi, Professor der Chirurgie in Messina, beschrieb 1625 Tagliacozzis und seine eigene etwas veränderte Operationsmethode (*Miscellanorum medicinalium Decades denae. Messanae. 1625. Dec. 3.*), und erwähnt ausserdem, dass, als er 1599 durch Tropaea reiste, daselbst kein Bojani mehr lebte, welcher die Rhinoplastik ausgeübt hätte. (*Eloy. Dict. Vol. I. p. 713.*) Peter Bojani starb, wie Gabriel Barri (*de antiquitate et situ Calabriae*) erzählt, bereits 1571. Guil. Fabricius Hildanus (*Opera quae exstant omnia etc. Francof. ad M. 1646. fol. pag. 214 u. 1006.*) erwähnt in sei-

*). *Schenk v. Grafenberg l. c. lib. I. de naribus pag.* 200. „Non habet Italia hoc tempore superiorem Anatomicum Fabritio nostro. Secundas ab illo partes deferunt Taliacotio Bononiensi chirurgo (qui jam tertia vice in restituendo naso vero ex musculorum brachii incisione se admirandum exhibuit) tertias Arantio Bononiensi. Haec ex literis D. D. Martini Holzapfel ad D. D. Jacob. Moccium Venetiis Friburgum anno 1583 datis."

nen *Observat. chir. cent. III. observat. 31.*, dass Griffon, ein Wundarzt in Lausanne, welcher sich später nach Brüssel wendete, eine fehlende Nase durch eine Operation ersetzt habe. Als nämlich der Herzog von Savoyen im Jahr 1590 Genf mit Krieg überzog, fiel ein schönes keusches Mädchen in die Hände roher Soldaten, die sie missbrauchen wollten. Um sich ihren Nachstellungen zu entziehen, schnitt sie sich selbst die Nase ab (allerdings ein sicheres Mittel um zudringlichen Liebhabern den Geschmack zu verderben). Zwei Jahre später, also zu einer Zeit wo Tagliacozzis Werk noch nicht erschienen war, ersetzte Griffon, welcher von einem durchreisenden Italiäner von dessen Kunst gehört hatte, die Nase aus der Armhaut, und sie gelang so schön, dass sie von einer natürlichen schwer zu unterscheiden war. Noch im Jahr 1613 lebte das Mädchen ohne verheirathet zu sein, bei einer Wittwe Rohold in Lausanne. Die Nase hatte sich sehr gut erhalten, und wurde nur bei grosser Kälte etwas bläulich. Ein zweite von Griffon ausgeführte Rhinoplastik erwähnt ebenfalls Hildanus, in seiner *Epistolarum ad amicos Centuria una. epist. 62.*, welche ebenfalls zur Bewunderung aller, die das Mädchen sahen, ausfiel. Da in dem Briefe, welcher am 20. März 1603 datirt ist, steht, das Mädchen habe vor einem Jahre geheirathet, so unterliegt es keinem Zweifel, dass dieser Fall ein von dem ersten verschiedener sei.

Thomas Fienus aus Antwerpen kam im Jahre 1590 nach Bologna, und lernte Tagliacozzis Kunst. Im Jahr 1602 schrieb er in zwölf Büchern *de praecipuis artis chirurgicae controversiis*, und lieferte in neun Capiteln einen Auszug des Tagliacozzischen Werkes, unter dem Titel: *de nasi amputati ex carne brachii restitutione.* Überdies wissen wir noch, dass Molinetti in Venedig im Jahr 1625 an einem vornehmen Polen die Nase restaurirte. (*Antonius Mo-*

*linetti (der Sohn). Dissertat. anatomico-pathologicae. Venetiis 1675. 4. lib. IV. cap. XII. pag. 174.)*

Spätere Operationsversuche zum Ersatz verlorner Theile sind nicht aufzufinden, und Griffons zwei Fälle scheinen die einzigen zu sein, wo ausserhalb den Grenzen Italiens Rhinoplastik gemacht wurde.

## §. 17.

Es folgte hierauf wieder ein langer Zwischenraum, wo Nichts für die plastische Chirurgie geschah, und wo man der Rhinoplastik als einer schmerzhaften, und höchst gefahrvollen Operation höchstens gedachte, sie als unnöthig verwerfend. Man hielt es für bequemer und ebenso ausreichend silberne oder hölzerne Nasen tragen zu lassen und Niemand wagte es Tagliacozzis Beispielen nachzufolgen. Bald übertrieb man die Sache, und zog sie in das Fabelhafte.

Tagliacozzi schildert es als unausführbar Nasen aus der Haut andrer Menschen zu machen, und er selbst benutzte stets nur die eigene Haut des Kranken. Ob andere Operateurs jener Zeit die Haut andrer Menschen zum Ersatze brauchten, ist nicht zu ermitteln, und die Stelle des Calentius: „quas vel de brachio reficit, vel de servis mutuatas impingit" kann wohl nicht als eine Autorität gelten, dass Branca auf diese Weise verfuhr. Tagliacozzi beschreibt die Schwierigkeiten, die es haben würde, wenn man zwei Menschen so lange Zeit, als zur Anheilung nöthig ist, mit einander in nahe Berührung bringen wollte, da die Bewegung des einen oder des andern die begonnene Vereinigung immer wieder stören würde. Dennoch amüsirte man sich mit Erzählungen von künstlichen Nasen, welche abgefallen sein sollten, sobald der frühere Besitzer des Hautstückes gestorben war. Namentlich gewann eine Erzählung von Johann Bapt. van Helmont (*Opera omnia. Francofurti 1682. 4. de magnetica vulnerum curatione. pag. 707. N. 23.)*

vielen Glauben. Einem Brüssler, welchem Tagliacozzi eine Nase aus dem Arme eines Lastträgers gemacht haben sollte, wäre diese dreizehn Monate nach der Operation kalt geworden, und in wenigen Tagen in Fäulniss übergegangen. Man habe nachgeforscht und erfahren, dass der Lastträger zu derselben Zeit gestorben war, und van Helmont beruft sich zur Beglaubigung des Falles auf Augenzeugen. Wir wollen auch gar nicht in Abrede stellen, dass wohl in Folge schädlicher Einflüsse, vielleicht der Kälte, eine künstliche Nase selbst noch nach längerer Zeit wieder absterben könne, obwohl uns kein neueres Beispiel dieser Art bekannt ist. An den Zusammenhang eines solchen von einem andern Menschen transplantirten Hautstückes aber, mit seinem früheren Besitzer, den van Helmont der Mumia zuschrieb, wird wohl jetzt Niemand mehr glauben. Fludd *(Defense of Weapon-salve* oder *the squeezing of Parson Toster's spunge 1635. p. 132.)* hat diese Geschichte noch mehr ausgeschmückt und verschönert. In demselben Sinne, aber mehr im scherzhaften Tone abgefasst, ist die Stelle in Butlers Hudibras *(übersetzt von Soltau. Königsberg 1797. 8. 2. Auflage. Seite 14.):*

„So macht es Doctor Taliacott
Der Nasen aus Kneblers Hintern schnitt.
Die sympathetsche Nase klebte,
So lange Pater Podex lebte,
Doch streckte der Knebler den in's Grab,
So fiel die Nase gleichfalls ab."

Am besten aber verstand es Bickersteth in seiner satyrischen Zeitschrift *The Tatler, or lucubrations. Vol. the 4th. London 1764. 8. pag. 273.* Tagliacozzis Operationen zu übertreiben, und auszuschmücken, und benutzte dies, um die jungen Wüstlinge Londons an die Gefahr der Syphilis zu erinnern. Auch *Nicolaus de Blegny (Zodiacus medico-gallicus. Annus secund. 1680. Genevae 1682. 4. pag. 75.)* erzählt, dass ein Mann, dem einige Tage zuvor die Nase abgehauen worden war, sich die frisch abgeschnittene Nase seines Bedienten anheften liess, und dass diese mit dem Tode des Bedienten abgefallen sei. — Blegny selbst bezweifelt die Wahrheit dieser Geschichte.

Was *Jessenius a Jessen (Institutiones chirurgicae. Wittebergae 1601. 8. Sect. IV. cap. III. fol. 100*[b]*. de nasi labii et aurium resectorum restauratione)* über die Rhinoplastik erzählt, berechtigt uns nicht zu dem Schlusse, dass er sie selbst ausgeübt habe. Indess ist es doch auffallend, dass er eine genaue Beschreibung der Operation zum Wiederersatze des Präputiums liefert, wie sie sonst nirgends zu finden ist, und sie scheint somit seine eigene Erfindung zu sein.

## §. 18.

Im Anfange des 18ten Jahrhunderts, wo man die glaubwürdigsten Erzählungen von Anheilung ganz getrennter Körpertheile in Zweifel zog, wo Garengeot, weil er eine solche Beobachtung bekannt machte, sich mancherlei Verfolgungen zuzog, gab es auch viele Ärzte, welche Tagliacozzis Kunst für reine Erdichtung hielten. Man hätte nur den Prüfstein der Wahrheit an seine „Chirurgia curtorum" legen dürfen, um sich zu überzeugen, dass sie nicht aus dem Kopfe geschrieben, sondern das Erzeugniss reiner, treuer Naturbeobachtung war. Am sichersten wäre man gegangen, wenn man selbst Versuche angestellt hätte; gewiss gab es Gelegenheit genug, aber Niemand hatte den Muth dazu. Reneaulme de la Garanne *(Man vergleiche Histoire de l'académie royale des sciences. Année 1719. Paris 1721. 4. pag. 29. sur la reparation des quelques parties du corps humain mutilées.)* that wohl den Vorschlag die Dauer der Tagliacozzischen Operationsmethode auf 15—16 Tage abzukürzen, indem man die beiden Verwundungen des Armes, welche Tagliacozzi mit einem Zwischenraume von vierzehn Tagen machte, auf einmal verrichten sollte, aber er brachte seinen Vorschlag nicht selbst zur Ausführung. Zu den Zweiflern an der Möglichkeit ganz getrennte Theile wieder anzuheilen und verstümmelte Theile durch Haut wieder zu ersetzen, gehören vorzüglich *Peter Dionis (Chirurgische Operationes, übers. v. Selintes. Augspurg 1712. 8. pag. 582.), Laurentius Heister (Institut. chirurgicae. Amstelodami 1750. 4. cap. 73. p. 623.)* und *Dubois*. Wie uns Percy *(im Dictionnaire des sciences médicales. Paris 1815. Vol. 12. Art. Ente animale. pag. 343.)* erzählt, stellte die Facultät zu Paris im Jahre 1742 die These auf: an curtae nares ex brachio reficiendae? Der Verfasser der These hatte aber Zeit und Mühe umsonst aufgewendet, weil er die Frage bejahte, die Facultät aber die Tagliacozzische Lehre für Erdichtung zu erklären fortfuhr, und behauptete ein transplantirter Theil müsse mit dem Tode seines früheren Besitzers gleichfalls absterben. Einige im vorigen Jahrhunderte erschienene Dissertationen von Arnuard, Fritze und Baumgarten beweisen nur, dass die Rhinoplastik nicht ganz vergessen war, liefern aber keine eignen Erfahrungen der Verfasser, sondern nur Auszüge aus Tagliacozzi.

## §. 19.

So standen die Sachen zu Ende des vorigen Jahrhunderts, wo mehrere Nachrichten von Nasenrestaurationen in Indien in Europa eintrafen. Hircarrha erzählt nämlich in der Gazette de Madras von 1793, dass ein Paria Namens Cowasjee, welcher bei der englischen Armee als Ochsentreiber war, im Jahre 1792, nebst vier Soldaten, in die Gewalt des Sultans-Tippoo fiel, und dieser sie durch Abschneiden der Nasen und Abhauen der Hände bestrafen liess, dann aber als warnendes Beispiel für Verräther zur Bombayarmee zurückschickte. Auf den Stümpfen der Hände lagen nur Blätter um die

Blutung zu stillen und ihre Nasen waren gar nicht verbunden. In so kläglichem Zustande kamen sie nach Poonah, wo sie geheilt wurden. Zu dieser Zeit kam ein Kaufmann ebendahin, der eine neuangesetzte Nase hatte, da ihm die seinige, wie er offen gestand, wegen Ehebruchs durch den Scharfrichter abgeschnitten worden war. Der englische Consul in Poonah, Herr Mallet, liess nun den 400 englische Meilen entfernt wohnenden Operateur kommen, welcher, wie man behauptete, der einzige Operateur für Nasenrestaurationen in Indien, und in dessen Familie die Kunst erblich war.

Zwei Ärzte aus Bombay, Thomas Cruso und James Findlay, so wie der Oberstlieutenant Ward, waren Augenzeugen der Operation. Ein Modell von Wachs, welches eine Nase vorstellte, ward auf die Stirne gelegt und eine Linie darum gezogen. Der Wundarzt umschnitt nun den so beschriebenen Hautlappen, und liess nur zwischen den Augenbraunen eine Verbindung. Nachdem dies geschehen war, wurde der Nasenstumpf angefrischt, und die Oberlippe wund gemacht, dann der Lappen von der Stirn losgetrennt, und durch eine halbe Drehung um die Verbindungsstelle mit seinen Rändern in die Einschnitte gelegt. Die Befestigung des Lappens an seiner neuen Stelle geschah ohne Anlegung von Nähten, nur mittelst eines Verbandes von Terra Japonica mit Wasser zu einem Kitt gemacht, welcher auf Plümaceaux gestrichen und aufgelegt wurde.

In den ersten vier Tagen geschah kein andrer Verband als mittelst 5—6 solcher Plumaceaux, welche vorher noch in Ghee, eine Art Butter, getaucht wurden. Fünf bis sechs Tage musste der Patient auf dem Rücken liegen, am 10ten Tage wurden Bourdonnets von weicher Charpie in die Nasenlöcher gebracht um sie offen zu erhalten, und am 25sten Tage ward die Umdrehungsstelle ausgeschnitten. Der Erzählung des Falles in Gentlemans Magazine 1794 war eine Abbildung von Cowasjee, wie er vor und nach der Operation aussah, beigefügt. Pennant (*View of Hindostan. 2 Vols. 4. 1798. II. Vol. pag. 237.*) erzählt ebenfalls von der in Indien üblichen Rhinoplastik mit Erwähnung des Falles von Cowasjee, und versichert, dass die von dem Poonahischen Künstler gefertigte Nase vollkommen fest gewesen sei, so dass der Kranke niesen und sich schneuzen konnte, ohne Gefahr seine neue Nase zu verlieren. Von Dr. Berry, der lange Zeit in Ostindien war, erfuhr Carpue, dass die Operation, die er mit angesehen hatte, 1½ Stunde dauerte. Der Operateur bediente sich eines alten Rasirmessers, welches, da es immer stumpf wurde, jeden Augenblick wieder scharf gemacht werden musste. Es wurde Werg eingebracht, um die Nase zu unterstützen, aber ein Septum, welches die Nasenlöcher getrennt hätte, war nicht vorhanden.

Der englische Wundarzt Lucas, welcher die Operation den indischen Operateurs abgelernt hatte, verrichtete sie, wie Major Heitland versichert, in Indien (*Carpue pag. 16.*) mehrmals mit Glück. Schon im Jahre 1803 soll Lynn in England die Rhinoplastik versucht haben, sie ihm aber misslungen sein. Auch Sutcliffe verrichtete einige Zeit vor Carpue eine ähnliche Operation, von der wir aber das Nähere nicht wissen. Im Jahr 1814 gelang es Carpue, einen passenden Fall für die Rhinoplastik zu finden, welche einmal verrichten zu können er längst gewünscht, und die er seit 15 Jahren seinen Schülern zur Ausführung empfohlen hatte. Er stellte zuerst die Nase eines Officiers wieder her, der sie durch ungeheuren Missbrauch von Mercur verloren hatte, und wegen der Entstellung seines Gesichtes nicht würde haben fortdienen können. Bald darauf bot sich ihm ein zweiter Fall dar. Dem Lieutenant Latham war in der Schlacht bei Albufera in Spanien 1810 die Nase abgehauen worden. Während es ihm gelang die Fahne seines Regiments aus den Händen der Feinde wieder zu entreissen, ward er von polnischen Lanciers vielfach verwundet. Er verlor einen Arm durch einen Säbelhieb, und erhielt, da er fortfuhr zu fechten, noch fünf Wunden, deren eine ihm die Nase und einen Theil der Wange wegnahm. Endlich, als ihn ein polnischer Lancier mit der Lanze durch die Weiche stiess, sank er bewustlos nieder, und ward für todt vom Schlachtfeld getragen. Da er aber wieder zu sich kam, erhielt er von seinem Regiment eine Medaille zum Geschenk, und wurde vom Prinz Regent zum Capitain ernannt. Im Jahr 1815 kam Latham in Carpue's Behandlung. Alle innern Theile der Nase waren entblösst, häufig wiederkehrende Entzündungen der Nasenschleimhaut, so wie der hässliche Anblick, den er gewährte, zwangen ihn, sich der Operation zu unterwerfen. Carpue verrichtete sie, wie in seinem ersten Falle, genau nach der indischen Methode, durch Ersatz aus der Stirnhaut, nur mit dem Unterschiede, dass er sich zur Befestigung des Lappens an der Einpflanzungsstelle der Knopfnähte bediente. Der transplantirte Hautlappen blieb einige Zeit ödematös, und gewann erst nach einiger Zeit ein natürliches gutes Aussehen. Carpue beschrieb seine beiden Fälle in einer Schrift (*J. C. Carpue, an acount of two successful operations for restoring the lost nose from the integuments of the forehead. London 1816.*), welche bald darauf in das Deutsche übersetzt ward (*J. C. Carpue. Geschichte zweier gelungenen Fälle, wo der Verlust der Nase vermittelst der Stirnhaut ersetzt wurde. A. d. Engl. übertragen von H. S. Michaelis, nebst einer Vorrede von C. Gräfe; mit 5 Kupfertafeln. Berlin 1817. 4.*).

Eine zweite in Indien übliche Methode des Nasenersatzes soll darin bestehen, dass man ein ganz getrenntes Hautstück auf das Gesicht transplantirt. — Nachdem nämlich die Ränder des Nasenstumpfes wund geschnitten worden sind, wird eine Stelle des Hinterbackens so lange mit einem Holzschuhe geklopft bis sie beträchtlich anschwillt. Ein auf diese Weise vital potenzirtes Hautstück wird nebst dem unterliegenden Zellgewebe losgetrennt und mittelst Heftpflasterstreifen auf dem Gesichte befestigt. Auffallend ist es, dass Carpue, welcher die genauesten Forschungen über die in Indien übliche Methode der Rhinoplastik angestellt hat, und ebenso Gräfe *) diese Methode nicht erwähnen, noch mehr aber, dass man sich schon lange Zeit, ehe zu Ende des vorigen Jahrhunderts sichre Nachrichten über die in Indien übliche Kunst Nasen zu ersetzen nach Europa kamen, davon unterhielt, Tagliacozzi und seine Zeitgenossen hätten die Gesässhaut andrer Menschen zum Wiederersatze verlorner Theile benutzt. — Mag nun diese Methode des Wiederersatzes in Indien wirklich üblich sein oder nicht, ihre Ausführbarkeit ist durch Bünger (*vergl. das Capitel von der Anheilung ganz getrennter Theile*) erwiesen worden, und das für das Gelingen solcher Operationen viel günstigere Klima Indiens dürfte wohl dort die Gefahr mindern, mit welcher bei uns die Anheilung ganz getrennter Theile verbunden ist.

## §. 20.

Fast gleichzeitig mit Carpue und noch ehe ihm von dessen Operationen etwas bekannt geworden war, ersetzte Gräfe (1816) einem Soldaten, der bei Montmartre seine Nase durch einen Säbelhieb verloren hatte, nach der italischen Operationsweise (nachdem er schon im Jahre 1811 einem Mädchen eine neue Nasenspitze aus den häutigen Seitentheilen des Gesichts wiedergebildet hatte). In den sich später darbietenden Fällen wich Gräfe von der Tagliacozzischen Operationsmethode darin ab, dass er die Los-

*) Gräfe deutet sie nur in der Vorrede zu Michaelis Übersetzung des Carpueschen Werkes an.

trennung und Anheftung des Armhautlappens an den Nasenstumpf nicht zu verschiedenen Zeiten, sondern en un temps machte. Er nannte diese Modification der italischen Methode die deutsche, und beschrieb sie in seinem Werke. *(C. F. Graefe Rhinoplastik oder die Kunst den Verlust der Nase organisch zu ersetzen. Mit 6 Kupfertaf. Berlin 1818. 4. Lateinisch von Hecker.)* Fast gleichzeitig mit Gräfe verrichtete Reiner in München 1817 *(Sprengels Geschichte der Chirurgie. Bd. 2. p. 218.)* eine Rhinoplastik nach der indischen Methode. Als Sprengel die neue Nase am 10ten Tage nach der Operation sah war sie vollkommen vernarbt, aber noch roth, nicht flach, das Septum und die Nasenlöcher hatten ihre gehörige Form, die Umdrehungsstelle ragte nicht sehr vor, und die Stirnwunde hatte sich schon sehr verkleinert. Die Behandlung bestand in erwärmenden Bähungen.

## §. 21.

So wurde die Rhinoplastik, und mit ihr die plastische Chirurgie im Allgemeinen, zum zweitenmale geschaffen, um nicht wieder vergessen zu werden, sondern um ihrer Vervollkommnung, die sie bereits durch viele grosse Wundärzte, welche sich ihrer seitdem annahmen, gewonnen hat immer schneller und sichrer entgegen zu gehn, der leidenden Menschheit zum Trost und zur Abhülfe unendlicher Leiden, der Chirurgie der neuesten Zeit zur Ehre und Triumph. Denn wenn zwar die übrige Chirurgie Operationen aufweisen kann, nach welchen der Kranke in den vollen Besitz seiner Gesundheit gesetzt wird, wie den Bruchschnitt, die Exstirpationen von Geschwülsten, die Unterbindung grosser Arterien und viele andre, so hinterlässt sie doch in andern Fällen nach den wohlthätigsten und heilbringendsten Operationen, z. B. der Amputation, der Castration, der Trepanation u. s. w., auch im glücklichsten Falle den Kranken in einem verstümmelten Zustande. Die Chirurgie ist dann eine lebensrettende Kunst, und glücklich ist der Mensch, der seinen Mitbrüdern das köstliche Gut Leben und Gesundheit zu erhalten und wieder zu geben versteht. — Potiora enim sunt, quae necessaria, posthac quae utilia, tandem vero decora et splendida. (*Taliacot. lib. II. cap. 16. p. 59.*)

Fast niemals wird die plastische Chirurgie durch solche, das Leben in Gefahr setzende Krankheiten indicirt. Deshalb ist sie der übrigen Chirurgie aber nicht untergeordnet, denn wenn jene das Leben erhält, so schafft sie das Lebensglück wieder, sie entlässt ihre Kranken in einem verbesserten, einem vollkommneren Zustande, als sie sie erhielt, sie rettet nicht das Leben des Individuums, wohl aber das einzelner Organe, und stellt die gestörten Funktionen wieder her. Nach der Rhinoplastik können die Kranken wieder riechen, bisweilen auch verbessert sich das während des Defectes der Nase gestörte Gehör. Die Kranken können sich wieder wie ein andrer Mensch die Nase schneuzen, aber was das grösste ist, sie brauchen sich nicht mehr in Schlupfwinkeln vor den übrigen, ihren Anblick fliehenden Menschen zu verbergen. Durch vielfache Kränkungen der oft hart urtheilenden, an ihrem Elende theilnahmlos vorübergehenden Menge niedergebeugt, aus der menschlichen Gesellschaft ausgestossen, ohne die Möglichkeit des Erwerbes in Kummer und Noth schmachtend, gehen solche Unglückliche mit Muth und Freudigkeit, voll von Hoffnung auf eine Verbessrung ihres Aussehens und ihres Schicksals zur Operation und ertragen sie, die meist sehr schmerzhaft ist, gewöhnlich ohne einen Klagelaut zu äussern. Freudig und dankbar verlassen sie nach vollendeter Cur den Arzt, der sie zum Leben in der menschlichen Gesellschaft wieder tauglich machte, ihn für den Muth und die Ausdauer in seinen mühevollen Bestrebungen segnend. — Quid enim admirabilius (*sagt Tagliacozzi. lib. II. cap. 16. p. 57.*), quam partem eam tam variam, tam insignem, mole sua inflexione, lineamentis, atque ut pristinis operibus apta sit, excisam semel denuo reparare? Quid ad venustatem, ad gratiam convenientius?

Nur Unerfahrenheit und Mangel eigener Beobachtung dessen, was die plastische Chirurgie zu leisten vermag, lassen leider manche Wundärzte noch immer in der Verachtung dieses Zweiges der Kunst beharren, und viele Kranke, denen zu helfen wäre, entbehren, weil kein Operateur, welcher plastische Operationen zu unternehmen wagt, in ihrer Nähe ist, der Hülfe, die ihnen verschafft werden könnte. Aber die Zeit ist hoffentlich nicht fern, wo Schande über den Operateur ergehen wird, der eingestehen muss, plastische Operationen nicht ebenso gut wie jede andre ausführen zu können. „Multoties abhorremus quid ob id saltem quod novum sit et inauditum, nihilque placet, nisi quod Trojanam originem referat. Sed vana sane hominis cogitatio est." *(Taliacot. lib. II. cap. 13. pag. 45.)*

Deutschland kann und wird sich den Ruhm nicht rauben lassen, seit dem Wiedererwachen der plastischen Chirurgie das Meiste für sie gethan zu haben. Es ist zu verwundern, dass England Carpue's aufmunterndem Beispiele nicht besser gefolgt ist. Ausser einer Rhinoplastik von Hutchinson 1818, welche Gilbert Blane mittheilt, und einer Wiederherstellung der Nase und Oberlippe von Davies 1823 *(London med. repository. Jan. 1824. Graefe und Walthers Journal Bd. 6. pag. 373.)* scheint in England Nichts weiter weder für Rhinoplastik, noch den Ersatz anderer Theile geschehen zu sein, keine einzige neue Operationsmethode ist neuerlich von dort ausgegangen. (Nur Syme hat neuerlich die Verschliessung eines Loches in der Nase durch Hauttransplantation in Edinb. Journ. N. 124. 1835. bekannt gemacht.)

In Deutschland dagegen fand Graefe's Vorgang fleissige Nachfolger an von Ammon, Beck, Benedict, Bünger, Chelius, Dzondi, Fricke, Heidenreich, Reiner, Ruppius, Rust, Textor, von Walther, Werneck und uns selbst. Vor allen aber hat Dieffenbach, der geniale Schöpfer einer Menge neuer höchst geistvoll erdachter Operationsmethoden für die verschiedensten Verstümmelungen aller Art, der plastischen Chirurgie einen Aufschwung gegeben, welcher bereits zu den glücklichsten Resultaten geführt hat, und uns zu grossen Erwartungen auf die immer grössere Ausbildung der Kunst berechtigt.

In Frankreich machte Delpech (1818) mit einer grossen Oscheoplastik, später mit Lippen- und Nasenbildungen, anfangs nach der italischen, später nach der indischen Methode den Anfang, die plastische Chirurgie auch dort einzuführen. Wie Labat erzählt, sollen nächst ihm Mouleau in Marseille und Thomain in Aix plastische Operationen verrichtet haben. Sein Beispiel konnte aber lange Zeit keine Nachahmer finden, bis Dupuytren in den letzten Jahren seines Lebens durch mehrere Nasenbildungen, Lisfranc (1826) und neuerdings Martinet, Jobert, Labat (1827) und Blandin zu ähnlichen Versuchen ermuthigte. Ungerecht gegen das Ausland, wie ihre Landsleute gewöhnlich sind, möchten uns die letzteren beiden (Labat in seiner Rinoplastie, Blandin in der Autoplastie) glauben machen, dass Frankreich das Land sei, wo die plastische Chirurgie gedieh, und zu ihrer jetzigen Grösse emporwuchs. Gern möchten sie Larrey, weil er mehrmals Wunden der Nase durch Hefte vereinigte, Rhinoraphie machte, für einen Rhinoplasten ausgeben, ihn, der wohl nie daran gedacht hat, auch diesen Ruhm sich anzueignen.

In Russland verrichtete Dr. Höfft im Gouvernement Kursk eine Rhinoplastik nach der indischen Methode und hielt sich dabei streng an Gräfe's Normen. *(Graefe und Walthers Journ. Bd. 9. p. 684.)*

Dybeck in Warschau stellte einen durch Syphilis zerstörten Nasenflügel nach der Gräfschen Methode wieder her. *(Ebendas. Bd. 5. p. 364.)*

## III. Abschnitt.

## Über die Wiederanheilung ganz getrennt gewesener Körpertheile.

---

### §. 22.

Die Wiederanheilung eines ganz getrennten Körpertheiles gehört zwar nicht in das Gebiet der plastischen Chirurgie, aber der Gegenstand ist so interessant, dass man mir wohl verzeihen wird, ihm einen kleinen Platz in diesem Buche eingeräumt zu haben, um so mehr, als die physiologischen und pathologischen Vorgänge, unter welchen die Anheilung eines vollkommen oder grösstentheils abgetrennten Körpertheiles geschieht, dieselben sind, welche transplantirte Hautstücke erfahren, und hierdurch also für unsern Gegenstand einiges Licht verbreitet wird. Obwohl die Möglichkeit, dass ganz getrennte Körpertheile wieder anheilen können, durch eine Menge hinlänglich beglaubigter Thatsachen unbezweifelt erwiesen ist, so ist der Erfolg doch zu ungewiss, die Menge der Fälle, wo die versuchte Anheilung ganz abgehauener Nasen, Ohren oder Finger misslang zu gross, und die Bedingungen, welche dazu gehören, dass die Wiederverwachsung erfolge, noch zu unbekannt, als dass man darauf eine Operationsmethode gründen, und ganz getrennte Hautstücke zum Ersatze verstümmelter Theile benutzen dürfte. Wäre der Erfolg einer solchen Operation weniger ungewiss, wäre auf das Gelingen der Transplantation eines ganz getrennten Hautstückes nur mit derselben Sicherheit zu rechnen, mit welcher man auf die Anheilung eines Stirnhautlappens, der durch einen Stiel mit seinem Mutterboden in Verbindung gelassen wird, rechnen kann, so würde die plastische Chirurgie auf einem ganz andern Standpunkte sich befinden, als dies noch jetzt der Fall ist, wo der Mangel gesunder Haut in der Umgegend des verstümmelten Theiles leider manchmal alle chirurgische Hülfe unmöglich macht.

## §. 23.

Zu den Bedingungen, unter welchen die Wiederanheilung eines ganz getrennten Körpertheiles erfolgen kann, scheint vorzüglich eine gewisse Grösse desselben zu gehören. Ein zu kleiner Theil heilt weniger leicht an, als ein grösserer, eine Fingerspitze nicht so leicht oder niemals, wohl aber ein ganzes Fingerglied. Es scheint somit darauf anzukommen, dass der abgetrennte Theil vom Augenblick der Verwundung an, bis dahin, wo seine organische Wiedervereinigung hergestellt ist, sein Leben selbst erhalte, seine eigne Wärme in gewissem Grade bewahre und seine Ernährung aus seinen eigenen Mitteln einige Zeit lang fortsetze, bis die Circulation des Blutes in ihm vollkommen wieder hergestellt ist. Es hat aber damit auch wieder seine Grenzen, und ein zu grosser Theil, ein Arm oder Bein würde niemals, auch bei der sorgfältigsten Pflege, wenn er ganz getrennt war, wieder anheilen *).

---

*) Percy erzählt von einem Carabinier, dem bei Arlon der rechte Arm so durchhauen worden war, dass er nur noch an einem Streifen der Weichtheile, welcher glücklicherweise das Gefäss und Nervenbündel enthielt, hing, und wahrscheinlich abgerissen sein würde, wenn er nicht durch den Aermel gehalten worden wäre. In Zeit von 3 Monaten heilte der Arm wieder an, und wurde wieder brauchbar, nur zwei Finger blieben steif. (Percy im Dict. des sc. med. Tom. XII. pag. 350.) Ein ähnlicher Fall von einer grösstentheils abgehauenen Hand bei Marcel. Donat. de med. hist. mirab. lib. V. p. 278.

Wir sind hier nur auf Thatsachen angewiesen, und können, ohne uns auf eine Erklärung einlassen zu wollen, warum es so sei, nur darauf hinweisen, dass ein Theil auch nicht zu gross sein dürfe, wenn er wieder anheilen soll.

Montégre machte in der Nachschrift zu Dittmers Aufsatz über die Wiederanheilung getrennter Theile *(Gazette de santé. 1817. No. VII.)* zuerst darauf aufmerksam, dass es, wenn man die gelungenen und die missglückten Fälle mit einander vergleicht, auffällt, dass die Anheilung dann immer misslang, wenn die Anheftung zu schnell nach der Verwundung gemacht wurde.

## §. 24.

Unbezweifelt ist es ein Haupterforderniss zur Erreichung der prima intentio, dass beide Wundflächen, die sich vereinigen sollen, sich unmittelbar und ohne zwischenliegendes Coagulum berühren. Ist ein solches vorhanden, so entsteht unfehlbar Eiterung. Wartet man daher, ehe man den losgetrennten Theil anheftet, bis die Blutung vollkommen gestillt und das Stadium serosum eingetreten ist, wozu gewöhnlich eine Viertel- oder halbe Stunde, bisweilen auch noch längere Zeit erforderlich ist, so wird man glücklicher sein, als wenn man sich damit übereilt, und, das Erkalten des getrennten Theiles fürchtend, ihn zu zeitig wieder ansetzt.

Obwohl es wahrscheinlich ist, dass eine mit einem scharfen Instrumente abgeschnittene Nase leichter anheilen wird, als wenn die Verwundung auf eine mehr quetschende, oder zerreissende Art geschah, so ist es doch auffallend, dass auch abgebissene Nasen oder solche, welche in den Koth oder Sand getreten worden waren, und erst nach langem Suchen wiedergefunden, abgewaschen und angeheftet wurden, noch anheilten.

## §. 25.

Ich lasse diesen vorausgeschickten Bemerkungen sogleich die Erzählung mehrerer hierher gehörigen Fälle, sowohl aus älterer, als auch aus der neueren Zeit folgen.

Die Anheilung getrennter Körpertheile bei Thieren kann für unsern Zweck wenig beweisen. Da bekanntlich die Reproductionskraft zunimmt auf einer je niedrigeren Stufe sich das Thier befindet, und die Vulnerabilität mit der Reproductionskraft im umgekehrten Verhältnisse steht, so kann es uns auch nicht wundern, dass bei den Thieren die Anheilung getrennter oder überpflanzter Körpertheile leichter gelingt als beim Menschen. Es würde uns zu weit führen, wenn wir alle die Versuche aufzählen wollten,. welche von Dieffenbach, Duhamel (*Duhamel. Mémoires de l'académie des sciences. 1746. Verpflanzung von Sporen der Hähne auf die Kämme.*), Graefe (*Gräfe misslangen alle (bis 1821) an Menschen und Thieren gemachten Versuche zur Transplantation ganz getrennter Theile. Gr. u. v. W. Journ. Bd. 2. p. 1.*), Hunter (*Hunter. Verpflanzung eines Zahnes auf den Kamm eines Hahnes.*), Merrem, Richerand (*mit der Verpflanzung von Sporen der Hähne auf ihre Kämme, Federn oder Hautpartien u. s. w.*), v. Walther (*Ph. v. Walther. Wiedereinheilung der bei der Trepanation ausgebohrten Knochenscheibe. Gr. u. W. Journ. Bd. 2. p. 571.*) und Andren gemacht worden sind, und verweisen daher auf diese Schriftsteller selbst.

## §. 26.

In älteren Zeiten scheint man die Anheilung abgehauener Körpertheile nicht so häufig versucht zu haben, als in der neueren und neusten Zeit, sonst würde man wohl früher zur Ueberzeugung gelangt sein, dass sie bisweilen, wenn auch nicht immer, erreichbar sei. So drückt Lanfrancus (*Chir. magna*

*Tract. II. cap. 2. de vulneribus faciei.)* deutlich seinen Unglauben mit den Worten aus: „et quamplures de nasi vulnere mentiuntur, dicunt enim quod aliquis portavit nasum incisum in manu, qui fuit in loco suo postea reparatus, quod est maximum mendacium, quoniam vitalis spiritus in continenti perit, nutritivus similiter et motivus."*)

Theodoricus de Cervia, Gui de Chauliac, Peter della Cerlata, Hieronymus a Brunswich, und Joh. Andreas a Cruce (*Chir. lib. II. cap. 3. Venet. 1573. fol. pag. 78*[b]. „Cumque nasi pars aliqua ex toto amputatur, praesertim cartilaginosa, curationis spes omnes deperditur, ob id, quia haec pars, cum exanguis sit, neque augetur, neque coalescit.") sind derselben Ansicht und leugnen die Möglichkeit der Wiederanheilung ganz getrennter Körpertheile. Es ist natürlich, dass dieses Vorurtheil sie, so wie viele ihrer Zeitgenossen, abhalten musste die Vereinigung abgehauener Theile zu versuchen, und die Gelegenheit dergleichen Beobachtungen zu machen ihnen somit auch nicht werden konnte. Es ist aber um so auffallender, dass die Wundärzte sich so wenig mit der Idee an die Möglichkeit der Anheilung vertraut machen konnten, während noch heut zu Tage der Nichtarzt sich zu dem Glauben hinneigt, dass der Wiederersatz verlorner Theile sogar aus Hühnerfleisch möglich sei.

Leonard Fioravanti erzählt in seinem Compendium dei secreti naturali**), dass, als er in Afrika war, einem 29 Jahr alten Manne, dem Sennor An-

*) Wir haben diese Stelle verschieden davon, wie sie gewöhnlich angeführt wird, mit den Worten citirt, wie wir sie in der Ausgabe des Lanfrancus die sich auf der hiesigen Königl. Bibliothek befindet gefunden haben. Cyrurgia Guidonis de Cauliaco et Cyrurgia Bruni, Theodorici Rolandi Lanfranci, Rogerii Bertapolie Venetiis per Bernardinum Venetum de Vitalibus 1519. fol. pag. 177[a].

**) Wir haben die Schrift nicht in Händen gehabt. Wiesmann citirt: il tesore della vita umana. Venet. 1570.

dreas Guitero von einem Andern im Streite die Nase abgeschnitten wurde. Fioravanti hob sie auf, reinigte sie vom Sande, befestigte sie am Nasenstumpfe und die Anheilung gelang vollkommen *).

## §. 27.

Einen ähnlichen Fall von Anheilung erzählt Blegny. *(Zod. med. gall. Genevae. 1682. p. 75.)* Ein Soldat, dem die Nase abgehauen worden war, kam zu Vinsault mit der Bitte ihm die Nase wieder anzuheften. Die Anheilung gelang so genau, dass man kaum eine Narbe bemerken konnte. Am berühmtesten aber ist der Fall von Garengeot. *(René Jacques Croissant de Garengeot. Traité des opérations de chirurgie. 2. édit. Paris 1731. 8. 3me Vol. p. 55.)* Am 26. September 1724 prügelten sich zwei Soldaten vom Regimente Conti. Der eine biss dem andern den ganzen knorpligen Theil der Nase ab, spie sie in den Gossenstein, und trat darauf um sie zu vernichten. Jener aber hob sie auf, warf sie in die Baderstube des Wundarztes Galin, und lief seinem Gegner nach, um sich zu rächen. Galin reinigte die Nase am Brunnen vom Schmutze und erwärmte sie, als der Soldat kam, um sich verbinden zu lassen, in warmem Weine. Nachdem er das Gesicht vom Blut gereinigt hatte, befestigte er die Nase an ihrer Stelle mittelst Heftpflaster und einer Binde. Am 4ten Tage verband Garengeot selbst den Kranken bei seinem Collegen Galin, und überzeugte sich, dass die Nasenspitze vollständig wieder angeheilt und die Wunde vernarbt war. — Diese Erzählung Garengeots fand jedoch so wenig Glauben, dass er desshalb sogar mancherlei Kränkungen erfuhr, besonders aber schrieb

---

*) Mich. Leyseri. Journal des savans. Juli 1668. Auch im Giornale del signor abbate Nazari. 1667.

Regnault. Gazette de santé. Juni 1774. Magnin. Journal de med. et de chir. militaire. Tome 6. pag. 394. Anheilung eines Ohres.

ein gewisser Montaulieu, unter dem Namen Philippe d'Alcrippe, mehrere Schmähschriften gegen ihn. Ebenso ungläubig waren Lafaye, Morand, Winslow und Petit.

Loubet, Verfasser einer Abhandlung über die Schusswunden, hatte als chirurgien major bei Rocroy eine ganz ähnliche Beobachtung gemacht, fürchtete aber Anfeindungen zu erdulden, wie Garengeot sie erfuhr, und hielt sie daher sehr geheim. Im Jahre 1758 theilte er seinem Freunde Leriche, Chirurgien en chef de l'hôpital de Strasbourg, seine Beobachtungen unter dem Siegel der tiefsten Verschwiegenheit mit *).

§. 28.

Bossu, ein Wundarzt zu Arras, berichtet *(im Journal de Médecine)* einen Fall, wo sich ein Knabe den Daumen der linken Hand abgehackt hatte. Bossu vereinigte den Daumen, welchen der Knabe in der Tasche mitbrachte, mit der noch blutenden Wunde, legte einen passenden Verband an, und die Anheilung erfolgte vollkommen. Dr. Ruddiman erzählt *(Carpue pag. 24.)*, dass kleine Diebstähle in Indien damit bestraft werden, dass der Scharfrichter dem Verbrecher die Nase abschneiden muss und sie hierauf in das Feuer wirft, weil der Bestrafte sonst die abgeschnittene Nase an ihrer früheren Stelle anheilen würde, was die Einwohner dem Dr. Ruddiman als eine oft beobachte Thatsache versicherten.

Baronio *(Giuseppe Baronio, degli innesti animali. Milano 1818. Über animalische Plastik, übersetzt von A. F. Bloch. Halberstadt 1819. §. 5. pag. 28.)* theilt eine Geschichte mit, welche Dr. Sancassani *(Lettera al Signor Sebastiano Rotari inserito nella grand opera delle dilucidazione fisico mediche del Dottor Sancassani. Romo 1731.)* erzählt. Eine Quacksalberin in Florenz Namens Gembacurta,

---

*) Percy. Dict. des sc. med. Tom. 36. pag. 85.

welche in öffentlichen Blättern ihren Wundbalsam anzupreisen pflegte, schnitt sich, um ihrem Mittel Credit zu geben, ein grosses Stück Fleisch aus ihrem eigenen Schenkel, liess es auf einem Teller im Kreise umhergehen, legte es dann wieder auf, verband die Stelle mit ihrem Balsam, und es heilte so schnell, dass sie am andern Abend keines Mittels mehr bedurfte.

Baronio erzählt ferner von einem Marktschreier in Rovate, der einen Wundbalsam, Armeebalsam genannt, anpries, und sich bereden liess, sich ein Stück Haut aus dem Arm zu schneiden. Auf einem Markttage zu Cassano d'Adda schnitt er sich ein grosses Stück Haut zugleich mit einem Theile des Radialmuskels aus dem Arme, zeigte es den Zuschauern vor, brachte es wieder in genaue Berührung mit den verletzten Theilen, und verband es mit seinem Armeebalsam. — Nach 8 Tagen war die ehemalige Wundstelle kaum noch zu erkennen.

Dr. Balfour (*Observations on adhesion, with two cases etc. Edinburgh 1814. 8. pag. 13.*) versuchte allemal die Vereinigung getrennter Theile, wenn sie nur nicht so gross waren, dass sie durch ihre Grösse die Stillung der Blutung gehindert haben würden.

Am 10. Juni kam ein Zimmermann, der sich den halben Zeigefinger der linken Hand abgehauen hatte, zu Balfour. Die Wunde ging schief vom obern Ende der zweiten Phalanx auf der Daumenseite an, und endigte auf der andern Seite einen halben Zoll tiefer. Balfour liess das abgehauene Stück Finger holen, welches weiss und kalt war, wie ein Stück Licht, stillte hierauf die Blutung des Fingers, wusch das abgehauene Stück ab, und vereinigte es mit dem Stumpfe.

Der Kranke kam zwar am folgenden Tage wieder, um sich zu zeigen, blieb aber dann weg, und wandte sich an einen andern Arzt, der am 12. Juni den Verband abnahm und den Finger schon vereinigt fand. Erst am 4. Juli gelang es Balfour den Kranken wieder aufzufinden. Der Finger hatte Wärme und Gefühl, die Haut hatte sich erneuert, der Nagel war abgefallen, aber es war zu hoffen dass er wieder wachsen würde. Die beigebrachten Zeugnisse dreier Augenzeugen setzten den Fall ausser allen Zweifel.

Dr. Balfour hatte schon vorher eine ähnliche Beobachtung an seinem eigenen Sohne gemacht, deren günstiger Ausgang ihn zu diesem Versuche der Wiederanheilung bewog.

Carpue erzählt ferner *(pag. 25.)* eine Beobachtung, die sein Freund Sawrey gemacht hatte. — Ein junger Schwede hatte als Knabe ein Stück Haut mit einem Freunde, als unvertilgbares Unterpfand ihrer Freundschaft gewechselt. Bei beiden Freunden war das ganz getrennt gewesene Hautstück eingeheilt, und man konnte noch die Spuren davon erkennen.

Romanus Markiewicz *(Anheilung einer 2 Stunden lang getrennt gewesenen Nase. Graefe u. v. Walth. Journ. Bd. 7. p. 536.)* erzählt, dass im Jahre 1813 eines Abends um 7 Uhr einem Schneider in Krakau, als er im Fenster sass, durch den plötzlich zuschlagenden Fensterflügel, dessen Scheibe zerbrach, die Nase an ihrer Wurzel abgeschnitten wurde und aus dem zweiten Stockwerk auf die Strasse fiel. Ein Chirurg legte einen einfachen Verband an, aber der Wundarzt Wiczynski, ein Freund des Kranken, welcher erst nach zwei Stunden hinzukam, suchte die Nase auf, setzte sie auf gewöhnliche Weise an, und nach wenigen Tagen war sie verwachsen. Sie erhielt Empfindung und Wärme wieder, und nur eine schmale rothe Narbe war zu bemerken.

## §. 29.

Wir weisen hier der von Bünger gemachten Rhinoplastik aus einem ganz getrennten Hautstücke einen Platz an, da sie weniger in Rücksicht auf die Verbesserung des Gesichtes in operativer, als vielmehr in physiologischer Beziehung, als Anheilung eines lange Zeit ganz getrennt gewesenen Hautstückes von Wichtigkeit ist.

*(Bünger, Professor in Marburg. Gelungener Fall einer Nasenbildung aus einem völlig getrennten Hautstücke aus dem Beine. — In Graefe und v. Walthers Journal. Bd. IV. pag. 569.)*

Bei einem 33 Jahr alten Frauenzimmer, welches seit 15 Jahren an Flechten des Gesichts gelitten hatte, und wo der bewegliche Theil der Nase ganz zerstört war, konnte trotz aller angewandten Mühe die Haut nicht an allen Stellen des Gesichts zur Heilung gebracht werden. Bünger exstirpirte deshalb mehrere Stücken, und bewirkte schon dadurch ein besseres Aussehen, allein das Meiste blieb noch zu thun übrig. — Es war zu vermuthen, dass nur noch ein Localleiden bestehe, und Bünger beschloss daher, die degenerirte Cutis vollends zu exstirpiren; aber zu ihrem Ersatze reichte die Stirnhaut nicht hin, auch war es ihm wünschenswerth der Kranken die Stirnnarbe zu ersparen, aber die Wangen, welche selbst schon Hautverluste erlitten hatten, konnten auch nicht so viel Haut, als zum Ersatz der Nase und darüber hinaus nöthig war, hergeben. Derselbe Vorwurf traf die italische Methode, und es würde nach ihr sehr schwierig gewesen sein, den Hautlappen in der Nähe der Augenwinkel zu befestigen. — Die Schwierigkeiten, welche sich bei der Benutzung der Haut eines andern Subjectes, auch bei einer kurzen Vereinigung beider voraussehen lassen, hielten Bünger auch von dieser Operationsmethode ab, und er entschloss sich zu der gewiss am meisten unsicheren Operation des Ersatzes mittelst eines ganz getrennten Hautstückes aus einem entfernten Theile. Das Einzige allerdings sprach dafür, dass, wenn der Fall misslang, die durch den Hautdefect an einer entfernten Stelle erzeugte Narbe keine Entstellung oder andern Nachtheil hervorbringen könnte.

Bünger wählte die Haut vom vorderen und oberen Theile des Schenkels, um der Kranken nicht, wenn er sie vom Gesäss genommen hätte, das Sitzen und Liegen nach der Operation beschwerlich zu machen, und liess diese Stelle mit einem Riemen peitschen, bis mässige Röthe und Aufgedunsenheit entstand. — Er selbst begann unterdess die Lostrennung der kranken Gesichtshaut, und Furchenbildung zur Aufnahme der neuen Nase, brauchte aber eine volle Stunde Zeit um die sehr heftige Blutung einigermassen zu bekämpfen. — Es ergab sich nun, dass ein vier Zoll langes und drei Zoll breites Hautstück zum Ersatze nöthig war. Erst als es ganz getrennt war, gab ihm Bünger durch Beschneidung und Wegnahme der Fetthaut besonders, nach den Rändern hin die nöthige Form. Der auf der Hand liegende Hautlappen war kreideweis, und hatte bereits seine Wärme längst verloren, als die Blutung aus der Gesichtswunde immer noch nicht aufhörte. Anderthalb Stunden vergingen noch, ehe Bünger sich entschloss den Lappen anzuheften, auch da noch in der Hoffnung, dass die noch immer fortbestehende Blutung durch die Anlegung der Hefte, und das Auflegen des Lappens zum Stillstand gebracht werden würde. — Wie viele Hefte angelegt wurden ist nicht bemerkt, der Hautlappen sass nun in der Form einer Nase auf dem Gesicht, sah jedoch zum Erschrecken leichenblass aus. Zur Bedeckung diente sehr feine Charpie und Leinwand, zur Erwärmung empfahl Bünger öfteres Überhalten beider Hände in Form einer Kapsel und Unterhauchen.

Am zweiten Tage waren die Partien der Umgebung stark geschwollen, die Wangen an den Narben geröthet, der Nasenlappen aber kreideweiss, indess frei von missfarbigen Stellen. — Die Schenkelwunde verursachte starke Schmerzen. Am dritten Morgen war Bünger darauf gefasst, den abgestorbenen Lappen wieder wegnehmen zu müssen, fand aber zu seiner und des anwesenden Professor Ullmanns grosser Überraschung folgendes: Der anderthalb Stunden lang getrennt gewesene Lappen war an dem beträchtlichsten Theile seiner Oberfläche rein scharlachroth, glänzend, und aufgedunsen; nur der unterste Theil, welcher das Septum und die Nasenflügel geben sollte, nebst einem anderthalb Linien breiten Streifen von dem ringsherum gehefteten Rande des Lappens, zeigte, ausser der durchschimmernden rothen Farbe, einen verdächtigen bläulichen Anstrich. — Die Anheilung war somit von der Fläche, nicht von den Rändern aus erfolgt. — Die verdächtig gefärbten Stellen erregten grosse Besorgniss um das Fortschreiten des Brandes. Mehrere Nähte wurden entfernt, und der Lappen mit einem Decoct von China und Sabina durch die Charpie befeuchtet. — Am vierten Tage war die Röthe blässer, die bläuliche Färbung an den verdächtigen Stellen hatte eher zugenommen, alle Hefte wurden gelöst und der Lappen sass fest, nur die Ränder im Umkreise lagen nicht an. Am Abende desselben Tages waren auf den bläulichen Stellen kleine Brandblasen entstanden. — Vom folgenden Tage an machte der Brand keine weiteren Fortschritte, sondern grenzte sich ab und es hatte sich ein schöner lebendiger Eitergraben gebildet, wodurch der unterste Theil der Nase, welcher Septum und Nasenflügel vorstellen sollte, abgestossen wurde. Im ganzen Umkreise des Lappens musste die Heilung durch Eiterung erfolgen, welche langsam vorwärts schritt, und erst nach fünf Wochen vollendet war. — Ausserdem dass auf dem Hautlappen oft Eiterbläschen aufschossen, stiess sich auch dreimal die verdickte Epidermis, unter welcher sich immer schon eine neue Schicht gebildet hatte, los. Endlich keimten auch kleine, feine Härchen, wie man sie am Schenkel findet, hervor.

Das Schenkelhautstück erhielt sich auf dem Gesichte recht gut, und nur die weissere Farbe zeichnete es von der übrigen Gesichtshaut aus. Ein Sonnenbad, das allein diese Hautstelle traf, sollte sie bräunen. — Ein Jahr später unternahm Bünger die Exstirpation eines kranken Theils aus der Oberlippe, und nachher die Rhinoplastik nach Gräfes Methode, welche ziemlich gut gelang. Die Armhaut vereinigte sich nach Wunsche mit der Schenkelhaut, diente jedoch nur um die Nasenspitze und das Septum vorzustellen. Die für die Nasenflügel bestimmten Hauttheile vereinigten sich nicht mit dem Schenkelhautstücke, und diese mussten daher später nochmals aus der Wangenhaut gebildet werden.

## §. 30.

Noch wichtiger als dieser Fall ist folgender von v. Walther beobachtete. *(v. Walther. Anheilung einer ganz abgehauenen Nase. In Graefe und v. Walthers Journal. Bd. 7. pag. 521.)*

Herrn B., einem gut constituirten Manne von 22 Jahren wurde während seines Aufenthaltes in Bonn die Nase abgehauen. Der Säbelhieb war $\frac{1}{3}$ Zoll unterhalb der Wurzel der Nase eingedrungen, durch das Gewölbe derselben hindurch gegangen, so dass nach unten noch ein Theil der Nasenspitze, die Hälfte des rechten Nasenflügels, von dem linken Nasenflügel aber nur ein Dritttheil losgelöst war. Von beiden Nasenbeinen befanden sich losgelöste Stücke in der abgehauenen Nase. Die Blutung war sehr stark, die Nase lag 5 Minuten lang am Fussboden, und wurde in der Verwirrung häufig getreten.

Der anwesende Dr. Alt säumte nicht, sobald mit eintretender Ohnmacht die Blutung aus der Nase aufhörte, deren abgehauenen Theil aufzusuchen, zu reinigen, und auf die Wundfläche aufzulegen. Zu seiner Befestigung dienten 4 blutige Hefte, Heftpflaster, Bedeckung mit Charpie und Compressen. Es entwickelte sich keine Gesichtsgeschwulst, das Allgemeinbefinden war wenig verändert, und als am

5ten Tage behutsam der Verband abgenommen ward, hatte der angeheftete Lappen ein gutes frisches Ansehen, er schien schon Leben zu besitzen, und Vereinigung der Wundränder statt zu finden. Aber am 7ten Tage war seine Oberfläche missfärbig, und er verbreitete einen üblen Geruch, bedeckte sich mit Schorf, vertrocknete und verlor alle Lebenswärme. Rinnen trennten die Ränder des Lappens und der angrenzenden Haut, die sich an manchen Stellen zurückgezogen hatte, und ichoröser Eiter floss aus ihnen aus. v. Walther hielt den Anheilungsversuch für misslungen, liess aber, da die Suturen noch fest lagen, den Theil in seiner Verbindung und ordnete fleissige Bähungen mit Decoct. Chinae und Spir. camph. an. Vom 9 — 10. Tage schien der Lappen immer mehr zu verschrumpfen, die Eiterung aus den Wundrändern nahm zu, und verbesserte sich, es floss kein Eiter zu den Nasenlöchern heraus, die beiden obern Hefte wurden entfernt, die untern lagen noch fest bis zum 18. Tage. Zu dieser Zeit schien sich der Lappen an seinem obern Ende aufzuheben, ganz abgesondert zu sein und Eiter unter ihm hervorzukommen. v. Walther zog den Schorf mit der Pincette an, hob ihn ab, und war verwundert unter ihm eine, die ganze Wundfläche des Nasenstumpfes bedeckende Schicht der schönsten Granulationen zu finden. An einigen Stellen wo sich der Schorf noch nicht völlig gelöst hatte, wurde er abgeschnitten, und die untere Partie desselben erst am 24sten Tage entfernt.

Der Lappen war somit nicht in seiner ganzen Dicke mortificirt, sondern die Gangrän erstreckte sich nur auf die obere Schicht. Die tiefere Schicht war belebt geblieben, und hatte sich mit dem Nasenstumpfe verbunden. Nur an einer Stelle in der Mitte der Wundfläche war ein kleines Loch zurückgeblieben, wodurch man in die Nasenhöhle hineinsehen konnte. An dieser kleinen Stelle war der

Lappen in seiner ganzen Dicke abgestorben, aber sie war auch am weitesten von allen belebenden Zuflüssen entfernt gewesen, und zugleich aller Unterstützung von unten beraubt. Die Wundfläche der Nase ward nun mit Cerat verbunden, später mit warmem Bleiwasser gebäht, und die Vernarbung erfolgte schnell, das Loch in seiner Mitte verkleinerte sich und schloss sich endlich ganz. — Der Lappen erschien sechs Monate nach der erlittenen Verwundung keineswegs verkleinert, sondern im Gegentheile aufgebläht, röther, von der Farbe der Hautnarben, seine Oberfläche war nicht ganz glatt, sondern etwas zusammengeschrumpft, und viele venöse Gefässe schienen sich in ihm ästig zu verbreiten. Nach und nach aber wurde die Nase blässer, und es stand zu hoffen, dass sie die natürliche Hautfarbe wieder erlangen würde.

Die Mortification der oberflächlichen Schicht der Cutis, welche der ganzen wieder angehefteten Nase das Ansehn der Gangrän gab, würde wohl die meisten Wundärzte abgeschreckt, und ihnen alle Hoffnung auf die Erhaltung der Nase geraubt haben. Sie würden ihre Bemühungen eingestellt, die Nase preis gegeben, oder sogleich entfernt haben, aber v. Walthers genaue und gründliche Kenntniss der physiologischen Gesetze der Natur, seine Ausdauer und Sorgfalt in der Behandlung, trugen hier den Preis davon, und bewahrten den Kranken vor der grässlichen Entstellung seines Gesichtes, welche zu erfahren er nahe daran war.

## §. 31.

Hoffacker (*Wilh. Hoffacker. Beobachtungen über die Anheilung abgehauener Stücke der Nase und Lippen. Heidelb. klin. Annalen. 1828. Bd. 4. pag. 232.*) theilt 13 gelungene Fälle von Anheilung ganz getrennt gewesener Theile mit. Drei andere dort erzählte Fälle betreffen nicht vollkommen getrennte Partien. Fast immer beobachtete er bei Abnahme des ersten Verbandes grosse Missfarbigkeit; braunrothe oder braunblaue Farbe des abgehauen gewesenen Theiles, und dann stiess sich gewöhnlich, ganz so wie in Walthers Falle, eine oberflächliche Schicht des Coriums ab, unter welcher schöne Granulationen emporkeimten. Ähnliche Beobachtungen machten Braun (*Wiederanheilung eines gänzlich abgeschnittenen Fingers. Rust's Magazin. Bd. 14. pag. 112.*) und Busch (*Wiedervereinigung eines gänzlich getrennten Fingergliedes. Rust's Magaz. Bd. 6. Heft 2. pag. 332.*).

Ein Knabe von 15 Jahren hieb sich mit einem sogenannten Hackmesser den linken Zeigefinger im mittelsten Gliede nahe am Nagelgelenke ab. Dr. Busch, welcher in der Nähe war, und augenblicklich dazu gerufen ward, setzte nach 6 — 7 Minuten das abgehauene Stück wieder an und die Heilung gelang, aber noch nach 4 Wochen war das abgehauen gewesene Glied von schwarzbrauner Farbe, obwohl sich die Empfindung wieder einzustellen begann.

## §. 32.

Derjenigen Fälle, wo Theile, besonders des Gesichtes, aber auch Arme und Hände, grösstentheils abgehauen waren, und mittelst einer mehr oder weniger schmalen Hautbrücke noch mit dem übrigen Körper in Verbindung blieben, und wieder anheilten, giebt es so unendlich viele, und an ihrer Möglichkeit zweifelt auch, eben ihres häufigeren Vorkommens wegen, und weil es leichter erklärlich ist, wie dann die Ernährung fortdauern kann, Niemand, so dass es mir nicht nöthig schien auch eine Anzahl Beobachtungen dieser Art aufzuführen. Ebenso habe ich diejenigen Fälle mit Stillschweigen übergangen, wo die versuchte Anheilung solcher abgehauener Stücke missglückte. Der angeheftete Theil wurde dann nach einigen Tagen gewöhnlich missfärbig, übelriechend, von Eiter umgeben, und von ihm theilweise erweicht, oder auch mumienartig vertrocknet gefunden, und blieb entweder schon an den Verbandstücken hängen, oder er konnte mit leichter Mühe von der Wunde entfernt werden. —

Dieffenbachs Beobachtung dieser Art finde hier noch einen Platz. — *(Dieffenbach. Ueberpflanzung völlig getrennter Hautstücke bei einer Frau und Wiederanheilung einer grösstentheils abgehauenen Wange. Gr. u. v. W. Journ. Bd. 6. pag. 482.)*

Eine 30jährige Frau, welche an Anästhesis der ganzen linken Körperhälfte litt, so dass man sie stechen, brennen oder kneipen konnte, ohne dass sie etwas spürte, benutzte Dieffenbach zu einigen Transplantationsversuchen.

Er liess 24 Stunden vor der Operation eine handbreite Stelle des Oberarms mit spirituösen Mitteln einreiben, bis einige Röthe und vermehrte Wärme erfolgte. Aus dem gerötheten Theile der innern Seite des Vorderarmes wurde zuerst ein Hautlappen von der Grösse eines preussischen Thalers ausgeschnitten, wobei die Kranke nur eine kitzelnde Empfindung am Arme bemerkte. Dann wurde ein ebenso grosses Hautstück von der äussern Seite des Armes gelöst, beide Hautstücken gewechselt, und die Vereinigung mit Heftpflasterstreifen und einer Binde gemacht. Beide Lappen schrumpften sogleich zusammen und wurden weisslich blau. Erst am sechsten Tage wurde der Verband abgenommen. An der innern Seite des Armes, wo der entzündete Boden einen torpiden Ableger aufgenommen hatte, fand Dieffenbach den ganzen Hautlappen in eine dicke, gutartige Eitermasse, die mit der völlig erhaltenen Epidermis, gleich dem Häutchen der aufgekochten Milch, überzogen war, zerschmolzen. Der Boden der Wunde war roth, mit Fleischwärzchen bedeckt und etwas empfindlich.

Anders verhielt es sich mit der Wunde am Rükken des Armes. Die abgestossene Epidermis des Lappens ging mit dem Verbande ab, der Lappen hatte sich mehr als zur Hälfte in Eiter verwandelt, der übrige Theil aber war als eine abgerundete granulirende Masse, durch röthliches Zellgewebe auf dem Boden befestigt. Unglücklicherweise riss ihn Dieffenbach, ihn anfangs für eine aus der Wunde entstandene Granulation haltend, aus Versehen ab. Aber die Blutstreifen aus der Wunde zeigten deutlich, dass eine organische Verbindung stattgefunden hatte.

## §. 33.

Auch für die Möglichkeit getrennte Knochenstücke, besonders die austrepanirte Knochenscheibe wieder einzuheilen, giebt es so gültige Zeugnisse, dass sie über allen Zweifel erhaben ist.

Schon Job a Mekreen (*Obs. med. chir. pag. 7. No. 70. Percy. Dict. des sc. med. Tom. XII. p. 354.*) erzählt, dass der Mönch Kraanwinkel einem Russen ein abgehauenes Stück Schädel durch ein Stück Schädel von einem Hunde ersetzte. Der Russe ward aber deshalb in den Bann gethan, und konnte sich nur von demselben wieder befreien, indem er sich das Knochenstück wieder wegnehmen liess.

Von Walthers Versuch das austrepanirte Knochenstück bei einem Hunde wieder einzuheilen, gelang zwar (*vergl. Graefe und v. Walthers Journ. Bd. 2. pag. 571.*), als aber der Hund nach einem Jahre getödtet wurde, erschien die ausgebohrt gewesene Knochenscheibe weisser als der übrige Schädel, und eine Spur von Callus war kaum zu bemerken. Es fragte sich daher, ob das Stück wieder belebt geworden, oder nur mechanisch festgehalten war.

Anders verhielt es sich in dem folgenden Falle, der die Frage auf das Bestimmteste entscheidet. Einem 36jährigen Maurer wurde das austrepanirte

Knochenstück, an welchem die Beinhaut gelassen worden war, wieder eingesetzt. Die unmittelbare Anheilung der Hautlappen gelang nicht, die Trepanationswunde ging in Eiterung über, und diese dauerte mehrere Monate an. In der Tiefe der Wunde fühlte man das freie lose Knochenstück. Am Ende des 3ten Monats glaubte v. Walther es entfernen zu müssen, und war nicht wenig verwundert, als er, anstatt der ganzen austrepanirten Knochenscheibe nur ein zackiges, dünnes, eckiges Knochenstück hervorzog. Es war nur ein Bruchstück der äussern Tafel mit Rauhigkeiten an der untern Fläche, und verhielt sich ganz wie ein losgestossener Sequester. Im Hintergrunde der Wunde zeigte sich nun die Lücke vollkommen festgeschlossen, die Wiedervereinigung der innern Knochenplatte war somit gelungen, und da in der austrepanirt gewesenen Knochenscheibe ein vitaler Process, der der Necrose vorgegangen sein musste, so war dadurch unzweifelhaft erwiesen, dass die eingeheilte innere Knochenlamelle nicht blos mechanisch festgehalten wurde, sondern belebt war.

## §. 34.

Die Einheilung von Zähnen ist schon früher oft versucht worden.

Ein französischer Zahnarzt Capron, soll um die Mitte des vorigen Jahrhunderts einem vornehmen Manne einen Zahn von einem Savoyarden eingeheilt haben. Auch in England hat man diese Operation zu jener Zeit oft versucht. Wiesmann befestigte den einem Hunde ausgezogenen Zahn, in demselben Alveolus, indem er ihn an die benachbarten Zähne anband. Als der Hund nach 7 Wochen getödtet wurde, fand man, dass der Zahn sich mit dem Zahnfleische in Verbindung gesetzt hatte, und dass eine Menge kleiner Gefässe nach dem Alveolus hingingen, und ein injicirtes Gefäss selbst in den Zahn eindrang.

Fauchard und Bourdet beobachteten sogar die Einheilung eines abgestorbenen Zahnes, welcher in einem Alveolus befestigt wurde, und welcher so gut wie andere Zähne seine Verrichtung that. Hier konnte natürlich nur ein mechanisches Festgehaltenwerden statt finden.

Mindings neuere Versuche die frisch ausgezognen Zahnwurzeln, nachdem fremde Zahnkronen auf sie aufgeschraubt worden waren, wieder einzuheilen, fordern nicht zur Nachahmung auf, denn nach einiger Zeit brachen die Kronen ab, und die Wurzeln waren resorbirt worden.

---

Mauquest de la Motte (*Tr. complet de chir. 2 edit. 4 vol. Paris 1732. 8. Im 2ten Bd. p. 461. Observ. 190.*) erzählt von einem Maurer dem die Nase grösstentheils abgehauen und wieder angeheilt wurde.

*Percy, misslungener Fall einer grösstentheils abgehauenen Nase. Dict. des sc. méd. Tom. 12. Paris 1835. p. 344.*

*Dittmer Beispiele von Wiedervereinigung völlig abgetrennter Körpertheile. Gaz. de santé 1817. No. 7. vergl. Hufelands Journal 1817. Mai. S. 106.*

*H. W. Bailey. Fall von Anheilung eines völlig getrennten Fingergliedes. Edinb. Journ. No. 42. vergl. Dittmer.*

*Hoffacker, Krankheitsgeschichte eines abgehauenen Nasenstückes, welches 25 Minuten lang vom Körper gänzlich getrennt war. Med. Annalen. 1836. Bd. 2. H. 1.*

## IV. Abschnitt.

## Von der italischen Methode des Wiederersatzes verlorner Theile.

---

### §. 35.

Nächstdem dass im geschichtlichen Theile bereits von den verschiedenen Hauptmethoden der plastischen Chirurgie, der italischen und indischen, die Hauptmerkmale angedeutet wurden, schien es uns, ehe wir im speciellen Theile von den einzelnen Methoden zum Ersatz bestimmter Theile reden werden, zweckmässig zu sein, diese Hauptmethoden genauer zu characterisiren. Wir wollen daher vom Unvollkommneren zum Vollkommneren aufsteigend, in einzelnen Capiteln zuerst von der Tagliacozzischen Operationsmethode, oder der italischen, von der Gräfschen Modification derselben, oder der deutschen, und zuletzt von der indischen Methode handeln, um später diese Begriffe als bekannt voraussetzen zu dürfen.

### §. 36.

*Operationsweise nach Tagliacozzi.*

Sowohl um beurtheilen zu können, auf welchem Standpunkte die plastische Chirurgie schon vor mehreren Jahrhunderten stand, als auch weil die von Tagliacozzi gemachten Beobachtungen sich als so vollkommen wahr und naturgetreu erprobt haben, hielt ich es für nöthig seine Vorschriften zur Chirurgia curtorum in der Kürze wieder zu geben. Weil sein Operationsverfahren wirklich brauchbar ist, und, wenn auch mit mancherlei kleinen Abänderungen die man in neuerer Zeit daran angebracht hat, noch künftighin bisweilen ausgeübt werden wird, ist es unerlässlich nöthig Tagliacozzis Verfahren genau zu kennen. Es ist zwar voraus zu sehen, dass die indische Methode der Transplantation, die sich wenigstens bisher als die bei weitem vorzüglichere, als leichter ausführbar, und sichrer gelingend bewährt hat, stets vor der italischen Methode die begünstigtere bleiben wird. Demungeachtet werden sich hie und da immer Kranke finden, bei denen die Haut in der Nähe des verstümmelten Theiles unbrauchbar ist, und wo man somit auf den Ersatz aus der Haut entfernter Theile angewiesen bleibt.

## §. 37.

Tagliacozzi beschäftigte sich nur mit dem Ersatze verlorner Nasen, Lippen und Ohren. Davon dass er andere Theile organisch wieder angebildet habe, finden wir in seinem Buche keine Spur, wohl aber erzählt er *(lib. I. cap. 23.)* zwei Fälle von Ausbesserungen nur theilweise zerstörter Nasen, aus deren Rücken Stücke herausgehauen waren. Den Ersatz der Lippen erklärt er in sofern für schwieriger als den der Nase, weil sie meist die Transplantation noch grösserer Hautstücken erfordern, anderer Schwierigkeiten nicht zu gedenken, welche auch noch heutigen Tages die Chiloplastik zu einer viel schwierigeren Aufgabe machen als die Rhinoplastik. (Man vergleiche deshalb das Capitel Chiloplastik.) Den Ersatz des Ohres bewerkstelligte Tagliacozzi nicht aus der Armhaut, sondern aus der zunächst gelegenen vom Nacken, also nach der indischen Methode, die er übrigens für die Rhinoplastik niemals anwendete. (Vergl. die Otoplastik.) Tagliacozzi, durchdrungen von dem Werthe seiner Kunst, und eifrig damit beschäftigt sie zu vervollkommnen und weiter zu verbreiten, kannte sehr wohl die Mängel der künstlichen Nasen. Er nennt *(l. I. c. 24.)* die Verschiedenheit ihrer Farbe von der der übrigen Gesichtshaut, ihre Weichheit, Mangel an Gefühl, zu geringe Grösse, ihre Behaartheit und die Zusammenschrumpfung der Nasenlöcher als die ihnen leider oft zu machenden Vorwürfe, und wenn zwar einige dieser Unvollkommenheiten auch von den durch die jetzt lebenden Rhinoplasten hergestellten künstlichen Nasen gelten, so können wir uns doch rühmen, durch die grössere Ausbildung der indischen Methode und Erfindung neuer Verfahren mehrere jener Nachtheile abgestellt zu sehen, wenn auch noch andere den vollkommen glücklichen Erfolg der Operation bisweilen schmälern und verdunkeln.

## §. 38.

Tagliacozzi bewährt sich *(lib. II. cap. 2.)* als sorgfältiger, das Allgemeinbefinden des zur Operation bestimmten Kranken umsichtig berücksichtigender innerer Arzt. Er empfiehlt dringend, sobald die Verstümmelung nicht auf mechanische Weise durch Verwundung geschehen ist, sondern Folge einer Dyscrasie, der Lues, Cacochymie oder Scabies gallica war, eine Vorkur zu gebrauchen, und sich mit der Operation nicht zu übereilen, sondern sie nur erst dann zu unternehmen, wenn man sicher ist, dass alle Dyscrasie getilgt sei. — Die grössere Bösartigkeit der Syphilis zu seiner Zeit, wo sie ihrem Entstehen noch weit näher war als jetzt, und die damals noch nicht so hoch stehende, besonders aber einer methodischen Handlungsweise entbehrende Cur der Lustseuche, machen diese Vorschriften und Ermahnungen zur Vorsicht um so dringender. Eine Menge purgirender Mittel und Formeln werden angegeben, und gewarnt die Leber dadurch zu heftig aufzuregen. Vorläufige Aderlässe seien selten nothwendig, manchmal jedoch nicht zu entbehren. Wir ersparen uns die genauere Aufzählung dieser Vorschriften, da hier doch nur die bei allen chirurgischen Operationen nöthigen Rücksichten zu nehmen sind.

## §. 39.

Das Hautstück, welches zum Ersatz der Nase benutzt werden soll, muss mit vieler Umsicht ausgewählt werden. Man vermeide Hautstücke, welche mit grösseren Blutgefässen durchwebt sind, oder durch deren Lostrennung wichtige Theile blos gelegt werden würden. Ebenso wenig eignen sich behaarte Theile der Haut zu Transplantationen, vorzüglich aber muss berücksichtigt werden, ob sich der Theil, wo man die Haut entlehnt, dem Nasenstümpfe gut nähern lässt, um so lange bis die vollkommene Verwachsung zu Stande gekommen ist, ohne zu grosse Belästigung des Kranken in dieser Lage erhalten werden zu können. Die Haut des Oberarmes eignet sich in Betracht aller dieser Ansprüche am besten zur Rhinoplastik, und die durch die Ausschneidung der Haut erzeugte Narbe wird gewöhnlich am linken Arme weniger hinderlich sein als am rechten, daher man jenen lieber dazu benutzen soll.

## §. 40.

Die Rhinoplastik erfordert nach Tagliacozzi bis zu ihrer Vollendung wenigstens sechs verschiedene blutige Operationen.

1. Die Lösung des Hautlappens von seiner Grundfläche.
2. Die Lostrennung der Hautbrücke an ihrer dritten Seite, so dass sie nur noch durch eine Wurzel mit dem Arme in Verbindung bleibt.
3. Die Anheftung des Hautlappens am Nasenstumpfe.

4. Die völlige Trennung des Armhautlappens vom Arme.
5. Die Bildung der Nasenlöcher und des Septum.
6. Die Anheftung des Septum an die Oberlippe.

Bei der ersten Operation, wo nur der zur Transplantation bestimmte Armhautlappen von seinem Boden getrennt werden soll, räth Tagliacozzi den Kranken auf ein Bett und den Arm auf ein Kissen legen zu lassen, um die durch den Schmerz etwa hervorgerufenen unwillkührlichen Bewegungen desselben unschädlich zu machen. Er schlägt die Gefahr der Verletzung der Venen sehr hoch an, und allerdings kann auch der Operateur, wenn er sich streng nach seinen, sogleich mitzutheilenden Vorschriften richtet, dieselbe weniger leicht vermeiden, als wenn er den Armhautlappen sogleich ganz zurückpräparirt, und dabei sieht, in welchen Theilen er schneidet. Man soll nämlich die an der innern Fläche des linken Oberarmes liegende, den Musculus biceps bedeckende Haut in eine Längenfalte aufheben, die so breit sein muss, dass auch nach geschehener Contraction des Lappens, die man auf $\frac{1}{4}$—$\frac{1}{3}$ seiner Breite veranschlagen kann, noch genug Substanz zum Ersatz der Nase da ist. Diese Falte lässt man mit einer von Tagliacozzi erfundenen und in seiner Chirurgia curtorum abgebildeten Zange festhalten, und trennt sie mit einem Bistouri von den unterliegenden Theilen, so dass sie in eine Brücke verwandelt wird. Ungeübte sollen sich die Schnitte mit Dinte vorzeichnen. Gleich darauf wird eine Leinwandbinde unter der Hautbrücke hingezogen, die genau so breit sein muss als die Wunde lang ist, damit sie weder an ihren Rändern umgeschlagen zu werden braucht, oder unnöthige Schmerzen verursacht, noch, wenn sie zu schmal ist, die Wiederverwachsung der losgetrennten Hautpartie ein Stück weit gestattet. Zum Verbande empfiehlt Tagliacozzi eine Salbe aus Olivenöl und Terpenthin, im Winter aber, wenn die Hautwärme geringer ist, eine mehr reizende Salbe. Alle dergleichen Vorschriften, die theils sehr zusammengesetzte Formeln enthalten, theils zu reizende Mittel vorschreiben, glaube ich mit Stillschweigen übergehen zu dürfen, da die neuere Chirurgie von ihrer einfacheren weniger reizenden Heilmethode doch hoffentlich nicht zu der Medicasterei des Mittelalters zurückkehren wird. Auch zur Stillung von Blutungen, die, wenn sie gering sind, nicht schaden, werden alle Maassregeln ausführlich empfohlen.

## §. 41.

Den ersten Verband lässt man bis zum 4ten Tage liegen und verbindet dann, wenn die Eiterung in Gang gekommen ist, täglich, um die Vernarbung der Hautbrücke auf ihrer hintern Fläche zu beschleunigen. Bemerkt man, dass diese von den Rändern her sich zu bilden beginnt, hat sich der Lappen bereits gut zusammengezogen und ist er dadurch dichter geworden, ohne in seiner Ernährung beeinträchtigt zu sein, so unternimmt man, ungefähr um den 14ten Tag nach der ersten Operation, die Lostrennung der Hautbrücke an ihrer dritten Seite. *(lib. II. cap. 8.)* Ist der Armhautlappen für die Rhinoplastik oder die Bildung der Oberlippe bestimmt, so geschieht die Durchschneidung der Hautbrücke am obern (der Achsel zunächst gelegenen) Ende. Will man ihn dagegen zum Ersatze der Unterlippe benutzen, so muss man den untern (den dem Ellenbogen zunächst gelegenen) Rand des Lappens durchschneiden, weil man ihn sonst, um die Anheftung zu bewerkstelligen und um doch die äussere Seite wieder zur äussern zu machen, umdrehen müsste. Wenn der Hautlappen gleich anfangs gross genug gebildet worden ist, so kann man ihn durch einen geradlinigen Schnitt auf der Hohlsonde abtrennen. Muss man ihm aber, weil er etwas zu kurz genommen worden war, oder weil die Einschrumpfung ihn kleiner werden liess als man erwartet hatte, noch etwas zugeben, so führt man den Schnitt in gebogener Linie. Tagliacozzi räth den zum Ersatz der Nase bestimmten Lappen lieber zu gross als zu klein zu nehmen mit folgenden Worten an: „praestat tamen semper in omnem eventum attentum esse, et ut redundet potius quid, quam deficiat providisse;" eine Regel, die auch jetzt noch allen Rhinoplasten nicht dringend genug ans Herz gelegt werden kann, da sie besonders beim Ersatz aus der Stirnhaut, die zu grosse Entstellung der Stirn fürchtend, mit der Haut oft sparsamer als wirklich nöthig ist umgehen, dadurch aber den glücklichen Erfolg ihrer Operation um vieles schmälern

## §. 42.

Um die Wiederverwachsung des von drei Seiten und an seiner Grundfläche losgelösten Hautlappens zu verhüten, und seine Zellgewebsseite zur vollständigen Vernarbung zu bringen, muss nun durch einen den Lappen von seiner Basis trennenden Verband Sorge getragen werden. Tagliacozzi machte oft die Beobachtung, dass auf dem Lappen und in seiner Umgebung Pusteln aufschossen, welche die Anheftung des Lappens verzögerten, und die Kranken zum Kratzen veranlassten, so dass nicht selten Blutungen entstanden. Wir glauben diese Erscheinung wohl der nicht ganz zweckmässigen Anwendung zu reizender Verbandsalbe mit Therebinthina, Pompholix, Opoponax, Thus, Myrrha, Galbanum etc. zuschreiben zu müssen. *(lib. II. cap. 9. pag. 27.)* Ein anderer Übelstand entsteht durch die zu scharfe Jauche, welche auf der gesunden, die Wunde umgebenden Haut Geschwüre erzeugt. Es ist daher die grösste Reinlichkeit unerlässliche Bedingung, und man hat besonders zu beachten, dass der Armhautlappen der benachbarten Haut nicht unmittelbar aufliege, sondern durch zwischengelegte Charpie getrennt werde.

§. 43.

Tagliacozzi vergleicht die Veränderungen des Hautlappens mit den Zeitaltern des Lebens, er nennt die Zeit, wo der Lappen unmittelbar nach der Lostrennung noch weich, schlaff und feucht ist, seine Kindheit, Pueritia. Sie erfordert die besondere Aufmerksamkeit des Arztes, weil der Lappen, der bisher noch von zwei Seiten ernährt wurde, jetzt nur von einer Seite her Zufuhr erhält. Geschwüre, Entzündung, oder gar das Absterben des Lappens, sind die zu fürchtenden Erscheinungen, welche in diesem Zeitraume zu verhüten sind. Es folgt hierauf das Jünglingsalter, Adolescentia, des Lappens. Er beginnt nämlich nach einiger Zeit trockener, fester zu werden, die Ränder des Lappens, später auch seine Zellgewebsseite, fangen an sich mit Narben zu überziehen, und zwar schreitet dieser Process von den Rändern und der Spitze (apex) des Lappens nach seiner Wurzel hin vorwärts. Ist der Vernarbungsprocess bis dahin gelangt, so hat der Lappen sein männliches Alter erreicht, wo er zur Anheftung an den Nasenstumpf am geschicktesten ist. — Wartet man aber damit noch länger, so schrumpft er zu sehr zusammen, die immer fester werdende Narbe auf der Rückenfläche, besonders in der Gegend der Wurzel, hindert den reichlichern Säftezufluss. Dies ist das Alter des Lappens, welches abzuwarten nicht nöthig, ja schädlich ist, da man, wenn man die Zeit des männlichen Alters zur Anheftung versäumen wollte, einen runzlichen blassen, saftlosen, somit einen krankhaften Lappen auf die Nase verpflanzen würde.

§. 44.

Befindet sich der Kranke, dessen Armhautlappen bis zum männlichen Alter gediehen ist, was gewöhnlich um den 14ten Tag nach der zweiten Operation der Fall ist, in dem best möglichsten Zustande, so dass man es wagen darf, die Anheftung des Lappens vorzunehmen, so wählt man einen schönen hellen Tag aus, und bestimmt die Morgenstunden zur Operation. Man lässt das Kopf- und Barthaar abscheeren, weil sonst die zur Befestigung des Armes dienende Haube nicht fest am Kopfe anliegen, leicht auch sich Ungeziefer unter derselben verhalten würde, und lässt dem Kranken, wenn er nicht schon von selbst Stuhlgang gehabt hat, ein Klystir geben. Noch vor dem Anfange der Operation muss der Kranke die Beinkleider (feminalia), ein ledernes Wamms (thorax) und eine Kappe (cucullus) anziehen, an denen die später zu nennenden Binden zur Befestigung des Armes befestigt werden sollen. Auch ist es gut, bei der Operation einen Beutler (sutor) anwesend sein zu lassen, im Fall am Verbande etwas zu ändern wäre. Man sorge selbst für den Instrumentenapparat *(lib. II. cap. 11. p. 33.)*, und halte Messer von verschiedenen Formen, gerade und bauchige, Pincetten, Scheeren, Nadeln, Fäden und Leinwand in Bereitschaft. „Non enim leve solatium est," sagt Tagliacozzi, „nec minima pars operis, instrumentis, quae ex usu sint, satis instructum esse, et ea accomodata anteque disposita habere. Illud enim agenti calcar addit, hoc artem et artificem commendat." — Tagliacozzi vergisst sogar nicht daran zu erinnern, dass der Operateur, um es sich bequemer zu machen, seine Kleider ablegen soll. „Ipse chirurgus quicquid impedimento sibi esse possit rejiciat, etiam ipsis manicis detractis, et ut agilior sit et expeditior extremas ulnas ad tres et amplius digitos denudet." — Der Kranke soll auf einem Stuhle mit einer Rückenlehne sitzen, da dies für den Operateur bequemer ist als wenn er liegt. Die zu führenden Schnitte mit Dinte vorzuzeichnen, hält Tagliacozzi nicht für nöthig, da sie sich ohnehin durch das Blut verwischen.

§. 45.

Man beginnt (*lib. 2. cap. 12. pag. 39.*) die Operation mit der Verwundung des Nasenstumpfes, und verfahre dabei wie beim Pfropfen der Bäume. Man soll nämlich den Schnitt nicht perpendiculär machen, sondern schief (oblique) durch die Haut. (quae (sectio) cum juxta altitudinem inaequalis sit, a suprema superficie incipiens, sensim sensimque et quasi decussatim descendens, in humiles infra partes ad angulum acutum desinit.) Es werde somit mehr Epidermisfläche als Cutisfläche weggenommen, damit nicht, dies will Tagliacozzi dadurch verhüten, später vorwuchernde Granulationen dicke vorragende Narben zurücklassen können. (Si enim aequali sectione et ad perpendiculum cum traduce curtae nares conjungerentur, iis exporrectis et antrorsum protuberantibus, ingrata male pars illa defoedaretur. Adde quod ex parte, qua coaluerint, hinc inde assurgente carne, velut tumulis quibusdam sulcum quendam efficerent.) — Nun überträgt man das Maass der neuen Nase, deren Grössenverhältnisse man auf ein Papier aufgezeichnet hat, auf den Armhautlappen, um von diesem alles Überflüssige wegzuschneiden. Auf diesen Act der Operation kommt das Meiste an. (In hoc enim omnis artis hujus splendor, totaque ejus commendatio reposita est.) Dringend empfiehlt Tagliacozzi, und macht es zur heiligen Pflicht, den Lappen nicht zu klein zu nehmen. Aber die Schnitte müssen auch so geführt werden, und man kann dies nur durch öfteres Anpassen erreichen, dass die Wundränder des Lappens und des Nasenstumpfes sich überall innig und gleichförmig berühren.

## §. 46.

Um die Stirn des Kranken soll während der Operation eine Leinwandbinde gebunden werden, an welcher man die zur Anheftung nöthigen Fäden mit ihren Nadeln befestigen kann, damit sie sich nicht verwirren. Diese Fäden sollen, damit man sie doppelt nehmen kann, und damit sie doch zwischen dem Armhautlappen und dem Nasenstumpfe, ehe man beide einander genähert hat, nicht spannen, oder wohl gar wieder aus den Stichcanälen ausgleiten, wenigstens 5 Ellen lang sein. Damit die Suturen gleichmässig die Theile zusammenhalten, muss man beachten, dass die Linie *b*, in welche die Ausstiche an dem Lappen fallen, einen kleineren Kreisbogen beschreibt, als die der Ausstichspunkte auf dem Stumpfe *a*. Daher liegen die Nähte wie Radien eines Kreises *c, c, c*. Die mittelste Naht soll man zuerst anlegen. — Alle Näthe aber müssen möglichst gleich weit eine von der andern entfernt sein. — Wenn die Hefte angelegt sind werde der Kranke zu Bett gebracht, und dann erst die Suturen verknotet, die mittelste wieder zuerst. Ein Assistent hält nämlich die Hand des Kranken fest auf dem Kopfe, ein anderer den Ellenbogen, und ein dritter nähert den Lappen dem Nasenstumpfe. Nun erst zieht der Operateur die Fäden an, verknotet sie, und schneidet die Enden ab, dann bringt man Bourdonnets mit Eiweiss bestrichen in die Nasenlöcher und bedeckt ebenso die Wunden. Hierauf werden die Binden angelegt.

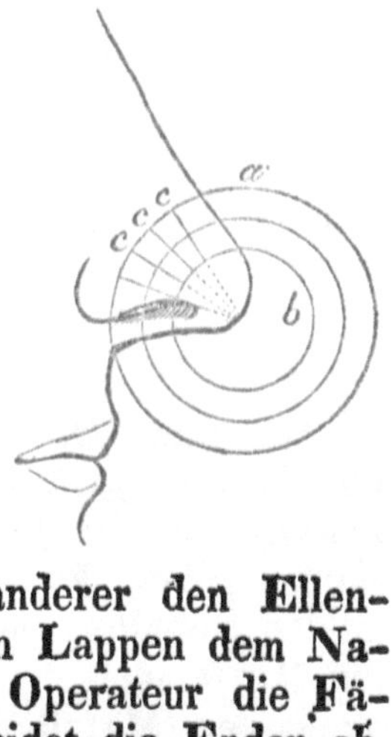

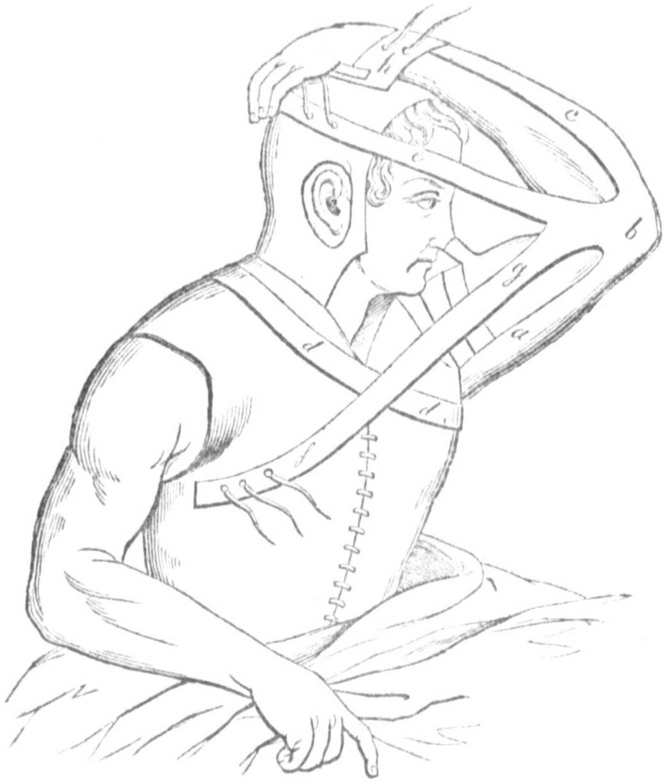

Die erste Binde, welche befestigt werden muss (fascia regia), geht von der Brust nach dem Ellenbogen, und von da längs des Vorderarmes nach dem Kopfe *a b c.* Die zweite (fascia axillaris) beginnt an der Schulter, läuft unter der rechten Achsel über die Brust nach der andern Achsel, um die Schulter nach der Mittellinie hinzuziehen, *d d.* Die dritte (fascia cubitalis) entspringt von der fascia regia am Ellenbogen, geht nach der rechten Schläfe und befestigt sich da an der Haube, um seitliche Bewegungen des Kopfes zu verhüten, *e.* Eine vierte (fascia pectoralis) verläuft vom Ellenbogen nach der rechten Seite der Brust in der regio hypochondriaca, *f g.* Die fünfte *h* (fascia brachialis) umfasst den Carpus und die fascia cubitalis, und befestigt die Hand auf dem Kopfe auf dem Cucullus.

## §. 47.

Ganz besondere Aufmerksamkeit und Sorgfalt erfordert die Nachbehandlung. Man hat vorzüglich darauf zu achten, dass die Wundränder möglichst genau vereinigt bleiben. Auf der äusseren Fläche kann man den Heften noch durch Glutinantia zu Hülfe kommen, aber auf der innern Fläche der aneinander gehefteten Theile ist die Berührung nie so genau zu bewerkstelligen, und der die innere Fläche befeuchtende Nasenschleim bewirkt hier immer eine etwas langsamere Heilung. Sehr richtig bemerkte schon Tagliacozzi die geringere Neigung der Schleimhäute zur adhäsiven Entzündung und ihre grössere Bereitheit zur Eiterung.

Um die Eiterung der Stichkanäle, wodurch die Nähte erschlaffen würden, zu verhüten, empfiehlt Tagliacozzi Reinhaltung der Wunden, öfteres Wechseln der Plumaceaux, und das Bestreuen mit Myrrhe und Thus. — Um den Verband der Wunde zu wechseln, muss man jedesmal die fascia cubitalis lösen, und den Arm während dem von einem Assistenten halten lassen. Am 3ten Tage, bei schlechter Jahreszeit aber und unter ungünstigen Umständen am 4—5ten Tage, pflegt die Vereinigung zu Stande gekommen zu sein. Man beginnt nun mit der Lösung der Hefte, und zwar zuerst an den Stellen, die am trockensten sind, und wo die Vereinigung am vollkommensten gelungen ist. Meist ist dies mit den obersten Nähten der Fall, weil, da die Vereinigung durch den herabfliessenden Nasenschleim am wenigsten gestört wird, aber es ist nicht gut alle Nähte auf einmal wegzunehmen. Tagliacozzi hat einzelne bisweilen bis zum 7ten Tage liegen lassen, noch länger mit ihrer Lösung zu zögern, ist jedoch schädlich, weil sonst die Stichcanäle eitern, und üble Narben zurücklassen.

§. 48.

Die völlige Trennung des transplantirten Hautlappens unternahm Tagliacozzi *(lib. II. cap. 15.)* meistens viel früher als seine Vorgänger, die pedantisch den 40sten Tag abwarteten. Er war durch Erfahrung dahin gekommen, gegen das Ende der 3ten Woche die Lösung der Nase vom Arme vorzunehmen. Ist die Anheilung des Lappens erfolgt, so braucht man wegen des Gelingens der Operation nicht mehr in Sorge zu sein. Nach Tagliacozzi ist die Gefahr des Absterbens des Lappens nach seiner Lösung vom Arme nicht so gross, als sie dennoch nach neuern Erfahrungen erschienen ist, vielleicht dass einige für die Transplantation überhaupt nicht geeignete Fälle Schuld dieser weniger günstigen Resultate gewesen sind. Sobald die Gefahr vor Entzündung des Lappens vorüber ist, setzt man den Kranken wieder auf reichlichere Kost, nur muss sie so eingerichtet sein, dass er die Speisen nicht zu kauen braucht. Während der ersten Woche nach der Operation müssen die Kranken im Bett bleiben, nach dieser Zeit dürfen sie etwas aufstehen und im Zimmer umhergehen. Durch gelinde Abführmittel sorgt man dafür, dass die Kranken wenigstens einen Tag um den andern offnen Leib haben. Alle Aufregungen des Gemüthes sind sehr zu vermeiden.

Gar nicht allemal geht alles, wie so eben beschrieben, auf die erwünschteste Weise ab. Als erstes unangenehmes Ereigniss nennt Tagliacozzi Wucherungen von wildem Fleisch (caro mollis) an der Stelle der Vereinigung oder das Klaffen der Suturen. Ein andres übles Ereigniss ist der Schmerz in der Gegend des Schulterblattes, welcher durch die gezwungene Stellung des Armes erzeugt wird; die starke Abziehung des Schulterblattes von der Mittellinie durch den fest angelegten Verband scheint ihn hervorzurufen, während man eher vermuthen sollte, dass ein Schmerz in der Schulter selbst entstehen möchte, was jedoch weniger der Fall ist. Es lässt sich dagegen wenig thun, und eine Lösung des Verbandes ist durchaus nicht zuzulassen, da sie den transplantirten Hautlappen in die grösste Gefahr bringen könnte. Ausserdem kommt aber auch bisweilen ein Schmerz im Handwurzelgelenk vor. Dies ist erklärlich, weil an dieser Stelle eine Menge Nerven und Gefässe, ohne durch ein dickeres Fettpolster oder eine Muskelschicht geschützt zu sein, dicht unter der Haut liegen, und gegen den Knochen angedrückt werden. Man hat, um diesen Schmerz zu verhüten, besonders darauf zu sehen, dass die Haube gut gearbeitet, und nicht etwa eine Naht an der Stelle befindlich sei, auf welche die Hand zu liegen kommt. Stellt er sich dennoch ein, so legt man vorsichtig und ohne dass eine Bewegung des Armes gemacht wird, etwas Charpie oder Baumwolle unter das Handgelenk. — Bisweilen werden die Kranken nach der Operation vom Durst, von Schlaflosigkeit, oder von Nierenschmerzen gepeinigt. Gegen den Durst empfiehlt Tagliacozzi den Kranken das Getränk oder Melonenscheiben längere Zeit im Munde behalten zu lassen. Gegen die Nierenschmerzen soll das Aufschlagen von Kuh- oder Frauenmilch, auch das ung. Galeni refrigerans von Nutzen sein.

## §. 49.

Sobald der Armhautlappen mit der Gesichtshaut seine neue Verbindung eingegangen hat, und die Vereinigung vollkommen zu Stande gekommen ist, so braucht man nicht viel Zeit zu verlieren, und mit der Lösung desselben vom Arme nicht länger zu warten. Tagliacozzi weicht darin von seinen Vorgängern ab, welche die Trennung des Armes immer erst am 30—40sten Tage wagten. Da die Anheilung des Armhautlappens immer im Verlaufe einer Woche vollendet ist, so wartete er noch 8—14 Tage, und nahm die Trennung des Hautlappens vom

Arme gewöhnlich am 20sten Tage vor. — Um diese Operation gut verrichten zu können, lässt man den Arm von einem Assistenten halten, fasst dann den Lappen mit der linken Hand, und schneidet ihn an seiner Wurzel durch. — Man hat sich nun zunächst mit der Nachbehandlung des Lappens zu beschäftigen, den Arm wieder herabzubringen und die Armwunde zu heilen. — Der Operateur selbst übernimmt das erste Geschäft, und überlässt, die beiden andern dem Assistenten. Er hat vorzüglich darauf zu achten, ob der Lappen erkaltet oder blass wird. Man darf nicht erschrecken, wenn dies auch geschieht, denn unter zweckmässiger Behandlung erholt er sich bald, und wird wieder warm und roth, denn es kann ja gar nicht anders sein, als dass die plötzlich unterbrochene Ernährung des Lappens von seinem Mutterboden aus sich auf diese Weise äussert, bis die Circulation des Blutes durch die Narbe hindurch in Gang gesetzt ist. Auch andre Theile werden ja oft durch grosse Kälte kalt und weiss, ohne deshalb abgestorben zu sein. Aber ein transplantirter Hautlappen, wenn er auch blass und kalt wird, behält doch noch in einem geringen Grade seine thierische Wärme, das zuströmende Blut belebt ihn gewöhnlich schnell wieder, und warme Überschläge beschleunigen dies noch um Vieles.

Ein Assistent legt ein in Bereitschaft gehaltenes mit Eiweiss bestrichenes Plumaceaux auf die Armwunde, und eine Binde darüber. Nicht ohne grosse Beschwerde für den Kranken ist die Herabbiegung des Armes, und sie kann nicht auf einmal, sondern nur sehr langsam nach und nach geschehen. Während dies ein Assistent besorgt, bereitet ein Anderer die Kissen um den Arm darauf zu legen.

## §. 50.

Hat man den Armhautlappen zu gross gebildet (*lib. II. cap. 15. pag. 55.*), so dass man seiner zur

Bildung der Nase nicht ganz bedarf, so ist es dennoch nicht rathsam die Haut zu ersparen, und sie auf den Arm wieder aufzuheilen. — Tagliacozzi wusste sehr wohl, dass dies überhaupt nicht leicht gelingt, und, wenn man seinen Zweck auch erreicht, ein zusammengeschrumpftes Hautstück als ein Klumpen auf dem Arme sitzen würde, der zu nichts nützen, und nur hinderlich sein könnte. Man thut daher besser, den Nasenlappen so lang als möglich zu lassen, und ihn dicht an seiner Wurzel am Arme abzuschneiden. Man hat dabei den Vortheil, dass wenn der transplantirte Lappen (propago) noch mehr einschrumpfen sollte, man noch zugeben kann, und, wenn zu viel Stoff vorhanden ist, das Überflüssige zu entfernen niemals zu spät ist. Sobald man aber mit sich einig ist, wieviel vom Lappen entfernt werden soll, so thue man dies, denn der zu grosse Lappen hindert, weil er schlaff herabhängt, beim Essen, und weil er bald rechts und bald links hinüberfällt, und unnöthig ernährt wird.

## §. 51.

Ungefähr wieder nach Verlauf von 14 Tagen nach der Abschneidung des Lappens vom Arme, während welcher Zeit man seine innere Fläche durch fleissiges Verbinden mit austrocknenden Salben zur Vernarbung zu bringen, und den Lappen durch Waschungen mit Wein und Moschus stärker zu beleben bemüht gewesen ist, schreitet man zur Bildung der Nasenlöcher, und des Septum. Bei diesem Operationsacte kommt es darauf an, für die Schönheit der neuen Nase zu sorgen, und Tagliacozzi ertheilt daher auch in diesem Capitel *(lib. II. cap. 16. pag. 56.)* Regeln dafür. Die Nase soll wo möglich ein Drittheil des Gesichtes lang sein. Man messe daher den Lappen mit einem Zirkel aus, um jenes Verhältniss möglichst zu erreichen. — Sind noch Reste der Nasenflügel vorhanden, so wähle man diese zur

Richtschnur für die zu bildenden Nasenflügel, und versäume nicht darauf zu achten, dass man auch beide Nasenlöcher symmetrisch anlege. Man schneidet nach vorgezeichneten krummen Linien die Nasenlöcher aus, und führt die Schnitte zur Bildung des Septum gradlinig fort. Die Schnitte zur Bildung des Septum sollen rechtwinklig durch die Haut, diejenigen zur Ausschneidung der Nasenlöcher aber schief nach innen geführt werden. Dies soll deshalb geschehen, damit das Septum nicht zu schwach werde, die freien Ränder der Nasenflügel aber sich nicht mit Granulationen und Narbe zu bedecken brauchen, sondern mit natürlicher Epidermis überzogen werden. Ist dies geschehen, so legt man Federkiele in die Nasenlöcher, und erhält das Septum, welches erst später angeheftet wird, mittelst eines Plumaceaux in seiner Lage. Das Septum muss, weil es die Nasenspitze tragen soll, und stark zusammenschrumpft, hinlänglich breit genommen werden, „ne vel oblique excavata ipsa extenuataque misere demum contabescat." Nach 21—28 Tagen, bis zu welcher Zeit man den Kranken noch streng halten muss, kann er ausgehen, sich jedoch noch vor den Einflüssen schlimmer Witterung hüten. Die Anheftung des Septum an der Oberlippe verschiebt man besser noch einige Zeit, um noch in das Innere der Nase hineinsehen und Granulationen auf der innern Fläche wegschneiden zu können. Auch meint Tagliacozzi *(lib. II. cap. 17. pag. 61.)*, dass das Septum, wenn man es gleich anfangs anheften wollte, durch seine Zusammenziehung die Nasenspitze mit herabziehen würde. Man soll daher seine Anheftung erst am 38—60sten Tage vornehmen. Wenn noch ein Stück des alten Septum vorhanden war, benutzte es Tagliacozzi um das neue daran anzuheilen. Allein wenn es gänzlich fehlte, und die Anheftung an der Oberlippe geschehen musste, bediente er sich einer besonders zu diesem Zwecke bestimmten Zange, forceps columnaris, mit stumpfen und auf die Fläche gebogenen Branchen, mittelst welcher man die, gewöhnlich an der Stelle, wo die Einpflanzung geschehen soll, fest am Oberkiefer angeheftete Oberlippe in die Höhe heben kann, um sie abzuschneiden.

Tagliacozzi verwechselt an mehreren Stellen die Namen forceps und forfex, so ist dies vielleicht auch hier. Die Abbildung der forceps columnaris ist zu roh, um zu entscheiden, ob sie nicht vielleicht, wie ich vermuthe, eine Art Cooperscher Scheere gewesen sei. — Er hält nämlich den Gebrauch des Messers bei dieser Operation nicht für statthaft, weil das bewegliche Septum ihm leicht ausweiche, und die Excoriation der sehr empfindlichen Oberlippe mittelst des Messers mehr Schmerz verursache als mit der Scheere (*pag. 62*). „Promptissime igitur partes eas comprehensas forcipe incidimus, atque uno impetu, celeritate summa, tuto, et nulla vel exigua doloris admonitione." Erst nach der Wundmachung der Oberlippe frischt man das Septum an, kürzt es ab, wenn es noch zu lang ist, und heftet es mit einer Knopfnaht, die man unter Beobachtung grosser Ruhe und Vermeidung der Berührung der Nase bis zum vierten Tage liegen lässt.

## §. 52.

Wenn auf diese Weise alle blutigen Acte der Rhinoplastik vollendet sind, hat man sich noch längere Zeit mit der ferneren Ausbildung der neuen Nase zu beschäftigen. — Die Anfangs kümmerliche Ernährung des Lappens liess ihn etwas zusammensinken und einschrumpfen, nach und nach aber wird er besser ernährt. Nach 14—20 Tagen, von der Anheftung des Septum an gerechnet, kann man Röhrchen, welche da, wo sie am Septum anliegen, etwas platt gearbeitet sein müssen, in die Nase einbringen und tragen lassen. Anfangs ist zur Verhütung von Granulationen Blei das zweckmässigste Material zu ihrer Anfertigung, später thut man wohl sie aus Gold oder Silber arbeiten zu lassen. Dasselbe gilt vom Tectorium, welches man über die Nase decken soll. Es muss der Abdruck einer schönen Nase sein, in dessen Form sich die neu gebildete Nase durch das öftere Tragen, welches mit Unterbrechungen 2 Jahre lang fortgesetzt wird, gewöhnen soll. Es wird durch mehrere Bänder am Gesicht, und die Röhrchen durch Ringe an ihm befestigt. Ist die Nase noch blass und missfarbig, so soll man sie, jedoch so, dass der Kopf und das übrige Gesicht nicht leidet, zu halben und ganzen Stunden der Sonne aussetzen (insolare). Schlechte vorragende Narben thut man wohl auszuschneiden und frisch zu heften; im geringern Grade kann man durch Aufbinden von Bleiplatten die Unebenheiten ausgleichen.

## §. 53.

Dies sind im kurzen Auszuge die Regeln, welche Tagliacozzi, auf vielfache Erfahrung gegründet, für die Rhinoplastik ertheilt und uns hinterlassen hat. In jeder seiner Angaben und Behauptungen erkennt man den treuen Beobachter der Natur, und es ist daher unbegreiflich, wie man zu einer Zeit seine Lehre für eine Erdichtung und Lüge halten konnte, und sich davon abhalten liess, die von ihm so genau beschriebene Operation, welche auszuführen es gewiss niemals an Gelegenheit fehlte, nachzuahmen. Vielleicht hätte Tagliacozzi seinen Zweck, andere Ärzte zur Nacheiferung anzuspornen, besser erreicht, wenn er seinem Buche einige Kranken- und Operationsgeschichten eingeflochten hätte, allein diese in der neueren Zeit bis zum Missbrauche gediehene Sitte war damals noch nicht unter den Ärzten gewöhnlich. Da sie jedoch auch ihr Gutes hat, so lasse ich die Erzählung des Gräfeschen Falles von italischer Rhinoplastik streng nach Tagliacozzis Methode (*Graefes Rhinoplastik pag. 105.*) im Auszuge folgen.

§. 54.

Michael Schubring, ein 28 Jahr alter Mann, hatte als Soldat im Jahre 1814 vor Paris die Nase durch einen Säbelhieb verloren. Der ganze knorpelige Theil der Nase fehlte, und man konnte die Nasenmuscheln sehen. Auf dem oberen, unter den Nasenbeinen hervorragenden Theile der Nasenscheidewand befanden sich einige Exulcerationen, die durch Betupfen mit glühendem Eisen bald geheilt wurden.

Am 8ten Mai 1816 verrichtete Gräfe die beiden Longitudinalschnitte am Arme und die Lösung der Zellgewebsseite des zur Transplantation bestimmten Hautstückes. — Die beiden parallelen Schnitte waren 6 Zoll lang und 4 Zoll von einander entfernt. Die Vena cephalica lag in der Wunde, welche durch den äussern Hautschnitt entstanden war, blos. (Gräfe wich in diesem Acte von Tagliacozzis Vorschrift nur in sofern ab, als dieser die Haut mit einer Zange in eine Falte emporhob, und dann die Operation auf einmal verrichtete.) Der Verband geschah auf die von Tagliacozzi vorgeschriebene Weise.

Der Kranke empfand Brennen in der Wunde, welches am Abend zunahm, so dass ein Aderlass gemacht und übrigens antiphlogistisch verfahren werden musste. Am folgenden Tage hatte er krampfhafte Zuckungen in den Füssen bis in die Inguinalgegend herauf. Am dritten Tage war der Hautlappen geröthet, aufgeschwollen, empfindlich, in der Mitte etwas zusammengezogen, die Ränder aber nicht umgebogen. Die Röthe nahm in den folgenden Tagen auch noch zu, so dass, selbst als Eiterung schon eingetreten war, kalte Umschläge noch nicht entbehrt werden konnten. Am 8ten Tage war die Zusammenziehung des Lappens sehr bedeutend, die Anschwellung hatte sich noch nicht ganz verloren, er war noch 2—3 mal so dick als gleich nach der Lösung, aber seine untere Fläche begann sich bereits mit Granulationen zu bedecken. Nach und nach näherte sich die Färbung des Lappens von den Seiten her wieder der natürlichen, nur in der Mitte, als der von den beiden Nutritionsseiten entferntesten Stelle, blieb die dunkle Röthe am längsten zurück. Die Hautränder der am Arm festsitzenden Haut fingen an Narbe zu bilden, und, um den Vernarbungsprocess zu beschleunigen, wurden täglich Einspritzungen von Bleiwasser unter den Hautlappen gemacht. — In der 4ten Woche nahm er seine natürliche Färbung wieder an, und schuppte seine Epidermis ab. Die Längenschnitte begannen sich zu verkürzen, da die Hautbrücke trotz der Trennungsbinde mit dem Arme zusammenzuwachsen anfing. — Da der Hautlappen hinreichend derb war, seine natürliche Färbung wieder erlangt und die Narbenbildung des Hautstückes hinreichend begonnen hatte, unternahm Gräfe am 7ten Juni die Trennung des Lappens durch den oberen Querschnitt, der dem Kranken lebhaften Schmerz verursachte. Die Blutung dabei war gering. Der nun an drei Seiten getrennte Hautlappen wurde auffallend blässer, verlor, besonders an seinem obern Theile sehr an Wärme und zog sich der Länge nach sehr zusammen. Seine Textur schien dichter geworden und stellenweise mit Fettsubstanz untermischt zu sein. Beim Herabbiegen des Lappens, was dem Kranken sehr schmerzhaft war, bemerkte man schöne Granulationen auf der Armwunde und auf der innern Fläche des Lappens. Das Gefühl in ihm war sehr gemindert, der Kranke verglich es mit dem Eingeschlafensein, nur die Abbeugung des Lappens blieb wegen des Einflusses auf die nachbarlichen Gebilde sehr empfindlich. In den folgenden Tagen war der Hautlappen wieder sehr geschwollen, wärmer, röther, und gewährte im Ganzen den Anschein der Entzündung. Die Granulationen des Hautlappens sanken etwas ein, an der unteren Hälfte indess blieben sie röther und körniger, und die Secretion vermehrte sich auffallend. Am obern Theile war der Eiter dünn, durchsichtig, schleimartig, je mehr nach der Basis hin dick, undurchsichtig, gelblich. — Nur nach und nach mit dem 7 — 8. Tage rückte die bessere Eiterung weiter herauf über den Lappen und die blennorrhöische Secretion wich mit der 3 — 4ten Woche gänzlich. — Ein Zirkelpflaster wurde in dem untern Mundwinkel eingelegt, mit jedem Verbande erneuert und fester angezogen. — Der kranke Arm hatte so lange Zeit auf einem Kissen gelegen, denn er konnte anfangs nicht ohne Schmerz von demselben aufgehoben werden. Nun musste der Kranke zum Aufstehen vorbereitet werden, eine sitzende Stellung annehmen, und deshalb den Arm in einer Binde tragen.

## §. 55.

Im Monat August begann die Narbenbildung am Hautlappen, während sie auf der Armwunde beinahe schon vollendet war. Anfangs September verkleinerte sich der Lappen ungemein, wurde runzlich, und durch die Annäherung der einzelnen Härchen rauher. Die Ränder fingen an sich nach innen umzubeugen und wurden gleichsam doppelhäutig. Erst im October kam die vollkommene Vernarbung des Lappens auf seiner Wundfläche zu Stande. Theils durch das Umlegen der Hautränder, theils aber durch die Contraction überhaupt, hatte er ausserordentlich an Umfang verloren, und an einigen Stellen, besonders an der Basis, hatten sich Falten gebildet, die den Hautlappen $1\frac{1}{2}$ Linien tief gleichsam spalteten, aber fortgesetzter Druck minderte das Wulstige des Hautlappens wieder, und bewirkte seine Ausbreitung. — Die Brauchbarkeit des Armes hatte sich wieder eingestellt, und die frühere Muskelkraft war wieder zurückgekehrt.

## §. 56.

Über die Beschaffenheit des Hautlappens, die er am 18ten October angenommen hatte, spricht sich

Gräfe *(pag. 114)* folgendermassen aus. Die ehemalige Armwunde war mit dünner bläulicher Narbe bedeckt, welche dem Umfange nach etwas kleiner als die frühere Armwunde war. Der Lappen war nun im Verhältniss zu seiner ursprünglichen Grösse wohl auf ein Drittheil derselben eingeschrumpft, die Epidermoidalfläche gewölbt, mit Haaren reichlich besetzt, faltig, aber ganz natürlich wie die übrige Haut gefärbt. — Die Zellgewebsseite des Hautlappens war stark gehöhlt, die Ränder hatten sich so stark umgebogen, dass hier die Haut doppelt war, aber nach der Mitte hin, hatte sich der Lappen auf der Rückseite wirklich mit Epidermis überzogen, und diese Stelle unterschied sich von allen übrigen durch ihre Zartheit und Mangel des Haarwuchses.

Die Untersuchung der vom Hautlappen, bei der Anheftung abzutragenden Hauttheilchen ergab, dass die Zellgewebung in seinem Parenchym sehr zugenommen hatte, und auf eigenthümliche Art verändert war. Das Gefüge stellte sich auf den Durchschnittsflächen als milchweise, ziemlich derbe, aber nicht harte, hie und da mit kleinen Fettkörnern durchzogene Masse dar. Blut siperte nur in geringer Menge aus, und die ganze Masse hatte sich dem Knorpelgebilde des Ohres oder der Nasenspitze sehr angenähert.

Gräfe gesteht selbst *(pag. 116)*, dass dieser Hautlappen bereits in das von Tagliacozzi sogenannte Greisenalter übergegangen war, dass er somit mit seiner Anheftung zu lange gezögert hatte. Schon sechs Wochen früher, Anfangs September, wo der Lappen noch im männlichen Alter stand, wo die Narbenbildung am Hautlappen hinreichend vorgeschritten war, hätte die Anheftung geschehen sollen. — Überhaupt aber verliefen in Gräfes Falle die Evolutionsperioden des Lappens viel langsamer als Tagliacozzi sie beschreibt, und nicht unwahrscheinlich ist es ihm, dass diese Verschiedenheit in klimatischen Differenzen des Südens und Nordens beruhe, weniger dürfte sie in dem individuellen Verhältnisse des Kranken zu suchen sein, da er frei von aller Dyscrasie, jung, rüstig und vollkommen gesund war.

§. 57.

Am 19. October machte Gräfe die Operation der Anheftung des Lappens am Nasenstumpfe. Die zu stark vorragende knöcherne Scheidewand der Nase musste mittelst der Knochenscheere abgetragen werden, seitlich liessen sich Theile der Nasenflügel benutzen und wurden geschont. Die Vereinigung wurde mittelst sechs Heften bewerkstelligt, die, weil der viel dickere Hautlappen Neigung hatte, sich über die dünnere Nasenhaut hinwegzuschlagen, mittelst der Ligaturstäbchen fest angezogen werden mussten. — Die Heftung gelang vollkommen, der Arm lag gut und nach Anlegung des Verbandes wurde der Kranke zu Bett gebracht. — Am Abend klagte er über Unruhe und Schmerz im Schultergelenke und Vorderarme. Der Puls war klein, etwas beschleunigt. Eine Dosis Opium und eine Einreibung von flüchtigem Liniment schafften Linderung. Säuerliches Getränk wurde mittelst eines Löffels eingeflösst.

Am folgenden Tage war der Lappen geschwollen, geröthet und Ausschwitzung von coagulabler Lymphe war bereits entstanden. Am dritten Tage war die Geschwulst und Röthung des Lappens noch bedeutender, die Einigungslinie etwas feucht, die Narbe am Arm an einigen Stellen aufgebrochen und stark absondernd, die linke Wange, an welcher der Arm anlag, ebenfalls geröthet und excoriirt. Arm und Gesicht wurden deshalb mit Bleiwasser bespült und verbunden. Die Schmerzen im Schultergelenke, welche bis dahin heftiger geworden waren, nahmen wieder ab. Um den 8ten Tag war die Vereinigung auf der rechten Seite fest und sicher zu Stande gekommen, weniger fest schien sie am Nasenrücken und auf der linken Seite zu sein, dennoch wurden die Hefte, weil sie einzuschneiden drohten, entfernt, und die Stichcanäle mit Bals. Commendatoris betupft. Ende Octobers war die Vernarbung auf der rechten Seite der Nase, und auf der linken nach oben zu vollendet, und diese Stellen mit Epidermis überzogen. Auf dem Nasenrücken aber, und am untern Theil der linken Seite, am Nasenflügel, klafften die Wundlefzen noch merklich. Der zu dicke Hautlappen, der schon früher nur mühsam durch die Hefte zurückgehalten werden konnte, erhob sich nun wieder stark über die Fläche der Nase. Er war zwar wieder blässer geworden, hatte aber durch seine neue Verbindung doch ein weit frischeres Ausselın und kräftigeren Lebensturgor als vor der Anheftung. — Das Wundsein und die Secretion auf der Wange und der Narbe am Arm vermehrten sich, und weil diese Suppuration die Trennung der schon vereinigten Partien bewirken zu wollen schien, wurde der 1ste November, wo die organische Vereinigung an den meisten Stellen vollendet war, zur Lösung des Armhautlappens bestimmt. Dies geschah somit am 14ten Tage nach der Anheftung. Es sieperte nur wenig Blut aus der Schnittfläche des Lappens, etwas mehr, aber doch immer unbedeutend, blutete die Schnittfläche am Arm. Der Hautlappen verlor sogleich nach dem Schnitt Röthe und Wärme. Die blutende Fläche wurde mit Brennschwamm belegt, die unvernarbten Stellen am Nasenrücken und Nasenflügel, so wie es schon bisher geschehen war, mit Bals. Arcaei verbunden, ein Verband angelegt, und die Nase in aromatische Baumwolle sorgfältig eingehüllt.

## §. 58.

Am 2ten November war der Lappen so natürlich gefärbt und warm wie vor der Lostrennung, und sein Volumen wieder merklich vergrössert. Tags darauf fing das untere Ende des Nasenlappens, welches bisher aufwärts gebogen war, an, sich in die Lage, die es einnehmen sollte, herabzusenken, und wurde durch Heftpflaster so erhalten. — Die Verwachsung der noch klaffenden Stellen der Wundlefzen auf dem Nasenrücken konnte jedoch, trotz dem, dass Granulationen vorhanden waren, nicht eher erreicht werden, bis Anfangs Decembers das Cauterium actuale darauf applicirt wurde. Doch blieb auch da noch eine kleine Oeffnung zurück, und das Brennen mit einem kleinen Eisen musste nochmals wiederholt werden. Die herabgesenkte Spitze der Nase berührte die Oberlippe, und die Geschwulst des Lappens war gemindert.

Ehe die Anheftung des Septums geschehen konnte war noch die Vereinigung des klaffenden Spaltes am linken Nasenflügel zu bewerkstelligen. Gräfe frischte deshalb am 1sten Januar 1817 die Wundränder an, und heftete zweimal. Die Vereinigung gelang endlich, und am 5ten Febr. konnte zur Anheftung des Septum geschritten werden. Da so lange Zeit verflossen war, und sich der Lappen zu knorpelartiger Härte zusammengezogen hatte, schien es Gräfe nicht nöthig zu sein streng nach Tagliacozzi die Formung der Nasenlöcher und die Anheftung des Septum zu 2 verschiedenen Zeiten zu machen. Die Anheftung geschah daher sogleich mittelst zweier Hefte mit Ligaturstäbchen und eines geeigneten Verbandes. — Die darauf folgende entzündliche Reaction war nicht unbedeutend, und der Kranke klagte über lebhaften brennenden Schmerz. Die Vermehrung der Berührungspunkte des Hautlappens hatte eine gesteigerte Turgescenz zur Folge. Auch wollte der Kranke von nun an deutliche Vermehrung des Gefühls in dem angesetzten Theile bemerken. Die Anwachsung war gelungen, und nach zwei Tagen konnten die Hefte entfernt werden. —

Die Vernarbung war überall vollkommen erfolgt und die Temperatur des überpflanzten Hautstückes war der des übrigen Gesichtes vollkommen gleich, nur bei kühler Luft wurde die neue Nase früher kalt, und bekam dann eine Gänsehaut, wie dies am Arme zu geschehen pflegt. Der Haarwuchs war stärker geworden, und die Farbe stach gegen die der Wangenhaut durch grössere Blässe ab. Nachträglich schnitt Gräfe die wulstige Ecke, welche durch die Verdickung des Lappens entstanden war, und daher über die Haut des Gesichts vorragte, mit flachen Messerzügen weg. Der Kranke, der früher bei Verletzungen des überpflanzten Theiles keine Empfindung darin hatte, nahm diesmal doch einen leisen Schmerz darin wahr. Zur Formung der Nasenspitze wurden nach dieser Heilung Bleiröhrchen und ein Compressorium angelegt, und die Nase, weil sie bei niedriger Temperatur zu sehr erkühlte, mit aromatischer Baumwolle bedeckt gehalten. — Im März und April hatte die Nase hinsichtlich ihrer Gestalt und Wölbung ungemein gewonnen, auch ihre Färbung näherte sich der des übrigen Gesichtes, obgleich sie immer noch bedeckt getragen worden war, und zeigte somit, wie sehr ein überpflanzter Theil selbst bis in so feine Verhältnisse dem Gesicht mehr angeeignet wird. — Auffallend war es ferner, wie sehr die Haut des Nasenstumpfes von allen Seiten nach dem angesetzten Theile hingezogen ward, so dass der Nasenstumpf dadurch viel länger und der angesetzte Theil im Verhältniss kleiner erschien.

Ende Aprils sah die Nase so aus, als wäre sie derb eingehauen gewesen, alles Widrige des Gesichts hatte sich verloren. Ob die von Gräfe am Schlusse dieser Erzählung ausgesprochene Hoffnung, dass sich die neue Nase mit der Zeit immer mehr dem neuen Boden aneignen, und dem Urtypus einer wirklichen Nase nachbilden würde, in Erfüllung gegangen sei, wissen wir nicht, möchten dies aber bezweifeln.

Wir werden noch öfter Gelegenheit haben darauf zurückzukommen, dass viele künstlich ersetzte Theile zwar anfangs nach der Operation einen günstigen Anblick gewähren, später aber nach Verlauf mehrerer Jahre zu sehr einschrumpfen, und eine, zwar mit der frühern Entstellung nicht zu vergleichende, doch immer beträchtliche Difformität wieder eintritt.

## V. Abschnitt.

# Von der Gräfeschen Modification der italischen Methode, oder der sogenannten deutschen Methode des Wiederersatzes.

### §. 59.

Schon Tagliacozzi hatte das Operationsverfahren seiner Vorgänger abgekürzt, und die einzelnen Operationen in kürzeren Zwischenräumen vorgenommen als es vor ihm üblich war. Allein er spricht sich an mehreren Stellen (z. B. *lib 2. cap. 10. pag. 32.* „Quare ad minimum esse non potuit, ut statim atque excisus fuit, atque in pueritia ipsa curtis naribus implantaretur.") deutlich darüber aus, dass er die Anheftung des Armhautlappens unmittelbar nach seiner Lostrennung vom Arme für nicht rathsam hielt, und zwar hauptsächlich deswegen, weil er zu dieser Zeit noch die Gefahr der Entzündung zu bestehen habe, und weil die Einschrumpfung ihn leicht zu klein werden lassen könnte.

Wie erwähnt, that Reneaume de la Garanne, ohne selbst Rhinoplastik zu üben, den Vorschlag, die Tagliacozzische Operationsmethode dadurch abzukürzen, dass man die verschiedenen Verwundungen des Armes, und die Bildung des Lappens aus demselben auf einmal vornähme, anstatt dass Tagliacozzi zuerst nur zwei parallele Schnitte durch die Haut machte, und eine Hautbrücke bildete, die erst später nach

14 Tagen durch einen Querschnitt losgetrennt und dadurch zu einem Lappen umgeschaffen wurde *).

## §. 60.

Gräfe ging, nachdem er einen Kranken ziemlich streng nach den Tagliacozzischen Vorschriften operirt hatte, noch weiter, und machte nicht allein die Lostrennung des Armhautlappens, sondern auch seine Anheftung an den Nasenstumpf en un temps. Diese von Gräfe mit dem Namen der deutschen Methode benannte Abänderung des Tagliacozzischen Operationsverfahrens ist somit die Ausführung der Idee, den frischausgeschnittenen und unvernarbten Armhautlappen zum Ersatz des verlorenen Theiles zu benutzen. — Gräfe beabsichtigte hierbei 1) nur ein kleineres Hautstück aus dem Arme zu entnehmen, da man auf diese Art die Retraktion der Haut nicht so gross werden zu lassen braucht als nach der italischen Methode, 2) wollte er einen, hinsichtlich seiner Stärke besser an die Gesichtshaut passenden Hautlappen transplantiren, da wenigstens dann, wenn man mit der Anheftung des Armhautlappens etwas zu lange wartet, seine zu beträchtliche Stärke die genaue Vereinigung hindert, und die beiden an einander geheilten Hautstücke nicht ganz in einer Ebene sind.

---

*) Histoire de l'acad. roy. des sciences. Année 1719. Paris 1721. 4. Sur la reparation de quelques parties du corps humain mutilées pag. 32. „M. Renaume bien fondé sur les temoignayes à ne pas croire l'opération chimerique, a songé à la perfectionner après Taliacot, comme Taliacot l'avoit perfectionnée après les Bojani. Il croit qu'on en peut beaucoup abréger la durée, et la réduire à 15 ou 16 jours, en faisant en même temps les deux différentes playes que Taliacot ne fait qu'à 15 jours l'une de l'autre. Nous ne nous étendrons pas sur cette matière, l'occasion de pratiquer cette opération ne peut être que très rare à l'égard de quelqu'un qui en mérite la peine. C'est assez d'avoir prévenu l'idée de l'impossibilité, et peut être même dissipé d'avance le ridicule qui auroit suivi la proposition."

Gräfe beabsichtigte aber auch 3) durch diese Modification der Tagliacozzischen Methode die ganze Curzeit auf sechs Wochen herabzusetzen, und somit die Vortheile der indischen Methode mit der italischen zu verbinden, ohne jedoch den Kranken der Gefahr der Schädelentblössung auszusetzen, noch ihn nach seiner Heilung mit einer entstellenden Stirnnarbe entlassen zu müssen. —

## §. 61.

Wir lassen zunächst die genauere Angabe der von Gräfe gemachten Abänderungen folgen, ehe wir uns ein Urtheil darüber erlauben wollen. Die Gräfesche Operationsmethode ist anwendbar bei guter Constitution, bei Abwesenheit aller Dyscrasie, und bei derber, beweglicher vollsaftiger Haut des Armes. Ist diese schlaff, welk, fest adhärirend oder sonst auf irgend eine Weise krank, und wenn andre Umstände schon die Tagliacozzische Operationsmethode verbieten, da muss man noch weit mehr davon abstehen, den Armhautlappen, ohne seine Contraction abzuwarten, am Gesicht anheften zu wollen, oder sich auf das Misslingen der Operation gefasst machen. — Eignet sich aber der Kranke zur Operation, so soll man einige Tage vor derselben den Theil der Armhaut, den man transplantiren will, mit Spiritus waschen und den Kranken bisweilen die Einigungsbinde tragen lassen, damit er sich an die gezwungene Stellung des Armes auf dem Kopfe gewöhne. Der Kranke soll bisweilen in dem Verbande schlafen; er ihm aber am Tage wieder abgenommen werden. Die Kopfhaare abzuschneiden, hält Gräfe nicht für nöthig. — Noch vor dem Beginn der Operation soll man dem Kranken das Wamms anlegen, es aber sorgfältig vor Befleckung mit Blut in Acht nehmen. Gräfe ertheilt mit einer bis in die kleinsten Details eingehenden Genauigkeit und aufs Ausführlichste alle Vorschriften für die Anordnung des Apparates, und die Anstellung der Assistenten. Zu dem Apparate gehören 1) Gegenstände zur Bezeichnung. Etwas Thon oder Wachs um ein Nasenmodell zu formen, ein Stück Papier und eine Scheere, um die Hautform auszuschneiden, etwas Farbefirniss *), der auf die Haut aufgetragen durch Wasser und Blut nicht aufgelösst wird, Miniaturpinsel und Bleistift. 2) Alle Instrumente zur Trennung. Scalpels, Pincetten, auch eine Knochenscheere ist bisweilen nöthig um Partien der knöchernen Scheidewand wegzunehmen. 3) Apparate zur Blutstillung. 4) Zur Einigung, 10—12 lange doppelte Zwirnfäden, an jedem Ende mit einer Nadel versehen. Ebenso viele von Gräfe erfundene Heftstäbchen, kleine Platten von Elfenbein oder Buchsbaum zu Unterlagen unter die Hefte, um die beiden sich berührenden Hautränder in dasselbe Niveau zu bringen und Heftpflaster. 5) Verbandapparat. — Charpie, Plumaceaux etc., endlich 6) Erfrischungsmittel für den Kranken.

## §. 62.

Nach der Anfertigung eines Nasenmodelles überträgt man die Maasse auf ein Stück Papier, giebt demselben noch in allen Dimensionen, weil man auf die Einschrumpfung rechnen muss, ein Viertheil zu, und sucht nun mit einem gleichen, aus weichem Leder ausgeschnittenen Maasse durch Versuche die Stelle am Arme aufzufinden, wohin man am besten die Basis des Hautlappens verlegen soll. Selbst die Punkte, an welchen die Hefte, sowohl am Lappen als am Nasenstumpfe, durchzuführen sind, soll man nach Gräfe im Voraus aufzeichnen, indem man in das Papiermaass kleine Löcher schneidet und sie mit dem Firniss auf den Arm durchzeichnet.

---

*) ℞. Vernicis succini ℥iv,
Fulig. opt. puriss. ℥j.
M. D. S. Farbefirniss.

Wenn die Form und Grösse des Nasenmodelles, so wie die Stelle des Armes, von wo die Haut entnommen werden soll, ausgemittelt, und alle Linien auf der Haut verzeichnet sind, beginnt man die Operation mit der Anfrischung des Nasenstumpfes. — Auch hier hat Gräfe die Tagliacozzische Methode abgeändert, und wie es scheint unnöthig complicirt, — anstatt nämlich, wie es am bequemsten und natürlichsten ist, die Ränder des Nasenstumpfes auf einmal abzuschneiden, schreibt er vor, erst die Schleimhaut einzuschneiden, dann durch die äussere Haut den Schnitt zu führen, und nun erst mit kleinen Messerzügen den Streifen vollends abzulösen. Unmöglich kann auf solche Weise die Schnittfläche so gleich werden, als wenn man alle Theile auf einmal durchschneidet. Nachdem auf diese Weise der Nasenstumpf an allen Stellen wund gemacht worden ist, schreitet man zur Lostrennung des Armhautlappens. Alle diejenigen Stellen seiner Ränder, welche sogleich an den Nasenstumpf angeheftet werden sollen *a*, *b*, *c*, erhalten hierbei die Form, die man durch Ausbreitung des Nasenmodelles auf eine Fläche gewonnen hat. Dem Septum hingegen *d*, dessen Anheftung viel später geschehen kann, muss man ebenso wie bei der Tagliacozzischen Methode ein Beträcht-

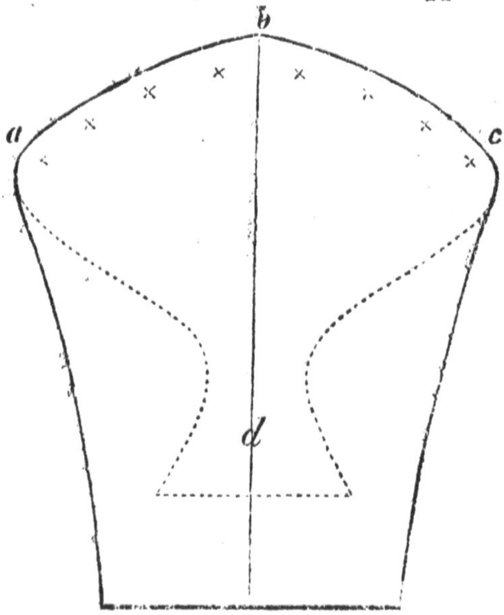

liches zu geben, nicht allein weil man auf die Einschrumpfung rechnen muss, sondern weil es in diejenige Partie des Hautlappens fällt, welche die Wurzel bildet, und durch welche seine Ernährung geschieht. —

## §. 63.

Wenn die Blutung vollständig gestillt, und die Wunden sorgfältig vom Blute gereinigt worden sind, zieht man die Fäden, jedesmal von innen nach aussen stechend, durch die am Nasenstumpfe und am Armhautlappen vorgezeichneten Punkte. — Man kann sich dieses Geschäft dadurch sehr erleichtern, dass man, im Falle man den linken Arm zur Rhinoplastik benutzt, auch mit der linken Seite beginnt, und nach der rechten Seite hin fortschreitet. Der Arm muss hierbei dem Gesichte bis eine Spanne weit genähert sein. Vor der Verknotung der Fäden hat man nunmehr für den Verband der Armwunde zu sorgen, und man thut wohl, die dazu zu benutzenden Plumaceaux reichlich mit einer milden fetten Salbe zu bestreichen, um das Ankleben des Verbandes zu verhüten. Nach beendigtem Verbande der Wunde bringt man den Arm dem Gesichte so nahe, dass er die ihm entsprechende Seite der Nase gänzlich bedeckt, und verrichtet die Verknotung der Fäden mittelst der Heftstäbchen. Es ist nicht zu verkennen, dass diese das Geschäft der genauen Verknotung sehr erleichtern müssen, da die Knüpfung eines gewöhnlichen Knotens in dem engen Raume zwischen dem Arme und dem Gesicht mit manchen Schwierigkeiten verbunden sein muss. Andrerseits führen die Heftstäbchen den nicht abzuleugnenden grossen Nachtheil mit sich, dass sie, wenn man sie auch noch so gut am Gesicht befestigt, durch ihre eigene Schwere Zerrung der Nähte und der ganzen Hautpartien verursachen müssen. Diese Nachtheile erkennend, hat daher Gräfe selbst ihren Gebrauch wieder verlassen. (*Jahresbericht des klinischen chir.*

*augenärztl. Instituts zu Berlin 1833. Gr. und v. W. Journ. Bd. 22. pag. 10.)* . Eben daselbst empfiehlt er auch die Nähte dichter (in der Entfernung von $1\frac{1}{2}$ Paris. Linie von einander) zu legen, als er es früher zu thun anrieth. Man vollendet nun die Operation durch Anlegung eines Verbandes, indem man die Nase mit Bourdonnets ausfüllt, die jedoch nicht durch ihre Gröfse eine Zerrung verursachen dürfen, die Zellgewebsseite des Lappens mit einem mit Rosensalbe bestrichenen Plumaceaux bedeckt und auf die Einigungslinie des Lappens auf der Epidermialseite ein schmales mit Commandeurbalsam getränktes Plumaceaux anlegt, das man genau anschmiegt. Den Hautlappen und den Nasenstumpf soll man, um ihn zu erwärmen, mit aromatischer Baumwolle bedecken. Zuletzt legt man die Einigungsbinde, welche den Arm auf dem Kopfe befestigt, und jede Bewegung zu hindern vermag, an.

## §. 64.

Die Tagliacozzische Binde zur Befestigung des Armes fand Gräfe insofern fehlerhaft, als sie, um den Arm hinreichend unbeweglich zu machen, zu fest angezogen werden musste, und dann nothwendig Schmerzen verursachte. Ferner bedeckten die vom Arm nach der Brust gehenden Binden das Gesicht zu sehr, hinderten aber dadurch die Respiration und den freien Zugang zum Munde. Diese Momente begründeten die Entstehung einer neuen Einigungsbinde.

Gräfe liefs die Kappe und das Wamms nur aus fester Leinwand arbeiten, — erstere läuft vom Kopfe nicht sogleich zum Halse herab, sondern geht über die Wangen vorn zum Kinn, wodurch das Zurückweichen der Kappe vom Scheitel verhütet wird. Auf dem höchsten Theile der Kappe, auf dem Scheitel, ist eine vier Finger breite Binde zur Befestigung des Handgelenkes angebracht. Die Stelle, an welcher dieser Handgürtel anzunähen ist, mufs durch Versuche gefunden werden. Ferner sind an der Kappe sechs Befestigungsschnüre für die Seitenbinden anzubringen. — Einige geringere Veränderungen hat Gräfe auch am Wamms angebracht.

Weit verschieden von der Tagliacozzischen ist die Gräfsche Armbinde. Sie besteht aus einer linnenen Armlade und sechs Seitenbinden. Die Armlade ist ein Verbandstück welches $\frac{2}{3}$ des Oberarmes und $\frac{1}{3}$ des Vorderarmes bedeckt und genau an dessen Form angepasst sein muss, wenn er sich in der Beugung befindet, so dass sie in der Ellenbogengegend keine Falten bildet. — Mehrere Bänder müssen ihre Verschiebung hindern. Ausserdem gehen von ihr an jeder Seite neun Bänder nach der Kappe hin, um dort mit den Befestigungsschnüren zusammengebunden zu werden. Die beigefügte Abbildung wird deutlicher, als es eine im Auszuge gegebene Beschreibung vermag, den ganzen Verbandapparat veranschaulichen, ausserdem verweisen wir aber den, der streng nach Gräfes Methode operiren will, auf sein Buch selbst.

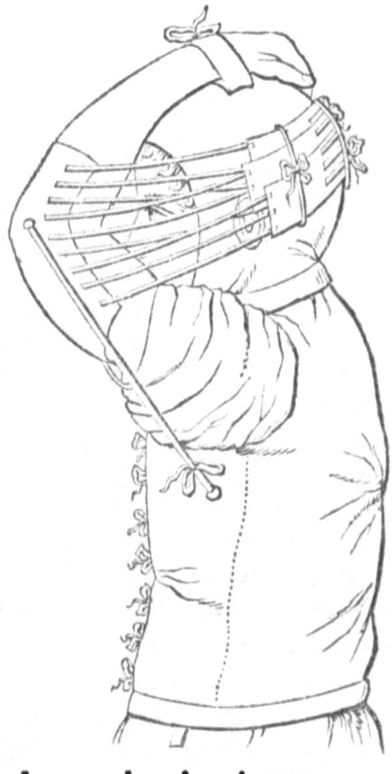

Auch Benedict hat, um den Verband leichter wechseln, und dadurch das Wundwerden durch den vom Arme herabfliessenden Eiter besser verhüten zu können, eine Änderung mit der Gräfeschen Kappe vorgenommen, so dass man diese in mehrere Stücke zerlegen und abknöpfen kann.

## §. 65.

So wie nach jeder chirurgischen Operation das Werk des Operateurs nur erst halb vollendet ist, und er erst durch die Nachbehandlung bewähren muss, dass er ein Wundarzt im vollen Sinne des Wortes sei, so erfordern ganz vorzüglich alle plastischen Operationen die grösste Sorgfalt und genaueste Beobachtung aller nach ihr eintretenden Erscheinungen. „Quis imperatorem collaudarit, qui solum palam cum hoste novit contendere, et non simul eorum insidiis occurere? Quis nautam commendarit qui tranquillo mari clavum gubernet, mox oborta tempestate ob imperitiam navim demergat? Paratum igitur in omnem eventum esse decet et casum ab actionibus nostris secludere." *(Taliacot. lib. II. cap. 6. pag. 20.)*

Man kann mit Wahrscheinlichkeit auf die Vereinigung hoffen, wenn der Kranke sich übrigens wohl und kräftig fühlt, alle Funktionen ungestört sind, der Puls ruhig ist.

Wird aber die Entzündung zu heftig, der Puls hart, voll, das Gesicht geröthet, kommt überhaupt entzündliches Fieber hinzu, — sind die Wundlefzen gespannt, die Geschwulst glänzend, — sind die Aussonderungen aus der Heftungslinie unterdrückt, verbreitet sich die schmerzhafte Geschwulst über den Lappen zum Arme, und über den Nasenstumpf zur Nasenwurzel, — dann wendet man den antiphlogistischen Apparat in seinem ganzen Umfange an, hält auf kühle Temperatur des Zimmers u. s. w. —

Örtlich meidet man alles Reizende, legt Zinksalbe auf, und lässt die aromatische Baumwolle weg. — Säumt man dem synochösen Vegetationsprocesse zu begegnen, so folgt Selbstaufreibung, welche die Vitalität erschöpft, und der Zweck der Einigung geht durch die Suppuration oder Gangrän verloren.

Nimmt die Entzündung den erethischen Charakter an, klagt der Kranke über sehr heftige Schmerzen im Arm und Gesicht, über unausstehliges Brennen und Schlaflosigkeit, ist er bei der Berührung schmerzhaft, die Entzündung aber bei allen dem verhältnissmässig gering, — so ist Gangrän sehr zu fürchten. Dann reiche man demulcirende Mittel und lasse alle örtliche Reize weg. Die Anwendung der Kälte würde Gräfe in solchen Fällen nicht wagen, um das Absterben des überpflanzten Theiles nicht zu befördern, um so weniger, da er mit jenen Mitteln ausreichte. *(Rhinoplastik p. 148.)*

Spricht sich der torpide Charakter aus, ist der Kranke unschmerzhaft, verträgt er Druck ohne ihn zu empfinden, ist die Wärmeentwicklung gering, das Aussehen der Wundlefzen welk, bleich, die Einigungslinie sehr feucht, das Gesicht blass, der Puls klein, zusammendrückbar, — dann gebe man China, Serpentaria, Arnica, Kampher etc. — Örtlich Bals. Commendatoris — auf die innere Fläche des Hautlappens aromatische Weinaufgüsse — im höchsten Grade Kampherspiritus, Ol. Terebinth.

## §. 66.

Die Abtrennung des Lappens vom Arme soll nach der italischen Methode am 14 — 20. Tage gemacht werden. Gräfe wagte es, sie viel früher, und zwar sobald die Adhäsion vollkommen zu Stande gekommen war, schon am sechsten Tage nach der Anheftung vorzunehmen.

Ist er nun kräftig vegetirend, hat er sich hinreichend zusammengezogen, so unternimmt man nach 14 Tagen die Bildung des Septum, heftet es aber auch gleichzeitig an. Man gewinnt somit nicht nur an Zeit, sondern die Nase soll vorzüglich dadurch eine bessere Form erhalten, dass sich die Granulationen auf der innern Fläche der Nase und des Septum begegnen und mit einander verwachsen, auf diese Weise aber der Nase viel mehr Festigkeit verschaffen. Bei diesem Verfahren wird aber auch die Ernährung des Septum mehr gesichert, indem es mit der Lippe in einen unmittelbaren Zusammenhang gebracht wird.

Ehe man die Ausschneidung der Nasenlöcher vornimmt, soll man sorgfältig ausmessen, wie viel Stoff man für die Nase lassen muss, damit ihre Spitze hinreichend vorrage. Man soll diese Messungen am Nasenmodell machen, und die gefundenen Punkte und Linien auf den Lappen übertragen. Nach Vollendung aller Schnitte, und nach geschehener Anfrischung der Oberlippe oder des etwa noch vorhandenen Rudimentes vom früheren Septum, befestigt man das Septum mit 2 Knopfnähten; bringt Bourdonnets, welche man mit Bleiwasser benetzt, in die Nasenlöcher und legt ein mit Zinksalbe bestrichenes Plumaceaux über beide. Übrigens hülle man die Nase in Charpie und aromatische Baumwolle ein. Wenn die Vereinigung geglückt ist, und die Fäden nach mehreren Tagen durchzuschneiden drohen, so entfernt man sie, lässt aber den Verband noch einige Tage lang tragen. —

## §. 67.

Unter der, nach der gelungenen Anheilung des Septum die Thätigkeit des Arztes in Anspruch nehmenden Fortbildung der neuen Nase versteht Gräfe erstens die Sorge für Erhaltung der höhern Vitalität der neuen Nase, indem man sie durch aromatische Baumwolle vor Kälte schützt, und durch die Einwirkung der Sonne höher zu beleben sucht, indem man zweitens die von Tagliacozzi bereits empfohlenen bleiernen Röhrchen tragen lässt, und der zu grossen Verengerung der Nasenlöcher zuvorzukommen, aber auch die Nasenspitze durch einen von Gräfe erfundenen Apparat, den Eductor, hervorzuheben bemüht ist, dessen Wirkung man auch noch durch einen Compressionsapparat von aussen unterstützen soll. Wir übergehen diesen Punkt, und ersparen die genauere, ohnehin eines Auszugs nicht fähige Beschreibung dieser Mechanismen, welche dazu bestimmt sind, durch Druck der neuen Nase grössere Ähnlichkeit mit einer natürlichen zu verschaffen, weil wir alle Anstrengungen auf solche Art das Kunstwerk zu vollenden für völlig vergeblich halten. So trefflich diese Apparate auch erdacht sind, und obwohl sie auf den ersten Blick ganz geeignet zu sein scheinen ihrer Bestimmung zu genügen, so erweisen sie sich doch in der Anwendung als völlig unbrauchbar und unnütz. Organische Weichtheile (mit den Knochen freilich verhält es sich anders) behalten niemals für die Dauer die Eindrücke, welche selbst längere Zeit auf sie ausgeübter Druck anfänglich in ihnen zurücklässt, sondern der turgor vitalis erhebt sie wieder, und es ist nach einiger Zeit ganz gleich, ob man ein Tagliacozzisches Tectorium, den Abdruck einer schönen Nase, oder das Gräfesche Compressorium auf die neue Nase wirken liess. Die transplantirte Haut hat das Bestreben, sich in allen ihren Theilen gleichmässig zusammenzuziehen, und es ist kein Grund vorhanden, da sie ja über keinen unterliegenden Theil ausgespannt ist, warum sie dies nicht thun sollte. Die Haut hat dazu ein so grosses Bestreben, dass ja nur deshalb eine Schnittwunde ohne allen Substanzverlust um ein Bedeutendes klafft. Obwohl nun zwar die Retraction der Haut in einem solchen Falle auch von selbst wieder nachlässt, und eine Wunde, wenn man sie sich selbst ohne alle Kunsthülfe überlassen wollte, ohne zurückbleibende Retraction der Haut heilen würde, so geschieht es doch niemals dann, wenn die Verwundung einen Lappen bildete, welcher nur durch die geschickteste Kunsthülfe wieder so aufgeheilt werden kann, dass keine Aufwulstung desselben zurückbleibt. Noch vielmehr aber ist diese Contraktion der Haut bei denjenigen plastischen Operationen zu bemerken, wo der transplantirte Lappen frei und ohne Unterlage über einer Höhle, wie die der Nase, angeheilt wird. Die Rückseite des Lappens bedeckt sich in diesem Falle mit Narbe, diese aber verkürzt sich noch weit mehr als der Hautlappen auf seiner vordern, der Epidermisseite einzuschrumpfen vermag, und der transplantirte Lappen, wenn er also auch gleich anfangs ganz schlaff und faltig aufliegt, so dass jeder Athemzug ihn bewegen kann, wird durch den Heilungsprocess, welcher seine Rückseite durch Vernarbung concav zusammenzieht, zu einer Convexität hervorgetrieben. Jede neue Nase wird um so stärker in der Art einer wirklichen Nase hervorragen, je fester und dicker die Haut ist, und je grösser der transplantirte Lappen selbst war, keineswegs aber je stärker und je länger man ihn mit Eductoren und Compressorien in eine Spitze nach vorn zieht und treibt. (His igitur de causis haud opus est ea longitudine, qua nares desiniunt, sed prolixius multo, et radicitus e brachio rescindere traducem. *Taliacot. lib. II. cap. 15. p. 56.*) Selbst wenn man diese Apparate mehrere Jahre lang tragen lassen wollte, also viel länger als bis zu welcher Zeit der Vernarbungsprocess vollendet ist, und wenn man dadurch erreicht hätte, dass die Nase nach Ablegung der Apparate einige Zeit lang die ihr durch dieselben aufgedrungene Form beibehielte, so würde das der Haut innewohnende Contractionsbestreben allen ihm angethanenen Zwang vergessend, selbst nach so langer Zeit noch die Einschrumpfung bewirken, die künstlich, das heisst gewaltsam nur verzögert worden ist. — Dies eben ist eine Schattenseite der plastischen Chirurgie, dass die durch sie hergestellten Kunstproducte, wenn sie auch ein oder mehrere Monate lang den erfreulichsten Anblick gewähren, diese günstige Form nicht immer behalten, und die fortdauernde Contraction ihnen bisweilen Vieles von ihrer Schönheit raubt. Es geht hier wie mit manchen andern Operationen, der Staaroperation oder der Bildung künstlicher Pupillen, welche mit der grössten Kunsfertigkeit ausgeübt, vom herrlichsten Erfolge gekrönt werden. Die Kranken erfreuen sich wieder ihres Gesichtes, und werden zum Triumphe der Kunst sehend aus der Heilanstalt entlassen. Aber die Nachstaare, die plastischen Exsudate, welche die neue Pupille ausfüllen, entstehen erst später, und werden oft nicht beobachtet, weil man nicht Lust hat die Wiedererblindeten wieder zu sehen.

Aber wie diese leider zu oft eintretenden unglücklichen Folgen jener Augenoperationen keinen Grund abgeben, diese wohlthätige Operation ganz zu unterlassen, sondern den Arzt nur anfeuern können mehr und mehr durch Erfindung neuer, weniger verletzender Operationsmethoden, und durch zweckmässige Nachbehandlung dem grossen Werke der dauerhaften Heilung näher und näher zu kommen, so kann auch der bisweilen, keineswegs immer, die plastischen Operationen verdunkelnde, und uns manchmal den mühsam errungenen Ruhm raubende Process der Contraction der Haut eine Contraindication abgeben.

Nicht künstliche, zusammengesetzte Mechanismen können hier nützen. Naturgesetze lassen sich durch Menschen nicht abändern. Man beachte den physiologischen und pathologischen Vorgang, baue darauf seinen Operationsplan mit Benutzung dessen zu unserm Vortheil, was uns sonst schaden könnte, und man wird in seinem Handeln glücklich sein.

## §. 68.

Der erste von Gräfe nach seiner Methode operirte, und in seiner Rhinoplastik pag. 174 beschriebene Fall ist der folgende.

Wilhelmine Braun, ein 24 Jahr altes Mädchen, von blasser Gesichtsfarbe, schlank und zart gebaut, eher schwächlich als robust, hatte durch eine fressende Flechte, die vor 7 Jahren begonnen hatte, die Nasenspitze verloren. Die Heilung des bösartig phagedänischen Flechtengeschwüres wurde im Klinicum zu Berlin durch den innern und äussern Gebrauch des Sublimates bewirkt, und die Kranke war binnen sechs Wochen geheilt. Sie bot nicht den abscheulichen Anblick dar, wie jene Kranke, deren Nasenhöhlen weit geöffnet sind, sondern die Haut überzog noch die Nase, aber ohne eine Wölbung oder Vorragung zu machen, denn nur die Nasenscheidewand und die Knorpel der Nasenflügel waren verloren gegangen, und das Athmen durch die Nase geschah nur durch ein ganz kleines Loch, und war daher sehr mühsam.

Da die Kranke sechs Monate lang beobachtet worden war, und die Narbe keine Neigung wieder aufzubrechen zeigte, schritt Gräfe am 11. Septbr. 1817 zur Operation, und begann damit, die die Nasenöffnung verschliessende Haut zu spalten. Um den Wundreiz nicht zu sehr zu vermehren, löste er sie nicht ganz ab.

Die Anfrischung des Nasenstumpfes und Loslösung des Hautlappens geschah nach Gräfes Normen, die Blutung aus der Armwunde wurde bald gestillt, und die Anlegung und Vereinigung der Hefte auf das Genaueste besorgt. — Nach der Operation, als der Verband angelegt war, klagte, die Kranke über Schmerz im Ellenbogen und Schultergelenke.

## §. 69.

Am folgenden Tage waren die Ränder des angehefteten Hautlappens sowohl, als die des Nasenstumpfes mässig geröthet, und bereits durch einen Streifen gelben Faserstoffes vereinigt. Der mittlere Theil des Lappens war nicht entzündlich gefärbt, nicht geschwollen, bei leisem Drucke aber schmerzhaft. Das Fieber war sehr gering.

Am 3ten Tage war das Fieber verschwunden, die Röthe des Hautlappens lebhafter, der Turgor etwas stärker, die Vereinigung der Wundränder genau; nur 2 Hefte mussten etwas fester angezogen werden. Am 4ten Tage war die Vereinigung so vollkommen, dass alle Hefte entfernt werden konnten. Die Lage des Armes verursachte der Kranken keine grosse Unbequemlichkeit. Die Armwunde eiterte stark und wurde verbunden.

Schon nach Verlauf einiger Tage erhoben sich auf der Zellgewebsseite schöne Granulationen und guter, dickflüssiger Eiter wurde abgesondert.

## §. 70.

Bereits am 17ten September, dem sechsten Tage nach der Anheftung, geschah die Loslösung des angeheilten Hautlappens vom Arme. Aus der Schnittfläche des Lappens sieperte ein wenig Blut aus, dieser selbst verlor sogleich alle Röthe und Wärme, hatte sie aber am folgenden Tage schon wieder erlangt wie vor der Loslösung. — Der anfangs nach oben gerichtete unterste Theil des Lappens wurde mittelst Heftpflaster herabgezogen, und nahm nach und nach diese Stellung an. Sogleich nach der Loslösung vom Arme war um die neue Nase ein Verband gelegt worden, so dass der Lappen nicht seiner eignen Schwere überlassen war, sondern durch einen Heftpflasterstreifen getragen wurde. Durch Bedeckung wurde für seine Erwärmung gesorgt.

## §. 71.

Nach 14 Tagen (von der Anheftung des Lappens an gerechnet) war die Vernarbung der Zellgewebsseite des Hautlappens ziemlich vollendet, und am 26. September unternahm Gräfe die Bildung und Anheftung des Septum.

Der Lappen hatte sich in seiner Textur bereits sehr verdichtet und eine ähnliche Beschaffenheit angenommen, wie dies bei der italischen Methode im noch höheren Grade der Fall war.

In der Folge, im Monat October, wurde das Compressorium und der Eductor der Nase in Anwendung gebracht, um die Nasenspitze zu heben. — Die Nasenlöcher blieben an ihren vorderen Enden längere Zeit excoriirt. Um jedoch die Spannung, welche der Eductor in den Nasenflügeln und dem Septum hervorbrachte, zu heben, wurden die Nasenlöcher nach der Nasenspitze hin um $1\frac{1}{2}$ Linien dilatirt.

Die stark vorgewachsenen Haare auf der neuen Nase wurden abgesengt, wegen der Röthe in der Narbe, und wegen Blässe des Lappens Einreibung mit Hoffmannschem Balsam angewendet.

## §. 72.

Wir können nicht umhin, auf einige Nachtheile dieser Operationsmethode aufmerksam zu machen, die sie ausser denen besitzt, welche schon der italischen Methode zukommen, und die in unsern Augen die Vortheile, welche sie gewährt, so vollkommen aufwiegen, dass wir uns schwerlich entschliessen würden nach ihr zu operiren.

Ein grosser Nachtheil ist schon die Schwierigkeit, die Armwunde während der Zeit, wo der Arm am Kopfe befestigt ist, zu verbinden. Indess kann man durch Sorgfalt und Mühe die Gefahr, welche eine Zerrung des angehefteten Armhautlappens bewirken könnte, umgehen und vermeiden. Aber dem kann man nicht ausweichen, dass während der sechs Tage, welche mindestens nöthig sind den Arm in der gezwungenen Stellung am Kopfe zu erhalten, die Armwunde in Eiterung übergehe, der herabfliessende Eiter aber den Arm corrodire, und den Kranken durch seinen Geruch belästige.

Des Nachtheiles, dass die Heftstäbchen, deren man wenigstens acht bedarf, durch ihre Schwere lästig werden müssen, ist schon oben gedacht worden. Sie sind aber kein wesentliches Erforderniss und man kann sich statt ihrer auch der einfachen Knopfnähte bedienen, wie dies Gräfe in der neuern Zeit selbst gethan hat.

Ein Hauptvorwurf, welcher der Gräfeschen Methode gemacht werden kann, scheint uns aber der zu sein, dass nach der Trennung des Lappens am Arme die Ernährung desselben nur durch die neugebildete Narbe geschehen muss. Dies ist zwar nach der Tagliacozzischen Methode ebenso der Fall, allein dann besteht die Vereinigung schon eine längere Zeit, und der Erfolg wird weniger unsicher sein. Man könnte hierauf erwidern, dass, wenn man die Vereinigung des Lappens mit der Gesichtshaut noch nicht hinlänglich trauen darf, man ihn noch nicht so bald abzulösen braucht. Dies ist wohl wahr, man würde sich dann also der Tagliacozzischen Methode wieder mehr nähern. Ist die Ablösung aber einmal geschehen, dann ist der Lappen ohne Frage nur auf die Ernährung durch die Narbe angewiesen. Ganz anders verhält sich dies bei der indischen Methode, wo man die den Stirnlappen mit seinem Mutterboden verbindende Brücke beliebig lange Zeit, ohne dass daraus die mindeste Unbequemlichkeit erwächst, bestehen lassen kann, ehe man, um auch noch die letzte Unförmlichkeit im Gesichte des Kranken zu verbessern, auch sie noch ausschneidet. Die fast niemals durch nur irgend auffallende Symptome sich aussprechende, somit äusserst geringe Gefahr der Stirnverwundung und die oft nur lineäre, höchstens an einer kleinen Stelle etwas breitere Stirnnarbe, welche nach der indischen Methode zurückbleibt, scheint uns ein viel geringerer Gegengrund gegen die indische Methode zu sein, als die Unsicherheit des Gelingens, die Gefahr des Absterbens des Lappens eine Contraindication gegen die Entlehnung desselben von einem entfernten Theile ist.

## §. 73.

Die Tagliacozzische und die Gräfesche Methode der Rhinoplastik sind bei weitem seltener angewendet worden als die indische Methode, welche eine ganz ungleich grössere Anzahl von Fällen aufzuweisen hat als jene. Zum Theil mag dies wohl von daher rühren, dass die Tagliacozzische und Gräfesche Methode viel mühsamer ist, und eine grössere Kunstfertigkeit erfordert, gewiss aber auch daher, dass man die grössere Gefahr ihres Misslingens scheute. Endlich ist es doch auch keine Kleinigkeit, einen Operirten, dem man nach jeder andern Operation die grösste Ruhe und Bequemlichkeit zu verschaffen bemüht ist, in eine so gezwungene Lage zu versetzen, wie die, mit dem auf dem Kopfe befestigten Arme, und die Kranken fürchten diesen Zustand so sehr, dass sie, wenn man ihnen die Wahl der Operationsmethode freistellt, die Stirnnarbe für nichts achtend, unbedingt die indische Methode vorziehen. Zwar dauert dieser Zustand nach der Gräfschen Operationsmethode nicht so lange Zeit als streng nach Tugliacozzi, dafür aber ist hier die Armwunde selbst erst noch in ihren Crudescenz, der Arm schmerzt bedeutend, erhitzt sich und schwillt an, der Verband um die Armwunde wird deshalb zu enge und muss gewechselt werden, man kann die Antiphlogose gar nicht so kräftig anwenden wie man dies thun würde, wenn der Arm frei wäre, und die Anschwellung erreicht bisweilen eine enorme Höhe, so dass der Arm das ganze Gesicht verdeckt, ja sogar dass sich dieses auf der Armgeschwulst abdrückt. Natürlich muss die, wenn auch nur kurze Zeit auf dieser Höhe bestehende Anschwellung des Armes das Wundwerden des Gesichtes zur Folge haben, und den Genuss von Speisen und Getränken, der überhaupt schon bei der Tagliacozzischen Operationsmethode beschwerlich ist, unmöglich machen, die Leiden des Kranken aber um ein sehr Bedeutendes erhöhen. In welche Gefahr dabei der angeheftete Armhautlappen geräth, ist leicht zu erachten, und es ist reines Glück, wenn er dabei nicht verloren geht.

## §. 74.

Ausserdem dass Gräfe seine Methode noch mehrmals ausübte *(vergl. die Jahresberichte des chir. augenärztl. Instituts der Universität von Berlin)*, operirte Benedict *(T. W. G Benedict. Beiträge zu den Erfahrungen über die Rhinoplastik nach der deutschen Methode. Breslau 1828. 8.)* zweimal nach ihr. In dem einem Falle erfolgte starke Einschrumpfung der Nasenlöcher, in dem andern war die Armhaut sehr dünn und die Vereinigung schien anfangs durch Eiterung gestört werden zu sollen, indess waren die Erfolge doch ziemlich günstig. — Auch Professor Dybeck in Warschau stellte nach dieser, oder wie er es nannte, nach der Garrannischen Methode einen durch Syphilis zerstörten Nasenflügel wieder her. *(Vergl. Gräfe und v. Walthers Journal. Bd. 5. p. 364.)*

## §. 75.

Noch einer Abänderung dieser Operationsmethode, welche Dieffenbach vorgenommen hat, müssen wir Erwähnung thun, die, wiewohl die Operation unglücklich endete, doch geschichtlich merkwürdig ist, und in dem einen oder andern Falle, wenigstens theilweise nachgeahmt werden dürfte. *(Dieffenbach chir. Erfahrungen. Bd. I. pag. 33.)*

Ein sechszehnjähriges Mädchen hatte durch Scrofeln die Nase verloren, an deren Stelle nur eine grosse Oeffnung war, durch welche man, da alle zarten Knochen der Nase zerstört waren, in eine weite Höhle blicken konnte. Der mittlere Theil der Oberlippe fehlte, so dass Mund und Nasenhöhle communicirten, und nur durch den Zahnhöhlenfortsatz getrennt waren. Die Hälften der Oberlippe stiegen fast senkrecht auf und verbanden sich, die rechte mit der harten, entarteten Gesichtshaut, die linke erreichte sogar das, als Ectropium herabgezogene, Augenlid. Die grosse Eitelkeit der Kranken, und der glühende Wunsch von dieser Entstellung befreit zu werden, gab ihr den Muth die Operation auszuhalten. Dieffenbach begann mit der Verbesserung des Mundes. Er trennte zuerst die Hälften der Oberlippe von den Alveolarfortsätzen, und dem Wangenbeine, so dass selbst die Ränder der grossen Nasenöffnung vom Knochen gelöst wurden. Alle Theile waren fest und wenig dehnbar, und um die Mitte der Oberlippe herabzubringen, war es nöthig, die Wundränder zu beiden Seiten halbmondförmig auszuschweifen, wodurch bei der Vereinigung die Oberlippe verlängert ward. Fünf Nadeln reichten zur Vereinigung hin, welche auch völlig gelang.

Drei Wochen nachher operirte Dieffenbach das grosse Ectropium des linken Augenlides nach Adams Methode, durch Ausschneidung eines Vförmigen Stükkes aus der ganzen Dicke des Augenlides. Nach beiden Operationen wurden die Wunden kalt fomentirt, und die Vereinigung gelang auch hier nach Wunsch.

Die Rhinoplastik übte Dieffenbach nach einem von Tagliacozzi und Gräfe in so fern verschiedenem Verfahren, als er nicht wie jene den Armhautlappen von unten nach oben zum Gesicht aufsteigen liess, sondern den Lappen so zu schneiden suchte, dass er durch Fixirung des Ellenbogengelenkes vor der Stirn von oben herabstieg. Dieffenbach glaubte dadurch den Blutzufluss zu erleichtern, und die Stellung des Armes minder beschwerlich zu machen. Dieffenbach trennte nun zuerst von der rechten Seite der Nase einen Hautstreifen bis zur Mitte des Anfanges der Oberlippe los, er war für das Septum bestimmt. — Dann bildete er, in gleicher Höhe mit dem rechten Auge anfangend, die Wundfurche für die rechte Seitenwand, den rechten und linken Flügel, und für die halbe linke Seitenwand. Die Furche weiter zu ziehen, war nicht nöthig, da an dieser Stelle die ernährende Brücke liegen sollte. Hierauf bildete Dieffenbach den Lappen aus dem Oberarm, und liess ihn nur durch einen schmalen Hautstreifen mit seinem Boden zusammenhängen. Die Vereinigung mit der Gesichtshaut geschah durch viele Knopfnähte, an den Nasenflügel wurden jedoch einige umschlungene Nähte angelegt. — Das anfangs aus der Gesichtshaut gebildete Septum ward nun vorgezogen, und mit der Nasenspitze durch 2 umwikkelte Nähte vereinigt. — In die Nasenlöcher legte Dieffenbach zwei mit geölter Charpie umwickelte Federkiele.

Statt aller künstlichen Verbände bediente sich Dieffenbach mehrerer langer, anderthalb Finger breiter Heftpflasterstreifen, um den Arm am Kopfe zu befestigen.

Am Abend war der Lappen zwar gespannter, ziemlich bleich, aber am folgenden Tage war er glänzend, gespannt, das Septum dunkelroth; — so blieb es bis zum 4ten Tage wo der Lappen wieder schlaffer und welker, das Septum aber blauschwarz wurde. Örtlich wurden Waschungen von Lavendelwasser und aromatischem Essig angewendet, die Nase ausgespritzt, und die Federkiele gewechselt. Das Allgemeinbefinden war gut, und die Standhaftigkeit der Kranken zu bewundern. Am meisten hatte sie durch den, über das Gesicht fliessenden Eiter zu leiden. Am 6ten Tage, wo Dieffenbach bemerkte, dass das Septum nicht mehr zu retten sei, entfernte er es mit der Scheere, und am 8ten erfolgte auch die Lösung der Nase an ihrem untern Theile, so dass nur die rechte Nasenwand mit der Gesichtshaut vereinigt war. Aber auch hier schritt die Eiterung unaufhaltsam vor, und am 10ten Tage während des Schlafes bewirkte eine Bewegung des Kopfes die Trennung dieser letzten Brücke. Die Cur wurde aufgehoben, die Gesichtswunden heilten in wenig Tagen, der Armlappen überhäutete sich binnen 3—4 Wochen, und schrumpfte sehr ein, war indess gross genug um einen zweiten, Operationsversuch damit wagen zu dürfen.

## VI. Abschnitt.

# Indische-Methode der Rhinoplastik.

### §. 76.

Die indische Operationsmethode der Rhinoplastik, so wie sie von den Indiern selbst geübt wird, haben wir bereits im geschichtlichen Theile beschrieben. Es ist nicht nöthig, dass man das in mancher Hinsicht rohe Verfahren streng nachahme, um, wenn man das Wesentliche von dieser Methode beibehält, und nur manche Abänderungen daran macht, sie noch die indische Methode nennen zu dürfen. So erzählt Carpue *(Seite 16)*, dass die Nase, welche der Poonahische Künstler machte, keine Nasenlöcher, die durch ein Septum getrennt gewesen wären, besass. Alle nach der indischen Methode in Europa gemachten Nasen besitzen aber Nasenlöcher und Septum.

Wenn auch Andre vor Carpue schon Versuche damit machten, die aber theils misslangen, theils nicht zur Kenntniss des grössern Publicums gelangt sind, so kommt ihm doch das Verdienst zu, durch mehrere gelungene rhinoplastische Operationen, und durch sein angeführtes Werk, die indische Methode in Europa eingeführt zu haben. Mit dem Rechte, mit welchem Gräfe seine abgeänderte italische Methode, die deutsche nannte, hätte Carpue sich für den Schöpfer einer englischen Methode ausgeben können, was ihm jedoch nicht in den Sinn kam.

§. 77.

Man versteht daher unter indischer Methode der Rhinoplastik die Bildung einer Nase aus der Stirnhaut, oder auch aus einem, dem Defecte benachbarten Theile, im Gegensatze zu der italischen Methode, welche den Ersatz aus der Entfernung, nicht bloss aus dem Oberarm, sondern auch aus dem Vorderarm, oder der Hand andeutet. Schon Tagliacozzi bildete Ohren aus der Haut des Kopfes, ohne von der indischen Rhinoplastik Kenntniss zu haben, aber er stellte niemals Nasen aus der Stirnhaut wieder her.

Dies sind also hergebrachte, im Sprachgebrauche angenommene Benennungen, welche wir beibehalten müssen. Das Wesentliche der indischen Methode der plastischen Operationen überhaupt, nicht bloss der Rhinoplastik, ist daher Folgendes: — Wundmachung der Stelle, an welcher die Einpflanzung geschehen soll. Lostrennung eines Hautlappens in der Nähe, zur Rhinoplastik von der Stirn bis auf eine schmale Stelle, Hautbrücke genannt, mittelst welcher der Lappen längere Zeit in Verbindung mit seinem Mutterboden bleibt; Umdrehung des losgetrennten Hautlappens um diese Hautbrücke, bis dahin, dass man ihn ohne alle Zerrung an die vorhergebildeten Furchen oder Wundränder anpassen kann, und Befestigung an dieser neuen Stelle mittelst Nähten.

§. 78.

Wir wissen, dass man in Indien nicht nur Nasen, sondern auch Lippen und Ohren wiederbildet. Der Künstler, welcher nach Poonah berufen worden war, um dem Cowasjeeh eine Nase zu machen, äusserte den Wunsch, dem Sohne des englischen Gesandten am Paiswahschen Hofe, der einen Theil der Oberlippe verloren hatte, dieselbe wiederherstellen zu dürfen, wozu jener sich indess nicht entschloss.

Die Rhinoplastik, als die von jeher, und auch in der neuesten Zeit am häufigsten verrichtete plastische Operation, dient uns in vielen Fällen als der Repräsentant aller übrigen, und viele Bemerkungen, die wir bei ihrer Beschreibung zu machen haben, gelten auch von den Operationen zum Ersatz andrer Theile. Es sei daher auch erlaubt, und es ist bereits so eingeführt, von indischer Methode zu reden bei Operationen die nicht aus Indien stammen, und wobei nur der Grundtypus der indischen Methode übertragen, der Ersatz aus der Nachbarschaft gemacht wurde.

## §. 79.

Es ist ein bei weitem Leichteres eine Operation zu verrichten, die man von Andern schon üben sah, als wenn man sie nur nach Beschreibungen kennt, Das Manuelle derselben kann man an Leichen einüben, aber das Vertrauen zur Operation, welches aus der Urtheilsfähigkeit über den physiologischen oder pathologischen Process, der auf die Operation folgt, hervorgeht, fehlt dem, der sie nur aus Beschreibungen kennt. Die Nachrichten über die indische Methode, welche Carpue erhalten hatte, waren überdies sehr unvollkommen, und es ist daher von Interesse seinen ersten Fall ausführlich zu kennen.

Carpue hatte schon lange Zeit eine Rhinoplastik machen zu können gewünscht, und diese Operation seit 15 Jahren seinen Schülern empfohlen, als sich ihm endlich im Jahre 1814 ein passender Fall dazu darbot. Ein englischer Officier war im Jahr 1801 nach Ägypten gegangen, musste aber wegen einer Leberkrankheit wieder zurückkehren. Seine Ärzte in Maltha, und später in Irland, behandelten ihn so stark mit Mercur, und fuhren, die ausgebrochene Mercurialkrankheit für Syphilis haltend, so beharrlich in der Anwendung des Quecksilbers fort, dass Patient durch Ulceration die Nasenspitze, oder eigentlich den ganzen vorderen Theil der Nase und das Septum einbüsste. Nur die Nasenknochen und somit der obere Theil der Nase waren erhalten worden. Um sich von der Beschaffenheit der Constitution des Kranken zu überzeugen, machte Carpue vorläufig einige Einschnitte am Nasenstumpfe, und fand dass die Wunden gut heilten. — Nachdem er sich nun an Wachsmodellen und an Leichen gehörig geübt hatte, unternahm Carpue am 23. October 1814 die Rhinoplastik. Weil der Kranke eine ziemlich niedrige Stirn hatte, waren ihm einige Tage früher die Haare von dem behaarten Theile des Kopfes, welcher zur Bildung des Septum benutzt werden sollte ausgerupft worden. Carpue breitete das Wachsmodell auf der Stirn aus, und zeichnete seine Ränder mit rother Farbe auf ihr ab. Der Kranke lag dabei auf einem Tisch, den Kopf erhöht auf einem Kissen, er liess sich nicht halten, und gab nicht einmal ein Zeichen des Schmerzes zu erkennen.

§. 80.

Carpue machte nun den Anfang der Operation mit den Einschnitten in die Gesichtshaut, welche den Stirnhautlappen aufnehmen sollten, und mit einem Schnitt in der Oberlippe zur Einpflanzung des Septum. — Dann trennte er den Stirnhautlappen, so wie er vorgezeichnet war, ab, und liess bloss das Pericranium zurück. Die linke arteria angularis blutete stark, zog sich aber zurück und brauchte nicht unterbunden zu werden. Der lospräparirte Stirnhautlappen war purpurfarben, und der Kranke empfand grosse Kälte an der Stirn, wogegen ihm das Auflegen eines warmen Schwammes Erleichterung verschaffte. —

Die nächsten Operationsakte bestanden im Drehen des Stirnhautlappens, der Befestigung des Septum in der für dasselbe gemachten Furche in der Oberlippe, und der Zusammenheftung des übrigen Lappens mit der Haut der rechten und linken Gesichtshälfte mittelst blutiger Nähte und Heftpflaster.

In die Nasenlöcher wurde Charpie eingelegt, und zuletzt suchte Carpue die Stirnwunde so viel als möglich zu vereinigen. Die Operation hatte eine Viertelstunde gedauert, und zwar die Lostrennung der Haut neun, und die blutige Naht sechs Minuten. Der Operirte wurde nun vom Blut gereinigt und zu Bett gebracht. —

## §. 81.

Der Kranke, welcher doch durch kein früheres gelungenes Beispiel in der Praxis des Operateurs, oder in England überhaupt, zur Operation ermuntert worden war, liess während derselben nicht eine Klage hören, versicherte aber, als sie beendigt war, dass sie sehr schmerzhaft gewesen sei. Eine Nachblutung aus der Stirnwunde wurde bald gestillt. In der Folge ging alles gut, und am dritten Tage bei Abnahme des Verbandes, war die Vereinigung gelungen. Die Freude des Kranken war ausserordentlich. Die Nase lag zwar flach auf, und bewegte sich bei jedem Athemzuge, aber sie hatte die Farbe des übrigen Gesichtes. Um die Nasenspitze zu heben, gedachte Carpue nach beendeter Heilung eine Fischblase in die Nase zu bringen, sie aufzublasen, und so eine Stütze der neuen Nase vorzustellen. Dies war jedoch gar nicht nöthig, denn die Nase hob sich durch ihre eigne Kraft. — Am 4—6. Tage wurden alle Nähte entfernt, Nase und Stirn waren in vollkommen gutem Zustand. — Am 7ten Tage trennte sich, während der Kranke ass, ein kleiner Theil der Vereinigung an der linken Seite, und blieb einige Zeit lang offen. — Am neunten Tage wurde die Nase ödematös und blieb einen Monat lang so, worauf sie an Grösse wieder verlor.

Vier Monate nach der Rhinoplastik schnitt Carpue die Hautfalte, welche durch das Umdrehen des Hautlappens entstanden war, durch, und vereinigte die Ränder mittelst der blutigen Naht. Die Hautfalte ganz auszuschneiden, wie es die indische Methode vorschreibt, wagte Carpue nicht, und glaubte, in Rücksicht auf das kältere Klima Englands, in diesem Punkte von der ursprünglichen Vorschrift abweichen zu müssen.

Das Oedem der Nase setzte sich mehr und mehr, aber durch Granulationen im Innern erhob sie sich wieder. Um darüber genaue Vergleichungen anzustellen, zeichnete Carpue das Profil des Kranken alle 2—3 Tage an der Wand. — Die Nase glich vollkommen einer natürlichen. Die Nasenlöcher wurden allmählig grösser*) und die Secretion des Nasenschleims ging wie in einer gewöhnlichen Nase von Statten. Die Stirnwunde war in drei Monaten geheilt. —

§. 82.

Schon im Januar des Jahres 1815 bot sich Carpue ein zweiter, schon oben im geschichtlichen Theile angedeuteter Fall zur Rhinoplastik dar, die er ganz auf dieselbe Weise wie das erste Mal verrichtete, nur brauchte diesmal zur Aufnahme des rechten Randes des Lappens keine Höhlung oder Furche gebildet zu werden, sondern er liess sich durch Aneinanderstossen in genaue Berührung mit der Gesichtshaut bringen. Auch war es nicht nöthig zur Aufnahme des Septum einen Einschnitt in die Oberlippe zu machen, sondern es liess sich mit dem vorhandenen wund gemachten untern Theile des frühern Septum zusammenheften. — An einigen Stellen entstand zwar Eiterung, allein am zehnten Tage war die Vereinigung vollkommen gelungen.

---

*) Wie künstliche Nasenlöcher von selbst grösser werden können, ist nicht recht zu begreifen, und diese Beobachtung dürfte wohl auf Täuschung beruhen. — Wir haben nur immer ihr Bestreben sich zu verkleinern beobachtet.

## §. 83.

Nächst Carpue verrichtete die indische Methode der Rhinoplastik Gräfe im Jahre 1817 und stellte auch für sie Normen auf, die zum Theil von der italischen Methode entlehnt, sich zunächst auf die Formung eines Nasenmodelles beziehen, ferner für die Anfrischung des Nasenstumpfes sorgen. Gräfe empfiehlt Unebenheiten des Nasenstumpfes, wenn sie gross sind, in einer vorläufigen Operation abzutragen, und erst nach vollendeter Vernarbung die Rhinoplastik zu unternehmen. Wir können nicht glauben, dass jemals so grosse Vorragungen zu entfernen sein werden, dass dieser Operationsakt der Rhinoplastik nicht jedesmal unmittelbar vorausgehen dürfe. Dieser Vorschlag scheint eine unnöthige Häufung der Operationsakte zu veranlassen, die dem Kranken doppelte Schmerzen verursacht. —

Wir sind nicht im Stande darüber Nachricht zu geben, ob Gräfe alle die bereits vor beinahe 20 Jahren aufgestellten Normen noch jetzt für wahr und nachahmenswerth hält, oder ob er nicht durch fortgesetzte Versuche und neue Erfahrungen belehrt, manche jener Punkte vielleicht nicht mehr unterschreiben würde. So gehört es zu den Eigenthümlichkeiten der von Gräfe ertheilten Vorschriften, dass man zu beiden Seiten des Nasenstumpfes grubenförmige Einschnitte machen, und zwar mittelst zweier paralleler Hautschnitte einen schmalen Hautstreifen loslösen soll. Da wo Theile der Nasenwände oder der Nasenflügel noch benutzt werden können, ist der Fall ein andrer. Dort reicht das Abschneiden des Randes hin, um die Wundflächen des Stumpfes mit der zu transplantirenden Haut in Berührung zu bringen. Diese grubenförmigen Einschnitte sollen jedoch nur zu beiden Seiten der Nase gemacht werden, ohne dass ein bogenförmiger Schnitt sie in der Mitte auf dem Nasenrücken vereinigt, denn an diese Stelle kommt die Hautbrücke oder Umdrehungsstelle zu liegen, und es kann deswegen dort nicht sogleich die Anheftung des Lappens vorgenommen werden. Gräfe legte nämlich die Hautbrücke auf den nicht verwundeten Nasenrücken, ohne sie in eine Wunde einzuheilen. Wir werden später noch mehrfache Gelegenheit haben auf diesen Gegenstand zurückzukommen.

Gräfe empfiehlt ferner noch vor der Lostrennung des Stirnhautlappens die Heftfäden in den Nasenstumpf einzulegen, um die Einigung nach der Lostrennung des Lappens desto schneller vollbringen zu können. Neuere Erfahrungen haben hingegen gelehrt, wie in dem Capitel von der Wiederanheilung ganz getrennter Theile schon erwähnt wurde, dass es gar keine Gefahr damit hat, wenn ein ganz, oder wie hier grösstentheils losgetrennter Theil nicht sogleich nach der Verwundung wieder angeheftet wird, sondern dass es sogar vortheilhafter ist, zwischen dieser und der Anheftung einige Zeit verstreichen zu lassen, bis die Blutung vollständig gestillt, und das Stadium serosum eingetreten ist.

## §. 84.

Die Kranke, an welcher Gräfe zum ersten Male die indische Methode der Rhinoplastik ausübte, war eine 51 Jahr alte Schneiderfrau, die den grössten Theil der Nase durch Krebs, der vor 18 Jahren als kleines Geschwür begann, verloren hatte. In Zeit von 8 Wochen war sie durch innere Mittel, und durch die äussere Anwendung des Sublimats geheilt worden. Fast der ganze knorpelige Theil der Nase war verloren gegangen, nur ein kleiner Theil des Nasenflügels war erhalten worden, und auf der rechten Wange erblickte man die Narben, die das Geschwür zurückgelassen hatte. — Zwei Monate nach der vollendeten Heilung, und da keine Spur eines Recidivs zu bemerken war, unternahm Gräfe am 28. Juli 1817 die Rhinoplastik. Ein Theil des linken

Nasenflügels konnte benutzt werden, auch diente ein Rest des alten Septum als Anheftungspunkt für das neu zu bildende. — Der Stirnhautlappen wurde, als er getrennt und herabgelegt war, blässer und kälter, doch war seine Färbung noch keineswegs verdächtig. Alle Operationsakte wurden genau nach Gräfes Normen verrichtet.

Am folgenden Tage war die Nase etwas geschwollen, die Ränder fingen an röther zu werden, coagulable Lymphe war in der Wundspalte ausgeschwitzt, und vereinigte diese. Schon am 30. Juli konnten mehrere Hefte, und am 31. die letzten entfernt werden, und am 21. August verrichtete Gräfe die Trennung der Hautbrücke.

## §. 85.

Gräfe hielt die indische Methode für die weniger vorzügliche, zu der man nur seine Zuflucht nehmen sollte, wenn die übrigen Methoden nicht ausführbar seien, aber auch dann muss sie durch eine kräftige bewegliche, weder zu dicke noch zu dünne Stirnhaut indicirt, und die Stirn nicht zu niedrig sein. Wir können uns nicht denken, dass die Stirnhaut jemals für die Rhinoplastik zu dick sein könne, und haben die dickste, mit recht vielen cryptis sebaceis besetzte Haut immer für die zweckmässigste zu Transplantationen gehalten. Was die zu niedrige Stirn betrifft, so liess sich schon Carpue dadurch nicht abhalten die Haut vom behaarten Theile des Kopfes, nachdem er sie vorher hatte abrasiren lassen, zu benutzen. Die wieder nachwachsenden Haare rupft man, mit einer Cilienpincette aus (das Absengen kann Nichts helfen), und wenn dies einige Male geschehen ist, hört die Haarproduction auf dem transplantirten Hautstücke gänzlich auf. — Die indische Methode der Rhinoplastik verdient nach Gräfe besonders dann den Vorzug vor andern Methoden, wenn die Nasenknochen ebenfalls zerstört sind, somit der

Nasenrücken gar nicht mehr prominirt. Dann ist die auf die Stelle der Nasenwurzel und des Nasenrückens fallende Umdrehungsstelle das beste Ersatzmittel dafür, während die Tagliacozzische oder Gräfesche Methode wohl die Nasenspitze und knorplige Partie der Nase, nicht aber die obere knöcherne Hälfte der Nase zu restauriren vermögen.

Auch grosse Vulnerabilität, Neigung zu Erysipelas hält Gräfe für eine Contraindication der indischen Methode. Aber wo diese besteht ist es eben so gewagt nach den übrigen Methoden zu operiren, und Gräfe selbst erfuhr dies, wenn nicht öfter, doch in einem Falle, wo auf die, nach der modificirten italischen Methode, ausgeführte Rhinoplastik Erysipelas folgte, und starke Antiphlogose erforderte. *(Graefes Jahresbericht 1833. und Gr. und v. W. Journ. Bd. 22. pag. 8.)*

§. 86.

In England, wo die aus Indien nach Europa verpflanzte Kunst zuerst Wurzel fasste, ist sie dennoch seitdem nicht besonders gediehen. Es scheint sogar nicht, dass Carpue auf dem einmal so schön betretenen Wege fortgeschritten sei. Wenigstens sind später plastische Operationen von ihm nicht bekannt geworden. Nächst ihm übte Hutchinson (wie Gilbert Blane mittheilt) 1818 die Rhinoplastik an einer Frau aus, welche durch Erysipelas und nachfolgende Gangrän die Nase verloren hatte, und die wegen ihres schrecklichen Aussehens ausser Stand war sich ihr Brod zu verdienen. Die Nase war gut gelungen, nur hatten die Nasenlöcher das Bestreben sich zu verkleinern. Auch Davies in London ersetzte 1823 einem Manne, der seine Nase und Oberlippe durch Syphilis verloren hatte, dieselben, indem er die Gesichtshaut zum Ersatz der Oberlippe, die Stirnhaut für die Nase benutzte. Die Operation gelang, aber das eine Nasenloch schloss sich wieder, weil der Kranke versäumte es lange Zeit genug mit Charpie auszustopfen. (*London med. Repository Jan. 1824. und Gr. u. v. W. Journ. Bd. 6. pag. 373.*) Andere Versuche zu plastischen Operationen in England sind uns nicht bekannt geworden, und nur ganz neuerlich hat Syme eine kleinere plastische Operation verrichtet.

In Deutschland fand Gräfe Nachfolger an v. Walther, Chelius, Textor, welcher die Rhinoplastik aus der Stirnhaut bei einem 16jährigen leucophlegmatischen Mädchen, das durch scrophulöse Geschwüre den knorpeligen Theil der Nase eingebüsst hatte, mit glücklichem Erfolge. (*Neuer Chiron Bd. 1. H. 3. S. 393.*) Auch Bünger (*vergl. das Kapitel von der Anheilung ganz getrennter Theile*) gehört zu denen die die neue Kunst zuerst in Deutschland nachahmten. Selbst in Russland (Gouvernement Kursk) verrichtete Dr. Höfft die Rhinoplastik nach der indischen Methode bei einem 17jährigen Mädchen, welches die Nase durch phagedänische Geschwüre verloren hatte. (*Moskauische physico-medicinische Abhandlungen. Bd 3. Gr. u. v. W. Journ. Bd. 9. pag. 684.*) Nur in Frankreich fand die plastische Chirurgie schwer Eingang, und noch im Jahr 1819 schrieb Percy im Dictionnaire des sciences médicales (*Art. Nez. vol. 36. pag. 91.*), dass es ein zu hoher Preis sei, für den man mit so vielen Schmerzen eine doch nur sehr mangelhafte Nase erkaufe, und es sei empfehlenswerther, eine Nase von Holz, Leder oder anderen Stoffen, welche man an einer Brille befestigen könne, tragen zu lassen.

Wie es scheint, war Thomain zu Aix der erste, welcher in Frankreich die Rhinoplastik aus der Stirne verrichtete. Er stellte dadurch die Nase bei einem Frauenzimmer wieder her, welche sie sammt den Nasenknochen in Folge übelbehandelter Nasengeschwüre verloren hatte. (*Le prorogateur des sciences med. 1826. Gr. u. v. W. Journ. B. 7. p. 669.*)

§. 87.

Gräfe, dessen vortreffliche Leistungen in so vielen Fächern der Chirurgie gewiss zu jeder Zeit volle Anerkennung und Dank finden werden, zeichnet sich bei allen dem doch durch ein, der gegenwärtigen Zeit (die mit allem Streben nach Vervollkommnung die möglichste Einfachheit verbindet) fremdartiges Suchen nach künstlichen, zusammengesetzten, schwer zu gebrauchenden Apparaten aus. — Gewiss bestehen die Fortschritte der Kunst nicht in der Menge neu erfundener Instrumente, die mit den Vortheilen, die sie schaffen sollen, eben so grosse Nachtheile und Unbequemlichkeiten verbinden, wodurch die ersteren ausgeglichen oder überwogen werden. Die Anschaffung derselben ist ausserordentlich kostspielig, und für den Anfänger oft gar nicht zu erringen, ihre Anwendung verlangt besondere Einübung, und, was das Schlimmste ist, der Operateur macht sich dadurch von dem Instrumentenmacher abhängig. Jede Unvollkommenheit des zusammengesetzten Instrumentes, jede Nachlässigkeit bei der Verfertigung desselben, muss der Operateur während der Operation büssen, weil das fehlerhaft gearbeitete Heftstäbchen, oder Ligaturschräubchen etc. seinen Dienst versagt. Ob nun Gräfes Urtheil das richtige gewesen sei, indem er (*Rhinoplastik p. 65.*) die indische Methode der Rhinoplastik den Elementarversuch, die italische das vollendete Kunstwerk nannte, darüber brauchen wir nicht zu entscheiden, denn die Zeit hat bereits ihr Urtheil gesprochen. — Zwanzig Jahre sind verflossen, seitdem die Chirurgia curtorum in ihre Rechte, und ihr früheres Ansehn wieder eingesetzt worden ist. Eine grosse Menge plastischer Operationen ist seitdem, grösstentheils mit dem günstigsten Erfolge in Europa ausgeübt worden, Gräfe, Dieffenbach, v. Walther, Chelius, v. Ammon, Textor, Fricke, Beck, Blasius und viele Andre in Deutschland, in England Carpue, Davies, Hutchinson, in

Frankreich Thomain, Dupuytren, Lisfranc, Delpech, Velpeau, Labat, Jobert, Blandin haben plastische Operationen in Menge ausgeführt, neue Methoden erfunden, nicht nur für die Rhinoplastik, sondern für den Ersatz aller andern fehlenden Theile die grössten Anstrengungen gemacht, und nun fragen wir, welche Methode den Sieg davon getragen habe? Der Ersatz aus den zunächst gelegenen Hautpartien oder aus den entfernten? Unbedingt die erstere. Die Gefahr des Misslingens der italischen Art zu transplantiren, die grossen Beschwerden, welche die Befestigung des Armes am Gesicht verursachen, die Verschiedenheit der Armhaut von der Gesichtshaut, dies sind die Gegengründe, welche die Furcht vor einer entstellenden Narbe auf der Stirn und die Gefahr der Entblössung des Schädels gering achten liessen, und die Zahl der Operationen nach der indischen Methode übersteigt somit die nach der italischen Methode bei Weitem.

Besondere Umstände, welche die Ausübung der indischen Methode absolut verbieten, werden auch noch künftig die italische Methode erfordern, und auch sie wird nicht wieder untergehen. Aber manche Umstände, welche Gräfe für Contraindicationen der indischen Methode hielt, als eine zu niedrige Stirn, Narben auf derselben, haben die neueren Rhinoplasten nicht in Anschlag gebracht, sie haben trotz dem die günstigsten Erfolge erreicht, und den Kranken die Martern, welche die italische Methode, selbst noch nach der Gräfeschen Modification mit sich führt, erspart.

## VII. Abschnitt.

# Über die Indicationen zur plastischen Chirurgie.

---

### §. 88.

Die Rhinoplastik in Indien verdankt ihre Erfindung der daselbst von den ältesten Zeiten her und noch jetzt üblichen Sitte, Verbrecher, Deserteurs und vorzüglich Ehebrecher durch das Abschneiden der Nase oder wohl auch der Ohren zu bestrafen. Das Bedürfniss neuer Nasen rief die Kunst sie zu ersetzen hervor. Man darf sich daher gar nicht wundern, dass in Europa die Kunst Nasen zu machen erst viel später ausgeübt wurde, denn hier bestand ja jene grausame Sitte nicht, und Verstümmelungen in Folge anderer Ursachen kamen verhältnissmässig zu selten vor. Aber die Kunst erwachte ebenfalls, als die Syphilis häufig Zerstörungen der Nase anrichtete. Nun, da man die Art und Weise Nasen zu machen einmal kannte, benutzte man sie natürlich auch um abgehauene oder abgeschnittene, nicht bloss die durch Syphilis zerstörten Nasen wieder zu ersetzen.

### §. 89.

Es ist gegenwärtig, wo in der Nähe kein Krieg geführt wird, und Duellanten meist nicht so grausam mit einander verfahren, nicht so häufig, dass Leute durch Hiebwunden die Nase verlieren, und die meisten Zerstörungen, welche die plastischen Operationen erfordern, sind durch syphilitische, oder durch scrophulöse und herpetische Geschwüre erzeugt worden. Das letztere ist sogar wohl der häufigere Fall, denn bei einer methodischen und vorsichtigen Behandlung der Syphilis kann es nicht füglich bis zur Zerstörung der Nase kommen, die Kranken müssten sich etwa durch häufiges Wechseln mit den Ärzten, und durch Nichtbefolgung der ihnen ertheilten Vorschriften selbst ihr Unglück herbeiführen, oder unwissende Ärzte müssten durch unsinnigen Mercurialgebrauch das verschulden, was die Syphilis bei nur einigermaassen angewendeter Vorsicht nicht vermocht haben würde. Aber auch das hartnäckige Beharren auf der Nichtanwendung des Quecksilbers in der Behandlung der Syphilis trägt die Schuld mancher eingesunkenen Nase. Wir hörten selbst einmal in einer Stadt, wo die Anwendung des Quecksilbers bei der Syphilis fast gänzlich verbannt ist, von einer ganz unparteiisch urtheilenden Richterin, einer Dame, die von mercurieller Behandlung bestimmt Nichts wusste, die Bemerkung machen, dass man daselbst seit einigen Jahren (dies traf genau mit der Zeit zusammen, seit welcher das Quecksilber dort in Misskredit gekommen war) auffallend viel eingesunkene Nasen bemerkte, was früher nicht der Fall gewesen sei. Eine einzige solche Bemerkung scheint in der That mehr Gewicht in die Wagschaale der mercuriellen Behandlung zu werfen, als die auffallendsten Zahlenverhältnisse in den Krankenlisten derjenigen Hospitäler, aus welchen das Quecksilber verwiesen ist. Mancher Kranke verlässt zwar momentan geheilt dasselbe, aber wenn er später zu seiner früheren undiätetischen Lebensweise zurückkehrt, bricht ohne neue Ansteckung nachträglich die Lues mit erneuerter Wuth aus, wovon die Hospitalärzte freilich Nichts mehr erfahren, weil der Kranke, das strenge Regimen des Krankenhauses scheuend, von selbst nicht wieder in dasselbe zurückkehrt. Sehr wahr sagt Dupuytren (*Leçons orales de clinique chirurgicale. Paris 1832. 8. Tom. I. pag. 106.*): Dans ces derniers temps on a voulu traiter les affections vénériennes exclusivement par la méthode antiphlogistique; mais on ne faisait pas attention qu'il y a dans ces maladies deux choses, l'élément inflammatoire, et l'élément syphilitique. Assurément les premiers symptômes, qui décèlent une maladie vénérienne sont de nature inflammatoire, et doivent, par conséquent, être traités par la méthode antiphlogistique. Il arrive quelquefois que cette méthode fait entièrement disparaître les symptômes; mais on commettrait une grande erreur, si l'on croyait avoir obtenu une guerison radicale. Tant qu'on n'aura détruit l'élément syphilitique, on devra craindre des récidives. Warnend ruft er denen, die der nicht mercuriellen Behandlung unbedingt vertrauen zu (*p. 109*): Malheur à ceux qui ne voient que l'élément syphilitique; en le combattant seul, ils détruisent à la verité l'effet, mais ils laissent subsister la cause.

## §. 90.

Bekanntlich zeigen sich, wenn die Syphilis secundär geworden ist, gewöhnlich zuerst im Rachen Geschwüre, aber es dauert meistens nicht lange, bis ein übelriechender Ausfluss in der Nase entsteht, der auf Geschwüre in der Schneiderschen Haut schliefsen lässt. Die äussere Nase wird aufgetrieben, schmerzhaft, geröthet, und es ist, wenn es einmal so weit kam, und man erst zu dieser Zeit mit einer antisyphilitischen Behandlung beginnen soll, meistens schon zu spät die Nase noch zu retten. Es brechen wohl auch auf ihrer äusseren Fläche Geschwüre auf, welche die Knochen der Nase zerstören, und diese, ihres Gerüstes beraubt, fällt ein, liegt platt auf dem Gesichte, und gewährt vorzüglich, von der

Seite gesehen, einen höchst unangenehmen Anblick, während der von vorn weniger abschreckt, so lange nämlich die Nasenhöhle durch die Weichtheile bedeckt, und die Nasenspitze noch erhalten ist. — Dies ist der häufigere Fall, und täglich begegnet man auf der Strasse Leuten, welche solche eingedrückte Nasen haben. Seltener richtet die Syphilis, sie müsste denn lange Zeit ohne alle Behandlung fortbestanden haben, und gar nichts zu ihrer Tilgung geschehen sein, so bedeutende Verheerungen an, dass nicht einmal Reste der Nase mehr übrig bleiben, und der Eingang in die Nasenhöhle als ein weites grosses Loch offen steht. Ist es mit der Syphilis einmal so weit gekommen, so ist die Zerstörung der Nase auch nicht ihr einziges Werk, denn dann sind meistens Knochenlamellen vom Schädel necrotisch geworden oder es ist Caries an der Orbita vorhanden, welche eine Verziehung des Augenlides bewirkt, oder Geschwüre im Munde bringen Verwachsungen der Wangen mit den Kinnladen hervor, welche das Öffnen des Mundes mehr oder weniger verhindern. Die mannichfaltigsten Verwüstungen sind dann die Begleiter der Zerstörung der Nase, und erschweren nicht selten den Wiederersatz derselben.

Bisweilen bewirkt Phlegmone des Gesichtes, wenn sie nicht kräftig antiphlogistisch behandelt wird, ähnliche Eindrückungen des Nasenrückens wie die Syphilis im geringeren Grade, was um so leichter möglich ist, als die feineren schwammigen Knochen der Nase, wenn sie mit dem Eiter längere Zeit in Berührung kommen, leicht necrotisch werden.

## §. 91.

Ganz anders und schon auf den ersten Blick kenntlich, verhalten sich die Zerstörungen, welche herpetische und scrophulöse Geschwüre, der Lupus anrichten. — Es sind oft junge Subjecte, welche dieselben an sich tragen, und sich schon durch den scrophulösen Habitus auszeichnen. Das Localleiden der Nase hat sich entwickelt, nachdem die Kranken schon als Kinder an Kopfgrind, an Drüsenabcessen oder Pädarthrocace gelitten haben. Ein längere Zeit bestehendes, eine dicke Borke bildendes Geschwür auf einem Nasenflügel oder der Nasenspitze trotzt allen Heilversuchen, und frisst immer tiefer. Hebt man die Borke ab, so ist unter ihr im Geschwüre dünner Eiter enthalten, die Geschwürränder sind ungleich, wenig geschwollen, von livider Röthe, und unaufhaltsam schreitet, ungeachtet aller angewendeten Mittel, die geschwürige Zerstörung der Nase vorwärts, bis sie endlich, wenn die Kranken in die Pubertätsjahre eingetreten sind, von selbst still stehen bleibt, wo die Geschwüre heilen, ohne dass man einem bestimmten Mittel diesen Erfolg zuschreiben kann. Andremale trifft Erwachsene das Unglück durch Flechten, welche ausser der Nase auch einen Theil des Gesichts, besonders die Oberlippe einnehmen, die Nase zu verlieren.

Es ist hier nicht der Ort, die Pathologie dieser Übel zu entwickeln, nur darauf wollen wir aufmerksam machen, dass in den meisten dieser Fälle die Zerstörung der Nase sich ganz anders verhält als wenn Syphilis im Gesichte gewüthet hat. Der Nasenrücken und sein knöchernes Gerüst sind dann meistens noch erhalten, nur die Nasenspitze, die knorpelige Partie der Nase fehlt, die Narbenränder haben eine Neigung sich etwas nach innen umzukrämpen, und der Anblick des Kranken ist durch diesen Mangel der Nasenspitze ebenso widrig als dort, wo die Syphilis das Einsinken der Nase bewirkte.

## §. 92.

Gar nicht selten tragen solche der Nase beraubte Menschen (für welche die Franzosen den Namen Rhinotmetes, Blandin, von ῥίνος und τέμνω schneiden, geschafsen haben [Labat schreibt Rhitnometes und Rhytnometes, wie es gerade kommt]) ein grosses Netz von Narben im Gesicht, welches die Operation selbst, und die Anheilung des Hautlappens nicht wenig erschwert, und unsicher macht, und man muss dann nur froh sein, wenn die Stirnhaut von ihnen frei ist. Die Zugabe der Stirnnarbe zu den übrigen erscheint dann bei solchen Individuen um so geringer, und wird ganz übersehen. — Dieffenbach macht bei der Gelegenheit, dass er (*Erfahrung. Bd. 3. p. 17.*) die Rhinoplastik an einem solchen Subjecte erzählt, die Bemerkung, dass die Nasenbildung bei Individuen, welche grosse scrophulöse Narben an sich tragen, besonders wenn die Lippen und die Umgegend des Mundes theilweise durch frühere Krankheit zerstört worden sind, eine sehr bedenkliche Operation ist, die oft einen unglücklichen Ausgang, wenigstens in so fern nimmt, dass sie nicht gelingt. Früher bestandene scrophulöse Krankheiten sind nach ihm, der hierin unter allen Operateuren die meiste Erfahrung hat, der Nasenbildung, auch wenn die Subjecte sich in blühender Gesundheit befinden, weit mehr entgegen, als wenn Herpes exedens oder Syphilis die Nase zerstört haben.

## §. 93.

Sehr verschiedener Art, so dass sich kein besonderer Charakter dafür angeben lässt, sind natürlich die Formen verstümmelter Nasen, welche durch Verwundungen hervorgebracht worden sind, je nachdem, ob die Nase abgehauen, abgeschnitten, weggebissen, oder verbrannt wurde. Zuletzt erwähnen wir noch als die unglücklichste, plastische Operationen veranlassende Krankheit, das Carcinom. So lange die krebshafte Ulceration fortbesteht, kann von einem Ersatze des zerstörten Theiles eben so wenig die Rede sein, als während der Dauer andrer Dyscrasien. Aber auch wo diese zur Heilung und

Vernarbung gebracht worden ist, verlohnt es sich meistens nicht der Mühe, den Kranken zu der schmerzhaften Operation einer Rhinoplastik zu überreden, weil man nicht sicher sein kann, ob die Ulceration nicht aufs Neue beginnen wird, und solche Subjecte meistens alte Leute sind, welche, weniger eitel als jüngere, eine Verbesserung ihres Gesichtes nicht dringend verlangen, und sich derselben nur noch kurze Zeit würden erfreuen können. Es müsste sich denn, wozu aber noch vielfache Erfahrungen gehören, die erst gemacht werden sollen, bestätigen, was Martinet de la Creuse behauptet, dass die Transplantation eines Hautstückes auf eine nach der Exstirpation des Carcinoms zurückgebliebene Wunde, die Recidive des Krebses sicher verhüte, in welchem Falle die Rhinoplastik, wenn nicht als Formverbesserung, vielmehr als Radicalcur des Krebses doppelt indicirt sein würde.

## §. 94.

Das schönste Gesicht wird, wenn ihm die Nase fehlt, zur Fratze, von deren Anblick man sich unwillkührlich abwendet. Der seiner Nase Beraubte hingegen bekommt, schon wenn man ihm eine kleine, und mit einer natürlichen Nase nur eine entfernte Ähnlichkeit habende Hautwulst auf das Gesicht gepflanzt hat, ein viel angenehmeres Aussehen. — Unser Auge ist so an den Anblick einer Nase im menschlichen Angesichte gewöhnt, dass die hässlichste und unförmlichste Nase uns nicht so beleidigt als der gänzliche, oder auch nur theilweise Mangel derselben. Es giebt sehr viele natürliche Nasen, welche den von den Künstlern für die Schönheit des Gesichts aufgestellten Regeln nicht im mindesten entsprechen, aber es ist ein viel grösseres Glück eine solche, zum übrigen Gesichte nicht passende Nase zu haben, als gar keine. — Wir werden in der Folge mehrfache Gelegenheit haben auf den Werth einer Nase zurück zu kommen, und zu schildern wie unglücklich Jemand durch den Mangel derselben ist, um so mehr, wenn er sich den Vorwurf zu machen hat, durch eigene Schuld um dieselbe gekommen zu sein. Aber der Nichtarzt weiss diesen Unterschied nicht zu machen, und auch der Schuldlose erfährt häufig von den Menschen, mit welchen er umgehen muss, Kränkungen, die ihn bald dahin bringen, dass er sich, um diesem Verdachte zu entgehen, gänzlich in tiefe Verborgenheit zurückzieht. Künstliche Nasen aus Holz, Silber und anderen Stoffen bereitet, dienen wohl dazu in der Entfernung das Unangenehme des Anblicks zu verdecken, aber in der Nähe gesehen, vermehren sie durch das Todte, Wachsfigurenartige nur noch die Abscheulichkeit eines solchen Gesichtes.

## §. 95.

Die äussere Nase ist dem Menschen ja aber nicht bloss als Zierrath gegeben. Sie ist ein wesentlicher Theil der Athmungsorgane und verhindert den allzu freien Zutritt der Luft in die Nasenhöhle. Die Schneidersche Haut pflegt beim gänzlichen Mangel der Nase trocken zu werden; der von ihr abgesonderte Schleim verhärtet sich schnell zu Crusten, welche den Durchgang der Luft hindern, bis sie als grosse Stücken bei einer heftigen Ausathmung ausgeworfen werden. Wenn indess alle inneren feineren Nasenknochen, Vomer und Muscheln ebenfalls zerstört sind, kann freilich die Ansammlung vertrockneten Schleimes in der Nase kein Hinderniss der Athmung mehr abgeben, weil eine weite offne Höhle den Zutritt der Luft zum Kehlkopf zulässt. In jedem Falle ist das Geruchsvermögen um ein Bedeutendes vermindert oder auch ganz aufgehoben, denn die Schneidersche Haut bedarf, damit sie Gerüche empfinden könne, eines gewissen Grades von Feuchtigkeit, den sie nun entbehrt. Solche Kranke können sich aber auch nicht einmal ausschneuzen, denn dies geschieht dadurch, dass man plötzlich einen starken Luftstrom durch eine starke Ausathmung bei verschlossenem Munde durch die Nase gehen lässt. Damit er aber die, den Wänden der Nase anhängenden Schleimpfröpfe mit wegnehme, ist es nöthig, dass man den Ausgang der Nase noch enger macht. Man drückt daher die Nasenflügel gegen das Septum etwas an, oder man verschliesst ein Nasenloch ganz, und die Luftströmung wirkt um so stärker, den Ausweg nach der engen Öffnung suchend. Dies alles kann man nicht vollbringen, wenn man keine Nase hat, und man lernt das Glück sich die Nase ausschneuzen zu können erst recht schätzen, wenn man sieht, mit welchem Vergnügen sich ein Mensch, dem man die Rhinoplastik gemacht hat, zum ersten Male wieder so wie er es wohl früher, aber lange Zeit gar nicht mehr gekonnt hat, durch Ausschneuzen Luft in der Nase verschafft.

## §. 96.

Den Geruchssinn achtet man gegen die übrigen Sinne immer am geringsten, und glaubt ihn am leichtesten entbehren zu können. Jeder würde ihn am ersten hergeben, wenn er gezwungen wäre einen Sinn aufzuopfern, und ihm die Wahl freistünde. Aber die innige Verbindung des Geruchssinnes mit dem Geschmack vermindert auch diesen, und Menschen, welche nicht riechen können, entbehren daher mehr als man gewöhnlich glaubt. — Lisfranc's Kranker, Eval *(Labat. pag. 108.)*, hatte Anschwellung beider Thränensäcke wahrscheinlich in Folge von Anschwellung, Vertrocknung und Verstopfung der Thränencanäle in der Nase. Sie verschwand als er wieder eine Nase hatte.

Die Undeutlichkeit der Sprache, die nicht selten mit dem Mangel der Nase verbundene, durch Mitleidenheit der Tuba Eustachii erzeugte Schwerhörigkeit, der aus der weiten Nasenöffnung ausströmende äusserst übelriechende Athem, alles dies macht solche Menschen noch unangenehmer, und für den Umgang sowohl, als selbst für ihren Beruf, unbrauchbarer, als sie es schon durch ihren hässlichen Anblick sind. — Allen diesen grossen Übelständen abzuhelfen, ist die schöne Aufgabe der Rhinoplastik.

## §. 97.

Auf eine sehr ansprechende Weise schildert Dieffenbach (*Erfahrg. Bd. I. pag. 34.*) die grosse Eitelkeit eines auf schreckliche Weise entstellten Mädchens, an welcher er die Rhinoplastik übte, mit folgenden Worten: „Dies auf eine so merkwürdige Art entstellte Mädchen, welches sich übrigens seit einigen Jahren einer vortrefflichen Gesundheit erfreute, hatte einen kräftigen Körperbau. Bei einem grossen Hange zur Eitelkeit, der sich in der Art ihres Putzes und andern Dingen aussprach, besass sie eine Menge Geschicklichkeiten und Fertigkeiten, welche sie ihrer Familie unentbehrlich machten. Mitten unter allen Leiden, welche sie durch ihre Gestalt, woran sich selbst ihre nächste Umgebungen nicht gewöhnen konnten, erduldete, trieb sie unwiderstehlicher Haug zu manchen sinnlichen Freuden, der um so grösser war, als sie sich selbst wie ein Schreckbild ansah, das die Freude schwinden machte, wohin es sich wendete. So hielt sie es für die grösste Glückseligkeit, einmal recht viel auf einem grossen Balle tanzen zu dürfen, und als die Ältern sie einstens mit auf die Maskerade führten, war keine der für sie zur Auswahl vorgelegten Larven ihr schön genug; endlich auf dem Balle angelangt, zog sie durch ihren schönen Tanz die Aufmerksamkeit Vieler auf sich; denn keiner ahnete, was hinter dieser Larve steckte. Das Tanzen hatte sie hinter einer Glasthüre verborgen von dem Unterrichte ihrer Geschwister abgesehen."

Gewiss hält jeder die Blindheit für ein grosses Unglück. Was jedoch das Schlimmere sei, blind zu sein oder keine Nase zu haben ist schwer zu entscheiden. Wir lassen, um den Werth der Rhinoplastik, von welchem wir so innig überzeugt sind, in ein möglichst helles Licht zu stellen, eine wahrhaft schön geschriebene Stelle, ebenfalls aus Dieffenbachs Werken, wörtlich folgen *(Dieffenbach Erfahrung. Bd. 3—4. pag. 39.)*: „Ein armer 17jähriger junger Mensch, welcher in den ersten Wochen seines Lebens an der Ophtalmia neonatorum erblindet war, hatte das eben so grosse Unglück, in späterer Zeit durch ein scrophulöses Nasengeschwür eine abschreckende Entstellung der Nase zu erleiden. Die Nasenknochen waren unversehrt, dagegen aber der ganze knorpelige Theil der Nase eingesunken, und sowohl das häutige als knorpelige Septum zerstört. Dieser unglückliche Mensch wünschte sich eine bessere Nase. Man hätte ihm die Operation widerrathen müssen, denn seine Blindheit schloss ihn schon grösstentheils von der menschlichen Gesellschaft aus; doch ein Blinder erregt Mitleiden, aber ein Mensch ohne Nase Abscheu und Entsetzen, und dazu ist die Welt noch gewohnt diese unglückliche Entstellung als eine gerechte Strafe der Schuld zu betrachten. Es ist überhaupt die Eintheilung der Krankheiten oder vielmehr ihrer Folgezustände in verschuldete und unverschuldete höchst sonderbar. Der Unglückliche, welcher die Nase verloren hat, findet kein Mitleiden, am wenigsten bei den Frömmlern, Homöopathen und Heuchlern, denn schnell fertig mit dem Wort heisst es: „„ist des Mitleidens unwerth, denn der Mensh hat sein Unglück verschuldet."" Als wenn die Menschen mit Nasen unschuldiger wären! Es wird auch von der Welt nicht weiter untersucht, ob die Nase verloren ging, weil ein Balken darauf fiel, oder ob Scropheln, oder ob Syphilis sie zerstörte."

## §. 98.

Die Mundbildung wird meistens durch die, in Folge der Syphilis und der Mercurialcuren zurückgebliebenen Verwachsungen der Lippen untereinander oder mit den Kiefern indicirt. — Ganz unendlich sind die Qualen der Menschen, deren Mund bis auf ein kleines enges Loch verwachsen ist, so dass sie nur noch mit flüssigen Nahrungsmitteln ihr Leben erhalten können. Sie können feste Speisen nicht in den Mund bringen, und wäre dies auch möglich, so sind sie wieder nicht im Stande sie zu kauen, weil sie den Unterkiefer vom Oberkiefer nicht abziehen können. Der Mund, als etwas Negatives, eine Öffnung, erfordert zu seiner Wiederbildung, im Falle er durch abnorme Cohäsion aufgehört hat zu sein, eine Trennung der ihn verschliessenden Theile. Damit dieselbe aber vom Bestand sei, müssen Operationsweisen angewendet werden, die wirklich zu den plastischen Operationen, zu den Neubildungen zu rechnen sind.

## §. 99.

Verschieden von der Mundbildung, ihr gewissermaassen e diametro entgegengesetzt, und doch nahe mit ihr verwandt und oft mit ihr verwechselt, ist, wenn man den Begriff streng nimmt, die Bildung der Lippen, Chiloplastik. Wenn sie oder die Wangen (welche die Genioplastik erfordern) fehlen, sie mögen durch Ulceration, durch Noma, Carcinom, Gangrän oder auf mechanische Weise zerstört worden sein, so sind die Beschwerden der Kranken sehr mannichfache. Abgesehen davon, dass ein Mensch ohne Lippen einen grässlichen Anblick gewährt, und Ähnlichkeit mit einem wilden reissenden Thiere bekommt, so fliesst ihm noch ausserdem fortwährend der Speichel aus dem Munde, die Verdauung wird durch den Mangel dieser für sie nothwendigen Flüssigkeit gestört, das Allgemeinbefinden und die Ernährung des ganzen Körpers leiden daher durch den Defect der Lippen. Aber auch die Zähne werden, durch die starke Berührung mit der Luft, schwarz, und bedecken sich mit dicken Crusten, sie werden spröd und brechen aus, das Zahnfleisch verdickt und verhärtet sich wie Schleimhäute, die nicht, so wie es ihre Bestimmung ist, stets feucht sind, und wie es solche Partien der Schleimhäute, die man auf die äussere Oberfläche des Körpers verpflanzt, ebenfalls thun. — Durch die etwa vorhandenen Zahnlücken fällt überdies die Zunge vor, und degenerirt ebenfalls, die Sprache des Kranken ist gehindert und unverständlich, und beim Genuss von Speisen oder Getränk fliesst ihm das in den Mund Genommene theilweis immer wieder aus. Dies sind die Leiden der Menschen, welche so unglücklich sind um den Besitz ihrer gesunden Lippen gekommen zu sein. „An hoc exile est, et parvum, quod tantam labem, tam inhonestam, tam turpem amoveri contingat: quod pristinum faciei decus, et suus nitor redeat: quod qui instar monstri, et spectaculi fueris, liberalior mox, et venustior appareas? Perpendat quam spes in propinquo sit, quam statim voto potius, quam brevius sit hic dolor et evanidus." *(Taliacot. lib. II. cap. 14. pag. 50.)*

## §. 100.

Wenn gleich grosse Schwierigkeiten im Wege standen, und die Hoffnung des Gelingens gering war, so liess sich Dieffenbach *(Erfahr. I. pag. 49.)* dennoch nicht abhalten, den Wiederersatz des verloren gegangenen Gaumensegels aus den benachbarten Weichtheilen zu versuchen. Da die Operation bis jetzt, wie es scheint, noch keine Nachahmung gefunden hat, so werden wir im speciellen Theile den Dieffenbachschen Fall erzählen, und erwähnen hier nur, dass, indem Labat von Staphyloplastie spricht, er darunter bloss die Naht des gespaltenen Zäpfchens versteht, die er durch diesen Namen von der Palatoplastie, der Naht des weichen Gaumen unterschieden wissen will.

## §. 101.

Der Mangel eines oder mehrerer Augenlider versetzt die Kranken in eine sehr traurige Lage und führt sie der Blindheit entgegen. Es ist nicht nothwendig dass ein Augenlid vollkommen fehle, um den Kranken in dieselbe Gefahr zu versetzen. Schon beim Ectropium im höheren Grade, beim Lagophthalmus, und wenn das Augenlid durch stark verkürzende Narben so vom Auge abgezogen ist, dass seine Conjunctivafläche das Auge nicht mehr berühren kann, befindet sich der Kranke in dem Falle, dass sein Auge der steten Berührung der Luft preisgegeben, und gegen den übermässigen Einfluss des Lichtes ungeschützt in einem fortwährend gereizten Zustande bleibt, dass die Conjunctiva des Augapfels sich verdickt, die Cornea sich trübt und der Kranke durch Pannus erblindet.

Die mannigfachen Operationsmethoden zur Wiederherstellung der normalen Richtung der Augenlider gehören allerdings gewissermassen in die plastische Chirurgie. Aber es würde zu weit führen, sie, die in jedem Handbuche der Augenheilkunde abgehandelt sind, auch hier aufzunehmen, und wir werden uns daher darauf beschränken, einige derselben, die den plastischen Operationen am nächsten stehen, in dem Kapitel der Blepharoplastik, worunter man den Ersatz des wirklichen Mangels der Augenlider im engern Sinne zu verstehen hat, zu erwähnen. — Die Blepharoplastik ist bisweilen auch schon dann indicirt, wenn das Augenlid nicht geradezu fehlt, sondern wenn es so degenerirt ist, dass es sich nicht mehr verbessern lässt. Man thut dann wohl, ein solches, z. B. ein carcinomatöses Augenlid ganz zu entfernen und ein neues an seine Stelle zu bilden.

## §. 102.

Weniger wichtig ist der Mangel der Ohrmuschel. Man kann durch Bedeckung der Stelle mit Haaren den Mangel des Ohres leicht unbemerkbar machen, und für das Gehör scheint kein grosser Nachtheil aus seiner Abwesenheit zu erwachsen. Überdies ist die Otoplastik noch eine sehr unvollkommene Operation, denn es ist äusserst schwierig, Theile, die so wie ein Ohr von allen Seiten frei sind, künstlich zu bilden, weil die Zusammenziehung der Haut das zwar anfangs einem natürlichen Ohre ähnliche, überpflanzte Hautstück zuletzt doch wieder verunstaltet. Überhaupt bezieht sich das, was man unter Otoplastik versteht, nur auf einzelne Partien des Ohres, die obere Hälfte oder das Ohrläppchen.

## §. 103.

Die Fisteln der Luftröhre, welche von Stimmlosigkeit begleitet zu sein pflegen, erfordern besonders aus dieser Rücksicht ihre Zuheilung, und man hat die Heilung solcher veralteter, mit Substanzverlust verbundener Luftröhrenfisteln durch Transplantation, mit dem Namen der Bronchoplastik belegt.

## §. 104.

Ein noch höherer Grad von Eitelkeit, als zur Ohrbildung nöthig ist, gehört dazu, um sich eine Vorhaut wieder bilden zu lassen. Sie ist ein so unwesentlicher Theil, und man gewöhnt sich an ihren Verlust so leicht, dass eine dringende Veranlassung zu dieser Operation wohl niemals vorhanden ist. Doch scheint es, nach einer von Jessenius à Jessen gethanenen Äusserung zu urtheilen, als ob bisweilen Juden, die sich taufen liessen, auch diese Ähnlichkeit mit ihren früheren Glaubensgenossen abgelegt, und sich eine neue Vorhaut hätten bilden lassen, und man habe sie deshalb Recutiti genannt.

Uneigentlich hat man auch den Operationen an der Vorhaut, welche die Wiederverwachsung der Vorhaut mit der Eichel verhindern sollen, den Namen der Vorhautbildung gegeben.

§. 105.

Von viel grösserer und zwar von der allergrössten Wichtigkeit sind die plastischen Operationen zur Schliessung von Fisteln der männlichen Harnröhre. Sie sind in der Nähe des Perinäum öfter die Folge von Harninfiltrationen in das Zellgewebe, die besonders dann leicht entstehen, wenn durch rohes Katheterisiren falsche Wege gebildet worden sind. Fisteln am vorderen Theile des Penis bleiben öfters nach syphilitischen Geschwüren zurück, seltner sind sie Folgen von Verwundungen oder andern Ursachen. — Das Unvermögen, wie ein Gesunder im Strahle zu pissen, versetzt die Kranken in einen sehr unangenehmen Zustand. Sie machen sich, wenn sie ihr Wasser lassen wollen, allemal die Kleider nass, und müssen sich, um dieses zu vermeiden, stets ganz ausziehen. Aber sie sind doch wenigstens im Stande das Wasser zu halten. Dies ist aber nicht der Fall bei den Blasenscheidenfisteln.

§. 106.

Die Leiden, welche der unwillkührliche und ununterbrochene Abfluss des Urines bei den an letzterer Krankheit leidenden Frauen erzeugt, sind so mannigfach, der Einfluss dieses Gebrechens auf das Gemüth der Kranken das Mitleiden des Arztes so in Anspruch nehmend, dass die Erfindung neuerer zweckmässigerer, und sichrer zum Ziele führender Operationsmethoden, wie sie Dieffenbach geschaffen hat, die Dankbarkeit der Kranken, und der Ärzte, welche zur Behandlung derselben aufgefordert werden, im höchsten Grade verdient.

Der bei Blasenscheidenfisteln beständig abtröpfelnde Urin macht die Kranken an den Schenkeln wund. Es ist schon für Männer eine schwierige Sache, sich der Harnrecipienten zu bedienen; Frauen nützen sie noch viel weniger, denn der Urin läuft daneben doch vorbei, und dringt wohl bis in die Schuhe herab. Die unglücklichen Kranken riechen fortwährend nach Urin, Niemand kann es in ihrer Nähe aushalten, und wenn sie nur für die nöthigste Reinlichkeit sorgen wollen, so erfordert dies doch schon einen Aufwand, welchen Arme nicht herbeischaffen können. Die häufigste Veranlassung zu Blasenscheidenfisteln geben schwere Geburten, und rohe Hülfe bei denselben. Oft geschieht nicht bloss ein Einriss, sondern es werden nicht selten Stücken der Scheide und der ihr adhärirenden hintern Blasenwand von der Grösse eines Zwei- und Viergroschenstückes oder von noch bedeutenderem Umfange losgerissen. Das Unglück wäre nicht so gross, wenn der losgerissene, an einer Stelle noch in Verbindung gebliebene Lappen an die noch frische Wunde mittelst vieler Nähte sogleich wieder angeheftet würde. Dies unterbleibt aber in der Regel, und die später gestellte Aufgabe, solche Lappen, nachdem sie lange Zeit zu einem Klumpen zusammengerollt gewesen sind, wieder aufzurollen und in die Fistelöffnung, deren Ränder durch die stete Berührung mit dem Urin callös geworden sind, wieder einzuheilen, ist eine viel schwierigere.

Seltner werden Blasenscheidenfisteln durch syphilitische Geschwüre erzeugt. Sie sind dann meistens kleiner, als die nach Geburten zurückgebliebenen, oft nur so klein, dass sie schwer zu entdekken sind. Der Urin siepert dann durch eine haarfeine Öffnung aus, die man nur nach langem, aufmerksamen Suchen, und mit Hülfe von Injectionen in die Blase, wozu man auch wohl gefärbte Flüssigkeiten benutzen kann, auffindet. — Aber die Leiden sind dieselben, Kranke mit kleinen Urinfisteln sind ebenso gut fortwährend nass, als ob sie eine grosse Öffnung in der Scheide hätten, und ihre Heilung ist beinahe ebenso schwierig, denn es ist leichter eine grosse Fistel bis auf einen gewissen Punkt zu verkleinern, als sie zur vollkommenen Schliessung zu bringen, wogegen der fortwährend durchsickernde Urin ein schwer zu überwindendes Hinderniss abgiebt.

Wir kommen in dem Kapitel der Cystoplastik auf diesen Gegenstand zurück.

## §. 107.

Die Oscheoplastik wird durch Mangel des Scrotums indicirt. Es giebt viele Fälle, wo die Hoden blossliegen, weil die zu ihrer Bedeckung bestimmte Haut auf irgend eine Weise getrennt worden ist, und sich zurückgezogen hat. Dann braucht man die Haut nur herbeizuziehen, und über die Hoden zusammenzuheilen, was indess, weil die Haut des Scrotums wenig Neigung zur adhäsiven Entzündung hat, leichter gesagt als gethan ist. Aber es kommen auch Fälle vor, wo die Bedeckungen der Hoden gänzlich fehlen, weil sie durch Brand zerstört worden, oder in dem Grade degenerirt sind, dass sie entfernt werden müssen. Die Hoden wurden bisweilen in dem durch Lepra oder Elephantiasus zu einer ungeheuren Grösse degenerirten Scrotum noch gesund gefunden. Dann ist es aber heilige Pflicht des Wundarztes, sie bei der Exstirpation des Scrotums nicht mitzuentfernen, sondern durch Herbeischaffung von Haut aus der Nachbarschaft, von dem Bauche, oder der innern Fläche der Schenkel, für ihre Bedeckung zu sorgen. Die wenigen Fälle, welche bis jetzt diese Operation erfordert haben, sind verhältnissmässig mit sehr schönem Erfolg gekrönt worden.

## §. 108.

Die Heilung der durch Verkürzung der Sehnen verunstalteten Füsse und andrer Glieder mittelst Durchschneidung der Sehnen, und Ausdehnung der zu ihrer Heilung sich bildenden Zwischensubstanz hat eine so nahe Beziehung zu den plastischen Operationen, dass wir diesem Gegenstande einige Seiten widmen zu dürfen meinen, ohne uns von unserm Vorhaben zu sehr zu entfernen. — Die Erzeugung von Zwischensubstanz in der Lücke der durchschnittenen Sehnenenden ist zwar nur das Werk der Natur, aber die Kunst bewirkt durch Extension die Verlängerung dieser neugeschaffenen Masse, während ohne ihr Zuthun die Heilung zwar auch zu Stande kommen würde, jedoch ohne dass eine Verbesserung zu bemerken wäre.

Die Kunst hat durch die zwar schon früher von Michaelis, neuerlich aber von Delpech und Stromeyer ertheilten Vorschriften die Durchschneidung der Sehnen ohne Gefahr verrichten zu können einen wesentlichen und glänzenden Fortschritt gemacht, aber die anfangs zwar meist nur an Klumpfüssen verrichtete Operation der Durchschneidung der Achillessehne findet noch viel allgemeinere Anwendung bei allen auf Verkürzung der Sehnen beruhenden Contrakturen, so dass sie nicht bloss bei dem angebornen Fehler des Klumpfusses, sondern noch in vielen andern Fällen verrichtet zu werden mit Recht verdient.

## §. 109.

Wir wollten durch diese Andeutungen, ohne weitläufig zu sein, weil wir bei den einzelnen Kapiteln und Krankengeschichten auf die die Operationen indicirenden Umstände und Leiden noch oft zurückkommen werden, nur die Wichtigkeit der plastischen Chirurgie vor die Augen treten lassen. — Man wird aus dieser Schilderung sehen, dass nicht die Eitelkeit allein Kranke bewegen kann plastische Operationen an sich verüben zu lassen. Sie sind, wenn auch nicht lebensrettende, doch in anderer Hinsicht als nur durch die Verbesserung des Aussehns höchst wohlthätige Operationen, welche die Abhülfe mannigfacher Übelstände schaffen. Es ist in vielen Fällen möglich, Kranke, welche sich einer chirurgischen Operation ohnehin unterwerfen müssen, durch eine kleine Zugabe zu der Operation, und die Verwandlung derselben in eine plastische, in einen für die Heilung und ihr späteres Befinden weit günstigeren Zustand zu versetzen, so dass sie in kürzerer Zeit vollkommner genesen sein werden, als wenn man dies unterliess. — Die geringe Zugabe zu den Schmerzen, die dies verursacht, kann gegen den zu erringenden Vortheil in keinen Betracht kommen. Die Exstirpation einer carcinomatösen Unterlippe z. B. hinterlässt den Kranken in einem sehr kläglichen Zustande, wenn man den Substanzverlust durch Herbeiziehung der Haut nicht ersetzen kann. Bei einem Defecte von einiger Bedeutung ist es mit der Zusammenziehung der Wundränder nicht abgethan, und man muss eine Lippenbildung machen, d. h. man muss einen Hautlappen irgendwo entlehnen, ihm nach den später anzugebenden Regeln die Form der Lippe geben, und ihn anheilen. Wenn eine solche künstliche Lippe auch keine rothe Lippenhaut hat, und nicht von einem Orbicularmuskel bewegt wird, so befindet sich der auf diese Weise Operirte doch in einem viel erträglicheren Zustande, als einer dessen Zähne und Kiefer nach der Operation des Lippenkrebses entblösst sind, so dass ihm der Speichel fortwährend aus dem Munde laufen muss.

## §. 110.

Ebenso ist es nicht gleichgültig, ob man die Wunde, welche nach einer Brustamputation zurückbleibt, weil es an Haut zur Bedeckung derselben fehlt, durch Granulation heilen lässt, oder ob man einen Hautlappen in der Nähe lostrennt und auf die Wunde transplantirt, indem man seine Wundränder mit denen der Brustwunde zusammenheftet, und die Aufheilung des Lappens mit seiner Fläche zu befördern sucht. Natürlich muss dann die Stelle, wo man den Lappen hergenommen hat, eitern und granuliren, allein dies hat wenig auf sich, denn man erringt dabei wichtige Vortheile, von denen später in einem besondern Kapitel die Rede sein wird. Die möglichste Zusammenziehung der Wunde durch Nähte, welche wohl bei grossen Hautdefecten immer mehr oder weniger gewaltsam wirken und einschneiden, ist schon von jeher eine allgemeingültige Regel nach Exstirpationen gewesen, aber diesen Zweck leichter auf die genannte Weise zu erreichen, darauf war man nicht gekommen, bis die plastische Chirurgie dazu verhalf, bis nämlich Ärzte, die mit dem Grade der Gefahr in der sich ein losgetrennter Hautlappen befindet, vertraut und mit dem Processe der Anheilung eines solchen, wenn er auf eine andre Stelle verpflanzt wird, bekannt waren, diese Operation versuchten.

## §. 111.

Immerhin möge man der plastischen Chirurgie den Vorwurf machen, dass eine künstliche Nase unvollkommner sei als eine natürliche, dass ein künstliches Augenlid die Stelle eines wirklichen nicht vollkommen vertrete. Dies wissen die Ärzte am besten, welche selbst plastische Operationen verrichtet haben. Aber dies darf unsern Eifer für die gute Sache nicht erkälten, sondern kann ihn nur anfeuern. Wer hätte vor zwanzig und einigen Jahren geglaubt, was man jetzt leisten kann, und stehen wir denn schon am Ziele, ist die Kunst schon erschöpft? Oder dürfen wir hoffen durch neue Verbesserungen künftig noch Grösseres zu vollbringen, als wir es jetzt vermögen?

## §. 112.

Die Verstümmelungen, welche plastische Operationen erfordern, können bei Individuen jedes Alters vorkommen, doch ist es natürlich, dass Kinder seltner solche an sich tragen. Die grosse Vulnerabilität derselben verbietet es meistens plastische Operationen an ihnen zu unternehmen, und die Rücksicht, dass eine künstliche Nase, die man einem Kinde machen wollte, zu klein erscheinen würde, wenn es später erwachsen wäre, macht es nöthig mit der Rhinoplastik zu warten bis der Kopf vollkommen ausgebildet ist. Andrerseits setzt die Unwillfährigkeit der Kinder ein nicht zu überwindendes Hinderniss entgegen Operationen, welche den grössten Muth und Standhaftigkeit von Seiten des Kranken erfordern, an ihnen auszuüben, z. B. die Staphyloraphie oder die Staphyloplastik. Die Anlegung einer Harnröhre, wo ihr angeborner Mangel sie erfordert, gehört eigentlich mit ebenso vielem Recht in die plastische Chirurgie, als die Eröffnung des verwachsenen Mundes oder der angebornen Verschliessung des Mastdarms. Es würde uns aber zu weit führen, wenn wir diesen Gegenständen besondere Kapitel widmen wollten. Grössere Verwandtschaft zu den plastischen Operationen hat die ebenfalls im kindlichen Alter indicirte, aber eher aufschiebbare Operation der Hasenscharte.

## §. 113.

Ebenso gebietet bisweilen die Rücksicht auf das hohe Alter der Kranken die Unterlassung plastischer Operationen. Es wäre grausam, sehr alte Leute, welche die Operation nur kurze Zeit überleben können, zu derselben zu überreden. Sie haben sich an den Verlust des Theiles, an die mit der Verstümmlung verbundenen Nachtheile und Unbequemlichkeiten schon längst gewöhnt, und verbringen ohnehin zurückgezogen von dem Getümmel des Lebens den Rest ihrer Tage in Einsamkeit. Überdies würde die Prognose bei allen plastischen Operationen, die man an sehr alten Leuten unternehmen wollte, sehr zweifelhaft sein. Der nöthige Grad von Vitalität des Hautorgans, welchen die zu transplantirenden Hautpartien besitzen müssen, wenn die prima intentio, auf welche man hierbei immer am meisten zu rechnen hat, gelingen soll, fehlt ihnen. Die Haut ist schlaff, welk, zusammengeschrumpft, und deshalb zu plastischen Operationen unbrauchbar. Indess kann auch hier die Regel Ausnahmen erleiden, und es erlaubt sein, auch bei sehr alten Leuten, z. B. nach der Operation des Lippenkrebses oder der Brustamputation, eine Transplantation vorzunehmen, um die durch die Operation hervorgerufene Entstellung zu mindern.

## §. 114.

Das mittlere oder jugendliche Alter gewährt die günstigste Prognose. Die in demselben befindlichen Individuen haben noch den grösseren Theil ihres Lebens vor sich, und Ursache dazu, sich, wenn sie schon frühzeitig so unglücklich waren Verstümmelungen ihres Körpers zu erleiden, wieder in den Stand zu setzen, ihren Lebenszweck erfüllen zu können.

## §. 115.

Mehr als bei allen andern chirurgischen Operationen, die oft durch die dringende Nothwendigkeit erfordert, die Beachtung der Constitution, vorhandener Dyscrasien oder des Alters in den Hintergrund treten lassen, und weil es darauf ankommt, das Leben zu retten, unter den ungünstigsten Nebenumständen ex tempore dennoch verrichtet werden müssen, ist es, ehe man sich an plastische Operationen wagt, nöthig, auf diese Verhältnisse Rücksicht zu nehmen. Überdies sind die Fälle, wo Verstümmelungen durch Verwundungen erzeugt wurden, bei Weitem die seltneren, den meisten liegen Dyscrasien zum Grunde, deren Tilgung oft noch nicht vollendet ist, wenn die chirurgische Hülfe verlangt wird. Man kann hier nicht vorsichtig genug sein, und traue nur nicht den Versicherungen anderer

Ärzte, welche die Kranken früher behandelt haben, sondern überzeuge sich selbst, ob die frühere Syphilis nicht noch schlummert. Die Dauer, seit welcher die Vernarbung der Geschwüre erfolgt ist, trügt oft. Kranke dieser Art sollten, wenn sie so bittere Erfahrungen gemacht haben, vorsichtig geworden sein. Leider ist dies oft nicht der Fall, und obwohl es schwierig zu sein scheint, wie ein Mensch ohne Nase die Gelegenheit finden könne aufs Neue angesteckt zu werden, so wissen sie dies bisweilen doch möglich zu machen. Der Arzt, welcher Theile künstlich ersetzen will, muss mit der Behandlung der Syphilis ganz vertraut sein, und muss namentlich, was in manchen Fällen recht schwer ist, Mercurialkrankheit und Syphilis zu unterscheiden wissen. Bisweilen sind es nur einzelne, entfernt liegende, vom Kranken wenig beachtete, und nicht mehr der frühern Syphilis zugeschriebene Symptome, welche dem Wundarzte auffallen, und in ihm die Vermuthung vom Fortbestehen der Dyscrasie rege machen müssen. Ein kleiner Tophus, ein vielen Mitteln trotzendes Fussgeschwür, Ausfallen der Haare u. s. w. sind manchmal die Verräther. Wenn wir auch nicht sicher sein können, ob das Gold ein zuverlässiges Mittel zur Tilgung der Syphilis sei, so haben wir doch in manchem Falle vortreffliche Wirkungen von seinem Gebrauche gesehen, wo das Vorhandensein der Syphilis noch nicht bestimmt ermittelt war, und wir stärkere Mercurialia nicht darreichen wollten. Es bewirkt dann immer sehr rasch eine Verbesserung, und hilft zur Vergewisserung der Diagnose. In den meisten Fällen ist es gut, Kranke, welche durch Syphylis verstümmelt wurden, was doch nur bei einem hohen Grade von Lues geschehen konnte, ehe man die Rhinoplastik an ihnen vornimmt, das Decoctum Zittmanni oder Pollini trinken zu lassen, oder, wenn man Mercurialcachexie vermuthet, sie zu electrisiren und Antimercurialia zu reichen.

## §. 116.

So wenig es unsre Absicht sein kann, hier Mehreres über die Behandlung der Syphilis zu sagen, sondern da wir nur darauf aufmerksam zu machen haben, dass man es bei plastischen Operationen mit ihrer Tilgung nicht genau genug nehmen kann, so liegt es uns auch ebenso wenig ob von der Heilung der Scrophulosis, des Herpes, des Lupus, des Krebses, und aller der Krankheiten zu reden, welche solche Zerstörungen anrichten, dass die plastische Chirurgie in Anspruch genommen werden muss. Es ist von grossem Nutzen, wenn der Arzt, der später die Operation unternimmt, auch schon früher die innere Behandlung selbst geleitet hat, denn er wird dann die Nachbehandlung nach plastischen Operationen um so besser zu führen im Stande sein. Doch lässt sich dies nicht immer so einrichten. Auf jeden Fall ist es von Nutzen, wenn die Operation nicht zu schnell nach der vollendeten Heilung, es sei die frühere Krankheit von dieser oder jener Art gewesen, vorgenommen wird.

## §. 117.

Um die Vulnerabilität des zu operirenden Kranken zu prüfen, haben wir gewöhnlich vor der Hauptoperation eine kleinere vorläufige Operation an dem Kranken unternommen. Öfters ist diese schon von selbst indicirt. Ein eingesunkener Nasenflügel kann bisweilen zur Rhinoplastik benutzt und aufgerichtet, ein eingesunkener Nasenrücken aus der Tiefe gelöst und hervorgeholt werden. Kann der auf solche Weise wieder aufgebaute Theil später nicht benutzt werden, so nimmt man ihn bei der Wundmachung des Stumpfes wieder hinweg. Giebt es aber nichts dieser Art zu thun, so macht man ohne einen andern Vorwand, als: „es müsse geschehen" einen Einschnitt an einer Stelle, wo dies nichts schadet, und heftet ihn wieder zu. Man hat dann nur den

Vortheil errungen, dass man sich überzeugt hat, ob die Haut der Kranken zur prima intentio geneigt ist oder nicht. — Ist es nicht der Fall, so trage man erst zur Verbesserung seiner Constitution bei, schicke den Kranken auf das Land oder in das Bad, lasse ihn überhaupt eine Vorcur brauchen.

§. 118.

Ein häufiger Widersacher plastischer Operationen ist das Erysipelas. Leute, die nie daran gelitten hatten, werden nicht selten von ihm befallen, wenn man einen bedeutenden Theil ihrer Gesichtshaut losgelöst und verpflanzt hat. Es schreitet dann meistens über den Kopf weiter, und setzt seine Wanderung manchmal bis auf den Nacken, ja selbst über den ganzen Rücken fort, ist mit starker Geschwulst des unter der Haut befindlichen Zellgewebes verbunden und natürlich von starkem Fieber begleitet. Wir müssen in dem Kapitel von der Physiologie und Pathologie transplantirter Theile mehr darüber sagen, und machen hier nur darauf aufmerksam, dass man bei Menschen, die schon früher an Erysipelas litten, doppelt vorsichtig sein müsse.

119.

*Prognose.*

Die Prognose der plastischen Operationen im Allgemeinen ist eine günstige, denn in Fällen, welche einen glücklichen Erfolg nicht versprechen, wird man sie natürlich unterlassen. Indessen kann sich ein operationslustiger Chirurg bisweilen wohl durch die dringenden Bitten auch eines solchen Kranken zur Operation verleiten lassen, bei welchem mehrere, dem Gelingen ungünstige Umstände zusammentreffen. — Das geringere Unglück ist dann immer noch das Misslingen der Operation, so dass der Kranke dadurch um Nichts gebessert, ihm aber nicht geschadet worden ist, und er somit nur die Schmerzen umsonst gelitten hat. Man hüte sich daher wohl, dass der Kranke nicht durch Wegschneiden vorhandener Theile, z. B. des Rudimentes einer alten Nase in einen noch schlimmeren Zustand versetzt werde, als in dem er sich schon vor der Operation befand. Man würde dem Kranken einen schlechten Dienst erweisen, wenn man ihm seine deforme Nase abschneiden, und ihn nach misslungener Rhinoplastik mit einem grossen weiten Loche im Gesichte entlassen wollte. Man würde dadurch nicht nur dem Individuum, sondern der ganzen plastischen Chirurgie geschadet haben, weil ein solcher unglücklicher Fall andre operirbare Kranke abschrecken, und furchtsam machen würde sich der Operation zu unterwerfen. Ganz natürlich ist die Prognose sehr verschieden, je nach den Ursachen, welche die Verstümmelung hervorriefen. Nächst den Verwundungen durch blanke Waffen giebt die Syphilis die günstigste Prognose, dann folgt der Herpes, zuletzt die Scrophelkrankheit.

Viele plastische Operationen sind allerdings bedeutende Verletzungen. Ein Kranker, der sich die Rhinoplastik aus der Stirn machen liess, ist ein am Kopfe Verwundeter, und alle Kopfwunden haben etwas Perniciöses, was bei ihrer Behandlung grössere Vorsicht erheischt, als bei der von Wunden derselben Grösse an andern Theilen. Aber die Verletzung bei der Rhinoplastik ist nicht auf eine rohe Weise gemacht worden, sondern nach den Regeln der Kunst, mit einem scharfschneidenden Instrumente, es hat keine Gewalt eine Erschütterung des Gehirnes bewirkt, man hat vorsichtig die unmittelbare Entblössung des Schädels vermieden, und die Galea aponeurotica geschont, man hat ferner, ehe man die Operation unternahm, einen möglichst günstigen Zeitpunkt abgewartet, so dass keine vorhandene Krankheit als eine Complication zu dem Wundfieber hinzutreten kann, und so geschieht es auch meistens, besonders bei sorgfältiger Nachbehandlung und Beachtung des Allgemeinbefindens, dass die plastischen Operationen von glücklichem Erfolge gekrönt werden. (Von der Prognose, welche die einzelnen plastischen Operationen ausser der Rhinoplastik gewähren, wird in den besonderen Kapiteln die Rede sein.)

Allerdings findet man hie und da auch Operationsbeschreibungen, welche unglücklich, selbst mit dem Tode endeten. Aber fast immer waren dies Fälle, wo zufällig hinzugekommene Krankheiten, oder organische Leiden, die mit dem operativen Leiden in keinem Zusammenhange standen, die sich aber früher nicht Kund gegeben hatten, eher oder später diesen unglücklichen Ausgang herbeiführten.

## §. 120.

### *Von dem Gemüthszustande der zu plastischen Operationen bestimmten Kranken.*

Von grosser Wichtigkeit für das Gelingen plastischer Operationen ist der Gemüthszustand der für sie bestimmten Kranken. In den meisten Fällen ist er sehr günstig. „Quis quaeso animi ita pusilli est, et abjecti, qui communem recuset fortunam, et sibi omnis incommodi exorti, quicquid agat, bene, et volupe esse velit; aut si nolit, ingruente malo, necquicquam sufferre possit. Cogitet unusquisque quid petat, quid exoptet, quid exspectet. Non hoc levi coëmitur. Difficilia sunt quae pulchra sunt. Magnus Deus bona magna vendit laboribus." *(Taliacot. II. cap. 14. pag. 50.)* Kranke welche lange Zeit zurückgezogen in ihrer Verborgenheit verbracht haben, leben sichtlich wieder auf, gewinnen an Ernährung und Kraft, wenn man ihnen, die vorher von der Möglichkeit des Wiederersatzes ihrer verlornen Theile keine Ahnung hatten, die bestimmte Versicherung giebt, dass sie wieder in einen recht erträglichen Zustand versetzt werden sollen. Sie können die Operation nicht erwarten, sie freuen sich auf dieselbe, und fürchten sich gar nicht vor dem Schmerze, auch wenn man ihnen denselben als nicht unbedeutend schildert, sie drängen und bitten den Operateur die Vorcur zu beschleunigen. — Die Kranken haben aber auch Ursache dies zu thun, sie sollen ja bei der Operation gewinnen, Nichts verlieren, sie befinden sich in einem andern Falle, als fast alle andre Kranke, die sich einer Operation unterwerfen müssen, um wohl geheilt zu werden, aber dabei einen Theil ihres Körpers, einen Arm, ein Bein, eine Brust, einbüssen, die überdies mit banger Erwartung der möglichen Wiederkehr des Übels entgegensehen, und dies vielleicht schon ein- oder mehrmals erfahren haben. — Bei der Operation benehmen sich jene Kranken meistens heldenmüthig. „Volenti nihil difficile. Non est molestum quod lubenter et cum consilio fit. Duplex labor est, duplex toedium, si oblucteris, si coactus facias." *(Taliacot. lib. II. cap. 14. pag. 50.)* Sie brauchen nicht gehalten zu werden, man hört keine Klage, nicht einen Ton des Schmerzes von ihnen, obwohl die Durchschneidung der Haut, die Verletzung so vieler Nerven des Gesichtes, auch dem weniger Empfindlichen bestimmt grosse Schmerzen verursacht, woraus diese Kranken wohl nach der Operation im freudigen Gefühle ihres Muthes und ihrer Heilung kein Hehl mehr machen.

Bisweilen kommt es aber auch vor, dass Kranke, die sich plastischen Operationen unterwerfen, muthlos und verzagt sind. Dies ist sehr schlimm, denn sie erschweren dadurch nicht nur dem Arzte sein Geschäft, dies ist der geringere Nachtheil, sondern die Depression des Gemüthes bewirkt dann, wie immer, Collapsus der Haut und verminderte Thätigkeit nach der Peripherie. Es ist dann keine geringe Gefahr vorhanden, dass der transplantirte Lappen absterben könne. Die Prognose ist in solchem Falle immer ziemlich ungünstig zu stellen. Personen dieser Art taugen sehr wenig zu plastischen Operationen, denn dieser Mangel an Muth ist nicht allein der Ausdruck von Kleinheit des Geistes, sondern es sind nervöse Constitutionen, die den Schmerz mehr fürchten als andre, weil sie ihn wirklich heftiger empfinden als robustere Naturen. Es sind Menschen mit feiner, dünner, weisser, leicht collabirender Haut, blonden Haaren und blauen Augen. Man muss bei ihnen darauf gefasst sein, dass der dünne Lappen nach der Lostrennung schnell blass, kalt und unempfindlich werde, dass Krämpfe oder Ohnmachten während oder nach der Operation erfolgen, und wenn dann das befürchtete Ereigniss des Absterbens wirklich in Erfüllung geht, so ist dies mehr der mangelnden Nervenkraft als der gestörten Blutcirculation im Hautlappen zuzuschreiben. Doch ist dies nicht allemal der Fall und es endigt sich bisweilen auch bei solchen Subjecten noch Alles über die Erwartungen gut.

## §. 121.

### *Äussere Verhältnisse.*

Kranke, die sich einer Rhinoplastik, Chiloplastik oder irgend einer plastischen Operation unterwerfen, gehören ebensooft den gebildeten Ständen als der niederen Classe an. Die Syphilis verschont ja keinen, der sich unvorsichtig der Ansteckung aussetzt, sei er arm oder reich, und rächt ihre Vernachlässigung streng, wenn auch oft erst spät. Alle andern zu plastischen Operationen Gelegenheit gebenden Krankheiten und Gelegenheitsursachen gehören eben so wenig dem einen oder andern Stande an.

Am allerbequemsten ist es jedesmal, wenn man Operationen in Hospitälern verrichten kann, und wenn selbst Privatkranke sich auf die Dauer der Cur in ein Krankenhaus begeben. Durch die Anwesenheit von Ärzten in der Nähe, von guten Krankenwärtern, durch die Sicherheit, dass der Kranke alle ihm ertheilten Vorschriften streng befolgen muss, ist für ihn selbst besser gesorgt, und dem Arzte eine grössere Garantie für das Gelingen der Operation gegeben. Der wohlhabende Kranke kann sich zwar alle jene Bedürfnisse, die der Ärmere nur im wohleingerichteten Hospitale findet, bald verschaffen, sein Eigensinn lässt ihn aber manche ihm ertheilte Vorschrift vergessen und ungehorsam sein, und wenn dadurch der glückliche Erfolg der Operation gestört wird, so trifft die Schuld doch den Arzt, der ihm keine schönere Nase gemacht hat, oder der ihm das Loch in seiner Urethra nicht zuheilen konnte. „Quare summopere monendi mihi fuerint chirurgi, ob artis praecipue novitatem, in qua, ut in caeteris operibus medicis, calumniae pro mercede ut plurimum sunt paratissimae. Una enim inter alias haec medicorum est infelicitas, ut non modo aegroti, quamvis delinquentes, semet ipsos incusent, sed omnem erroris culpam in medicos conjiciant." *(Taliacot. lib. II. cap. 2. p. 3.)*

Wenn man in der Privatpraxis eine plastische Operation ausübt, so erregt eine solche immer das Interesse der Bekannten und Freunde des Kranken. Sie kommen bald nach der Operation herbeigeströmt, um das neue Wunderwerk, von dessen Ausführung sie keinen Begriff haben, anzustaunen. Sie bringen die überspannteste Erwartung mit, und hoffen eine Nase wie am Apollo zu Belvedere zu finden. — Hat man nun auch den Kranken gebeten, nicht eher als wenn man es ihm erlauben wird, in den Spiegel zu sehen, und ihm sogar alle vorhandenen Spiegel wegnehmen lassen, so verrathen ihm doch bald die Gesichter seiner Bekannten, dass seine Nase, die der Arzt wunderschön genannt hat, ihren Beifall nicht besitzt. Der Arzt weiss freilich, dass sie in den ersten Tagen einen unförmlichen Klumpen vorstellen muss, wenn sie später nach der Entweichung aller Anschwellung noch gross genug sein soll um für eine Nase angesehn zu werden. Er weiss ferner die Röthe und Anschwellung des Lappens als eine günstige Erscheinung zu schätzen, er freut sich über die neue Nase, weil ihm schon klar vor den Augen steht wie sie in der Zukunft aussehen wird. Der Kranke befindet sich in der günstigsten, für die Heilung vortheilhaftesten Gemüthsstimmung. Da kommen uuberufene, theilnehmende, das heisst neugierige Freunde und Nachbarn, die das neue Kunstwerk, wenn auch nicht tadeln, doch auch nicht bewundern, weil sie natürlich Nichts davon verstehen, und beim nächsten Besuche trifft man den Kranken mit Thränen im Auge, mit rothem, verweinten Gesichte, von welchem die blasse weise Nase auffallend und schrecklich absticht. Er will mit der Sprache nicht heraus was vorgefallen ist, um seinen Arzt nicht zu beleidigen, und erfährt es dieser endlich nach vielem Fragen, so hat man grosse Mühe den Kranken wieder vollkommen zu beruhigen, und ihm seine Hoffnungen alle wiederzugeben. Man sei daher gleich vom Anfange an streng und unerbittlich, und halte alle Besuche vom Kranken ab, instruire aber auch seine Angehörigen, damit sie in ihren Äusserungen vorsichtig seien, über den wahrscheinlichen Verlauf der Heilung, wie er so, und nicht anders erfolgen müsse und könne. Manche Kranke fordern selbst vor der Operation eine Erklärung wie diese zu verrichten sei. Vernünftigen Kranken darf man sie wohl geben, ohne sie dadurch furchtsam zu machen. Es giebt ja Kranke, die sich die Wirkung eines jeden Arzneimittels, das ihnen ihr Arzt vorschreibt, erst erklären lassen, ehe sie es einnehmen, und Ärzte, die ihnen darin den Willen thun, ohne bei ihnen eine Spur von physiologischen und pharmacodynamischen Kenntnissen voraussetzen zu können. Die Kranken wollen durch solche Fragen ihren Arzt, besonders den jüngeren, prüfen, ob er seiner Sache gewiss sei, und nicht etwa gar mit ihnen experimentire. Meistens, es müssten denn sehr gebildete

Kranke sein, die wirklich etwas von der Medicin verstehn, genügt ihnen schon eine ganz allgemein gestellte, gelehrt klingende, wenn auch nichts sagende Antwort, aber der Arzt muss in grossem Ansehn stehen, um die verlangte Antwort rund weg abschlagen und verweigern zu dürfen, ohne sich dadurch zu schaden. Noch viel häufiger wird aber die Forderung, im Voraus Rechenschaft über sein Vorhaben zu geben, an den Wundarzt gestellt, und er kann nicht umhin dem Kranken seinen Operationsplan anzudeuten, bei einer Rhinoplastik z. B. das Nasenmodell vorzuzeigen, und dem Kranken begreiflich zu machen, wie dieser Theil das Septum, jener den rechten, dieser den linken Nasenflügel vorstellen wird. Man kann hier nicht immer ganz ausweichen, aber man benutze diese Gelegenheit um die Kranken dadurch zur Operation noch mehr zu ermuthigen, und sei vorsichtig sie nicht durch einen gefährlichklingenden Ausdruck abzuschrecken.

## VIII. Abschnitt.

# Von den physiologischen und pathologischen Erscheinungen an den transplantirten Hautlappen.

### §. 122.

Nicht jede Haut eignet sich zur Transplantation, denn auch dann, wenn man den Lappen längere Zeit durch eine breite Hautbrücke mit seinem Mutterboden in Verbindung lässt, gehört ein gewisser Grad von Vitalität der Haut dazu, den nicht jede Hautpartie besitzt, damit der Lappen nicht absterbe. „Principio igitur curtorum substantiam, materiei quantitatem et qualitatem exposcere, nemini non perspectum est, cum ea specie curtis esse debeat quam simillima, et quod nunc dicendum restat, tantam esse oporteat quae sat amplam, ad refectionem copiam suppeditet, ne quod alias mutilum, et truncum fuerat, mancum denuo, et imperfectum remaneat, atque ne qua ars nostra apud imperitos et malevolos, quibus nil sanum est, inculpanda veniat." (*Taliacot. lib. I. cap. 14. p. 38.*)

### §. 123.

Tagliacozzi (*lib. I. cap. 13. pag. 38.*) theilt die Haut nach ihrer Eigenschaft zur Transplantation tüchtig zu sein oder nicht, in vier Arten ein. Er unterschied 1) die Haut der Hohlhand und Fusssohle, welche keine Haare hat, und sich nicht zusammenrollen lässt, 2) solche Haut, unter welcher ein bewegender Muskel, wie unter der Stirnhaut, liegt, 3) Haut, die so innig mit Muskeln verwebt ist, dass man sie Muskelhaut nennen könnte, wie die Haut des Gesichts, endlich 4) die übrige den Körper bedeckende Haut, welche zwar hie und da behaart sei, der Bewegung aber ganz entbehre, und sich leicht von den unterliegenden Theilen trennen lasse. Nur diese letzte Art von Haut hielt Tagliacozzi für geschickt zur Transplantation, während wir im Gegentheil die der Stirn jeder andern vorziehen. — Es ist natürlich, dass er bei seiner Methode verlorne Theile wieder zu bilden, wobei er nicht die dem verstümmelten Theile zunächst benachbarte, sondern eine entfernte Hautpartie benutzte, darauf bedacht sein musste, sie von einem Theile zu nehmen, der sich dem Gesichte längere Zeit genähert halten liesse, und in Rücksicht darauf blieb ihm allerdings keine grosse Auswahl übrig, denn er war darauf beschränkt, die Haut entweder vom Oberarme oder vom Vorderarme zu entlehnen. Indess hielt er die Blosslegung der vielen am Vorderarme dicht unter der Haut liegenden Sehnen, und den Umstand, dass der Vorderarm öfter entblösst wird als der Oberarm, wobei die zurückbleibende Narbe sichtbar werden würde, für hinreichenden Grund die Haut des letztern zur Rhinoplastik mehr anzuempfehlen als jene. Ausserdem verdient die Haut des Oberarmes wegen ihrer grösseren Stärke wohl noch den Vorzug, aber da die italische Methode den Lappen zur Transplantation erst vorbereitet, ehe seine Anheftung geschieht, so braucht man bei ihr auf die natürliche Dicke der Haut nicht so viel Rücksicht zu nehmen, als wenn man die Anheftung eines frisch abgelösten Hautlappens vornehmen will. Ausser der Rücksicht auf unterliegende Sehnen wird man natürlich auch darauf bedacht sein müssen, die Haut nicht von Stellen zu nehmen, deren Entblössung gefährlich werden könnte, wo besonders grosse Gefässe und Nervenstämme nahe unter der Haut liegen. Wir sagen nur, dass, wo sich dies vermeiden lässt, man es jedesmal gern thun wird. Die Verletzung der grösseren Venen am Arme war nach der Tagliacozzischen Operationsmethode oft nicht zu vermeiden, und die aus ihnen erfolgende Blutung um so schwieriger zu stillen, als nach ihr die aufgehobene Hautfalte nur erst in eine Brücke, späterhin in einen Lappen verwandelt wurde, so dass also der freie Zugang zur Vene unmöglich war, und die Blutstillung nur durch Compression geschehen konnte.

## §. 124.

Schon aus diesem Grunde musste Tagliacozzi eine mehr frei bewegliche Haut zur Transplantation lieber sein als eine fest adhärirende. Blandin *(pag. 97.)* will bei grösserer Unbeweglichkeit, wo somit das unter der Haut liegende Zellgewebe fehle, auf grössere Consistenz des Lappens selbst rechnen, und für ein noch grösseres Glück hält er es, wenn man, mit der Haut, eine unter ihr liegende Aponeurose mit in den Lappen aufnehmen könne. Wahrscheinlich hat sich Blandin diesen Grundsatz nur erdacht und ihn nicht aus der Erfahrung geschöpft. Wir können indess nicht umhin vor demselben zu warnen. So wie bei der Rhinoplastik aus der Stirn die galea aponeurotica geschont werden muss, weil durch ihre Wegnahme das Stirnbein ganz entblösst werden würde, so gehört auch an andern Stellen eine sehnige Ausbreitung nicht der Haut, sondern den unterliegenden Theilen an, die, wie die Muskeln des Armes, durch sie zusammengehalten werden, und der Gewinn, dem Hautlappen grössere Festigkeit zu verschaffen, würde durch die unvermeidliche Abstossung der sehnigen Membran durch Gangrän wahrscheinlich wieder geraubt werden.

## §. 125.

Überlässt man den losgetrennten Hautlappen längere Zeit sich selbst, ehe man ihn anheftet, sei es nun, dass man streng nach Tagliacozzi eine Hautbrücke bildet, und die dritte Seite erst später löst, oder dass man ihn bis auf die Verbindungsstelle sogleich ganz abtrennt, so werden sich die, ihn nur noch von der einen Seite ernährenden Gefässe, erweitern, ganz nach der Art, wie die Collateraläste einer grossen Arterie, wenn der Hauptstamm unterbunden worden ist, sich so weit vergrössern, bis die zur Ernährung des Gliedes nöthige Quantität Blut auf diesem neuen Wege durchgeleitet werden kann. Dasselbe Verhältniss ist mit den Venen und Lymphgefässen, aber es scheint, dass sie langsamer nachkommen, daher Theile längere Zeit ödematös bleiben, wenn ausser der Hauptarterie auch die Venen und Lymphgefässe durchschnitten oder unwegsam gemacht worden waren.

Die grössere oder geringere Dicke der Haut ist zwar nach den verschiedenen Körperregionen verschieden, noch grösser sind jedoch die Unterschiede bei verschiedenen Individuen, und man kann nach der Stärke und Vollsaftigkeit der Haut meistens ein richtiges Urtheil über die Kräftigkeit des ganzen Menschen aussprechen, doch darf man auch hierin nicht zu weit gehen, und sich nicht zu sehr auf den äussern Schein verlassen. — So viel ist gewiss, dass die zur Transplantation zu wählende Haut niemals zu dick sein kann. Eine dicke Haut schrumpft weniger zusammen, der aus ihr gebildete Theil behält also besser die Form, die man ihm angewiesen hat, der Lappen ist in geringer Gefahr durch gestörte Circulation, Zufluss und Abfluss des Blutes, abzusterben, aber die Anheilung gelingt bei dicker Haut auch deswegen leichter, weil die Ränder der Haut einander mehr Fläche zur Verwachsung darbieten, und der Lappen wird daher schneller und sichrer dem neuen Boden angeeignet werden. Aus dieser Rücksicht ist die Haut der Stirn zur Transplantation vor allen andern Hautpartien am Meisten geeignet, trotz dem dass Tagliacozzi ihre Eigenthümlichkeit, einen Hautmuskel zu haben, für eine Contraindication dafür ansah. Die vielfachsten Erfahrungen haben bereits über diese Frage entschieden. — Wir haben beobachtet, dass die Stirnhaut sich immer dann vorzüglich gut zur Transplantation eignete, wenn sie stark mit cryptis sebaceis besäet war, nicht als ob diese etwas zur besseren Heilung beitrügen, sondern nur in sofern sie ein Zeichen einer besonders dicken und gefässreichen Haut sind.

## §. 126.

Auch die Haut des übrigen Gesichtes ist in der neuern Zeit so häufig zur Transplantation benutzt worden, dass über ihre Brauchbarkeit zu diesem Zwecke kein Zweifel ist, aber freilich verbieten ihre grössere Dünnheit, und die Nähe der Augenlidspalte und des Mundes, grössere Hautstücke aus dem Gesichte auszuschneiden, wie sie zur Bildung einer ganzen Nase nöthig sind. Die zurückbleibende Narbe würde, an die Stelle der zu verbessernden Entstellung, eine neue setzen; die Verziehung des Augenlides, die Entblössung des Bulbus, die unvorsichtige Verletzung der Thränenwerkzeuge würden den Kranken, wenn er auch wieder eine Nase bekommen hätte in einen andern ebenso traurigen Zustand versetzen. Allerdings eignet sich die Gesichtshaut zur Rhinoplastik, mit welcher sich Tagliacozzi vorzugsweise beschäftigte, fast gar nicht, und seine Behauptung ist daher insofern richtig, aber zu vielen andern kleinern plastischen Operationen, zum Ersatz von Nasenflügeln, Augenlidern, zur Zuheilung von Löchern, hat man sie in neuerer Zeit vielfach mit Nutzen verwendet, und es ist also mehr die Localität, als ihre eigene Unbrauchbarkeit Schuld daran, dass man sie seltner transplantirt. Obwohl das Gesicht von einer grossen Menge von Nerven durchdrungen wird, so verträgt es doch ohne Gefahr für das Leben, oder ohne dass schlimme Nervenzufälle zu befürchten wären, ausserordentlich starke Verletzungen.

## §. 127.

Auch die behaarte Kopfhaut, wenn die zu niedrige Stirn nicht genug Masse zur Rhinoplastik liefert, oder bei der Otoplastik die Haut hinter dem Ohre können zur Transplantation benutzt werden. Man rasirt zu diesem Zwecke die Partie der behaarten Kopfhaut ab, und rupft, wenn später die Haare nachwachsen, diese mit einer Cilienpinzette aus. Allein das Nachwachsen der Kopfhaare hört schon von selbst auf, oder sie werden doch viel feiner und seidenartig, denn die Loslösung des Hautlappens geschieht gerade in dem unter der Haut befindlichen Zellgewebe, in dem die die Cutis in ihrer ganzen Dicke durchdringenden Kopfhaare ihren Wurzelboden haben. Ihre Haarwurzeln werden daher blossgelegt, und nicht mehr so vollkommen ernährt als früher. Anders verhält es sich mit den kleinen feinen Haaren auf der Stirnhaut oder der übrigen Körperhaut. Diese dringen nicht so tief ein, ihre Haarwurzeln sitzen in der Cutis selbst, ihr Wurzelboden wird daher mit transplantirt, und es ist somit kein Grund vorhanden, warum sie ausfallen sollten, ja sie wachsen nicht selten stärker als vorher, und scheinen, weil sich der Lappen zusammenzieht, dichter zu stehen. Auch gegen ihr Wachsthum, wenn sie den neugebildeten Theil entstellen, lässt sich nichts besseres thun als das Ausrupfen, aber je feiner die Haare sind, desto mühsamer ist es auch, weil sie der Pinzette oft wieder entgleiten.

## §. 128.

*Zusammenziehung des Lappens.*

Jeder zum Behufe der Transplantation losgetrennte Hautlappen zieht sich sogleich um ein Beträchtliches, ein Viertheil, ein Drittheil aller seiner Durchmesser zusammen. Sehr hübsch beschreibt Tagliacozzi (*lib. I. cap. 15. de cutis traducis quantitate seligenda*) die Einschrumpfung des Hautlappens mit folgenden Worten: „Non enim raro viderunt ii, qui hujus chirurgiae operationem oculis inspexerunt, et mente acrius perlustrarunt, viderunt inquam cutim, post secundam sectionem cum e brachio educta vere propaginis nomen asciscit, occulta quadam vi, priusquam inseratur, sensim decrescere, et aliquando octavam, nonnunquam sextam, quandoque quartam ejus partem decrescere, et quantum longitudinis ipsius consumitur, tantum etiam proportione de latitudine desiderari."

Diese anfängliche Contraktion der Haut, durch welche sie natürlich an Dicke gewinnt, geschieht nach demselben Gesetze, welches das Klaffen jeder Hautwunde bewirkt, und sie ist nur der Ausdruck der Elasticität und Contractilität der Haut. Damit ist es aber noch nicht abgethan, und die Haut fährt längere Zeit fort sich noch vielmehr zu contrahiren. Ein losgetrennter Hautlappen hat das Bestreben sich, wenn man ihn nicht anheftet, der Kugelform möglichst zu nähern, sich in allen Richtungen abzurunden. Nur wenn er mit seinen Rändern angeheftet wird und anheilt, wird er eben durch die Theile, mit welchen er die Verbindung eingegangen ist, ausgespannt gehalten. Einen Beweis hiervon liefert der in Gräfes Rhinoplastik Taf. 4. Fig. 3. abgebildete Armhautlappen, mit dessen Anheftung Gräfe zu lange gezögert hatte, aber bei jeder Rhinoplastik kann man diese Beobachtung machen, denn das anfangs ganz platte Septum schrumpft so sehr zusammen, dass es zuletzt nur eine runde, von der Nasenspitze zur Oberlippe gehende Brücke vorstellt. „Religiose igitur legem hanc custodiant medici jubeo," sagt Tagliacozzi *lib. II. cap. 16. pag. 59.*, wo er von der Bildung des Septum spricht, „vel ob eam quoque causam, quod facillimum sit, quae supersint rescindere, quod vero deficiat, ut addatur posthac impossibile, ne vel eos tarde tandem, et sine fructu poeniteat facti, atque una, et artis, et suam ipsorum dignitatem in periculum conjiciant."

Die hintere Wundfläche hat natürlich das Bestreben zu vernarben, die Narbe aber verkürzt sich, die Ränder biegen sich daher nach hinten um, und so kommt es von selbst dahin, dass es scheint als ob man die Ränder eines solchen transplantirten Septums nach hinten umheftet hätte. Derselbe Fall ist mit den freien Rändern an den Nasenlöchern, welche dadurch leicht zu klein werden, wenn man sie auch anfangs bei Weitem gross genug gebildet hatte.

## §. 129.

Eine bisweilen von Andern, von uns selbst jedoch niemals an transplantirten Lappen beobachtete Erscheinung ist die Abschuppung der Oberhaut. Noch öfterer und in höherem Grade als nach Transplantationen wurde sie nach der Anheilung ganz getrennt gewesener, und wieder angeheilter Theile gesehen (*vergl. dieses Kapitel*). In einem Falle sah v. Ammon (*Rust's Magaz. Bd. 39. pag. 173.*) dem Abschuppungsprocess ein eigenthümliches Oedem vorausgehen, welches durch lymphatische Ausschwitzung unter der Oberhaut herbeigeführt war, und sich einige Tage nach der Operation zeigte. Die neue Epidermis fand v. Ammon, bei genauer Untersuchung mit der Loupe, anders gezeichnet als die alte, und in dieser Rücksicht den neuen Umgebungen ähnlicher.

## §. 130.

### *Temperaturveränderung.*

Wie schnell ein völlig getrenntes Stück Haut seine thierische Wärme verliert, und seine Temperatur mit der der vorhandenen Luftwärme ausgleicht, kann jeder, der auch nie ein solches zum Zwecke der Transplantation abgelöst hat, darnach ermessen, wie ein bei einer andern Operation, einer Exstirpation, oder Amputation abgetrennter Theil erkaltet. Es ist begreiflich, dass, je kleiner er ist, er auch desto schneller seine eigene Temperatur verliert, und dass ein grösserer langsamer von der äusseren Kälte durchdrungen wird. Ein durch eine Brücke mit dem übrigen Körper in Verbindung gelassener Hautlappen verliert fast jedesmal, sobald er losgetrennt worden ist, von seiner thierischen Wärme, und dies ist um so auffallender, je blässer er wird, je weniger Blut zu ihm strömen kann, und daher je schmäler die Hautbrücke gelassen worden ist. Dies ist, wenn es nicht in hohem Grade geschieht, noch nichts Beunruhigendes, und man hat deshalb noch nicht nöthig für die Erhaltung des Lappens besorgt zu sein, denn meistens kehrt die Hautwärme wieder, sobald die Anheftung geschehen ist, und man hat sogar fast niemals nöthig durch äussere erwärmende Mittel für die Wiederbelebung des Lappens zu sorgen. Oft wird ja auch schon durch die Kälte im Winter das Blut aus einem Theile an der Peripherie des Körpers, einer Nase, einem Ohre oder Finger so bedeutend zurückgedrängt, dass er blass, weiss, starr und erkaltet erscheint, und ohne dass ein bleibender Nachtheil daraus erwüchse kommt die Circulation, bei vorsichtiger Erwärmung, wieder in Gang und die Wärme kehrt zurück. Einen so hohen Grad von Kälte erreicht ein losgetrennter Hautlappen niemals, weil die Temperatur des Zimmers, in welchem man operirt, doch niemals so gering ist, ja in den meisten Fällen ist die Abkühlung des Lappens sehr unbedeutend, und er differirt von der Wärme der übrigen Haut nur um einige Grade. Es dauert auch meistens nur eine oder ein paar Stunden, so hat der Lappen vollkommen gleiche Temperatur mit der übrigen Haut wieder erlangt, selbst wenn man zur Verhütung von Entzündung der Theile, auf welche die Aufpflanzung geschehen ist, kalte Umschläge gemacht hat, und am andern Tage ist seine Temperatur oft schon eine höhere als die normale.

## §. 131.

### *Färbung.*

Gleichzeitig mit dem Sinken der Temperatur wird der Hautlappen jedesmal sogleich nach der Lostrennung etwas blässer. Doch ist dies meistens nur in sehr geringem Grade der Fall, und wenn gerade zufällig grössere Blutgefässe durch die Brücke in den Lappen eindringen, wenn man diese ziemlich breit genommen, und so weit gelöst hat, dass ihre Umdrehung durchaus keine Quetschung und Zerrung verursacht, vorzüglich aber, wenn das Hautorgan selbst kräftig und vollsaftig, somit zur Transplantation geeignet, und der Lappen durch keine Narben depravirt ist, dann ist seine Färbung nach der Anheftung bisweilen von der übrigen Haut kaum verschieden. Wenn auch der Lappen nach der Lostrennung einen geringen Grad von Blässe annimmt, so verliert sich diese meistens doch sehr bald wieder, und man bemerkt in den folgenden Tagen das Gegentheil. — Bisweilen wohl ist der losgetrennte Hautlappen auf eine Erschrecken erregende Weise blass und weisslich gefärbt, doch erholt er sich fast immer bald wieder, und es ist uns kein Fall bekannt, wo das Absterben eines neugebildeten Theiles sogleich nach der Operation erfolgt wäre. Alle missglückten Fälle verliefen so, dass der transplantirte Lappen erst nach mehrern Tagen, nachdem er heiss, turgescirend gewesen war, empfindungslos, blau und kalt, mit einem Worte gangränös wurde.

## §. 132.

Leichter als nach der indischen Methode, bei welcher man die verbindende Brücke beliebig lange

Zeit fortbestehen lassen kann, geschieht dies freilich nach der italischen oder deutschen Methode, wo der Lappen vom Augenblicke der Lostrennung vom Arme lediglich auf die Ernährung durch die Narbe angewiesen ist. Einen solchen Fall erzählt Gräfe *(Gr. und v. W. Journ. Bd. 2. pag. 10.)* von einem Manne, der in Folge des Typhus die Oberlippe und die angrenzende Wangenhaut verloren hatte. Die der Narbe zunächst befindlichen Theile waren fest und derb. Die Armhaut schien sich gut zur Überpflanzung zu eignen, und um sie hinreichend stark zu machen wählte Gräfe die italische Methode. Nachdem der Armhautlappen über zwei Monate lang gepflegt worden war, verrichtete Herr Dr. Hedenus, damaliger Practicant (1820) im Berliner Klinico die Wundmachung und Anheftung des Lappens. Bis zum 7ten Tage adhärirte der Lappen auf allen Stellen auf das Genaueste, so dass seine Trennung vom Arme vollzogen werden konnte. Er wurde zwar anfangs blass, erholte sich aber bald wieder, und vegetirte auf seinem neuen Boden gut fort, aber am dritten Tage entstand auf der linken Seite ein bleifarbener Punct, der sich mehr und mehr ausbreitete, und am folgenden Tage war das ganze transplantirte Stück durchaus gangränescirt. Er verweste nämlich nicht, sondern der Absterbungsprocess verbreitete sich von einer Stelle aus über den Lappen. Auf jeden Fall war die Derbheit, und die Dickheit der Weichtheile, mit denen die neue Lippe in Berührung kam, an diesem unglücklichen Erfolge Schuld.

## §. 133.

In vielen Fällen nimmt ein transplantirter Hautlappen einige Stunden nach der Operation eine bläuliche Färbung an, welche offenbar durch das in ihm stockende Blut erzeugt wird. In einem Falle von Rhinoplastik wo der Lappen blau zu werden begann, machte Dieffenbach, anstatt beginnende Gangrän zu fürchten und Reizmittel anzuwenden, eine Blutentziehung aus dem Lappen selbst. *(Dieffenbach Erfahr. Bd. II. pag. 72.)* Er erklärte sich die Verwandlung der hochrothen Farbe des Lappens in die bläuliche dadurch, dass mehr Blut in ihn einströmte, als aus ihm zurückgeführt werden konnte, und hielt es deshalb für das Gerathenste, einen zur Blutstillung aufgelegten Tampon wieder zu entfernen und die Blutung aus dem Lappen auf's Neue anzuregen. Dies gelang auch, und sogleich sprützte eine Arterie im starken Strahle. Diese Blutentleerung wirkte offenbar vortrefflich, denn der Lappen nahm sehr bald seine hochrothe, und dann eine bleiche Farbe an, auch sank die Temperatur in ihm bedeutend. Wo es nicht ausführbar ist, auf solche Weise, wie es bei diesem Kranken möglich war, eine Blutung aus der Wundfläche des Lappens zu veranlassen, thun Blutegel, auf dem Lappen selbst gesetzt, oder Scarificationen dieselben vortrefflichen Dienste, ausserdem wirken kalte Umschläge über den angehefteten Lappen, das Gesicht und die Stirn die zu grosse Zuströmung von Blut abzuhalten. Es ist der viel häufigere Fall, dass ein transplantirter Lappen an Überfluss von Blut leidet, und dadurch in Gefahr gesetzt wird, als dass er durch Mangel an Blutzufluss absterben könnte, aber es ist in der That nur das Missverhältniss des zu geringen Abflusses von Blut gegen den viel beträchtlichern Zufluss desselben, welches die Blutüberfüllung des Lappens bewirkt. — Dieffenbach hat in allen folgenden Fällen die kräftigste allgemeine und örtlich antiphlogistische Behandlung mit dem grössten Nutzen gegen diese gestörte Circulation angewendet, und denselben Vortheil haben v. Ammon und wir selbst von dieser Behandlungsweise vielmals gesehen. — Auch in Frankreich hat man die Kälte zur Behandlung transplantirter Lappen mit Nutzen angewendet, dennoch aber will Blandin nicht zugeben, dass der im Verhältniss zum Rückfluss des Blutes zu bedeutende Zufluss desselben abgehalten werden müsse, und während Dieffenbach die Durchschneidung eines durch den Stiel des Lappens in diesen eindringenden grössern Gefässes anräth, empfiehlt Blandin die Brücke möglichst so anzulegen, dass eine grössere, den Lappen versorgende Arterie in diesen eindringe. Es ist schon an und für sich unmöglich, dies voraus zu bestimmen, und es beruht nicht in der Willkühr des Operateurs, den Lappen so anzulegen, dass eine Arterie in ihr eindringen werde, aber es ist nach unserer Ansicht auch gar nicht einmal wünschenswerth, dass es geschehe. Längere Erfahrung wird die französischen Operateurs mit der Zeit noch zu demselben Grundsatze führen, zu welchen die Deutschen durch vielfachere Erfahrung bereits gelangt sind.

## §. 134.

### *Von der prima intentio.*

Bei allen plastischen Operationen kommt sehr viel darauf an, ob die prima intentio gelingt oder nicht. Sie zu erzielen, muss das eifrigste Bestreben des Operateurs bei der Nachbehandlung sein, aber auch bei der Vorcur und bei der Operation selbst ist mehreres in seine Hand gelegt, um sie mit grösserer Wahrscheinlichkeit herbeizuführen. Ehe man eine grössere plastische Operation unternimmt, besonders aber, wenn der Kranke durch ihr Misslingen in einen noch traurigeren Zustand, als in welchem er sich vorher schon befand, versetzt werden würde, muss man sich überzeugt haben, dass keine Dyscrasie da ist. Es ist nicht hinreichend zu wissen, dass der Kranke von seiner Syphilis befreit sei, er ist eben so schlimm daran, wenn er sich einer plastischen Operation unterwirft, und noch merkurialkrank ist. In einem Falle, wo Delpech die Rhinoplastik machte, war die Syphilis noch nicht hinreichend getilgt, und es entstanden einige Zeit nach der Operation rein syphilitische Geschwüre. Dieselbe traurige Erfahrung machte Thomain. (*Labat. pag. 134.*) Oft ist es keine besimmt ausgesprochene Dyskrasie, sondern nur eine Neigung zur Eiterung, welche man am Kranken bemerkt, wodurch jede kleine Schnitt- oder Stichwunde zu einem langwierigen eiternden Geschwüre wird. Wenn also schon durch eine sorgfältige Vorcur und durch Prüfung der Vulnerabilität des Kranken einem ungünstigen Erfolge der Operation vorgebeugt werden kann, so ist wenigstens eben so viel davon abhängig, ob die Operation mit allen den im operativen Theile dieses Buches zu beschreibenden Vorsichtsmassregeln verrichtet wurde. Wir erwähnen hier nur kurz, als die wesentlichsten Bedingungen, welche zur Erzielung der prima intentio unerläfslich sind: 1) die grösste Accuratesse bei der Führung der Schnitte, so dass alle zur prima intentio bestimmten Hautwunden scharfkantig und im bestimmten perpendiculair durch die Haut dringendem Zuge der Messerklinge geführt werden. — 2) Das Abwarten der Blutung und vollkommene Stillung derselben ehe man zur Vereinigung schreitet. — Es ist nöthig das stadium serosum, das heisst den Zeitpunkt, wo kein rothes Blut mehr, sondern nur eine wässrige Feuchtigkeit aus den Hautwunden vordringt, abzuwarten, ehe man die Nähte anlegt. — Endlich kommt 3) sehr viel auf die Art zu heften an, und es handelt sich darum die Vereinigung der Wundränder an allen Stellen sehr genau zu bewirken, so dass nirgends ein Klaffen derselben statt finden kann. Dies kann man aber auf keine Weise, weder durch einfache Knopfnähte, noch durch Ligaturstäbchen oder dazwischen gelegte Heftpflaster, so vollkommen erreichen als durch die umschlungene Naht. (Wir verweisen deshalb auf das Kapitel von den Nähten.)

## §. 135.

Endlich ist es aber auch, und zwar ganz vorzüglich, von der Nachbehandlung abhängig, ob die prima intentio gelingen soll oder nicht. — Es ist nicht genug, dass man die kalten Umschläge anordnet, man muss dem Kranken und dessen Angehörigen selbst die Anweisung geben, sie zu machen, weil die befeuchteten Compressen ausserdem gewöhnlich zu klein genommen, und zu selten gewechselt werden. Meistens verlangen die Kranken die kalten Fomente selbst, denn sie finden bald, dass ihnen die Kälte wohlthut, und ihnen die Spannung und Hitze in der Stirnwunde verscheucht. Die umschlungenen Nähte halten durch ihren gleichmässigen Druck längere Zeit den Andrang des Blutes gegen die Wundränder ab, und diese bleiben daher öfters längere Zeit blass und anscheinend blutleer. Wenn man die Umwickelung der Insectennadeln etwas zu fest macht, so kann man dadurch auch wohl schaden, aber bei dem gewöhnlichen Grade der Umwickelung üben diese Nähte einen wohlthätigen Einfluss auf die gewünschte prima intentio aus. Wir haben gefunden, dass da, wo man Knopfnähte anzulegen gezwungen ist, sich die Wundlippen viel leichter röthen. Ein geringer Grad von Röthung schadet auch noch nicht, die kräftige fortgesetzte Anwendung der Kälte vermag diesen geringen Grad von Entzündung wieder zu zertheilen. Wenn diese aber intensiver wird, wenn nicht bloss die Wundränder im strengen Sinne, in der Breite von 1—2 Linien, sondern wenn auch die Gesichtshaut, oder um nicht bloss von der Rhinoplastik zu reden, wenn die Haut des Aufpflanzungsboden von phlegmonöser Entzündung ergriffen wird, und wo anderseits selbst der transplantirte Hautlappen nicht bloss von venösem Blute turgescirend, sondern wie die hellrothe Färbung, seine glänzende Spannung und seine vermehrte Wärme beweisen, mit wirklicher activer Entzündung an der vermehrten Thätigkeit in der Wunde Theil nimmt, da ist es die höchste Zeit, mit kräftigen localen Blutentziehungen zu Hülfe zu eilen, um der Eiterbildung vorzubeugen. Man muss dann retten was zu retten ist, und darauf verzichten, dass die prima intentio in ihrer Reinheit und Schönheit zu Stande komme. Man muss dann froh sein, wenn sie nur an einigen Stellen gelingt, und wenn der Lappen durch die Nähte in seiner neuen Lage festgehalten wird, um wenigstens einige Verbindungen eingehen zu können. Ist dies der Fall, so schadet es nicht, wenn andere Stellen der Wunde eitern, und erst nachträglich durch Granulationen heilen. Bei sorgfältiger Behandlung dieser Stellen, durch Betupfen mit Höllenstein, verhütet man, dass die Narbe zu breit werde, und sie gelingt am Ende ebenso schön, und wird eben so fein, als wenn sie nach 1 — 2 mal 24 Stunden durch prima intentio zu Stande gekommen wäre. Indess haben wir doch bisweilen bemerkt, dass Narben, welche auf diese beschriebene Weise nachträglich gebildet worden waren, ein Bestreben hatten, sich nach innen einzuziehen, zu vertiefen, und stellten einen Hohlweg vor, während solche Narben, die sogleich durch Agglutination erfolgt sind, einen viel gleichmässigern Übergang der transplantirten Haut in die Haut des Bodens vermittelten.

## §. 136.

Es bestätigt sich nicht, was man bisweilen behauptet hat, dass Wunden in transplantirten Theilen jedesmal durch prima intentio heilen, dass aber immer Eiterung erfolge, wenn man die transplantirte Haut mit alter Haut aufs Neue in Verbindung bringe. Keiner von beiden dieser Sätze ist richtig. Es ist aber im Ganzen genommen zu verwundern, wie häufig bei plastischen Operationen die prima intentio gelingt, während man sie sonst seltner erreichen kann. Dies kommt aber wohl daher, dass die Gewebe der

Cutis und des unterliegenden Zellgewebes gerade für sie die geeignetesten sind, und andere Theile nicht leicht verletzt werden. Dieffenbach machte schon (*Erfahrung. Bd. II. pag. 71.*) darauf aufmerksam, dass der Eiterungsprocess bei den nicht zur prima intentio geeigneten Individuen gewöhnlich einen sehr raschen Verlauf macht, während umgekehrt oft bei den zur prima intentio geeigneten Personen Wunden mit Substanzverlust sehr langsam durch secunda intentio heilten.

## §. 137.

### *Partielle Gangrän.*

Bisweilen ist der Process der Heilung bei plastischen Operationen ein noch unregelmässigerer. Wir haben mehrmals zu beobachten Gelegenheit gehabt, dass ein strohhalmbreiter Streifen am Rande des transplantirten Hautlappens gangränös, dann sphacelös wurden. Es ist natürlich, dass die vom Stiele am meisten entfernten Theile, das Septum, die Nasenflügel oder die Nasenspitze am leichtesten absterben. Dies geschieht viel häufiger, ehe einmal der ganze Lappen bis zur Umdrehungsstelle gangränös wird. Man muss sich schon vielmals Glück wünschen, dass sich der Brand noch so schnell sistirt. Der Verlust eines schmalen Hautstreifens ist schon noch zu verschmerzen, Granulationen füllen die dadurch entstandene Furche wieder aus, aber man muss dann auf eine feine, kaum bemerkbare Narbe Verzicht leisten. Jene vorhin beschriebene rinnen- oder hohlwegartige Narbe ist dann die unausbleibliche Folge, und wenn man sich mit ihr nicht begnügen will, bleibt einem nichts übrig, als sie später, wenn übrigens genug Substanz da ist, und der neugebildete Theil dadurch nicht zu klein wird, noch einmal auszuschneiden und frisch zu heften. Auch wenn nur das Septum abstarb, die übrige Nase aber erhalten wurde ist das Unglück so gross nicht, und man kann nachträglich das Septum aus der Oberlippe wieder bilden. Bisweilen betrifft die Gangrän auch nur eine oberflächliche Schicht des Lappens. Man kann es im Voraus nicht genau beurtheilen, wie tief sie eingedrungen ist, ob nämlich der überpflanzte Hautlappen in seiner ganzen Dicke zerstört wurde, oder nicht. Man muss es aber ruhig abwarten, bis die Natur die Losstossung des Abgestorbenen selbst besorgt, und sei nicht voreilig mit der künstlichen Wegnahme desselben. Man wird dann bisweilen angenehm dadurch überrascht, dass man unter dem Brandschorfe schöne Granulationen findet, und alle Entstellung auf diese Weise vermieden wird.

## §. 138.

### *Gangrän.*

Kommt die prima intentio an keiner Stelle zu Stande, wird der transplantirte Hautlappen am 3ten oder 4ten Tage bloss durch die Hefte an seiner neuen Stelle festgehalten, dringt an allen Stellen der Wundspalte Eiter hervor, dann ist das Absterben des Lappens die unausbleibliche Folge. Die durch die Brücke in ihn eindringenden Gefässe vermochten entweder nicht ihn hinreichend zu ernähren, doch ist dies der seltnere Fall, der Lappen blieb daher blass, kalt und runzlig, wie er es gleich nach der Lostrennung, aber damals schon in höherem Grade, war, als ein zur Transplantation geeigneter Lappen sein darf, oder der Lappen wurde mit Blut überfüllt, und die Ableitung desselben geschah weder auf natürlichem Wege durch die Venen, noch auf künstliche Weise. Andre Male liegt die Schuld an der festen callösen Beschaffenheit der Hautränder, mit denen der Lappen in Verbindung gesetzt worden ist, oder es werden diese nachtheiligen Umstände mit noch anderen schon erwähnten Ursachen, einer Dyscrasie, vorzüglich aber mit der nur mit dem Namen der Pyogenesis zu benennenden Neigung der einfachsten

Schnittwunde zur Eiterung zusammen, und wenn vollends anstatt der antiphlogistischen Behandlungsweise eine reizende angewendet wurde, dann ist der unglückliche Erfolg des Absterbens des Lappens um so weniger zu verwundern. Tagliacozzi *(lib. II. cap. 6.)* erwähnt, dass die Gangrän des losgelösten Armhautlappens wohl bisweilen die Folge der zu festen Einklemmung der Haut in der Zange, mit welcher er sie aufhob, oder des zu fest angelegten Verbandes, sei. Beide schädliche Einflüsse werden bei der jetzt viel gewöhnlicher angewendeten indischen Methode ganz vermieden. Der Process der Gangrän eines transplantirten Hautlappens ist genau derselbe, wie er auch an andern Theilen vorkommt, es ist übrigens wohl jedesmal der trockne Brand, niemals der feuchte, welcher transplantirte Theile zerstört.

## §. 139.

Die folgende, aus Dieffenbachs Erfahrungen *(Bd. II. pag. 67.)* wörtlich entlehnte, so schön geschriebene Krankengeschichte kann zur Erläuterung verschiedener der erwähnten pathologischen Vorgänge dienen.

„Der Maurergeselle A. Wenk, aus Frankfurt an der Oder gebürtig, ein 27jähriger, schlanker, kräftiger junger Mann von blühender Gesichtsfarbe, hatte so eine eigenthümliche, Jedermann zurückschreckende Zerstörung des Gesichtes erlitten, dass derselbe um jeden Preis den Zutritt zur menschlichen Gesellschaft wieder zu erlangen wünschte, da Alles ihn floh, und als einen Ruchlosen, der die Zeichen der Schuld an sich trage, der er aber durchaus nicht zu sein schien, betrachtete."

„Wenk wurde also in die Charité aufgenommen. Ehe ich aber zur Beschreibung der Operation übergehe, will ich hier kurz angeben, welche Theile des Gesichts zerstört waren. Von den Nasenflügeln existirten nur zwei rundliche Reste von der Grösse eines Silbergroschen, deren Insertionspunkte einander so stark genähert waren, dass einer zur Hälfte über dem andern, beide aber vollkommen platt auflagen. Der ganze übrige Theil der Nase fehlte vollkommen, und an der Stelle des knöchernen Nasengerüstes sah man durch ein rundliches Loch in das Innere der weiten Nasenhöhle hinein. In der Umgegend fand sich, fast einen Zoll weit, eine sehr dünne, den Knochen überall schwach bedeckende, narbige Haut, ausserdem noch viele platte, glänzende Narben an andern Stellen des Gesichts. Die rechte Hälfte der Oberlippe, von der Mitte bis zum Mundwinkel, war bis zu den Nasenresten hinauf zerstört, der Zahnhöhlenfortsatz frei liegend, das Zahnfleisch verhärtet, bleich, und seine Schleimhaut in eine dichte Epidermis verwandelt. Der Defect erstreckte sich bis an die Reste der Nasenflügel."

„Die ganze Art der Zerstörung, die eigenthümliche Form der Narben, schienen beim ersten Anblick keinen Zweifel übrig zu lassen, dass diese traurige Zerstörung eine Folge der Syphilis sei; doch versicherte der junge Mann mit einer solchen Freimüthigkeit, dass er nie angesteckt gewesen sei, sondern als Knabe von 13 Jahren durch einen Sturz von einer bedeutenden Höhe sich das ganze Gesicht zerschmettert, und in Folge des Brandes jene Defecte des Angesichts erlitten habe. Man musste ihm glauben, denn er war ein sehr wahrhaftiger, redlicher, aber eigensinniger Mensch. Uns war es völlig gleichgültig, durch welche Ursache er die Nase eingebüsst hatte, da bei der blühenden Constitution keine Dyskrasie mehr statt finden konnte."

### §. 140.

„Ich machte die Operation in Gegenwart des Herrn Geheimenraths Rust, unter dem Beistande der Herren Stabsärzte und der Anwesenheit sämmtlicher Zuhörer. Zuerst nahm ich die Lippenoperation vor; die callösen Ränder wurden entfernt, dann ein mit dem Lippenreste parallel laufender Schnitt unter den Nasenflügeln gemacht, die halbe, jetzt nur noch an einer Seite in Verbindung bleibende Oberlippenhälfte durch vier umwundene Nähte mit dem entgegengesetzten Wundwinkel vereinigt. Dies wurde aber nur dadurch möglich, dass ich die Weichtheile ringsum vom processus alveolaris löste; dann bildete ich das zollbreite Septum aus dem vorher abrasirten vordern Theile der Galea, nahm hierauf den breitern Theil des Lappens aus der Mitte der Stirne, den ernährenden Streifen aber aus der Haut zwischen den Augenbraunen, und legte zuletzt den Lappen mit seinem Halse zwischen die Wundränder des obern Nasenrückens, mit der grössten Breite über den vordern und mittlern Theil der Nase. Zur Anheftung des Septums an die Oberlippe brauchte ich drei Knopfnähte, zur Vereinigung der Nase zwölf, und zu der der Stirne sechs umwundene Nadeln. Die Wundränder lagen an jedem Punkte dicht zusammen, nur in der Mitte der Stirne blieb eine schmale längliche Spalte zurück."

„Über der Stirn wurden nun sogleich kalte, und über die neue Nase, laue Umschläge gemacht, der Kranke auf antiphlogistische Diät gesetzt, und ihm Limonade und Cremor tartari zum Getränk gegeben. Schon in dieser Nacht schlief er etwas. Ausser einem sich am zweiten Tage entwickelnden starken Gefässfieber, das noch mehrere Tage anhielt, und die Anwendung einer starken Venaesection nöthig machte, befand sich derselbe wenigstens ausser Lebensgefahr."

## §. 141.

„Die wesentlichsten Vorgänge an den operirten Theilen waren nun folgende: Unmittelbar nach der Operation war der Lappen bleich, kalt und welk;

allmählig begann er zu turgesciren, und schon am Abend war er stärker angeschwollen, als es nützlich schien, die Farbe war indessen noch bleich, die Temperatur aber erhöht. An der Stirn und der vereinigten Oberlippe war die Spanung sehr bedeutend, und der Kranke klagte über ein unangenehmes dehnendes Gefühl in diesen Theilen; die Vernigung schien an allen Punkten statt gefunden zu haben. Vier und zwanzig Stunden nach der Operation, zog ich daher die meisten Nadeln aus dem Lappen."

„Am dritten Morgen waren Oberlippe und Nase sehr stark angeschwollen, Septum und Nasenspitze zeigten eine verdächtige bläuliche Farbe, und waren welk und kalt. Es wurden an jede Wange acht Blutegel gesetzt, und sehr verdünntes Thedensches Schusswasser übergeschlagen. Am vierten und fünften Tage war das Absterben der verdächtigen Theile der Nase entschieden, und am siebenten lösten sie sich und konnten mit der Pincette entfernt werden. Über die gut eiternden Ränder wurden lauwarme Umschläge von Camillenthee gemacht."

„Ungeachtet anfangs an allen übrigen Wundflächen des Lappens, der Stirne und der Oberlippe die Vereinigung zu Stande gekommen war, so wich diese doch an mehreren Punkten wieder aus einander. Die Oberlippe trennte sich von oben an zwei Drittheile ihrer Breite. Aber schon am neunten Tage war der Lappen vollkommen angeheilt, und die Spalte der Oberlippe bedeutend verkleinert und an den Rändern vernarbt, der Kranke wohl und munter."

„Bald darauf nahm ich von neuem die Vereininigung der Spalte vor; die Ränder wurden abgetragen, der Grund der Lippe vom Zahnfleische gelöst, da die callösen Ränder wenig nachgiebig waren, und drei umwundene Nähte angelegt. Dann wurden unausgesetzt Eisumschläge gemacht. Am zweiten und dritten Tage zog ich die Nadeln aus, und fand, bis auf eine kleine rundliche Öffnung in der Mitte der Lippe, die Ränder vollkommen mit einander vereinigt. Bei dem Betupfen mit Kantharidentinktur und Zusammenziehen mit Pflasterstreifen schloss sich das Loch sehr bald."

## §. 142.

„Die grösste Entstellung des Menschen war zwar gehoben, doch fehlte noch die Spitze der Nase und das Septum. Beide Theile beabsichtigte ich aus den nächsten Theilen der linken Seite der Wange zu bilden, doch wurde der Mann, der sich jetzt schon für glücklich hielt, halsstarrig. Unzugänglich gegen alle Vorstellungen liess er mir nicht die Freude, sein Aussehen noch mehr verbessert zu haben. Zum Schlusse bemerke ich noch, dass hier die Entfernung der Brücke des Nasenlappens nicht vorgenommen war, da sie nur unbedeutend hervorragte, ich hätte die Stelle später wenigstens gern durchschnitten, doch gab der Patient auch dies nicht zu. Sein Aufenthalt in der Charité hatte vom 29. Juni bis zum 22. August, die Cur aber nicht volle acht Wochen gewährt."

## §. 143.

### *Von den Nervenerscheinungen an transplantirten Hautlappen.*

Wir haben in diesem Kapitel von den physiologischen Erscheinungen noch gar nicht von dem Einflusse der Nerven auf das Gelingen oder Misslingen der Transplantationen gesprochen, weil es uns geeigneter schien, diesem Gegenstande einen besondern Paragraphen zu widmen. Bisweilen ist ein losgetrennter Hautlappen, selbst wenn man ihm nur einen schmalen Stiel zur Umdrehungsstelle gelassen hat, nur um ein sehr Unbedeutendes weniger empfindlich als andre Haut. Der Kranke empfindet die Berührung des Lappens mit dem Finger, oder die Stiche der Nadel beim Anheften des Lappens fast eben so deutlich, als wenn man andre, nicht losgetrennte Haut berührt oder durchsticht, und zwar hat er diese Empfindungen gewöhnlich nicht an der Nase, sondern auf der Stirn, das heisst, es geht hier eine Täuschung des Gefühlssinnes vor, ähnlich mit den Gefühlstäuschungen der Amputirten, welche nach der Ablösung eines Armes oder Beines jedesmal mit so grosser Bestimmtheit von den Gefühlen in dem Gliede, das, wie sie doch selbst sehen, amputirt ist, sprechen, so dass es klingt als ob sie daran zweifelten. — Ebenso deutlich als dort die Kranken noch das Gefühl von dem Vorhandensein des abgenommenen Gliedes haben, so glauben oft diejenigen Kranken, an welchen Rhinoplastik oder eine andre grössere plastische Operation gemacht worden ist, alle auf den Lappen geschehenden Eindrücke noch an der Stelle, von welcher er hergenommen wurde, zu empfinden. Wir sagten, dass dies oft geschieht, aber es ist nicht jedesmal der Fall; denn manchmal ist das Gefühl im Lappen sehr undeutlich, und der Kranke fühlt in der ersten Zeit weder die Berührung, noch Stiche. Wir glauben das Gefühl im Lappen dann immer um so deutlicher gefunden zu haben, wenn die Brücke recht breit gelassen worden war. Dies ist auch ganz natürlich, denn es war dann grössere Wahrscheinlichkeit vorhanden, dass ein Nerv durch den Stiel in ihn eindringen konnte. Die erwähnte Gefühlstäuschung beruht gewiss darauf, dass wir nur durch die Erfahrung belehrt werden, dass die Empfindungen, die durch die Nerven zum Sensorium gelangen, die Folgen gewisser Eindrücke sind. Wird nun, wie in diesem Falle, der Nerv selbst und die Haut, in welcher er sich mit seinen Endigungen ausbreitet, an eine andre Stelle verlegt, so ist die Empfindung, welche das Sensorium an der Berührung dieser Hautstelle empfängt, noch genau dieselbe wie früher, und neue Erfahrung muss den Operirten erst belehren, dass derselbe Eindruck, der ihn früher von einem auf die Stirn ausgeübten Reize benachrichtigte, ihn nun zu dem Schlusse berechtigt, dass eine Berührung seiner neuen Nase stattgefunden haben müsse. In der That verliert sich auch dieses täuschende Gefühl mit der Zeit wieder, und ein anfangs ganz empfindungsloser Lappen wird dagegen wieder fühlend. Wir haben in mehreren Fällen die Gefühlstäuschung genau beobachtet und gesehen, dass der Kranke nicht nur überhaupt die Berührung des Lappens auf der Stirn fühlte, sondern bei verschlossenen Augen, je nachdem man die Nasenspitze, den rechten oder linken Nasenflügel u. s. w. berührte, genau die Stelle auf der Stirn angab, wo sich diese betreffende Hautpartie früher vor der Lostrennung befunden hatte.

## 144.

Während es von geringer Wichtigkeit ist, ob die sensitive Nerventhätigkeit den Lappen eine Zeit lang ohne genaue Empfindung lässt und Gefühlstäuschungen an ihm vorkommen, da sich dieses Verhältniss ohnehin nach einiger Zeit immer zur Zufriedenheit wieder ausgleicht, so müssen diese Erscheinungen doch deshalb für uns grössere Wichtigkeit haben, weil bei dem Mangel der sensitiven Nerventhätigkeit wahrscheinlich auch der Nerveneinfluss auf die vegetative Sphäre schlummert. Diese beiden Thätigkeiten sind in den Nerven nicht immer so getrennt, dass sie durch verschiedene Nervenäste vertreten würden, und wir haben somit bei Unempfindlichkeit des frisch losgelösten, transplantirten Lappens mehr für seine Ernährung zu fürchten, als wenn er vollkommen deutlich empfindet. Gewiss ist der Mangel des Nerveneinflusses eine von den schädlichen Bedingungen, welche in Verbindung mit anderen das Absterben eines transplantirten Hautlappens bisweilen veranlassen.

Wir können indess nicht unerwähnt lassen, dass v. Gräfe im Jahresbericht von 1827 *(auch in Grä-*

*fes und v. Walthers Journ. Bd. XII. pag. 11.)* nach einer Rhinoplastik aus der Stirn beobachtete, dass, während die Sensibilität im Hautlappen völlig schlummerte, die Productivität in demselben doch sehr thätig war, wie aus dem Wachsthume des neuen Nasenrücken und der raschen Narbenbildung vorging.

## §. 145.

Es ist uns nicht erinnerlich, bei der Durchlesung der Schriften über plastische Chirurgie auf folgende, physiologisch interessante Erscheinung aufmerksam gemacht worden zu sein, wollen aber deshalb nicht mit Bestimmtheit behaupten, dass wir sie zuerst beobachtet haben. Bei mehreren Nasenbildungen, welche Herr Hofrath von Ammon, und bei einer, die ich selbst verrichtete, ereignete es sich, dass die Kranken unmittelbar nach der Lostrennung des Stirnhautlappens über die unerträglichste Blendung ihrer Augen von zu starkem Lichte klagten, und doch war kein greller Sonnenschein. In dem einen Falle geschah die Operation sogar an einem sehr trüben Tage, wo es kaum hell genug war, um die Operation ausführen zu können. Das Schliessen der Augen reichte nicht hin, die Kranken vor dem ihnen so unangenehmen Lichteindrucke zu schützen, die Bedeckung der Stirnwunde mit einem Schwamme oder Plumaceaux verschaffte ebenso wenig Erleichterung, und wir waren genöthigt ihnen zu erlauben, sich von Zeit zu Zeit auf einige Augenblicke vom Lichte abzuwenden. Dieser Umstand erschwerte und verzögerte die Operation, welche wegen der Anlegung so vieler Nähte ohnehin zeitraubend ist, auf eine sehr störende Weise, doch verschwand bei allen jenen Kranken dieses lästige Symptom von selbst, als sie nach beendigter Operation zu Bett gebracht worden waren, und stellte sich später nicht wieder ein. Wir sind ebenso unvermögend eine ausreichende Erklärung für diese Erscheinung zu geben, als wir kein Mittel kennen, den Kranken vor dieser lästigen Empfindung zu schützen, denn die Umdrehung des Kranken abwärts vom Fenster ist nicht immer ausführbar, weil man sich dann das zur Beendigung der Operation nöthige Licht raubt. Allerdings ist es wahrscheinlich, dass der bedeutende traumatische Eingriff in so grosser Nähe der Augen, deren Empfindlichkeit auf einen so hohen Grad steigert, aber es fragt sich dann, warum Operationen, die in noch grösserer Nähe der Augen geschehen, wie die Blepharoplastik, nicht von derselben Erscheinung begleitet sind. Es bleibt ferner unbeantwortet, warum dies bei der Rhinoplastik aus der Stirn nicht jedesmal geschieht, und wie es kommt, dass sich jene Lichtscheue von selbst so schnell wieder verliert? Das Wahrscheinlichste bleibt es indess immer, dass die Verletzung von Nervenästen, die zu den Augen in nahem Bezuge stehen, entweder auf der Glabella oder der Nasenwurzel, diese eigenthümliche Erscheinung hervorrufen.

## §. 146.

### *Erysipelas.*

Es ist eine sehr häufige Erscheinung, dass sich nach plastischen Operationen, vorzüglich im Gesicht, Erysipelas entwickelt. Der traumatische Eingriff der Operation selbst, das Eigenthümliche der plastischen Operationen grössere Partien Haut mit ihrer Basis los zu trennen, und die Menge der anzulegenden Nähte, bewirken nicht selten einen solchen Reiz, dass bisweilen zwar nur eine dem Erysipelas ähnliche Entzündung, öfters aber auch wirkliches Erysipelas in den ersten Tagen nach der Operation erfolgt. Hat man es vorzüglich mit Subjecten zu thun, welche schon oft an Erysipelas, wenn auch des Fusses, gelitten haben, oder die eine Disposition zu denselben, besonders ein sehr zartes reizbares Hautorgan an sich tragen, und hat man nicht durch eine zweckmässige Vorcur für Reinigung des Darmkanals gesorgt, dann ist ein auf die Rhinoplastik oder jede andre plastische Operation im Gesicht folgendes Erysipelas Nichts, was uns in Verwunderung setzen darf. Wir haben die auf plastische Operationen folgende Rose bisweilen als gewöhnliches Erysipelas, manchmal auch Erysipelas bullosum beobachtet, einigemale auch gesehen, dass sie vom Gesicht aus über den behaarten Theil des Kopfes und einen grossen Theil des Rückens weiter schritt. Bisweilen geht es vom transplantirten Theile selbst aus, andre Male von der Haut, welche den Aufpflanzungsboden abgiebt, und der neugebildete Theil wird von da aus erst mit ergriffen.

Es ist jedesmal ein sehr unangenehmes Ereigniss, wenn Erysipelas transplantirte Theile und die Umgebungen derselben befällt, da man dadurch an der Anwendung nasser Umschläge behindert, die Neigung der Wunde zur prima intentio aber vermindert wird. Folgt es auf eine Rhinoplastik, so ist es überdies gewagt ein Brechmittel zu reichen, weil die heftige Erschütterung die jungen, frisch entstandenen Adhäsionen wieder trennen könnte, und doch ist ein kräftiges Emeticum wohl noch das einzige Mittel, um eine Rose im Entstehen aufzuhalten. Man muss sich also, wenn dasselbe durch die Gefahr für den neugebildeten Theil direct contraindicirt ist, an die kühlenden, gelind wirkenden Mittel halten, welche jedes andre Erysipelas erfordert, und bedacht sein, das Rothlauffieber nicht eine Gefahr drohende Heftigkeit erreichen zu lassen.

## §. 147.

Es giebt zu manchen Zeiten, besonders wenn Scharlachepidemien herrschen, eine Menge Kranke mit Erysipelas, so dass es dann in einem gewissen, wenn auch bedingten Grade contagiös zu sein scheint. Wir selbst beobachteten einmal, dass 8—10 Kranke, welche wegen verschiedener Augenübel und chirurgischer Krankheiten theils schon operirt worden waren, theils erst noch operirt werden sollten, und sich in einem Hause befanden, wo Herr Hofrath v. Ammon die von auswärts in seine Behandlung nach Dresden kommenden Kranken unterzubringen pflegt, sämmtlich von Erysipelas befallen wurden. So erzählt Liston *(in the Lancet)*, dass in einem Hospital in Edinburg ein contagiöses Erysipelas mit grosser Wuth herrschte, so dass jeder Aderlass- und Blutegelstich, jede Wunde und Excoriation, Erysipelas zur Folge hatte. Grosse Reinlichkeit und Vermeidung der üblen Gewohnheit alle Geschwüre und Wunden mit demselben Schwamme zu waschen, that dem Übel vollen Eintrag, während es auf den andern Stationen, wo man dies nicht beobachtete, fortdauerte.

Im Jahresbericht von 1828 erzählt v. Gräfe zwei Fälle von Rhinoplastik. In dem einen Falle entstand am 4ten Tage nach der Hautüberpflanzung, eine rosenartige Entzündung, welche von der neuen Nase aus über das Gesicht, den behaarten Theil des Kopfes und den Nacken fortschritt und von heftigem Kopfweh und stürmischen Fieberbewegungen begleitet war. Die Nase bekam wenige Stunden nach dem Ausbruch jener Entzündung ein bleifarbenes Ansehn, und unter merklicher Temperaturerhöhung entstanden in der Nähe der Schnittränder mehrere Brandbläschen. Gräfe widerrieth reizende, antiseptische, und erwärmende Localmittel anzuwenden. Sie sind bei nicht verringerter Temperatur des Hautstückes stets zu meiden, weil sie die Säfte zu sehr häufen, und den Stillstand der ungeordneten Lebensströmungen schneller herbeiführen. Statt dessen veranstaltete Gräfe einen Aderlass, gab säuerliche Abführungsmittel, Cremor tart. zum Getränk, machte örtlich laue Umschläge von Aq. Goulardi und bald wichen sämmtliche Gefahr drohende Erscheinungen.

Ähnliche Fälle erzählt Dieffenbach. Es ist daher lächerlich, dass Blandin (*Autoplastie pag.* **202.**) sich etwas darauf einbildet, dass die künstliche Nase seines Operirten Gressan, schon 6 Wochen nach der Operation von Erysipelas ergriffen wurde, während eine von Dieffenbach gemachte Nase sechs Monate nach der Operation an dem Icterus des Kranken keinen Antheil genommen habe. Er schreibt diesen auffallenden Unterschied der Vortrefflichkeit seiner Operationsmethode zu, wonach er den Lappen mit so vielen Blutgefässen als möglich versorgt, und wodurch seine Nasen viel besser ernährt und belebter seien, aber er weiss weder dass auch deutsche künstliche Nasen leider zu oft und zu zeitig von Erysipelas ergriffen wurden, noch dass sein Vergleich von Rose und Icterus, wegen der Verschiedenheit beider Krankheiten, von gar keiner Beweiskraft sein kann.

## §. 148.

*Überpflanzung der Schleimhäute.*

Bei weitem weniger als die Cutis eignen sich die Schleimhäute zur Transplantation. Nicht nur dass sie dünner sind, und dass man daher nicht so bildend mit ihnen verfahren kann, auch ihr eigenthümlicher vitaler Process eignet sie weniger zu plastischen Operationen. Verwundungen derselben rufen zu starke Reactionen in ihnen hervor. Der rein traumatische Eingriff bewirkt auf den Schleimhäuten keine solche adhäsive Entzündung wie auf der äussern Oberfläche, sondern sie nähert sich hier mehr der catarrhalischen. Die Absonderungen werden, in Folge des auf sie ausgeübten Reizes, vermehrt, die Anschwellung ist eine bedeutendere, die Entzündung erreicht einen heftigeren Grad als zur Anheilung eines losgelösten Schleimhautlappens nöthig ist, der fortwährend ihn befeuchtende Schleim stört die prima intentio der Wundränder, und einzelne, von der Wundfläche des Lappens sich abstossende Zellgewebspartien hindern die Anheilung des Lappens mit seiner Grundfläche.

## §. 149.

Schon Tagliacozzi *(lib. II. cap. 15.)* hatte die Erfahrung gemacht, dass selbst die Vereinigung des überpflanzten Armhautlappens aus diesen Gründen schwerer an der innern Seite mit der Nasenschleimhaut, als auf der äussern Oberfläche mit der Gesichtshaut zu Stande käme.

Dennoch ist es bisweilen wünschenswerth und nothwendig auch Stücke der Schleimhaut transplantiren zu können, um neugebildete Theile, die an ihrer innern Fläche mit Schleimhaut überkleidet sein müssen, dem Organe, das durch die Operation ersetzt werden soll, möglichst ähnlich herzustellen, wie z. B. Lippen und Augenlider, oder um Organe, die sich ihrer Localität nach gar nicht einmal aus der Cutis ersetzen lassen, wiederzubilden, wie den Gaumen, oder Theile desselben. (Staphyloplastik im Gegensatze zur Staphyloraphie.) Kleinere Partien der Schleimhaut lassen sich leichter transplantiren, und die plastische Kunst hat durch die von Dieffenbach zuerst angegebene Überkleidung oder Umsäumung der Schleimhaut zur Verhütung der Wiederverwachsung von Öffnungen, welche das Bestreben haben sich krankhaft zu schliessen, einen wesentlichen und sehr grossen Fortschritt gemacht. — (Hiervon wird bei der Mund- und Lippenbildung ausführlicher die Rede sein.)

## §. 150.

Bisweilen überpflanzt man den losgetrennten Lappen in der Art, dass seine äussere, die Epidermisfläche, die innere wird, und die Schleimhautfläche auf die äussere Fläche des Körpers zu liegen kommt. Dies ist der Fall bei der Bildung des Septum aus der Oberlippe, wobei man den Lappen aus der ganzen Dicke der Oberlippe nimmt, und ihn, weil die seitliche Umdrehung eine zu starke Quetschung verursachen würde, gerade aufwärts in die Höhe schlägt, so dass die innere Schleimhaut der Lippe nunmehr die äussere Haut des Septums vorstellt. Es ist interessant zu sehen wie thätig die Natur ist die Textur der Schleimhaut zu verändern. Sie hört, in unmittelbare und dauernde Berührung mit der Luft gesetzt, auf schleimabsondernde Fläche zu sein, sie wird trocken wie die Cutis, ihr Epithelium verwandelt sich in Epidermis, und ihre dunkelrothere Färbung wird hellroth, und der äussern Haut ähnlich. Bei genauer Betrachtung werden freilich immer und auch nach längerer Zeit Unterschiede zwischen wahrer Cutis, und der in sie verwandelten Schleimhaut aufzufinden sein. Letztere gleicht immer mehr der Narbe, sie ist glätter, hat nicht die kleinen regelmässigen Fältchen wie wahre Cutis, und sie ist nicht mit kleinen Härchen oder cryptis sebaceis besetzt. Ähnlich mit diesem Falle, wo man künstlich die Schleimhaut auf die äussere Oberfläche des Körpers versetzt, ist der Vorgang in den Schleimhäuten, welche durch krankhafte Processe ihrer Bedeckungen beraubt, und der Berührung mit der Luft preisgegeben werden, wenn z. B. die Lippen oder Wangen zerstört worden sind, die Schleimhaut des Zahnfleisches daher unbedeckt ist, und aus Mangel an befeuchtendem Speichel trocken wird.

## §. 151.

Im entgegengesetzten Falle, wenn nämlich äussere Haut der Berührung mit der Luft entzogen, und mit andern Hautflächen in Berührung gesetzt wird, verfeinert sie sich, und verwandelt ihre Textur in der Art, dass sie der Schleimhaut ähnlicher wird. Wir sehen dies schon bei jeder Hautfalte. Das Wundwerden der kleinen Kinder, welche sehr dick sind, so dass die Haut tiefe Falten macht, beruht darauf. Dieselbe Bemerkung machte Dieffenbach bei einem gelungenen Falle von Bildung der Vorhaut aus der äussern Haut des Penis. *(Erfahrung. Bd. 1. pag. 63.)* Hierbei fiel ihm die grössere Verfeinerung der jetzt inneren, der Eichel zugekehrten Fläche der äussern Haut auf, sie erschien nämlich geröthet und feucht, und es musste also auf ihr eine Absonderung, wie sie unter der Vorhaut sonst statt hat, vorgehen. Dieffenbach bemerkt, dass man bisher zwar wohl gewusst habe, dass Schleimhäute und selbst seröse Membranen, welche fortwährend der äussern Luft ausgesetzt sind, ihre Textur verändern, und das Ansehn der äussern Haut annehmen, dass es aber noch von Niemand vor ihm beobachtet worden sei, dass die der Berührung der atmosphärischen Luft entzogene Cutis sich in eine absondernde Membran verwandeln, also auf eine niedere Stufe herabsteigen könne. Blosser Hautschweiss war aber die hier stattfindende Absonderung nicht, noch weniger aber eine von der Eichel dem neugebildeten Präputium mitgetheilte Secretion, denn diese war, durch Verwundung und neue Überhäutung, weit weniger zu einer Secretion geschickt, als die innere Fläche der Vorhaut, und er fand sie fast trocken.

## §. 152.

### *Anatomische Untersuchung.*

Es giebt nur wenige anatomische Untersuchungen künstlich gebildeter Theile, und wir selbst hatten einmal Gelegenheit die Section einer Frau zu machen, an welcher die Nase und ein Augenlid künstlich gebildet worden war. Wir fanden hierbei, dass die transplantirte Haut in ihrer Textur keine wesentliche Veränderung erlitten hatte, und die Beschaffenheit der Narben war dieselbe wie bei andern Narben. Mit der Loupe angesehen erkennt man ihr Gewebe immer als aus weisseren, mehr sehnigen Fasern bestehend, und sich dadurch von der mehr röthlichen, gelblichen, in den kleinsten Zellen mit Zellgewebe ausgefüllten Substanz natürlicher Cutis unterscheidend. Wir hatten nicht Gelegenheit den Kopf der Leiche injiciren zu können, und es ist uns in der That nur die eine von v. Walther *(in Gräfe u. v. Walthers Journal Bd. 7. pag. 530.)* gemachte Beobachtung bekannt, wo dies geschah, und wo durch genaue Präparation der zur Nase gehenden Gefässe auf anatomischem Wege gezeigt worden ist, wie die Natur für die Ernährung eines transplantirten Hautlappens sorgt.

## §. 153.

Einem Manne von 34 Jahren, der durch syphilitische Geschwüre seine Nase verloren hatte, wurde eine neue aus der Stirnhaut gebildet. Die seitliche Anheilung erfolgte gut, aber es fand keine Vereinigung zwischen Septum und Oberlippe statt. Da somit die Nase der gehörigen Unterstützung entbehrte, lag sie platt auf, und der Kranke pflegte deshalb sie mit Fliespapier auszustopfen.

Dieser Unglückliche wurde einige Zeit nachher wegen einer begangenen Mordthat hingerichtet. — Die anatomische Untersuchung des injicirten Kopfes ergab folgende Resultate. Der Theil der Haut, welcher auf den Nasenbeinen ruhte, war mit schwarzen Haaren besetzt. An der Grenze des knöchernen Nasengerüstes befand sich eine querlaufende Furche, die in Folge des Einsinkens der Nase entstanden war. Die Lederhaut und Fetthaut der Nase waren stark entwickelt, und gaben ihr ein volles wulstiges Ansehn. Auf die Fetthaut folgten die Muskelfasern der aus der Stirn geschnittenen Stirnmuskelpartie. Die innere Fläche war wenig entwickelt, keine Spur einer neuen Membran.

Die sich in die Nase verbreitenden Schlagadern

sind Zweige der arteriae maxillaris externae s. facialis und der arteriae ophtalmicae. Es gehen nämlich Zweige von der arteria coronaria labii superioris gegen den unteren Umfang der Nasenflügel und des Mittelstückes, und die arteria angularis giebt viele Zweige an die Nasenflügel, die sich seitlich und gegen den Rücken der Nase verbreiten. Die arteria maxillaris externa der rechten Seite war viel weniger stark entwickelt, als auf der entgegengesetzten, die arteria angularis der linken Seite stieg ferner mehr als gewöhnlich von der Nase entfernt zum innern Nasenwinkel auf, und nahm da einen starken Zweig von der Augenschlagader aus der Nasenhöhle auf. Die neue Nase wurde somit reichlich mit Arterien versorgt.

## IX. Abschnitt.

## Chirurgische und medicinische Behandlung der Operirten.

### §. 154.

Um von der Behandlung der Kranken, welche plastische Operationen an sich verrichten liessen, im Allgemeinen zu reden, erwähnen wir vorzüglich die von Tagliacozzi und Gräfe für die Rhinoplastik ertheilten Vorschriften, verweisen aber, um uns nicht zu oft zu wiederholen, auf die im physiologischen Theile, und an vielen andern Orten zerstreuten Bemerkungen.

Tagliacozzi empfiehlt *(lib. II. cap. 13. u. 14.)* nach der Anheftung des Lappens besonders solche Mittel anzuwenden, welche die genaue Vereinigung der Wunde vermitteln, und verhüten, dass Flüssigkeiten sich zwischen den Wundlippen ansammeln können. Sie sollen die Erzeugung der Narbensubstanz beschleunigen, sie austrocknen, und mässig zusammenziehen. Als solche Mittel nennt er cort. Ebuli, Syderitis, Sambuci, Palmae, Pini, Tedae, fol. recentes Draconii. Herba Anagallis, Salicis, Androsemum, Astragalus, Phylomunculus, Telephium, Symphytum petreum, Tela araneae und viele andere Dinge. — Ferner Ceratum e cerussa und emplastrum barbarum, letzteres besonders bei kälterer, jenes bei wärmerer Jahreszeit, die er sehr genau berücksichtigte, um seine Behandlung darnach einzurichten. — Eine andere Behandlung verlangt nach Tagliacozzi die innere, der Nasenhöhle zugekehrte Seite der Wundspalte. Die Vereinigung kann hier bei aller angewandten Mühe und Sorgfalt niemals so innig bewirkt werden, und die Wunde hat daher hier öfter das Bestreben durch Eiterung als durch prima intentio zu heilen, aber der Process der Vereinigung in den Schleimhäuten sei auch ein anderer als der auf der äusseren Haut, und geschehe meistens durch Eiterung. Um dieses zu befördern diene das ung. ex pompholyge. —

## §. 155.

Bei Cacochymischen ereigne es sich nicht selten, dass die Stichkanäle eitern, und die Nähte dadurch lockerer werden, dann soll Myrrhe oder ganz feingepulvertes Thus aufgestreut, auch Sanguis Draconis in lacrymis und Manna thuris gute Dienste thun. Hierin soll die örtliche Behandlung in den ersten Tagen bestehen, wobei nämlich die Plumaceaux mit der grössten Vorsicht gewechselt werden müssen, um die Theile nicht zu reizen; auch muss man, um zu dem angehefteten Lappen zu gelangen, jedesmal die fascia cubitalis lösen, und den Arm unterdessen von einem Assistenten halten lassen. Wenn nach und nach alle Hefte entfernt sind, unterstützt man die Vereinigung noch durch Heftpflaster und Ceratum ex pompholyge bis zum 14ten Tage. —

## §. 156.

Bei der Diät des Operirten unterscheidet Tagliacozzi die strenge während der ersten, die reichlichere in den folgenden 8 Tagen. — Sie muss anfangs so eingerichtet sein, dass keine Veranlassung zu vermehrten Blutzufluss zum Lappen gegeben, und Entzündung verursacht werde. Der Kranke muss daher auch nicht nöthig haben zu kauen, weil die Bewegung mit der Kinnlade die neuen Verbindungen an der Nase stören könnte. Man soll Emulsionen von Melonensamen und geriebenem Brode mit Zucker reichen, am 4ten Tage etwas Brühe. — Wein ist streng zu meiden. — Auch ein Decoct. hordei mit Zucker, Oxysaccharum simplex oder Oxalidis sind erlaubt. — Nach einer Woche kann man zu nährendern Speisen, Eigelb in Bouillon, dem Saft von Granatäpfeln übergehen. —

Wir wollten hiermit nur ein Beispiel davon geben wie sorgfältig Tagliacozzi die Behandlung und Diät der Operirten angeordnet hat, und übergehen viele andere Angaben von theils obsoleten Mitteln, theils diätetischen Vorschriften, die dem Kranken seine üble Lage erleichtern sollen. Damit er wenigstens einen Tag um den andern Leibesöffnung habe, soll man, wenn es nöthig ist ein Decoctum ex Beta, Mercuriali et Violis addit. saccharo et Ol. Rosarum libr.; Salis ℥iij verabreichen. — Alle Aufregungen des Gemüthes, alle Leidenschaften sind zu vermeiden. Er soll sich Mühe geben heiter zu sein, denn Heiterkeit des Geistes befördere alle Funktionen. — Weder im Schlaf noch im Wachen darf ein Übermaass sein.

## §. 157.

Gar nicht immer geht Alles so nach Wunsch. Bisweilen bilden sich in der Wunde Excrescenzen, caro mollis, wodurch das Klaffen der Nähte bewirkt wird. Am leichtesten geschieht dies bei laxen Constitutionen, und man soll dann Unguentum Iridis oder Apostolorum oder Damascenum anwenden. — Ist das Klaffen der Wundränder zu bedeutend, so soll man auf's Neue Nähte anlegen. — Ein andres übles Symptom ist der Schmerz in der Gegend des Schulterblattes, welcher durch die gezwungene Stellung des Armes erzeugt wird. Es lässt sich wenig dagegen thun, denn eine Lösung des Verbandes ist nicht zu gestatten, und man kann dem Kranken nur empfehlen, mit Vorsicht öfters seine Lage zu verändern. —

Dass dieser Schmerz sich mehr in der Gegend des Schulterblattes, als wie man glauben sollte in der Schulter selbst erscheint, rührt wohl daher, dass dort die Muskeln am meisten von der Mittellinie, von ihrer Anheftung an der Wirbelsäule nach aussen abgezogen werden.

Ausser dem Schmerz in der Schulter kommt bisweilen noch ein Schmerz im Handwurzelgelenke vor, denn die Haut ist da sehr fein, eine Menge Arterien, Venen und Nerven liegen dicht unter ihr, und weder ein Fettpolster noch eine zwischenliegende Muskelschicht schützen die Haut vor dem Druck der Knochen. — Dies geschieht aber um so leichter, wenn die Haube vom Beutler nicht gut gearbeitet, und der Kranke zu starken Schweissen geneigt ist. — Wenn daher gerade unter der Stelle, wo das Handgelenk befestigt ist, eine Naht liegt, muss man diese ausschneiden. Man lässt deshalb den Arm durch Assistenten, so lange als nöthig ist, halten, damit er weder seitwärts, noch weniger herab bewegt werde, und legt Charpie oder weiche Wolle zwischen das Handgelenk und den Kopf. —

Ein anderes sehr lästiges Symptom ist der Durst. Besonders im Sommer. Der Kranke kann ihn dadurch, dass er Getränk, oder Melonenscheiben längere Zeit im Munde behält, am besten stillen. Die Schlaflosigkeit peinigt den Kranken ebenfalls oft schrecklich, denn sie raubt ihm die Kräfte. Es ist deshalb gut, wenn man den Kranken Abends etwas Melonenmilch geniessen lässt, damit der Magen nicht ganz leer sei, oder emuls. papav. —

Die Schläfe soll man mit unguentum e gemmis populeis einsalben, oder man giebt einige schlafmachende Pillen. Auch Nierenschmerzen, vorzüglich im Sommer, und wenn die Kranken auf dem Rücken liegen, quälen bisweilen die Operirten. Man soll Kuh- oder Frauenmilch, oder unguentum Galeni refrigerans aufschlagen.

## 158.

Nicht weniger genau als Tagliacozzi ertheilt Gräfe in seiner Rhinoplastik an mehreren Stellen *(pag. 55, 95, 146, 160 und andern Orten)* Vorschriften für die ärztliche Nachbehandlung der Operirten. Im glücklichsten Falle, wenn die adhäsive Entzündung ungestört stattfindet, wenn die Funktionen des Körpers keine Veränderung erleiden, und man bei vorsichtiger Lüftung des Verbandes die gereinigten Wundlefzen mässig turgid, die Eiterungslinie mit gelblichem Faserstoff überzogen findet, dann kann der Arzt einen ziemlich ruhigen Zuschauer abgeben, und er hat nur darauf zu achten, dass keine Stuhlverstopfung eintrete, und Congestionen nach dem Kopfe veranlasse. — Wird die Entzündung heftiger, nimmt sie den synochösen Charakter an, dann muss man den antiphlogistischen Apparat in seinem ganzen Umfange selbst Aderlässe anwenden, Nitrum, gelind abführende Mittel und kühlende Getränke reichen, für kühle Temperatur des Zimmers sorgen. Wenn die Entzündung den erethischen Character annimmt, gesteigerte Thätigkeit des Nervensystems den Hauptzug in der Gruppe der Erscheinungen ausmacht, der Kranke über heftige Schmerzen im Gesicht und am Arme (bei der deutschen Methode) klagt, Schlaflosigkeit eintritt, der Puls zusammengezogen und schnell, der Blick ängstlich wird, und dabei die Wundlefzen, wenn auch geschwollen, doch nicht so gespannt sind wie bei der synochösen Entzündung, dann ist zu befürchten, dass ihre Verwachsung nicht gelingt, und die Wundränder gangränesciren möchten. Hier wendet man Mohnsaft mit Salpeter, Bilsenkrautextrakt, Kirschlorbeerwasser mit Mandelmilch, bisweilen auch einen Aderlass an, und macht, statt aller reizenden örtlichen Mittel, Umschläge mit kühlem Bleiwasser, und verbindet mit Blei- oder Zinksalbe. Auch für den Fall, dass die Wunde torpid würde, ertheilt Gräfe Vorschriften, doch scheint es, dass dieser Zustand von ihm an transplantirten Theilen nicht beobachtet worden, und die Beschreibung desselben von den an andern Wunden gemachten Beobachtungen auf die Rhinoplastik übergetragen worden sei.

## §. 159.

Die medicinische Behandlung der Operirten, welche Gräfe vorschrieb, unterscheidet sich so wesentlich von der, welche Dieffenbach wagte, und welche ausser ihm viele Andere mit dem trefflichsten Erfolge einschlugen, dass wir, um beide besser nebeneinander zu stellen, jene schon bei der deutschen Methode erwähnten Vorschriften Gräfes hier noch einmal aufzuführen für nöthig hielten. Gräfes Behandlungsweise verhält sich zur Dieffenbachschen ziemlich ebenso wie seine künstlichern Operationsmethoden zu den weit einfacheren Dieffenbachs, sie ist vom Anfange an eine reizende, sie bedient sich der Mittel, wie Bals. Commendatoris, Arcaei, aromatischer Baumwolle, spirituöser Waschungen, noch ehe Torpidität des Lappens sie erfordert haben, bloss in der Voraussetzung, ein transplantirter Hautlappen bedürfe, damit das Leben in ihm nicht erlösche, solcher Belebungsmittel, und nur erst, wenn wirkliche Entzündung vorhanden ist, wagte Gräfe die Anwendung des antiphlogistischen Apparates, selbst der Aderlässe, jedoch nicht die kräftige Anwendung der Kälte auf den Lappen.

## §. 160.

Dieffenbachs Behandlungsweise gründet sich auf eine ganz verschiedene Ansicht von dem physiologischen Vorgange in der Operationswunde. Ähnlich wie die neuere Chirurgie bei Sphacelus nicht mehr antiseptische Mittel anwendet, überhaupt gar nicht mehr darauf ausgeht, den doch nicht mehr zu belebenden Theil zu behandeln, sondern ihr Augenmerk darauf richtet, dem Weiterschreiten des Brandes Einhalt zu thun, wie sie somit die noch lebendigen, aber von Entzündung ergriffenen Theile beachtet, und gegen diese entzündungswidrig verfährt, auf ähnliche Weise sagen wir, denn das Gleichniss passt nicht genau, richtete Dieffenbach seine Behandlung so ein, dass er der Entzündung in den Partien, mit welchen der transplantirte Hautlappen die Verbindung eingehen soll, zu begegnen bemüht war. — Allerdings gestattete ihm auch die, von ihm viel häufiger als die italische Methode angewendete indische Methode, und die von ihm erfundene Weise die Anheftung des Lappens mittelst der umschlungenen Naht zu bewirken, sich der complicirten Verbände, welche Tagliacozzis und Gräfes Methode erfordern, zu entheben, und ausser einem Plumaceaux, womit man die Stirnwunde bedeckt, ist, nach seiner Methode zu heften, ein Verband nicht weiter nöthig; ja man bedarf nicht einmal der zwischen die Nähte gelegten Heftpflaster, weil die umschlungenen Nähte allein den Lappen hinreichend festhalten. Man hat somit den Gewinn, alle Vorgänge im Lappen ungehindert beobachten zu können. Es ist keine wunde Fläche vorhanden, die vor dem Zutritt der Luft geschützt werden müsste, sondern der transplantirte Hautlappen ist ja mit Epidermis überzogen, man braucht somit die Luft von ihm nicht abzuhalten, und die um die Insectennadeln gewickelten Fäden decken die Wundränder fast an allen Stellen, so dass es keiner Plumaceaux bedarf, um sie vor der Luft zu schützen. Die wiederholten Erfahrungen, und besser als früher angestellten Beobachtungen über die Wiederanheilung ganz getrennter Körpertheile hatte gelehrt, worauf Montégre zuerst aufmerksam machte, dass die längere Dauer der Trennung, bevor die Anheftung geschehe, von Nutzen sei, die zu grosse Beeilung ihrer Anheftung vielmehr schade, wir haben somit den Beweis in den Händen, dass die Gefahr des Absterbens eines Lappens, der überdies nicht einmal völlig getrennt ist, keineswegs so gross ist, als man anfangs, beim Wiedererwachen der Chirurgia curtorum im gegenwärtigen Jahrhundert zu glauben geneigt war.

## §. 161.

Kranke, denen man eine neue Nase oder Augenlid gemacht hat, sind meistens sogleich nach der Operation, nicht durch den Blutverlust, der zwar bei der Rhinoplastik und manchen andern plastischen Operationen auch nicht unbedeutend zu sein pflegt, sondern mehr durch den Schmerz erschöpft, und man muss ihnen Ruhe gönnen. Die lange Dauer der Operation, die, besonders wenn man umschlungene Nähte anlegt, immer einige Zeit erfordert, hat sie angegriffen, sie werden gegen das Ende der Operation kalt und blass, und es ist Zeit sie in das Bett zu bringen. Der transplantirte Hautlappen empfindet diesen mangelnden Turgor nach der Peripherie am meisten, er ist blass und schlaff, prominirt gar nicht in der Art einer Nase, sondern er bedeckt die Nasenhöhle wie ein vor dieselbe angenähter Tuchlappen es auch thun würde. Aber schon nach einer oder 1½ Stunden kehrt, wenn der Kranke etwas geschlafen, und einige Tassen erwärmenden Thees getrunken hat, die natürliche Hautwärme wieder, und erreicht leicht einen höhern Grad als einem lieb und wünschenswerth ist. In der bestimmten Erwartung, dass es so kommen wird, lässt man dem Kranken daher schon vom Anfang an, und unmittelbar nach beendigter Operation, kalte Umschläge über den neugebildeten Theil, und über die durch Entlehnung des Lappens entstandene Wunde mit Defect machen. Obwohl deren Heilung durch den Eiterungs- und Granulationsprocess gar nicht zu vermeiden ist, ja nur auf diese Weise erfolgen kann, so darf man doch auch hier die Entzündung keinen zu hohen Grad erreichen lassen, indem sie durch ihre grosse Nähe bei dem neugebildeten Theile sich auf diesen verbreiten, und ihm schädlich werden könnte. Dem Kranken werden durch kalte Umschläge, die man kräftig auf die Stirn und Nase oder die neue Lippe u. s. w. anwendet, die spannenden Schmerzen gemildert, welche durch die Herbeiziehung der Haut zur möglichsten Bedeckung der Wunde erzeugt werden, und welche anfänglich, ehe die entzündliche Reaction auftritt, die einzigen sind, welche der Kranke empfindet.

## §. 162.

Wir setzen voraus, dass sich der Kranke am Tage der Operation im übrigen wohlbefand, dass es ihm an Leibesöffnung nicht gefehlt habe, und man wird in solchem Falle seine ganze Behandlung darauf beschränken können, dass man bei der Wiederkehr der Hautwärme, einige Stunden nach der Operation, die erwärmenden Getränke bei Seite stellt, und dem Kranken eine Emulsion, eine Solution von Mittelsalzen, oder eine schwache Säure darreicht, und zum Getränk Limonade oder Decoct. cremoris tartari anordnet. Der Kranke empfindet bald wie wohlthuend ihm diese Behandlungsweise ist, und verlangt selbst die öftere Erneuerung der kalten Umschläge, trotz deren kräftiger Anwendung man gemeinlich schon am Abend den transplantirten Lappen leicht geröthet und gelind turgescirend findet.

## §. 163.

In den ersten Tagen nach der Operation ist eine Änderung dieses Verfahrens meistens nicht nothwendig, und man hat nur für Reinhaltung der bei der Rhinoplastik in die Nasenlöcher gelegten Röhrchen zum Durchgange der Luft, bei der Blepharoplastik für Entfernung von Schleim vom Auge u. s. w. zu sorgen. Das auf die Wunde, wo der Defect ist, gelegte Plumaceaux lässt man unangerührt mehrere Tage lang liegen, bis man bemerkt, dass es durch die darunter sich bildende Eiterung gehoben, und von selbst locker gemacht wird, so dass seine Entfernung keine Schwierigkeiten mehr macht. Bei den folgenden Verbänden bestreicht man die Charpie mit einer milden Salbe, um dadurch das Ankleben zu verhüten, und wenn sich die Granulationen zu hoch erheben, oder die Narbe etwas zu breit zu werden droht, betupft man die wunde Stelle mit Höllenstein, indem man dadurch am besten die Contraction der Narbe befördert. Nach Befinden legt man an die Stelle der Nähte, wenn man sie nach und nach entfernt hat, Heftpflaster, die freilich, weil sie nur sehr kurz sein können, nur in geringem Grade die Verbindung der neu mit einander vereinigten Hautpartien zu unterstützen vermögen. Nur wenn man die Ersatzhaut aus einer entfernten Körpergegend nimmt, die gewöhnlich mit Kleidern bedeckt getragen wird, ist es nöthig den neugebildeten Theil durch die Sonne bräunen zu lassen, damit er dem Boden, auf welchem die Anpflanzung geschah, in der Färbung gleich werde, aber nach der viel allgemeiner gebräuchlichen indischen Methode ist dies niemals nothwendig. Sollten Haare auf der transplantirten Haut vorsprossen, so rupft man sie aus bis sie nicht mehr nachwachsen.

## §. 164.

Während der normale Verlauf einer plastischen Operation dem Arzte erlaubt einen ziemlich ruhigen Zuschauer abzugeben, erfordern die pathologischen Zustände, die auch eintreten können, und die im vorigen Kapitel beschrieben worden sind, seine ganze Thätigkeit. Von den örtlichen Blutentziehungen, der fortgesetzten kräftigen Anwendung der Kälte auf einen blau werdenden, strotzenden Hautlappen war schon öfters die Rede, so dass wir uns hier nicht noch einmal wiederholen wollen. Es ist möglich, dass mitunter einmal ein frisch transplantirter Lappen eine örtlich gelind reizende Behandlung erfordert, und wir wollen die Methode, ihn mit warmen aromatischen Fomenten, mit aromatischen Dingen durchräucherter Baumwolle, spirituösen Waschungen zu behandeln, nicht geradezu verwerfen, warnen aber vor der allgemeinen Anwendung dieser Mittel. Uns ist wenigstens noch kein Fall vorgekommen, der sie erfordert hätte.

Es unterliegt keinem Zweifel, dass die der Natur weit mehr angemessene von Dieffenbach eingeschlagene, und seitdem allgemein befolgte Methode der Nachbehandlung, der plastischen Chirurgie viele glänzende Resultate verschafft, und dadurch, zur Wiederholung und Nachahmung aufmunternd, zur grössern Ausbreitung der plastischen Chirurgie viel beigetragen hat.

Das Allgemeinbefinden der Operirten, wenn es durch zu heftiges Wundfieber und durch andere hinzukommende Complicationen gestört werden sollte, verdient die sorgfältigste Berücksichtigung, aber es sind dieselben Regeln, welche die Chirurgie überhaupt für die Behandlung Verwundeter lehrt, die hier in Anwendung kommen, und die wir, sie als bekannt voraussetzend, nicht weiter zu erörtern brauchen.

## X. Abschnitt.

# Allgemeiner Theil der Operationslehre.

### §. 165.

Ehe wir zur Beschreibung der einzelnen Operationen zum Wiederersatze aller verschiedenen Theile gehen, schien es uns zweckmässig, die Operationsmethoden, deren man sich bei plastischen Operationen überhaupt bedienen kann, ohne Rücksicht auf den Ersatz eines gewissen Theiles im Allgemeinen vorzuführen, und dadurch zugleich die Erklärung mehrerer Ausdrücke, deren wir uns später der Kürze wegen bedienen werden, zu liefern.

### §. 166.

*Ersatz durch vollkommen oder nicht vollkommen getrennte Hautlappen.*

Der Ersatz verlorner Theile ist erstens möglich durch gänzlich losgetrennte, oder nicht völlig gelöste Hautlappen. Wenn die Anheilung eines gänzlich losgetrennten Hautlappens, sei es auf dem nämlichen Boden, wo er hergenommen wurde, oder an einer andern Stelle, wo man ihn hin verpflanzt hat, auch bisweilen erfolgt, so ist dies ein Glücksfall, auf den man mit zu wenig Bestimmtheit rechnen kann, als dass man diese Weise des Ersatzes zur gewöhnlichen Operationsmethode erheben und empfehlen dürfte. Zu wünschen wäre es freilich, dass Versuche damit fleissig wiederholt, und zur Aufklärung des Gegenstandes dadurch beigetragen würde.

Dies ist übrigens die eine, vermeintlich in Indien übliche, aber in ein gewisses Dunkel gehüllte Methode der Rhinoplastik, welche aber bei uns nicht weiter cultivirt worden ist. Ausser dem Falle von Bünger, welcher in dem Capitel von der Anheilung ganz getrennter Körpertheile mitgetheilt wurde, aber ebenso gut hier seinen Platz gefunden hätte, und ausser den Versuchen Dieffenbachs mit Transplantation ganz getrennter Hautstücke am Arme, die jedoch nur den Zweck des Experimentes, keinen Heilzweck hatten, besitzen wir nur noch einige Erfahrungen von Dzondi, welche aber ebenfalls keinen günstigen Ausgang nahmen. Dzondi *(Rusts Magazin Bd. 6. pag. 8.)* ersetzte einer Dame, die einen Theil des linken Nasenflügels durch Eiterung verloren hatte, denselben sechs Wochen nach vollendeter Heilung. Er nahm das einzupflanzende Hautstück aus der linken Hand eines jungen Studirenden, welcher sich freiwillig dazu erbot, und zwar aus dem untern Rande derselben, da wo sich die innere Handfläche nach der äusseren umschlägt, und die Haut noch keine Haare zeigt. Dzondi liess die Stelle vorher eine halbe Stunde lang mit einem Fischbeinstäbchen schlagen, um sie in einen entzündlichen Zustand zu versetzen, machte, während dies noch geschah, den Rand des Nasenflügels wund, und liess das losgetrennte Stück wieder anhalten. Nun erst nahm er das Maass der auszufüllenden Stelle, und schnitt nach demselben ein Stück Haut von drei Linien Breite in der Mitte, und spitzen Winkeln nach den Enden in Form einer Rhomboide aus der Hand, legte die innere Fläche zusammen, so dass es ein Dreieck bildete, befestigte es mittelst Heftpflaster am Nasenloche, in welches vorher Bäuschchen eingebracht worden waren, und legte sorgfältig einen Verband und Kräuterkisschen darüber.

In den ersten drei Tagen zeigte sich keine Spur von Eiterung, dann aber trat diese ein, und als das entfärbte fremde Hautstück hinweggenommen werden sollte, fand es sich, dass es sich 1—2 Linien weit vom oberen Wundrande des Nasenflügels vereinigt gehabt hatte, und seine Entfernung verursachte daselbst Schmerz und Blutung. Der Transplantationsversuch hatte für die Kranke den günstigsten Erfolg, insofern, als nunmehr Granulationen den Defect am Nasenflügel ausfüllten, und die Operirte auf diese Weise vollkommen hergestellt wurde.

## §. 167.

Man kann sich bei Lesung dieser Operationsbeschreibung nicht verheimlichen, dass es zu viel gethan und gewagt heisst, zum Ersatze eines so kleinen Defectes am Nasenflügel wie er hier stattfand, so dass später Granulationen allein alle Verunstaltung ausgleichen konnten, eine Transplantation mittelst eines ganz getrennten Hautstückes vorzunehmen. In diesem Falle würde sich gewiss eine andre, sichrer zum Ziele führende Operationsmethode haben ausführen lassen.

Ein andrer Transplantationsversuch aus dem Oberarm in die Wade und umgekehrt misslang Dzondi *(ebendaselbst pag. 11.)*, wie er glaubt deswegen, weil die Hautstellen vorher weder durch mechanische noch dynamische Reizmittel in entzündlichen Zustand versetzt worden waren.

In einem zweiten Falle, bei einem durch Syphilis geschwächten Subjecte geschah dies, aber die Stelle am Oberarme, welche mit einem breiten Fischbeinstäbchen gepeitscht wurde, verursachte lange nicht so viel Schmerz als die Stelle am Oberschenkel, die nur mit der Hand gerieben wurde. Auch dieser Versuch hatte keinen günstigen Erfolg.

Bei der Transplantation ganz getrennter Hautstücke ist die doppelte Möglichkeit vorhanden, den Hautlappen von demselben Individuum, an welchem er geheilt werden soll, zu nehmen *(Büngers Operation)* oder ihn von einem andern Menschen zu entlehnen (*Dzondi*).

### §. 168.

*Hautüberpflanzung ohne vollkommene Trennung von andern oder den nämlichen Individuen.*

Die Hautüberpflanzung ohne vollkommene Trennung des anzuheilenden Hautlappens von seinem Mutterboden, wo nämlich die Trennung erst dann geschieht, wenn die Anheilung erfolgt ist, kann ebenfalls wieder mit Entlehnung der Hautpartie von einem andern, oder von demselben Individuum, bei welchem der Ersatz geschehen soll, verrichtet werden. Wir wollen hiermit nur ausdrücken, dass der erstere Fall denkbar sei, und vielleicht ausgeführt werden könne. Von den Schwierigkeiten zwei Menschen so lange bis die Anheilung eines Hautlappens sicher erfolgt ist, so dass die Trennung desselben von seinem Mutterboden ohne Gefahr geschehen kann, wozu doch ungefähr 6 — 8 Tage gehören, und von der Nothwendigkeit sie während dieser Zeit in so naher Berührung und Ruhe zu erhalten, dass keine Zerrung des Hautlappens erfolgen kann, ist schon oben, im geschichtlichen Theile, die Rede gewesen, wo wir erwähnten was van Helmont und Butler im Hudibras von dieser Methode des Ersatzes verlorner Theile gefabelt haben.

### §. 169.

*Entlehnung des Hautlappens von dem nämlichen Individuum, welches den Defect erlitten hat.*

Die Hautüberpflanzung mit Entlehnung der Haut von dem nämlichen Individuum kann auf doppelte Weise, nämlich aus der Ferne nach der italischen Methode, oder aus der Nachbarschaft, nach der gewöhnlicheren indischen Methode geschehen, wovon schon in besonderen Capiteln die Rede war.

Die erstere Methode zerfällt wieder in zwei Unterabtheilungen, je nachdem ob man den Lappen, ehe man ihn anheftet, erst dazu vorbereitet, und seine Contraction abwartet, oder ob man ihn sogleich nach der Loslösung mit der Stelle, die ihn künftig ernähren soll, in Verbindung bringt.

## §. 170.

*Anheilung des Lappens mit seinen Rändern allein, oder mit seiner Grundfläche.*

Es giebt Fälle, wo man den zu transplantirenden Lappen, gleichviel ob man nach der italischen oder indischen Methode operirt, nur mittelst seiner Ränder mit dem ihn künftig ernähren sollenden Boden in Berührung bringen kann. Dies ist bei der Rhinoplastik, der Chiloplastik, der Otoplastik und noch anderen Operationen der Fall. Der Lappen ist dann entweder über einer Höhle ausgespannt, wo seine hintere oder innere wunde Fläche gar keine Gelegenheit findet sich anzulegen und zu verwachsen. Sie muss sich daher mit Narbe bedecken, und dies ist gerade das, was man haben will. Die Narbe hat das Bestreben sich zu verkürzen, sie drängt deshalb den Hautlappen nach vorn, und bewirkt seine Convexität auf der vordern Fläche. Der transplantirte Hautlappen wird dann einzig und allein von den Rändern her durch Gefässe, welche die Narbe durchdringen, ernährt, nur wenn man nach der indischen Methode operirt auch noch durch die Hautbrücke.

Bei der Rhinoplastik hat dies keine Schwierigkeit, denn der Lappen ist über einer Höhle ausgespannt, und die Gelegenheit, mit seiner hinteren Fläche zu verwachsen, ist ihm gar nicht geboten. Andre Male aber, z. B. bei der Chiloplastik, bezweckt man dasselbe, der Lappen benutzt aber das Zahnfleisch, auf welchem er aufliegt, um sich mit ihm in Verbindung zu setzen, und dies ist für den Zweck der Operation nicht gleichgültig, denn die freie Beweglichkeit der Kinnladen wird dadurch wesentlich gehindert. Anstatt dass sich auf der innern Fläche

Narbe, oder eine der Schleimhaut möglichst ähnliche Membran bilden sollte, wie zu wünschen wäre, entstehen abnorme, strangartige, tendinöse Verbindungen, deren Entstehen, oder deren Wiederbildung, auch wenn man sie zerstört, sehr schwer zu verhindern ist.

Es giebt aber auch viele plastische Operationen, bei denen die Aufheilung eines Lappens mit seiner Grundfläche beabsichtigt wird, und wo es ebenso schwierig ist sie zu bewirken, als andre Male sie zu verhüten. Diese Schwierigkeit vereitelte so oft die Versuche zur Heilung von Urinfisteln, denn die Haut des Penis ist mehr als alle übrige Haut abgeneigt mit ihrer Fläche, wenn sie transplantirt wird, aufzuheilen, und eher kommt bei ihr die Verwachsung ihrer Ränder zu Stande. — Bei dem Ersatze einzelner Partien der Nase durch Einpflanzung und Aufpflanzung ist es oft der Wunsch der Operateurs, dass der Lappen mit seiner Fläche auf den unterliegenden Theilen verheilen möchte. Die Verwachsung desselben mit seinen Rändern gelingt jedoch leichter, die Aufheilung seiner Grundfläche hingegen erst später, und man muss sie durch gelind reizende Injectionen in die unter dem Lappen vorhandene Höhle oder Tasche zu befördern suchen.

## §. 171.

### *Bildung eines gestielten Lappens.*

Unter der Bildung eines Lappens (propago, tradux *(Taliacot.)*, lambeau) versteht man die Lostrennung eines Stückes Haut, in der Art, dass es, wenn man es sich im Allgemeinen als ein Viereck vorstellt, an drei Seiten und seiner Grundfläche gelöst wird, an einer Seite aber mit der übrigen Haut in Verbindung gelassen wird, damit es von da aus ernährt werden könne. Diese Verbindungsstelle mit dem Mutterboden (uber maternus, *Tal.*) nennt man die Wurzel (radix), wenn sie nämlich so breit ist als der Lappen selbst (bei der italischen Methode). Andre Male muss sie viel schmäler sein, um die Umdrehung des Lappens zu gestatten (bei der indischen Methode), und man nennt sie dann den Stiel, die Hautbrücke (pedicule du lambeau).

Bei der italischen Methode ist die Umdrehung nicht nöthig, weil man die zur Transplantation bestimmte Hautpartie vom Arme an einer solchen Stelle und in der Richtung loslöst, dass der Lappen geradeaus zum Nasenstumpfe nur herübergezogen zu werden braucht, und man lässt ihn deshalb bei der Rhinoplastik mit seinem untersten, dem Ellenbogen zunächst befindlichen Rande mit dem Arme in Verbindung, bei der Wiederbildung der Unterlippe dagegen geschieht dies mit dem obersten, dem Schultergelenke zunächst befindlichen Ende, und der Lappen ist dann wieder in der Richtung, dass eine Umdrehung desselben nicht nöthig ist.

Bei der Hautverpflanzung aus der Nachbarschaft (indische Methode) ist die Umdrehung des Lappens um seinen Stiel (Torsion du lambeau, renversement du lambeau) in den meisten Fällen nicht zu vermeiden, obwohl es noch einige andre, sogleich zu beschreibende Methoden giebt, um die Annäherung des Lappens an die Stelle, wo er eingepflanzt werden soll, zu vermitteln. Man muss, wenn man den zur Bildung einer Nase bestimmten Hautlappen auf der Stirn umschneiden will, im Voraus darauf bedacht sein, ihn in der Nähe der Nasenwurzel zwischen den Augenbraunen mit der übrigen Gesichtshaut in Verbindung zu lassen. Wollte man nun die den Lappen umschreibenden Schnitte nur bis an die Augenbraunen fortführen, so würde die Beweglichkeit des Lappens nach seiner Loslösung noch nicht gross genug sein, um ihn so, dass seine Epidermisseite doch die äussere bleibt, herablegen zu können, und es ist daher nöthig, beide Schnitte parallel und in der Entfernung von $\frac{3}{4}$ — 1 Zoll von einander ein Stück weit auf dem Nasenrücken herabzuführen, bis man, durch mehrmaliges Versuchen belehrt, die Überzeugung gewonnen hat, dass durch das Umdrehen des Lappens keine Spannung im Stiele erzeugt wird. Die die Ernährung vermittelnde Hautpartie ist in diesem Falle ohnehin eine viel schmälere als bei der italischen Methode, und man muss daher verhüten, dass nicht etwa Quetschung und Druck bei der zu gewaltsamen Umdrehung die Circulation des Blutes in ihr hemme, und sie deshalb so weit lösen, dass die Umdrehung mit Leichtigkeit geschehen kann.

Die Breite von 1 Zoll für die Hautbrücke ist in den meisten Fällen ausreichend. Nur wenn Narben von früheren Geschwüren die Stirn verunstalten, ist es gut sie noch breiter zu nehmen.

### §. 172.

*Einheilung der Hautbrücke.*

Die Beschreibungen der Operation, wie sie von den indischen Operateurs vollzogen wird, ist zu wenig in's Einzelne eingehend, als dass man daraus die Beantwortung aller zu richtenden Fragen schöpfen könnte. Aus der Operationsbeschreibung von Carpue und Gräfe geht jedoch deutlich hervor, dass sie, um den Lappen nach der verwundeten Stelle am Nasenstumpfe hinzubringen, die Hautbrücke eine kleine Strecke weit über die nicht verwundete Haut des Nasenrückens hinwegleiteten und auf sie legten. Es ist natürlich, dass eine Verwachsung der auf ihrer hinteren Seite zwar blutigen Hautbrücke mit der nicht verletzten und mit Epidermis bedeckten Haut nicht erfolgen kann. Sie sowohl als ihre Nachfolger verrichteten aber die Ausschneidung dieser Umdrehungsstelle nach erfolgter Anheilung des Nasenlappens, und die auf jene Weise erzeugte Wulst ward daher wieder geebnet. Wenn diese nachträgliche Operation geschehen sollte, führten sie eine Hohlsonde unter der Hautbrücke zwischen ihr und dem Nasenrücken hin, durchschnitten jene und hefteten den unteren Theil der durchschnittenen Brücke mit dem

Nasenrücken zusammen, wo früher bei der Rhinoplastik natürlich keine Nähte angelegt werden konnten, und suchten den oberen Theil auf der Stirn oder der Glabella wieder einzuheilen, was jedoch, weil dort die Vernarbung in dieser Zeit schon zu weit vorgeschritten zu sein pflegt, oder bereits vollendet ist, keinen Nutzen schafft, oder gar nicht ausführbar ist.

§. 173.

Eins von Dieffenbachs grossen Verdiensten um die plastische Chirurgie ist die von ihm erfundene Modification dieses Operationsactes, wodurch die indische Methode um vieles erleichtert und ihr Erfolg um ein Bedeutendes gesichert wird. Von ihm rührt zuerst der Vorschlag her, den einen, die Hautbrücke bildenden Schnitt in ununterbrochener Fortsetzung von der Stirn über den Nasenrücken bis in die, zur Anfrischung des Nasenstumpfes vorher gemachten, Schnittwunden fortzuführen. Die Haut des Nasenrückens zieht sich, wenn dies geschehen ist, nach beiden Seiten zurück, und wenn sie es nicht hinreichend von selbst thut und zu fest adhärirt, so löst man sie um einige Linien weit vom Grunde los, und es ist nun hinlänglicher Platz vorhanden, um die Hautbrücke in diese Wunde legen zu können. Dadurch wird die Umdrehung des Lappens um ein ganz Beträchtliches erleichtert, und es ist vorzüglich dadurch möglich die Umdrehungsstelle breiter zu nehmen, als nach jener früheren Methode. Dies ist ein sehr grosser, aber nicht der einzige Vortheil, den man dadurch erringt. Es ist nämlich sehr wichtig, dass, indem die Hautbrücke selbst eingeheilt wird, sie mit den Hauträndern und dem Boden auf dem sie aufliegt verwächst, und die Ernährung des Lappens somit durch eine viel grössere Fläche vermittelt wird, als wenn man die Brücke über unverletzte Haut hinweglegt, mit der sie keine Verbindung eingehen kann. Die Ausschneidung des durch die Umdrehung der Brücke entstandenen Wulstes ist, wenn die Rhinoplastik vollendet sein soll, zwar auch nach dieser Methode noch nöthig, obwohl er nicht so gross zu sein pflegt als dort. Aber man braucht hier nicht die Hautbrücke quer durchzuschneiden und ihre Verbindung mit dem früheren Mutterboden ganz aufzuheben, sondern es ist nur nöthig, ein myrthenblattförmiges Hautstück auszuschneiden, nicht die Hautbrücke in ihrer ganzen Breite zu exstirpiren. Gemeinlich kann ein beträchtlicher Theil von ihr für die Dauer erhalten werden. Nur wenn zu viel Haut auf dem Nasenrücken vorhanden wäre, muss man sie gänzlich entfernen. — Die Einpflanzung der Hautbrücke in den Nasenrükken hat dann ihren temporären Zweck erfüllt, und auch in diesem Falle ist die Dieffenbachsche Methode jeder andern weit vorzuziehen.

Alles was hier von der Umdrehung des Hautlappens gesagt worden ist, bezieht sich natürlich nicht allein auf die Rhinoplastik, von der wir nur beispielweise gesprochen haben, sondern auf alle plastischen Operationen mit Transplantation aus der Nähe.

## §. 174.

Labat und Blandin haben gemeinschaftlich mit andern französischen Operateurs das eifrige Bestreben alle nachträglichen Verbesserungen bei plastischen Operationen als unnöthige, unstatthafte und den, durch die erste Operation zaghaft gemachten Kranken quälende Unternehmungen zu verbannen. „Nihil enim primordio perfectum est," ruft uns Tagliacozzi zu, „Non una die Romanum crevit imperium. Quicquid est mortalium operum gradatim consequendum est. Lente ac per vices ab imperfectis ad perfectionis apicem devenire oportet. Sic artes crevere, sic scientia." *(Taliacot lib. II. cap. 7. p. 21.)* Labat und Blandin haben, auf dem halben Wege stehen bleibend, manche Kranke ohne Ausschneidung der nicht einmal eingeheilten, sondern frei auf dem Nasenrücken liegenden Hautbrücke entlassen, ohne die vorhandene Wulst für entstellend anzusehn. Blandin (*Autoplastie pag. 124.* „La section du pédicule du lambeau qui a servi à l'autoplastie doit être abandonnée.") spricht sich deutlich gegen die Ausschneidung der Umdrehungsstelle aus, und gestattet sie nur für die Fälle, wo der Lappen sehr weit hergeholt werden musste. Ebenso erklärt er sich (*pag. 172 ff.*) durchaus gegen die oben beschriebene von Dieffenbach erfundene Methode, die Hautbrücke in den Nasenrücken einzuheilen.

Ganz im Geiste seiner Landsleute, in der Nichtachtung dessen, was aus dem Auslande kommt, und im Bestreben alles Gute und Neue für eine französische Erfindung auszugeben, aber zugleich im unbegreiflichen Widerspruche mit sich selbst, empfiehlt derselbe Blandin (*pag. 127*) als ein von Lisfranc für die Rhinoplastik und von Lallemand für die Chiloplastik erfundenes Verfahren *) die Bildung eines Lappens, dessen Wurzel sich an einer Stelle bis zur Wunde für die Einpflanzung des Lappens erstreckt, indem der eine den Lappen umschreibende Schnitt bis zur Wunde am Stumpf fortgeführt wird, der andre aber von ihr entfernt bleibt. Dies ist aber doch offenbar genau das Verfahren von Dieffenbach, welches er auf pag. 172 verwirft.

---

*) Ce procedé est caràcterisé par la formation d'un lambeau, dont la racine est tangente en un point à la circonférence de la solution de continuité; par le prolongement de l'une de ces incisions destinées à circonscrire le lambeau jusqu'à cette solution, l'autre en demeurant éloignée de toute l'épaisseur du pedicule; par la rotation du lambeau autour d'un axe qui traverserait son pedicule suivant son épaisseur; et enfin par l'absence de section du pédicule collé d'emblée aux parties sousjacentes. Ce mode opératoire (so schliesst Blandin) il faut en convenir, est un de ceux, qui présentent le plus d'avantages, et celui qui peut être le plus généralement employé.

## §. 175.

Doch damit ist des Widerspruches und der Ungerechtigkeit noch nicht genug, sondern *(auf pag. 177.)* empfiehlt Blandin noch ein von ihm selbst erfundenes Verfahren, welches darin besteht, die anfangs auf die nicht getrennte Haut des Nasenrükkens gelegte Hautbrücke, welche somit nicht aufheilen konnte, später anstatt sie durchzuschneiden, einzuheilen. Nicht nur aber, dass es viel schwieriger ist, später, wenn die Hautbrücke auf dem Nasenrücken anliegt, in demselben eine Spalte zu machen, in welche jene eingepasst werden kann, sondern die Ränder der Brücke sind dann wohl selbst schon vernarbt, und ebenso wie ihre Zellgewebsseite zur Anheilung nicht geschickt. Es entgehen einem hierbei die durch die Dieffenbachsche Methode zu erringenden, oben angeführten Vortheile, und man kommt auf weitem Umwege und mit grösserer Ungewissheit des Gelingens endlich doch nur zu demselben Ziele, das man dort schneller und sicherer erreicht. Wir appelliren an den gesunden Menschenverstand und fragen was wohl das natürlichere sei?

## §. 176.

### *Umdrehung des Lappens.*

Wenn man nach der indischen Methode, und zwar nach Carpue und Gräfe, operiren will, so ist es ganz gleichviel, ob man den von der Stirn gelösten Hautlappen nach rechts oder links herumdreht um ihn herunter zu klappen. Wendet man aber die Dieffenbach'sche Modification an, die Brücke einzuheilen, so muss man es sich vorher überlegen, ehe man den Schnitt vom Lappen aus nach dem Nasenstumpfe verlängert, nach welcher Seite hin man die Drehung machen will. Soll sie nach rechts, nämlich nach der rechten Seite des Kranken, geschehen, so

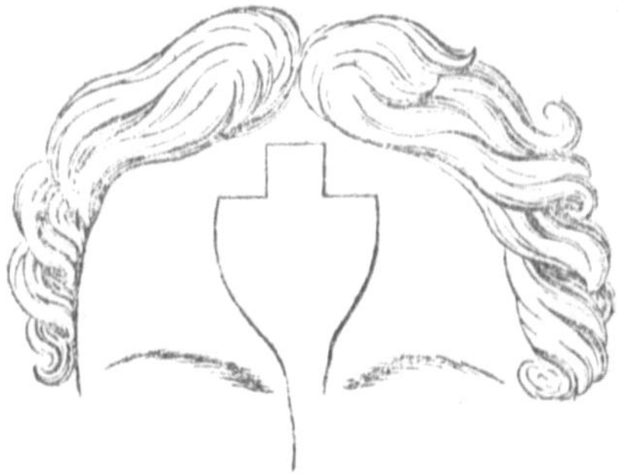

muss auch der Schnitt auf der rechten Seite der Brücke herabgeführt werden, und im entgegengesetzten Falle umgekehrt. Meist ist es für den Operateur bequemer die Drehung nach links (nach rechts vom Operateur) zu machen.

Wenn der Stirnhautlappen gerade aus der Mitte der Stirn genommen wird, so dass also seine Längenachse ganz senkrecht ist, so muss der Lappen in seinem Stiele eine Drehung um zwei rechte Winkel erfahren, das heisst der Lappen muss die Bewegung in einem halben Kreisbogen machen, ehe er an die Stelle gelangt, wo er angeheftet werden soll, und da der Kreis aus vier rechten Winkeln besteht, so hat der Halbkreis deren zwei. Eine grössere Drehung kann niemals vorkommen, und bei vielen Transplantationen ist nur eine kleinere nöthig. Gebieten nämlich gewisse Gründe, am häufigsten ist dies mit Narben auf der Stirn der Fall, den Lappen nicht aus der Mitte derselben, sondern schief von der einen Seite, z. B. von der linken des Kranken zu nehmen, so ist es ganz natürlich, dass man den Schnitt nach links herabführt und dass man den Lappen nach dieser Seite herablegt. Die Drehung des Lappens ist dann eine geringere, denn sie wird anstatt 180 nur ungefähr 140 Grade des Kreisbogens betragen. In noch anderen Fällen, z. B. bei der von v. Ammon erfundenen, später zu beschreibenden Me-

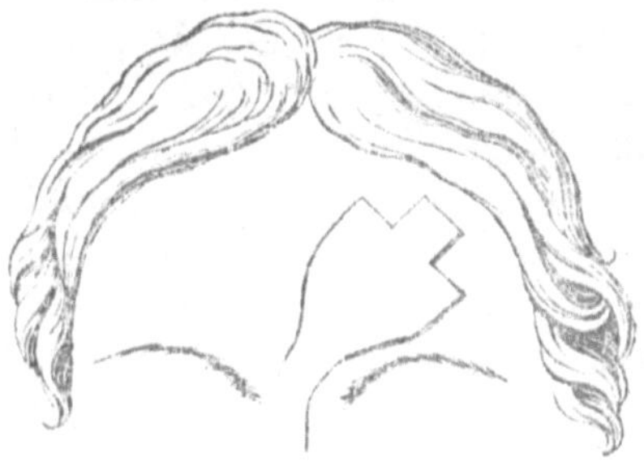

thode der Lippenverbesserung, zur Verhütung ihrer Verwachsung mit den Kinnladen, durch Dazwischenpflanzung eines zwickelförmigen Stückes, braucht die Drehung des Hautlappens nur um Einen rechten Winkel zu geschehen. Allemal ist dann die Regel den Schnitt auf der Seite nach der Wunde der Einpflanzungsstelle hin zu verlängern, nach welcher Seite hin die Drehung geschehen soll. Wenn z. B. der Lappen

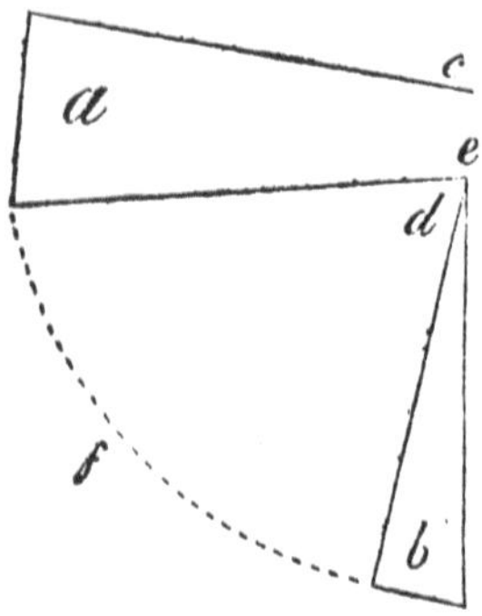


*a* in die klaffende Wunde *b* gelegt werden soll, so ist es natürlich, dass nicht der Schnitt *c*, sondern der andre *d* nach dem Punkte *e* fortgeführt werden muss, weil die Drehung des Lappens in der Richtung der punktirten Linie *f* zu bewerkstelligen ist. Es ist von keiner geringen Wichtigkeit, dass man die Umdrehung des Lappens zu verringern bemüht ist, denn der Zufluss des Blutes nach dem Lappen, noch mehr aber der noch schwierigere Abfluss aus demselben wird durch die geringere Compression der im Stiele enthaltenen Gefässe um ein Bedeutendes erleichtert, und die Gefahr, dass der Lappen in Folge von Blutmangel, und noch weit mehr von Blutüberfüllung gangränesciren könne, vermindert.

## §. 177.

Es sind aber noch andre Rücksichten zu nehmen, welche die Anlegung des Lappens in der Art, dass die Umdrehung um weniger als zwei rechte Winkel geschehe, anrathen, in manchen Fällen sie aber auch verbieten. Bei einer niedrigen Stirn, ist es oft nicht möglich das Septum oder auch die Nasenspitze und Nasenflügel anders als aus der behaarten Kopfhaut zu gewinnen. Legt man dagegen das Nasenmodell schief auf die Stirn, so kann man jenem Übelstande ausweichen, obgleich die wiederholte Ausrupfung der

Haare auch die behaarte Kopfhaut zur Rhinoplastik geschickt macht. — Wenn ferner die Rhinoplastik aus der Stirn schon einmal, aber mit unglücklichem Erfolge verrichtet worden ist, wo der Lappen abstarb, und man Gründe hat sie noch einmal aus der Stirn, und nicht nach der italischen Methode zu versuchen, so bleibt nichts anderes übrig, als den Lappen schief aus der einen Seite der Stirn zu entlehnen.

Andrerseits muss man befürchten, dass die auf eine Seite fallende Narbe, welche an die Stelle des Hautlappens tritt, vermöge der dabei unvermeidlichen Verkürzung, die Augenbraunen oder wohl gar das Augenlid heben, und somit eine Entstellung des Gesichts hervorbringen könne. Die Verletzung des Supraorbitalnerven ist ebenfalls als eine Contraindication gegen diese Operationsmethode angegeben worden. Man hat seine Durchschneidung bisweilen als sehr gefährlich, und unausbleiblich Erblindung bewirkend angesehen, aber Verletzungen desselben kommen auch vielmals vor, ohne dass ein so schlimmes Ereigniss die Folge davon ist. Der Streit, ob die Durchschneidung des Supraorbitalnerven wirklich jemals Amaurose erzeugen könne, und sie jemals bewirkt habe, ist überhaupt noch nicht entschieden. Wir selbst haben in zwei Fällen, die Herr Hofrath v. Ammon operirte, Gelegenheit gehabt zu beobachten, dass der Stirnhautlappen von der Seite genommen wurde, wobei die Verletzung des Supraorbitalnerven unvermeidlich war, und dass daraus nicht der mindeste Nachtheil auf das Sehvermögen entstand. Eben so ist sie bei der Blepharoplastik des obern Augenlides meistens nicht zu umgehen, aber es ist kein Beispiel bekannt, dass die Blepharoplastik Amaurose erzeugt habe. Man hat jedenfalls die Gefahr überschätzt, dies scheint gewiss zu sein, und jener Umstand keine Contraindication gegen die Entlehnung des Lappens von der Seite der Stirn abzugeben.

## §. 178.

*Ersatz durch Verschiebung des Lappens.*

Je spitzer der Winkel wird, um welchen der zu transplantirende Hautlappen gedreht zu werden braucht, desto mehr nähert sich die Operationsmethode der blossen Verschiebung der Haut. So nennt man dasjenige Verfahren, wobei man den zum Ersatze des Defectes *a* dienenden Lappen *b* unmittelbar neben dem ursprünglichen Hautdefecte wegnimmt. Die eine Seite der Wunde des Defectes *c* ist hierbei auch zugleich schon ein Wundrand des Lappens. Dieser braucht daher nicht über gesunde, in ihrer Anheftung zurückgelassene Haut hinweggehoben zu werden, und der Stiel, um welchen die nur 30—40 Grade des Kreisbogens betragende Drehung des Lappens geschieht, kann daher breiter sein als dort, wo die Drehung viel bedeutender sein muss. Diese geringe Umdrehung bewirkt gar keine Aufwulstung der Haut, und eine nachträgliche Operation zu ihrer Entfernung ist daher nicht nöthig.

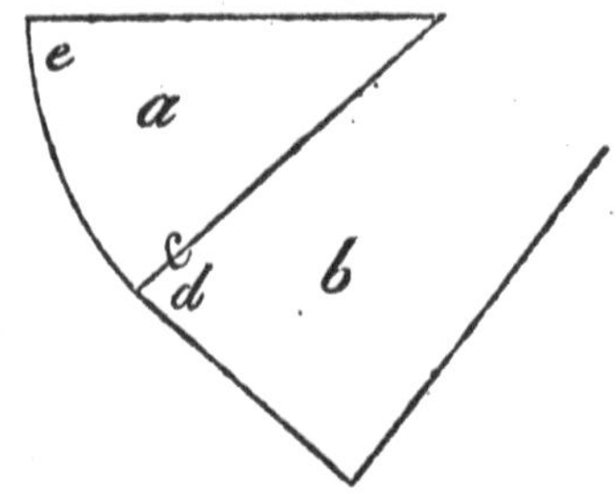


Der Lappen *b* ist nunmehr an die Stelle verlegt, wo anfangs der Defect war, und der Substanzmangel *a* ist nun, zwar wie allemal, an der Stelle, wo man den Lappen hernahm, allein diese ist nicht wie sonst eine entfernte, sondern dem transplantirten Hautlappen unmittelbar benachbarte. Der Wundrand *c* des Lappens ist ebenso wie die Seite *f* mit der sie berührenden Haut durch Nähte in Verbindung ge-

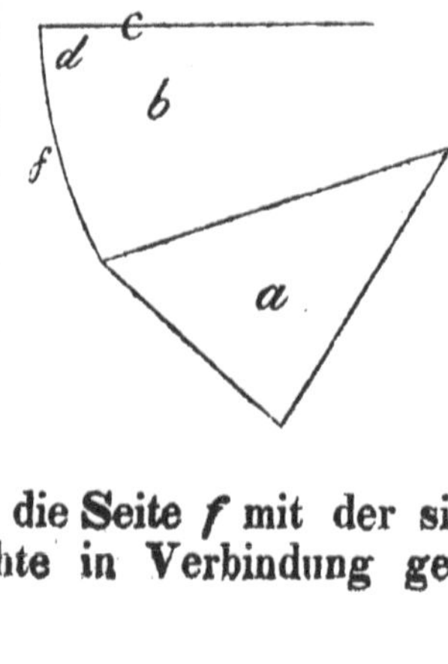

setzt worden, und die Ecke *d* des Lappens befindet sich nun dort, wo früher der Winkel *e* des Substanzmangels war.

§. 179.

Das Eigenthümliche dieser Operationsweise besteht darin, dass die, sich jedesmal um ein sehr Bedeutendes verkürzende Narbe, sich unmittelbar neben dem transplantirten Lappen befindet. Unter der Verkürzung der Narbe versteht man nämlich das Bestreben der Natur, die Heilung einer Hautwunde mit Substanzverlust durch Herbeiziehung der zunächst gelegenen Haut nach dem Defecte hin zu bedecken, so dass also nicht in der ganzen Ausdehnung des Substanzmangels neue plastische Masse, mit einem Worte Narbe, zu entstehen braucht. — Der transplantirte Hautlappen wird ebenso wie die übrigen den Defect umgebenden Hautpartien herbeigezogen, dadurch aber abgehalten, sich, wozu alle transplantirte Hautlappen grosse Neigung haben, zusammenzuziehen. Gerade dies ist est, was man bei dieser Operationsmethode bezweckt, der Lappen soll nämlich glatt und ausgespannt erhalten werden, während andremale, z. B. bei der Rhinoplastik, seine Zusammenziehung in gewissem Grade wünschenswerth ist, weil er sonst nicht nach Art einer Nase im Gesicht vorragen würde.

Dieses Operationsverfahren ist eine Erfindung des genialen Dieffenbach, und von ihm ursprünglich für die Blepharoplastik und Chiloplastik bestimmt. Doch findet es noch andere Anwendung, und wenn man die Bedeckung einer nach der Brustamputation zurückgebliebenen Wunde mit einem transplantirten Hautlappen machen will, um wo möglich die Recidive des Krebses zu verhüten, so wird man wohlthun, diese Methode in seinen Operationsplan aufzunehmen.

§. 180.

Die Benutzung der sich verkürzenden Narbe zur Verhütung der Einschrumpfung des Lappens ist eine der glücklichsten Ideen, durch welche die plastische Chirurgie in neuerer Zeit bereichert worden ist, ganz des grossen Meisters würdig, der sie erfand. — Sie ist so ganz auf Naturbeobachtung gegründet, und so einfach in der Ausführung, dass sie jedesmal gelingen muss. Bei der Blepharoplastik, Chiloplastik und mehreren andern Operationen werden wir Gelegenheit haben auf sie zurückzukommen.

Es versteht sich von selbst, dass, auch wenn sich die Gesichtshaut zunächst der Nase aus andern Rücksichten für die Rhinoplastik eignete, man doch nicht diese Methode für den Ersatz der Nase benutzen dürfe, eben weil es bei ihr darauf ankommt, einen stark prominirenden Theil zu bilden, dieses Verfahren aber nur geeignet ist flach aufliegende Theile zu ersetzen.

## §. 181.

*Herbeiziehung der Haut.*

Ein andres Verfahren, welches in vielen Fällen nützliche Anwendung findet, in anderen aber dem so eben beschriebenen den Vorzug einräumen muss, ist die Herbeiziehung der Haut. Wir wollen in diesem Capitel nur Begriffe der einzelnen Operationsweisen, noch ohne Bezug auf bestimmte Operationen liefern, und lassen es daher dahingestellt sein, welcher Theil auf diese Weise ersetzt werden soll. — Wir nehmen an, das Quadrat *a* sei der Hautdefect, nach der Richtung *b* hin sei aber Überfluss an Haut vorhanden, und es wird daher möglich sein, die Ersatzhaut von dort zu nehmen. Man trennt deshalb den Lappen *b* von seiner Basis los, zieht ihn so viel als möglich an, und heftet seinen Rand *c c* mit *d d* zusammen, und die seitlichen Ränder ebenfalls mit den sie berührenden Wundrändern.

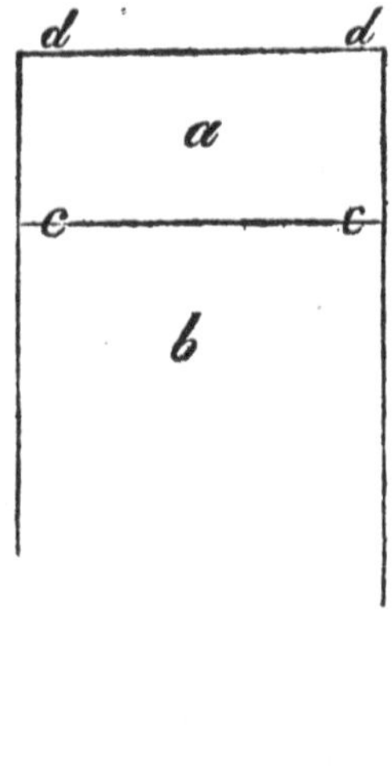

Man hat diese Methode von Herbeiziehung der Haut oft in solchen Fällen in Anwendung gebracht, wo es darauf ankam Fistelöffnungen zu schliessen, besonders bei Fisteln der Urethra. Das Misslingen der Operation in solchen Fällen rührte dann nicht von der Unausführbarkeit der Transplantationsmethode her, sondern es war die Folge davon, dass diese Methode ein für die Schliessung der Fisteln nicht hinreichend geeignetes Verfahren ist. Die innere Fistelöffnung besteht nämlich noch fort, auch wenn man ihre äussere Öffnung bedeckt, die Urininfiltration durch die Fistel ist nicht gehindert, auch wenn man sie durch Ableitung des Urins mittelst des Catheters zu verhüten bemüht ist, und diese vereitelt die Anheilung des Lappens, selbst wenn sie zu gelingen im Begriff war.

§. 182.

Man hat diese Operationsmethode auch öfters in Fällen angewendet, wo der Rand des Lappens *cc* nicht bei *dd* angeheftet werden konnte, und wo er somit nur durch die seitlichen Befestigungen in der ihm neu angewiesenen Stellung erhalten wurde. Dies war bei einer Methode der Chiloplastik der Fall, wo der Rand des Lappens *cc* den freien Lippenrand vorstellen sollte. Hier konnte die Retraction des Lappens nicht verhindert werden, und sie geschah in so hohem Grade, dass der Erfolg der Operation kein glänzender zu nennen war. Dieses Verfahren eignet sich vielmehr dann, wenn blossliegende Theile mit Haut zu bedecken sind, und diese nur gleichmässig darüber ausgespannt sein soll. Es verdient vorzüglich dann Anwendung, wenn man schlechte entstellende Narben ausschneidet, durch einfache Zusammenziehung der Haut aber nicht genug Substanz gewonnen wird um den Defect vollkommen zu bedecken.

§. 183.

*Aufbau eingesunkener Theile.*

Unter dem Namen Aufbau eingesunkener Theile hat Dieffenbach (*Erfahrungen Bd. 1. pag. 9.*) eine

Operationsmethode beschrieben und zuerst in die plastische Chirurgie eingeführt, welche vorzugsweise für die Rhinoplastik bestimmt ist. Wenn nämlich die knöchernen und knorpeligen Stützen der Nase zerstört sind, die Hautbedeckungen derselben aber keinen Defect erlitten haben, und nur aus Mangel einer Unterlage oder des Knochengerüstes keine Vorragung darstellen, dann soll man die Nase in mehrere Lappen zerlegen, deren einer *a* die Haut des Nasenrückens, zwei andere *b*, *b* die Seitenwände der Nase vorstellen.

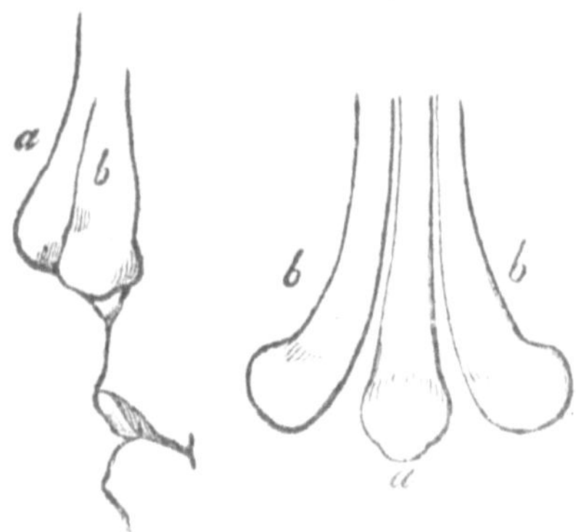


Das wesentliche des Aufbaues besteht nun darin, dass man die Ränder dieser Lappen, welche wieder zusammengeheftet werden sollen, so beschneidet, dass da, wo sie Convexitäten vorstellen sollen, nichts von der Epidermisseite des Lappens verloren geht, sondern nur ein, auf der hintern Fläche der Cutis ungefähr strohhalmbreiter, nach vorn schmal werdender Hautstreifen aus der ganzen Dicke des Lappens abfällt. Ein so beschnittener Lappen gewinnt dadurch Ähnlichkeit mit einem zu einem Gewölbe bestimmten Bausteine, der an der einen Seite breiter, an der andern schmäler ist, und durch dessen Zusammenfügung mit anderen ebenso behauenen eine Convexität erzeugt wird. Im Gegentheile müssen von den Hauträndern, die an Stellen befindlich sind welche Concavitäten vorstellen sollen, z. B. da wo die Seitenwände der Nase in die Gesichtshaut übergehen, Streifen abgeschnitten werden, welche nach hinten spitz zulaufend, ihre grösste Breite auf der Epidermisseite besitzen. Durch die genaue Zusammenfügung der so beschnittenen Hautlappen mittelst Nähten, gewinnt die eingesunken gewesene Nase wieder ihre frühere Vorragung, und obwohl in diesem Falle kein neuer Stoff durch Transplantation herbeigeschafft wird, so gehört doch diese Operation augenscheinlich recht eigentlich zu den bildenden.

§. 184.

Die Operation würde aber keinen günstigen Erfolg haben, die aufgebauten Partien würden nämlich nach den Seiten hin wieder ausgleiten, wenn man nicht diejenigen Theile des Gesichts, die den Grund des Baues vorstellen, nach der Mitte hin drängen würde. Dies geschieht am zweckmässigsten dadurch, dass man lange Stecknadeln quer durch die Wangen hindurchsteckt, unter dem Boden der Nase fortführt, und ihre Enden über Lederstücken oder kleinen Bleiplatten, welche vorher auf die Seiten der Nase gelegt worden sind, aufrollt. Im speciellen Theile der Operationslehre ist es unsere Pflicht, diese Methode genauer zu beschreiben, und wir können hier nur die Bemerkung nicht unterdrücken, dass, so höchst geistreich diese Operationsmethode erdacht ist, und so sehr sie durch den Erfolg unmittelbar nach der Operation überrascht und blendet, sie doch weniger Werth zu besitzen scheint, als die sogleich zu beschreibenden, von demselben grossen Erfinder herrührenden Operationsmethoden der Einpflanzung, Aufpflanzung und Unterpflanzung. Das Bestreben der Haut wiedereinzuschrumpfen, und sich mit den unterliegenden Knochenpartien durch feste sehnige Adhäsionen genau zu vereinigen, zerstört meistens nach einiger Zeit das schöne, gelungene Werk des Aufbaues wieder, sobald die Heilung vollendet, und die Unterstützungsmittel weggenommen worden sind.

§. 185.

*Einpflanzung.*

Im Gegensatze zur Anpflanzung, welche die Bildung eines ganz neuen Theiles bedeutet, bezeichnet

Dieffenbach (*Erfahrung. Bd. 3. p. 32.*) mit dem Namen Einpflanzung den partiellen Ersatz eines nur theilweise zerstörten Theiles, eines Nasenrückens oder Nasenflügels. Die Ernährung des Ablegers muss auch hier durch eine ernährende Brücke vermittelt werden, und ihre Vereinigung geschieht ebenso wie bei andern plastischen Operationen durch die umschlungene Naht. — Für die Grösse und Form des hierbei zu bildenden Lappens lassen sich jedoch keine Regeln im Voraus geben, und jeder einzelne Fall muss nach seiner Verschiedenheit behandelt werden.

## §. 186.

Zur Erläuterung der Operationsmethode lassen wir sogleich einen Fall aus unsrer eignen Praxis folgen, der einen deutlicheren Begriff von dem geben soll, was man unter Einpflanzung versteht, als abstracte Regeln.

Der Schneidergeselle Gieseke aus Altona überstand im Jahre 1831 im Jacobshospitale zu Leipzig, obwohl er geimpft war, die Menschenpocken in ihrer stärksten Entwickelung. Bald nach seiner Genesung zog er sich durch eine Erkältung eine Phlegmone des Gesichts zu, welche mit Eiterung der Nase und Caries in der oberen Maxille endigte. Ein Stück des Alveolarrandes wurde necrotisch, so dass der linke obere Augenzahn ausfallen musste, und lange Zeit blieben an dem Oberkiefer nach cariösen Stellen hinführende Fistelgänge unter dem Zahnfleische zurück. Die Eiterung in der knorpligen Partie der Nase bewirkte das Einsinken des Nasenrückens. Der knöcherne Theil der Nase war gut erhalten, die Spitze ragte ebenfalls gut hervor, aber über dieser war sie wie ein Sattel eingedrückt, und entstellte somit das Gesicht auf eine sehr unangenehme Weise, vorzüglich wenn man es im Profil betrachtete.

Auf mein Zureden entschloss sich Gieseke zur Operation, die ich am 22. August 1836 im Beisein des Herrn Hofrath v. Ammon verrichtete. Ich spaltete die Nase an der eingesunkenen Stelle durch einen Längenschnitt in ihrer ganzen Dicke, trennte die Haut, so viel ich konnte, nach den Seiten hin von ihren Unterlagen, um mir für das einzupflanzende Hautstück Platz zu machen, welches ich von der Grösse eines Achtgroschenstückes aus der sehr hautreichen Glabella nahm. Die Umdrehungsstelle der ungefähr $\frac{1}{2}$ Zoll breiten Hautbrücke fiel auf den Nasenrücken, dort wo er knöchern ist, denn da ich den Hautlappen nicht weiter als von der Glabella herzuholen brauchte, und die Umdrehung natürlich immer an der Stelle geschehen muss, wo die Mitte zwischen dem äussersten Punkte der Stirnwunde und der tiefsten Stelle der Wunde auf der Nase ist, so konnte sie hier nicht, wie bei der Bildung einer ganz neuen Nase, wo die Wunde bis an die behaarte Kopfhaut hinaufreicht, zwischen die Augenbraunen verlegt werden. Die Anheftung des Lappens und der Brücke geschah mittelst umgeschlungener Nähte, er behielt seine natürliche Färbung und Wärme sehr gut, und gewährte sogleich nach der Operation bei der Berührung dem Kranken das Gefühl an der neuen Stelle, und keineswegs auf der Stirn. Die Anheilung der Ränder geschah binnen wenigen Tagen durch prima intentio, nur die Aufheilung mit seiner Fläche erforderte einige Wochen, denn da er etwas zu reichlich genommen war, sich somit in der Mitte etwas höher stülpte, hatte sich unter ihm etwas Eiter gebildet, welcher sich an der tiefsten Stelle der Narbe, in der Nähe der Nasenspitze, einen Ausweg bahnte. Injectionen mit solutio lapitis infernalis trugen viel zur Beförderung seiner Aufheilung, und zur Erzeugung von Granulationen in der unter dem Lappen befindlichen Höhlung bei. Die Ränder der Stirnwunde, die ich, weil der Hautdefect so unbedeutend war, sogleich durch Nähte genau vereinigte, hatten sich zwar anfangs ebenfalls durch prima intentio geschlossen, aber die herbeigezogene Haut mochte auf dem neuen

Boden nicht aufgeheilt sein, und es folgte daher ebenfalls Eiterung und Heilung durch Granulation, die einige Wochen andauerte.

Nach 5 Wochen entfernte ich die Umdrehungsstelle auf dem Nasenrücken, und 10 Tage nachher nochmals einen Hautstreifen aus dem Lappen, den ich aus Vorsorge lieber etwas zu gross gebildet hatte. Beide Male erfolgte keine prima intentio, sondern Eiterung, die das letzte Mal die Heilung 3—4 Wochen aufhielt. So unangenehm dies auch war, so war doch der endliche Erfolg glücklich, und die Narbe war dadurch nur um ein Geringes breiter geworden, als wenn die prima intentio sogleich erfolgt wäre. Die beiden nachträglichen Operationen verschafften der anfangs nach der ersten Operation zu stark gewölbten Nase wieder ihren geraden Nasenrücken, so wie er früher gewesen war. Es konnte nämlich gar nicht anders sein, und es war vorauszusehen, dass auf der oberen Hälfte der Nase, da wo kein Defect war, wo ich aber dennoch die Hautbrücke in die Wunde legen musste, ein Überfluss an Haut entstehen würde. Die Stirnhaut dieses Mannes eignete sich so schön zur Transplantation, als man es sich nur wünschen kann, denn sie war nicht nur sehr dick, sondern auch reich mit cryptis sebaceis besäet. Wenn dies der Fall war, fand ich die Haut zur Transplantation immer am tüchtigsten. Als die Heilung dieser nachträglichen Operationswunden vollendet war, bildete die überpflanzte Hautpartie immer noch eine kleine Vorragung, denn die von der Stirn genommene Haut war dicker und kräftiger als die Nasenhaut, mit der sie die neue Verbindung eingegangen war. Trotz dem liess ich mich nicht verleiten noch mehr Masse aus dem transplantirten Lappen herauszunehmen, sondern beschloss erst das völlige Verschwinden des in ihm vorhandenen Turgors, welchen Carpue aber mit Unrecht, Oedem nennt, abzuwarten, und zu sehen, ob, wenn die Haut zu ihrer ganz natürlichen Beschaffenheit zurückgekehrt sein würde, der Lappen sich nicht um so viel als das plus betrug, verkleinern würde. So war es auch wirklich, und ich würde offenbar geschadet, und mein Werk wieder zerstört haben, wenn ich noch mehr Substanz aus dem Lappen exstirpirt hätte. Mein Kranker, der auf so schuldlose Weise zu der hässlichsten, den übelsten Verdacht erregenden Entstellung seines Gesichtes gekommen war, wusste mir für die an ihm verrichtete Operation vielen Dank und belohnte mich dadurch reichlich für die mit ihm gehabte Mühe. Ausser Herrn Hofrath v. Ammon, welcher bei den Operationen anwesend war, haben Herr Professor Dieffenbach, Herr Leibarzt Dr. Wibmer aus Athen, Herr Dr. Hedenus und viele andere Ärzte den Kranken gesehen.

## §. 187.

### *Aufpflanzung.*

Die Benennung Aufpflanzung hat Dieffenbach *(Erfahrung. Bd. 3. pag. 46.)* für diejenige Operationsmethode gewählt, wo eine, durch zerstörende Krankheit ungleich und zackig gewordene Nase durch einen Stirnhautlappen neu bekleidet oder überzogen wird. Immer und bei allen plastischen Operationen gilt die Regel, dass man so viel Substanz, als möglich zu erhalten bemüht sein muss. Man muss den menschlichen Körper als ein Heiligthum betrachten, von dem man nicht willkührlich mehr als dringend nöthig ist, entfernen darf. Es wäre gewissenlos, wenn man die Amputation eines Gliedes an einer höhern Stelle verrichten wollte, als es die dringende Nothwendigkeit und die für das Gelingen wahrscheinliche Sicherheit erfordert. Eben so würde man aber auch dem Kranken, der eine verstümmelte Nase hat, und die sich für die Aufpflanzung eignet, einen schlechten Dienst erweisen, wenn man diese vorher abschneiden, und dann erst die Rhinoplastik nach der indischen oder italischen Methode machen wollte. Für den möglichen Fall des Absterbens des Lappens würde man den Kranken in eine viel schlimmere Lage versetzt haben, als in welcher er sich vorher befand. Durch die Überkleidung seiner Nase mit neuen Hautdecken aber wird diese eine weit vollkommnere werden, als eine durch die gewöhnliche Rhinoplastik gebildete, weil die noch vorhandene knorplige Unterstützung künstlich nicht ersetzt werden kann. Dieffenbach erläutert seine Operationsweise durch einen Fall, den wir im Auszuge mittheilen.

## §. 188.

Weber, ein 19jähriger junger Mann hatte durch Scrophelkrankheit eine eigenthümliche Entstellung seiner Nase erlitten. Den Narben nach zu urtheilen war der Zerstörungsprocess von der Haut ausgegangen, der Nasenrücken fehlte ganz, an seiner Stelle befand sich eine flache glatte Narbe, die knorplige Spitze ragte noch etwas vor und ihre Ränder waren ausgezackt. Es sah aus, als ob ihm die Krähen die Nase ausgehackt hätten. Eine grosse glatte Narbe befand sich zwischen den Augenbraunen. Von der alten Nase aber war nichts zu gebrauchen als die untersten Ecken und Flügel. Dieffenbach beschloss daher die Nase mit neuer Haut zu überziehen, wie man einen Sessel oder einen Stuhl neu überzieht.

Zuerst wurden an der Grenze der Wangenhaut und der alten Nase Furchen für den zu transplantirenden Lappen gebildet. Die untern Enden dieser Schnitte spalteten die Flügel und bildeten diese zu Stumpfen, welche mit dem Lappen verbunden werden sollten. Eine penetrirende Querwunde an der Oberlippe wurde erst am Schluss der Operation angelegt. Der Stirnhautlappen war ausserordentlich dick, entfärbte sich gar nicht, sondern wurde, als er ganz gelöst war, roth wie der Lappen über dem Schnabel eines Truthahns. Hierauf geschah die theilweise Heftung der Stirnwunde, und die Anheftung des Nasenlappens, theils durch umschlungene, theils durch Knopfnähte. Am folgenden Tage war seine Anschwellung gering, am dritten Tage aber war er hart und es mussten Blutegel an ihn angesetzt werden, darauf fiel die Anschwellung wieder. Am 4ten Tage wurden die Blutegel wiederholt, und die Nähte bis zum 6ten Tage sämmtlich entfernt, nur die Knopfnähte, welche das Septum mit der Oberlippe verbanden, blieben bis zum 7ten Tage liegen. Bis auf einzelne Eitercanäle an der rechten Seite war die Vereinigung gut gelungen. —

Ein starkes gastrisches Fieber bildete sich aus, aber Dieffenbach wagte nicht, die Erschütterung auf die Nase fürchtend, ein Brechmittel zu geben, und der Zustand besserte sich auch anfangs wieder, allein es traten später nervöse Erscheinungen hinzu, Eiterausfluss aus dem linken Ohre, eine schnell zunehmende Geschwulst auf dem processus mastoideus mit Necrose dieses Knochens, anhaltendes Fieber mit Kopfaffection führten den Tod herbei. Bei der Section fand man, ausser der Entblössung des Schädelknochen in der Gegend des Hinterhauptes, Eiteransammlung zwischen den Gehirnhäuten.

## §. 189.

### *Unterpflanzung.*

Eine wichtige Zugabe zu den plastischen Operationen ist die Unterheilung oder Unterpflanzung des Stirnhautlappens zur Unterstützung eingesunkener Nasenrücken, wiederum ein Werk des erfindungsreichen Dieffenbach (*Erfahrung. Bd. II. pag. 104. und Bd. III. pag. 52.*) für die Fälle bestimmt, wo es darauf ankommt, die Form eines gänzlich eingesunkenen oberen Nasenrückens zu verbessern.

Unter dem Namen Unterpflanzung versteht Dieffenbach diejenige Operation, wo der aus der Stirn verpflanzte Hautlappen nicht bestimmt ist mit seiner Epidermisfläche auswendig zu bleiben, sondern nur eine Stütze oder Unterlage für die eingesunkene Nase zu bilden. Die Stirnhaut vertritt bei dieser Methode die Stelle der Knochen und Knorpel.

Das Verfahren dabei ist, die Oberfläche der transplantirten Stirnhaut durch wiederholte kleine Operationen wieder auszuschneiden, und die Wundränder durch neue Vereinigung über den verdickten und verhärteten in der Tiefe zurückbleibenden Hautpartien zusammenzuziehen.

Dieffenbach bildete aus der Stirn einen ovalen Hautlappen von 2 Zoll Länge und 1¾ Zoll Breite, spaltete den Nasenrücken in seiner ganzen Länge bis zur Nasenspitze, löste die Haut zu beiden Seiten von der knöchernen Unterlage los, passte nach vollendeter Blutstillung den Lappen in die Lücke hinein, und befestigte den Lappen durch 9 Suturen. Der Lappen heilte ein, häutete sich und zog sich stark zusammen, dadurch bildete er einen erhabenen Rücken, an dessen oberster Grenze die Brücke noch hornartig hervorragte. Diese benutzte Dieffenbach zur Erhöhung des obersten Punktes der Nasenwurzel. Sie wurde zu diesem Zwecke von ihrem Boden gelöst, an ihrem obern Rande wund gemacht, und in die zu ihrer Aufnahme gemachte Wunde über der Nasenwurzel hineingelegt und durch Suturen befestigt.

## §. 190.

Später schnitt Dieffenbach viermal schmale Hautstreifen aus dieser Stelle des Nasenrückens aus, da der Lappen immer noch etwas von der Nase isolirt geblieben war. Der Nasenrücken wurde dadurch gerade. Da jedoch jedes transplantirte Hautstück eine dicke solide Masse bildet, so blieb hier, nach der Entfernung des Coriums, eine fast knorpelartige

Zellgewebsmasse der Cutis zurück, über welcher die sich nun mehr berührenden Hautränder des flachen Nasenrückens herübergezogen und mit einander vereinigt wurden. Äusserlich war also von dem Stirnhautlappen kein Theil wahrnehmbar, und die untergeheilte erhärtete Zellgewebsmasse stellte also recht eigentlich die Nasenknochen dar.

Die Operation wird also anfänglich gerade so verrichtet, wie die Einheilung, und erst wenn diese gelungen und die Vernarbung vollendet ist, werden Stücken der transplantirten Haut wieder umschnitten, jedoch nicht mit ihrer Fläche abgetrennt und entfernt, sondern man lässt sie sitzen und zieht die seitliche Haut darüber zusammen.

## §. 191.

Johann F., ein Schuhmacher, hatte durch scrophulöse Nasengeschwüre die Nasenspitze und Scheidewand eingebüsst, und die Nasenflügel waren in die so gebildete Höhle hineingesunken. Dieffenbach begann die Operation mit der Spaltung des Nasenrückens, löste dann die Haut desselben nach den Seiten hin los, und durchschnitt die Narbenstränge, welche die Nasenflügel nach innen eingekniffen hielten, bis sie sich hervorziehen liessen. Zuletzt wurde in der Oberlippe eine Furche zur Aufnahme des Septum gemacht. Der ovale Stirnhautlappen mass $1\frac{1}{2}$ Zoll in der grössten Breite und die Brücke kam auf den knöchernen Nasenrücken zu liegen. Die Vereinigung der Wundränder geschah mit Insectennadeln, nur die des Septums durch Knopfnähte. Die Behandlung bestand in kalten Umschlägen und Laxanzen. Am folgenden Tage mussten wegen starker Anschwellung viele Blutegel gesetzt und zur Ader gelassen werden. Die Anheilung erfolgte gut, und nach einigen Wochen konnte die Hautbrücke ausgeschnitten werden. Die dadurch entstandene Wunde wurde ebenfalls durch prima intentio vereinigt. Der Theil des

Lappens, welcher die Nasenspitze vorstellen sollte, bildete eine Art Kugel, welche auf den Nasenflügeln aufzuliegen schien. Diese Gestalt sollte ihr nun benommen werden, und sie selbst mit dem Septum die Nasenspitze bilden. Dieffenbach schnitt daher aus der kugeligen Nasenspitze einen flachen Keil von drei Linien Breite aus, und zog die Wundränder zusammen. Dies wurde nach 14 Tagen noch einmal wiederholt. Jetzt war nur noch ein 2 Linien breiter Hautstreifen übrig, der ebenfalls entfernt wurde, und nun liessen sich der vordere und obere Theil der Flügelränder zusammenbringen.

## §. 192.

### *Zusammenrollung des Lappens.*

Bei der Methode der Unterpflanzung ward schon erwähnt, dass sie nur erst dann ausführbar ist, wenn der durch Einheilung transplantirte Lappen vorher vollkommen, besonders aber mit seiner Basis angewachsen war, denn wenn man einen frischen Hautlappen sogleich unter andere Haut bringt und gleichsam in einer Tasche einheilen wollte, so würde unfehlbar Eiterung erfolgen. Es ist durchaus nöthig, dass er erst mit den Partien, mit den man ihn in Verbindung bringt, organische Vereinigung eingeht, ehe man ihn in die Tiefe verpflanzt, d. h. andere Haut über ihn hinwegzieht, die somit mit ihrer Zellgewebsseite seine Epidermisfläche berührt. Die blutige innere Fläche der über dem Lappen zusammengezogenen Haut kann mit der Epidermis nicht sogleich verwachsen; diese muss sich erst in Wundfläche verwandeln, und der Lappen würde, ehe dies geschehen kann, zerstört werden. Die Unterpflanzung gelingt daher eben dadurch, dass der zu unterpflanzende Lappen vorher eingeheilt wird, und somit bei der zweiten Operation zwar an seinen Rändern, nicht aber mit seiner Basis aus den neuen Verbindungen wieder gerissen wird.

## §. 193.

Dies sind die Gründe, welche uns bestimmen die Ausführbarkeit einer Operationsmethode noch in Zweifel zu ziehen, welche, wie uns Blandin *(a. a. O. pag. 154.)* erzählt, von Velpeau *(Mém. sur les fistules laryng.)* herrühren soll, und die er *Autoplastie par roulement du lambeau* nennt.

Dieselbe soll darin bestehen, dass man zur Ausfüllung tiefer und weiter Fistelkanäle einen länglich viereckigen Hautlappen auf sich selbst aufrollt, und den so gebildeten Knäul in die Fistelöffnung einbringt. Es wäre sehr schön, wenn dies so leicht anginge wie es gesagt ist. Das Verfahren ist so einfach, dass es sehr leicht auszuführen sein müsste, aber die Schwierigkeit liegt in dem Gelingen der Heilung. Wir besitzen keine eignen Erfahrungen darüber, und lassen daher die Beschreibung des Velpeauschen Verfahrens folgen, können es uns aber nicht anders denken, als dass Eiterung unausbleiblich den, noch dazu in einem geschwürigen und callösen Fistelcanale, nicht einmal einer frischen Wunde einzuheilenden Lappen zerstören müsse.

Die Aufrollung kann entweder nach der Länge des Lappens, oder nach der Breite von der Seite her geschehen, und einige Hefte dienen ihn in dieser Stellung zu erhalten.

## §. 194.

Ein 24 Jahr alter Lohgerber, Namens Collot, hatte sich die Kehle abgeschnitten, war aber gerettet worden. Die Anlegung von Heften hatte die Vereinigung der Wundwinkel bewirkt, aber ein Loch von der Grösse, dass man mit einem Finger in die Kehle eindringen konnte, war zurückgeblieben. Collot, welcher sich seiner That schämte, behauptete anfangs, als er im Hôtel Dieu aufgenommen und in Dupuytrens Behandlung gekommen war, dass ihm eine Kartoffel in die Kehle gerathen sei, und ein Chirurg ihm deshalb den Luftröhrenschnitt gemacht habe. Bennati benutzte, ehe etwas zu seiner Heilung geschah, den Kranken zu seinen Versuchen über die Stimme, später machte Dupuytren einen Versuch die Öffnung durch Abtragen der Ränder und umschlungene Nähte zur Heilung zu bringen, der jedoch misslang. Als der Kranke einige Zeit nachher, nachdem er in der Charité als unheilbar abgewiesen worden war, in die Pitié kam, war die Fistel von harten callösen Rändern umgeben, und so weit, dass man zwischen dem Zungenbeine und Schildknorpel leicht mit dem kleinen Finger eindringen konnte. Er hielt sie meist mit Charpie verstopft, indessen flossen Speichel und Bronchialschleim, sobald er den Kopf nicht stets nach vorwärts gebeugt hielt, aus der Fistel ab. In dieser Stellung konnte er mit rauher heiserer Stimme sprechen, aber sie verschwand ganz, wenn er das Kinn von der Brust entfernte. Velpeau war gerade im Begriff ihn auf dieselbe Art wie Dupuytren zu operiren, als er gerade noch zur rechten Zeit von dessen missglückten Versuchen, worüber der Kranke geschwiegen hatte, erfuhr, und dadurch veranlasst wurde, auf ein anderes Operationsverfahren zu sinnen, weil er den so jungen Kranken doch nicht ohne alle Hülfe lassen wollte. Weder vom Ätzen konnte er diese erwarten, noch rechnete er darauf, dass eine Vereinigung der wund gemachten Ränder wie bei der Hasenschartenoperation, mit Herbeiziehung der Haut und Seitenincisionen zum Zwecke führen würde.

## §. 195.

Velpeau glaubte, dass die Bedeckung der Fistel mit einfacher Haut, entweder durch Herbeiziehung oder Transplantation eines gestielten Lappens ohne unterliegendes Zellgewebe, Senkungen des Bronchialschleimes nicht verhüten würde, und kam daher auf die Idee, die Fistel in ihrer ganzen Tiefe mit einem lebendigen Pfropfe auszufüllen. Am 11. Februar 1832 verrichtete er die Operation folgendermaassen. Er schnitt nämlich einen 1 Zoll breiten und 20 Linien langen Hautlappen aus der den Larynx bedeckenden Haut aus, klappte ihn von unten nach oben, und liess ihm nur einen vier Linien breiten Stiel. Hierauf rollte er den Lappen auf seine äussere Fläche auf, die somit die innere wurde, und legte den so gebildeten Cylinder in die, vorher wundgemachte Fistel, durchstach dann alle Theile mit 2 langen Nadeln, und umwikkelte sie. Die Vereinigung kam ziemlich vollständig zu Stande, die Stimme war wieder natürlich, und nur an einer Stelle war noch eine feine Fistelöffnung, durch welche es bisweilen etwas durchnässte, und welche Velpeau noch später durch Brennen und verschiedene andre Mittel zu heilen bemüht war.

## §. 196.

Jameson in Baltimore soll ein ähnliches Verfahren zur Radicalcur der Hernien mit dem günstigsten Erfolge angewendet haben, und Blandin glaubt, dass sich dieses Operationsverfahren ganz vorzüglich für die Heilung künstlicher After eigne. Dies ist aber nichts Neues, und schon Dzondi *(Geschichte des klin. Instituts S. 117.)* versuchte einen Hautlappen in den wund gemachten Bauchring einzuheilen. Wir haben durchaus keine Beweise, um jene eben mitgetheilte Beobachtung Velpeaus für erdichtet erklären zu können, nur widerspricht sie den sonst gemachten Erfahrungen, dass mehrfach zusammengerollte Haut, anstatt durch prima intentio zu heilen, in Eiterung versetzt wird.

## 197.

### *Aufrollung zusammengerollter Lappen.*

Diesem Verfahren der Zusammenrollung gewissermaassen entgegengesetzt, ist die Aufrollung zusammengerollt gewesener Lappen. Wir haben keineswegs die Absicht dies als eine besondere eigenthümliche Methode der plastischen Operationen aufzustellen. Es ist ja nichts natürlicher, als dass man einen, bei einer schweren Geburt ausgerissenen Lappen in der Vagina, wodurch eine Blasenscheidenfistel erzeugt worden ist, selbst nach längerer Zeit wieder an seine frühere Stelle einzuheilen bemüht ist, ehe man zu andern Versuchen die Fistel zu schliessen schreitet.

Dieffenbach hat in mehreren Fällen, wo er die Operation der Blasenscheidenfistel zu verrichten im Begriffe war, den aus der Vaginalschleimhaut herausgerissenen Lappen als ein in der Nähe der Fistel befindliches Knötchen noch glücklich entdeckt. Weniger genaue Beobachter würden es für eine Falte der Vaginalschleimhaut angesehen und eine andere Portion der Schleimhaut eingeheilt haben, während hier das seit langer Zeit, in einem Falle seit 17 Jahren, ausgerissene Stück an seine frühere Stelle wieder angeheftet werden konnte.

## §. 198.

*Umsäumung der zur Verwachsung geneigten Öffnungen mit Schleimhaut zur Verhütung der Wiederverwachsung.*

Es wird bei der Mundbildung ausführlicher von einer höchst geistreich erfundenen Operationsmethode die Rede sein, die wir der Vollständigkeit wegen im allgemeinen operativen Theile nicht unerwähnt lassen durften. Zur Verhütung der Wiederverengerung eines zugewachsenen und neu geöffneten Mundes verrichtete Dieffenbach die Wiedereröffnung desselben so, dass mehr von der innern Schleimhaut als von der äussern Gesichtshaut geschont wurde, so dass letztere mit der Schleimhaut so wie ein Schuh an seinem Rande mit einem Bande umsäumt werden konnte. Die Transplantation von Schleimhäuten ist mit grösseren Schwierigkeiten verbunden, als die der äusseren Haut, und es war davon schon im physiologischen Theile die Rede, aber die Transplantation so kleiner Partien der Schleimhaut, besonders wenn nicht eine Lappenbildung vorgenommen, sondern wenn sie nur herbeigezogen wird, misslingt fast niemals. Man befestigt die Schleimhaut, mit welcher man die Umsäumung eines Lappenrandes gemacht hat, besser durch Knopfnähte, als durch die umschlungene Naht, denn die Nadelspitzen würden den gegenüber befindlichen Lippenrand zu sehr reizen.

## §. 199.

*Verdoppelung der Hautränder zur Verhütung der Einschrumpfung des Randes des transplantirten Lappens.*

Ein sehr grosser Übelstand bei allen plastischen Operationen ist, wie bereits mehrmals erwähnt wurde, die Einschrumpfung des Lappens. Wenn man ihm auch im Allgemeinen dadurch begegnen kann, dass man den Lappen gleich anfangs um ein Beträchtliches grösser bildet, als er zu sein brauchte, wenn er gar keine Einschrumpfung zu erleiden hätte, so wird doch dadurch immer noch nicht verhütet, dass die Einschrumpfung an den Stellen, wo die Ränder des transplantirten Lappens frei bleiben, ohne angeheftet zu werden, eine viel stärkere sei als an andern Partien des Lappens. Solche Stellen, wo man diesen Übelstand vorzüglich empfindet, sind die Ränder der Nase, welche die Nasenlöcher bilden, und der freie Augenlid- und Lippenrand.

Für die Augenlid- und Lippenbildung haben wir durch Dieffenbach in der neueren Zeit vollkommnere Operationsmethoden erhalten, so dass wir die jetzt zu beschreibende Methode der Verdoppelung der Haut bei ihnen nicht in Anwendung zu bringen brauchen. Für die Augenlidbildung würde sie sich überdies gar nicht eignen, weil der Bulbus in Gefahr gerathen würde zu sehr gereizt zu werden, wenn man die Epidermisfläche der Cutis mit ihm in unmittelbarer Berührung bringen wollte.

## §. 200.

Die Operationsmethode zur Verhütung der zu grossen Einschrumpfung des freien Randes des Lappens besteht nun darin, dass man seinen eignen Rand an der ganzen Strecke, welche frei bleiben soll, nach innen umsäumt. Es muss darauf, weil dadurch eine Verkleinerung der Oberfläche des Lappens entsteht, schon bei der Lostrennung desselben Rücksicht genommen, und an den Stellen, welche die Ränder der Nasenlöcher vorstellen sollen, mehr Haut gelassen werden, als bei der Rhinoplastik nach der gewöhnlichen Methode ohne Umsäumung nöthig ist. Es wird hierbei darauf gerechnet, dass zwei Wundflächen von der Basis des Lappens, die einander zugekehrt werden, mit einander verwachsen sollen, und dies geschieht immer nicht so leicht als die Durchschnittsflächen der Cutis mit einander verwachsen. Um dies aber zu bewirken, ist es nöthig, sie in genaue innige Berührung mit einander zu versetzen. Sie müssen also an einander geheftet werden. Man thut wohl, diese Umsäumung vorzunehmen, ehe man den Nasenlappen aufheftet, weil man sonst im Raume zu beschränkt, und eine Zerrung der so eben erst angehefteten Nase nicht zu vermeiden sein würde. Aber es ist einleuchtend, dass auch dann noch diese Anheftung auf eine eigenthümliche Art geschehen muss, denn man hat hier nicht wie bei der Anlegung aller andern Hefte zur Vereinigung von zwei Wundlefzen zwei freie Ränder vor sich, sondern es soll hier, eben so wie wenn eine Nähterin ein Tuch umsäumt, der freie umgebogene Rand an der innern Fläche desselben Hautstückes, dessen Rand er eben ist, befestigt werden. Es bleibt daher nichts übrig als ihn so, wie man eine Matraze durchsticht, zu heften, d. h. man muss beide Lamellen, die mit einander verwachsen sollen, auf einmal durchstechen. Um den Knoten auf die äussere Oberfläche legen zu können, macht man den Einstich mit einer geraden Nadel von aussen nach innen, sticht dann in einer Entfernung von 1—2 Linien wieder von innen nach aussen, und knüpft beide Faden-Enden auf der äussern Fläche. Gelingt auf diese Weise die Anheilung des Randes des Lappens, so ist dadurch allerdings viel gewonnen, und der somit stärker und in sich selbst dicker gewordene freie Rand des Nasenloches ist nun in viel geringerem Grade zur Contraction geneigt.

## §. 201.

### *Heftung mit Verhalten.*

Bisweilen ist es nöthig mit Verhalten zu heften. Dies ist ein Ausdruck, dessen sich auch die Schneider bedienen, und womit sie die gleichmässige Vereinigung eines längeren Randes mit einem kürzeren verstehen, die natürlich, wenn man nicht eine grosse Falte bilden will, nur dadurch möglich ist, dass man den kürzeren Rand möglichst ausdehnt, den längeren aber so viel als es geht zusammendrängt, und ihn somit, streng genommen, in viele kleinere Fältchen legt. — Diese Art zu nähen ist oft in der plastischen Chirurgie mit grossem Nutzen anwendbar. Fast jedesmal wenn man einen Lappen transplantirt, dem man nicht, wie es die italische Methode vorschreibt, vor der Anheftung Zeit gelassen hat, sich bis auf's Äusserste zu contrahiren, und wenn man nach der indischen Methode die Anheftung des frisch gelösten Lappens vornimmt, wird der freie Wundrand des Lappens länger sein als die Wunde am Stumpfe, und man muss daher, von einer Naht zur andern jedesmal den Hautrand des Lappens etwas zusammendrängen, um nur die Vereinigung an allen Stellen bewerkstelligen zu können. Damit aber die Vertheilung des längeren Wundrandes auf den kürzeren gleichmässig geschieht, ist es nöthig, diejenige Naht zuerst anzulegen, welche bei der Rhinoplastik dem Nasenloche, bei der Chiloplastik dem Munde zunächst liegen soll, und man wird dann berechnen können, wie verschwenderisch oder wie sparsam man mit dem übrigen Hautrande bei der Heftung umgehen darf.

Die Vereinigung der Wundränder erfolgt demungeachtet nach Wunsche, wenn nur übrigens die Nähte gut angelegt sind, und die bald darauf erfolgende Contraction des Lappens gleicht das wieder aus, um wie viel der Rand des Lappens gegen den Rand des Stumpfes, an welchem die Anheilung geschah, anfangs mehr betrug.

## §. 202.

### *Verdrängung der Haut.*

Zum Unterschiede der Verschiebung der Haut, mit welchem Ausdrucke wir einen schon oben erläuterten bestimmten Begriff verbinden, verstehen wir unter der Operationsmethode durch Verdrängung ein Verfahren, welches abermals seinen Ursprung dem in der Erfindung neuer Operationsmethoden unerschöpflichen Dieffenbach verdankt.

Es ist nicht dazu geeignet ganz fehlende Theile zu ersetzen, sondern es ist vorzüglich bei den nachträglichen Operationen anwendbar, wenn es darauf ankommt dem transplantirten Theile, dem vorhandenen Stoffe noch eine bessere Form beizubringen. Sie ist weniger eine schaffende, als eine bildende Operation.

Die meisten künstlichen Nasen trifft der Vorwurf, dass ihnen eine stark vorragende Nasenspitze fehlt. Sie haben sehr oft ihre stärkste Vorragung auf der Mitte der Nase, dann fallen sie plötzlich sehr abschüssig ab, und das Septum, wenn es auch dick und kräftig ist, vermag nicht, die Nasenspitze vorragend zu erhalten. Nicht weil es an Haut, sondern weil es an unterliegenden Nasenknorpeln fehlt, zieht sich die für die Nasenspitze bestimmte Haut zurück. In diesem Falle ganz vorzüglich, obwohl auch noch in einigen andern, findet diese Methode ihre Anwendung, indem man durch zwei etwas gekrümmte Schnitte, die sich mit ihren oberen Enden in einem Winkel treffen, einen Lappen aus der neuen Nase bildet, welcher nach unten gegen das Septum hin seine Anheftung behält. Man

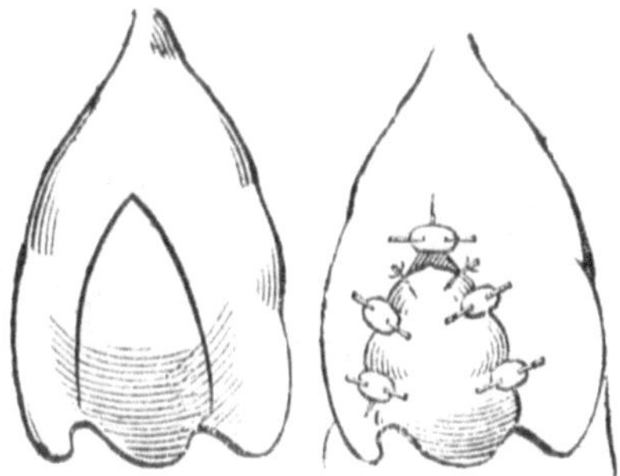

vereinigt nun den obern Wundwinkel durch eine umschlungene Naht, und da somit der Raum für die Wiedereinheilung des Lappens beschränkt wird, muss man ihn mit Verhalten anheften. Er wird daher in sich selbst zusammengedrängt und die Nasenspitze muss nunmehr nach Wunsch stärker hervorragen.

## §. 203.

Da es hier im allgemeinen operativen Theil nur darauf ankommt, die für die plastische Chirurgie erfundenen Operationsmethoden zu lehren, ohne Rücksicht darauf, für welche Operationen sie anwendbar sind, wiewohl wir hie und da zur Erläuterung einzelne Fälle anführen mussten, so wollen wir auch des Ausschneidens ovaler oder runder Hautstücke Erwähnung thun, welches in der plastischen Chirurgie als nachträgliche Operation zur Fortbildung eines neu gebildeten Theiles häufige Anwendung findet. Wenn zu viel Masse vorhanden ist, wenn der transplantirte Hautlappen selbst noch nach 6—8 Wochen, und nachdem sich aller Turgor aus ihm verloren hat, wo also die Haut ihre natürliche Beschaffenheit wieder angenommen hat, nicht mehr glänzend ist und die ganz kleinen Hautfältchen wiedergekehrt sind, wenn dann die neue Nase, oder sei es ein Theil welcher es wolle, noch zu gross erscheint, oder die Haut an der einen oder andern Stelle eine Wulst macht, dann ist es Zeit, einen Theil der Haut zu entfernen.

## §. 204.

Wer nur einigermaassen mit den physiologischen Gesetzen und dem Heilungsprocesse der Hautwunden bekannt ist, wird wissen, dass man hier nicht das Überflüssige durch einen flach geführten Schnitt wegnehmen kann, denn die auf solche Weise flach durchgeschnittene Haut würde granuliren, das Weggenommene würde wiedererzeugt werden, und man hätte nur eine breite Narbe an die Stelle der früheren Wulst gesetzt. Man muss vielmehr voraus berechnen, ein wie grosses Hautstück, welches aus der ganzen Dicke der Cutis geschnitten werden soll, entfernt werden müsse, damit die durch den Hautüberfluss erzeugte Entstellung gehoben werde. Man nehme es lieber anfangs zu klein, denn man kann ja wenn man zu wenig ausgeschnitten hat, nachträglich immer noch mehr wegnehmen, aber nicht gut, wenn man zu viel ausgeschnitten hat, neuen Stoff wieder hinschaffen. Die Entfernung überflüssiger Haut geschieht am Besten indem man, je nach der Beschaffenheit der Theile, bald einen strohhalmbreiten Streifen oder ein myrthenblattförmiges Stück, selbst manchmal ein ganz rundes Hautstück aus der ganzen Dicke der Cutis auslöst, wobei man alle Schnitte senkrecht durch die Lederhaut führt, so dass sie überall, besonders auch in den Winkeln, wo die beiden halbmondförmigen Schnitte sich treffen, bis auf die unterliegende Zellgewebsschicht dringen, oder dass da, wo der Theil an seiner untern Fläche frei ist, wie die Nase, ein Fenster gebildet wird. Man probirt dann, indem man die Wundränder aneinander drängt, ob das herausgenommene Stück gross genug war, um die Entstellung zu heben. Ist immer noch zu viel Haut da, so trennt man noch einen schmalen Streifen von dem einen oder andern Wundrande ab, und passt die Wunde nochmals zusammen, und wartet dann sorgfältig die Blutung ab, bis das stadium serosum eingetreten ist ehe man die Vereinigung mittelst umschlungener Nähte macht.

## §. 205.

Dasselbe Verfahren der Herausschneidung myrthenblattförmiger vorzüglich aber runder Hautstücke ist auch manchmal denn indicirt, wenn nur kleine Defecte, vorzüglich des Nasenrückens zu ersetzen sind. Bekanntlich verhält sich der Durchmesser eines Kreises zu dem Umfange wie 1:3. Wenn man daher ein rundes Hautstück von 1 Zoll Durchmesser ausschneidet, nach seiner Loslösung die Wundränder zusammendrängt, und durch Nähte zu einer geraden Linie vereinigt, so wird diese $1\frac{1}{2}$ Zoll betragen, und die umgebenden Hautpartien werden in den Richtungen nach den Winkeln der Wunde anfangs durch die Nähte, später durch die Narbe vorwärts gedrängt werden. Diese Operationsmethode hat Dieffenbach öfters zur Verbesserung kleiner Eindrücke des Nasenrückens mit Nutzen angewendet, wobei er runde Hautstücke aus den Seitenwandungen der Nase löste, und die Wunden so vereinigte, dass der eine Wundwinkel der gehefteten Spalte nach dem Defecte hin gerichtet war.

## §. 206.

### *Transplantation durch allmälige Weiterverpflanzung des Lappens (Migration successive du lambeau).*

Blandin (*Autoplastie pag. 162.*) rühmt es als eine sehr glückliche Idee von Roux, einen von der Unterlippe genommenen, und für die Wangenbildung bestimmten Hautlappen einstweilen auf die Oberlippe zu verpflanzen, ihm Zeit zu lassen, sich da einigermaassen einheimisch zu machen, und ihn dann erst weiter zu verpflanzen. Auf diese Art wird es möglich, Hautlappen nach Theilen hinzuschaffen, in deren Nachbarschaft keine Haut zum Ersatz zu finden ist. Wir haben keine eignen Erfahrungen über den Werth dieser Methode, indess scheint sie mit grösserer Wahrscheinlichkeit günstigen Erfolg zu versprechen, als die folgende Methode, ebenfalls eine französische Erfindung.

## §. 207.

*Transplantation durch Aufhebung des Lappens (Soulèvement du lambeau).*

Velpeau schnitt zur Schliessung einer Vesicovaginalfistel einen Lappen in Form einer an beiden Endpunkten festsitzenden Brücke aus der hinteren Scheidewand. Drei Fäden wurden unter der Hautbrücke hinweg, ihre Enden durch die Fistel hindurch geführt, und zum orificio urethrae herausbefördert und befestigt. Wie kann man in diesem Falle, wo nichts die genaue, unmittelbare und dauernde Berührung der Ränder des Lappens mit den Rändern der Fistel vermittelt, durch welche überdies fortwährend der die Vereinigung hindernde Urin abfliessen kann, einen günstigen Erfolg erwarten? Nicht weil Velpeaus Fall misslang, sondern weil die Operation zu künstlich, das heisst zu entfernt von der Art und Weise ist wie die Natur die Heilung von Fisteln auf natürliche Weise besorgt, hat die Methode keinen Werth. Eben darin, dass sie dem Heilungsprocesse der Natur abgelauscht ist, stellen wir Dieffenbachs zu demselben Zwecke erfundene Schnürnaht so hoch.

## §. 208.

*Von der Schnürnaht.*

Die Natur thut, im Ganzen genommen, wenig zur Heilung der Fisteln, und sie ist daher in der Regel Aufgabe der Kunst. Die etwanigen Bestrebungen der Natur werden, meistens durch die auf sie selbst rückwirkenden, durch die Fistel erzeugten Nachtheile überwogen, und das bei wahren, das heisst in Höhlen eindringenden Fisteln durch sie abfliessende Secretum oder Excretum hebt die Möglichkeit der Naturheilung vollends auf. — Ganz vorzüglich ungünstig, und die zur Schliessung und Ausfüllung der Fisteln sich erhebenden Granulationen tilgend, wirkt der Urin, und es wird schwerlich ein Fall aufzuweisen sein, wo die Heilung einer Urinfistel sowohl bei einem Mann oder einer Frau von selbst erfolgt sei. — Nach vielen, grösstentheils vergeblichen Versuchen mit den bisher üblichen Operationsmethoden, wovon in den besondern Capiteln die Rede sein wird, kam Dieffenbach auf die vortreffliche Idee, die Harnfisteln sowohl beim Manne, die Urethralfisteln, als bei der Frau, die Vesicovaginalfisteln, durch eine Naht zu bewirken, durch welche die Fistelränder veranlasst werden sich concentrisch auf eine kleinere und immer kleinere Weite zusammenzuziehen. Granulationen zu erzeugen, ist ein vergebliches Unternehmen, die prima intentio nach Abtragung und noch so genauer Zusammenheftung der Ränder zu erzwingen, ist unmöglich, aber die Fistelränder, selbst wenn sie callös und knorpelhart sind, folgen willig der Schnürnaht, welche sie zwingt, sich an allen Stellen gleichmässig nach der Mitte der Öffnung hin zu begeben.

### §. 209.

Dieffenbachs Schnürnaht besteht nämlich darin, dass er mittelst einer krummen Heftnadel einen langen starken Faden durch mehrmaliges Ein- und Ausstechen so um die Öffnung der Fistel herumführt, wie die Schnur an einem Strickbeutel. Man hat solche Beutel, welche an ihrem Rande eine Menge Löcher haben, durch welche eine Schnur abwechselnd ein- und ausgeht, bis das Ende an derselben Stelle wieder herauskommt, wo der Anfang ist, und die dadurch, dass man beide Enden der Schnur anzieht, gleichmässig geschlossen werden. Auf dieselbe Weise vermittelt man die Verengerung der Fistelöffnung durch die Schnürnaht. Ein einziger langer Faden wird durch ihre Ränder hindurchgeführt, und der letzte Ausstich geschieht da, wo man den ersten

Einstich gemacht hat. Starkes Anziehen des Fadens und ein darauf gelegter Knoten halten die Ränder der Fistel längere Zeit, bis der Faden durchschneidet, in verengertem Zustande, und sie haben Gelegenheit, sich während dieser Zeit zusammenzuziehen. Man kann bei einer einigermaassen bedeutenden Fistel, besonders wenn die Ränder callös sind, weder so lange die Naht liegt, vollkommene Schliessung der Fistel bewirken, noch auf dauernde und sogleich erfolgende Heilung rechnen. Man beabsichtigt durch die Schnürnaht das erste Mal nur eine wesentliche Verkleinerung der Fistelöffnung zu Stande zu bringen, und bei der zweiten, und wenn es nöthig selbst dritten Wiederholung der Operation auf dieselbe Weise dem Ziele immer näher zu kommen. Ist die Fistel so weit verkleinert, dass ein Loch, durch welches man hindurch sehen kann nicht mehr vorhanden ist, dass sie nur noch eine haarfeine Öffnung vorstellt, durch welche der Harn zwar immer noch abfliesst, deren Ränder sich aber gegenseitig aneinander legen, so ist die Aufgabe der Schnürnaht gelöst, und die Vollendung der Heilung muss durch andere Mittel bewirkt werden, welche den Abfluss des Urins durch die Fistel längere Zeit abhalten, und die Ränder in eine, sie zur Verwachsung eignende Reizung versetzen.

### §. 210.

Ähnlich wie Dieffenbach durch die Schnürnaht diesen Heilungsprocess abnormer Öffnungen sich concentrisch zusammenzuziehen nachahmte, habe ich in *v. Gräfe und v. Walthers Journ. Bd. 25. pag. 495.* die wiederholte Anlegung von Seitenaperturen ohne Naht empfohlen, um kleine Löcher im weichen Gaumen zur Schliessung zu bringen. Man benennt zwar die Löcher im Gaumen nicht mit dem Namen der Fisteln, weil sie nicht in eine abgeschlossene und eine Flüssigkeit enthaltende Höhle eindringen.

Der Umstand, dass ihre Ränder vernarbt, und nicht mehr im geschwürigen Zustande sind, würde sie wenigstens von manchen Fisteln, bei denen derselbe Fall ist, nicht unterscheiden. Auch bei den Gaumenlöchern wirkt der in sie eindringende Nasenschleim, Speichel, Speise und Getränk die Naturheilung hindernd, und die im Gaumen, wie auf der äussern Haut wirksame Retraction der Theile, verhindert die allmälige concentrische Zusammenziehung der Ränder, die um so weniger von selbst erfolgen kann, als der entzündliche und ulcerative Process, welcher die Veranlassung zur Entstehung des Gaumenloches gab, oft auch den Gaumen selbst in seiner Substanz degenerirte, so dass er in seiner ganzen Ausdehnung, nicht bloss an den Rändern der Öffnung hart, callös, und nicht nachgebend erscheint.

Die Operation der Gaumennaht ist bei sehr kleinen Gaumenlöchern, selbst wenn man sie durch Abtragen der Ränder vorher vergrössern wollte, wegen der Kleinheit der Öffnung, durch welche man mit den Instrumenten nicht eindringen kann, unausführbar, das Betupfen mit schwach ätzenden Mitteln, selbst der so sehr gerühmten Tinctura Cantharidum concentrata, erzeugt öfters keine Granulationen. So ging es wenigstens uns mehrmals, aber wir waren so glücklich in der wiederholten Anlegung von Seitenaperturen ein Mittel zu finden, welches ein altes, keine Anstalten zur Heilung machendes Gaumenloch zur Schliessung brachte. Die Ränder der Öffnung wurden dadurch erschlafft und erhielten Gelegenheit, sich während der Zeit, bis die Seitenaperturen wieder geheilt waren, um ein Beträchtliches zu verkleinern, so dass auch hier, ähnlich wie Dieffenbachs Schnürnaht die Schliessung der Blasenscheidenfistel bewirkt, die Gaumenöffnung weder durch Granulationen, noch durch adhäsive Entzündung, sondern durch allmälige gleichmässige, concentrische Zusammenziehung der Ränder zu Stande kam.

## §. 211.

*Seitliche Incisionen und Lösung abnormer Cohäsionen.*

Wir können nicht umhin, an dieser Stelle, wo von den, bei plastischen Operationen überhaupt anwendbaren Technicismen die Rede ist, auch die Anlegung seitlicher Incisionen und Lösung abnormer Cohäsionen zu erwähnen. Schon Celsus hatte seitliche Incisionen zur Aufhebung der für die Heilung so sehr hindernden Spannung bei der Hasenschartenoperation empfohlen, aber man bediente sich nach ihm dieses wichtigen Operationsactes, wie es scheint, fast gar nicht mehr, vielleicht die danach zurückbleibende Entstellung oder zu heftige Verletzung fürchtend.

So sagt z. B. Richter (*in seinen Anfangsgründen der Wundarzneikunst. 3te Aufl. Göttingen 1802. 8. 2. Bd. pag. 282.*): „Die Einschnitte bei der Hasenschartenoperation helfen zu nichts, sie dringen bloss durch die Haut, und nicht diese, sondern die Muskeln der Lippe widerstehen der Ausdehnung; nicht zu gedenken, dass die äussern Schnitte eine Narbe hinterlassen, und folglich eine Ungestaltheit verursachen." So viel uns bekannt ist, hat sie zuerst Dieffenbach in der Wundarzneikunst wieder eingeführt, oder ihnen wenigstens eine viel allgemeinere Anwendung angewiesen, als ihnen vor ihm zukam. Er hat sie nicht nur da angewendet, wo die die unterliegenden Theile bedeckende Haut zu trennen war, sondern wo, wie bei der Gaumennaht, ein zwei freie Flächen darbietender Theil, wie der Gaumen, in seiner ganzen Dicke durchschnitten werden musste, so dass fensterartige Öffnungen entstanden. Die Kühnheit seines Unternehmens hat seinem Muthe, der glänzende Erfolg der Operation der deutschen Chirurgie die grösste Ehre gebracht.

## §. 212.

Die plastischen Operationen sind ohnehin so verletzend und schmerzvoll, dass die Zugabe von ein paar Seitenincisionen in Betracht zu dem, was ohnehin geschehen muss, und zu dem Gewinn, den man durch sie erreicht, eine geringe, nicht in Betracht kommende Vergrösserung der Verletzung ist, und die Heilung der seitlichen Incisionen, oder beim Gaumen der seitlichen Aperturen, erfolgt gewöhnlich so schön, es bilden sich so feine lineäre Narben, dass die, wohl früher gefürchtete, Entstellung als Null erscheint. Die Seitenincisionen sind, ausser bei der Hasenschartenoperation oder der Lippenbildung, vorzüglich auch bei der Rhinoplastik aus der Stirn anwendbar, um die durch die Herausnahme eines Hautlappens aus der Stirn entstandene Wunde besser schliessen zu können. Dieffenbach machte zu diesem Zwecke öfters mehrere Zoll lange Einschnitte zu beiden Seiten der Stirn auf den Schläfen, wodurch die übrige Stirnhaut um ein Beträchtliches nachgiebiger wurde, so dass die Vereinigung der Wunde bis auf eine ganz kleine Stelle, wo der Hautdefect am breitesten ist, möglich wurde. Man kann durch die, zwar anfangs grausam scheinende Anlegung von Seitenincisionen, indem man die Stirnnarbe dadurch fast ganz lineär macht, den Vorwurf der indischen Methode, eine entstellende Narbe im Gesicht zu hinterlassen, fast ganz abwenden. Specielle Regeln für die Anlegung der seitlichen Incisionen lassen sich nicht geben. Die allgemeine Regel reicht hin, die Haut da zu durchschneiden, wo die grösste Spannung ist. Der Schnitt darf natürlich nicht zu nahe an die Wunde verlegt werden, damit die zwischen beiden befindliche Hautbrücke nicht zu schmal sei, aber auch nicht zu entfernt, weil sonst die in der Haut bewirkte Erschlaffung den zu sehr gespannten Wundrändern zu wenig nützen würde.

Der günstige Einfluss, den die seitlichen Incisionen auf die prima intentio ausüben, ist ein ungemein wichtiger Umstand. Dieselbe kann nicht zu Stande kommen, wo die Hautränder das grösste Bestreben haben sich zurückzuziehen, und wo nur die Nähte mühsam die Retraction verhindern müssen. Es ist natürlich, dass sie um so stärker drücken und um so eher einschneiden müssen, je stärker die Haut gespannt ist, und diesem Übelstande wird durch kein Mittel so gut als durch Seitenincisionen abgeholfen. —

Man bedeckt die Wunden der Seitenincisionen, nach vorher besorgter Blutstillung, mit Charpie, und verhütet zwar, indem man die kalten Umschläge, welche auf die Hautwunde gemacht werden, auch auf sie mitwirken lässt, ihre zu starke Entzündung, überlässt sie im Ganzen aber der Eiterung. Wenn unterdessen die Heilung der Hauptwunde durch prima intentio zu Stande gekommen ist, sorgt man durch öfteres Betupfen mit Höllenstein für die Zerstörung der sich in den seitlichen Wunden bildenden, zu üppigen Granulationen, und erlangt nicht selten eine ganz feine Vernarbung ohne Zwischensubstanz. Die durch die Seitenincisionen bewirkte Erschlaffung war nur so lange Zeit nothwendig, bis die Wunde mit Hautdefect, welche man durch prima intentio heilen will, geschlossen ist. Wenn diese gelungen ist, schadet ihr die wieder eintretende Spannung nicht mehr, und man kann immerhin sein Bestreben darauf richten, auch die Seitenincisionen als möglichst feine Narben zu heilen. Auf diese Weise wird eine viel grössere und mehr entfernte Hautpartie gezwungen durch ihre Ausdehnung zur Bedeckung der entblössten Stelle beizutragen, als wenn man keine Seitenincisionen macht, wo die nächsten Ränder der Wunde unvermögend sind so viel Substanz herzugeben, als zur Bedeckung der Wunde nöthig war.

## §. 213.

### *Lösung abnormer Adhäsionen.*

In vielen Fällen kann man durch die Lösung von Adhäsionen der Haut an den unterliegenden Knochenpartien dem Hautmangel abhelfen. Die vorausgegangenen entzündlichen und ulcerativen Processe, welche die Zerstörung des Theiles bewirkt haben, der eben ersetzt werden soll, haben noch andre, dem Ersatze hinderliche Spuren zurückgelassen. Am häufigsten kommt es vor, dass am Augenlide befindliche Geschwüre, weil hier zwischen Haut und Knochen nur ein geringes Polster von Zellgewebe und andern Weichtheilen ist, den Knochen oder doch das Periostium angreifen; auch auf der Stirn sind dergleichen Adhäsionen nicht selten. Es sind meistens Stellen, wo früher Geschwüre bestanden haben, die sich mit Exfoliation eines grösseren oder kleineren Stückes der äussern Knochentafel endigten. Es sind in Folge davon vertiefte Narben zurückgeblieben, die den Knochen mit einer ganz dünnen Schicht von Narbenmasse überziehen, die sich gar nicht vom Knochen lospräpariren lässt. Sind Narben dieser Art auf der Stirn vorhanden, so kann man solche Hautpartien gar nicht zum Wiederersatze benutzen, wenn sie sich aber, auf den Seiten der Stirn befinden, und der mittelste Theil der Stirnhaut unversehrt ist, so hindern sie die Rhinoplastik aus der Stirn nicht weiter und erschweren nur die Herbeiziehung der Haut über die Stirnwunde. Man kann sie dann wohl, wenn sie klein und ihrer nicht so viele vorhanden sind, rings umschneiden, so dass die narbige Masse auf ihrem Platze zurückgelassen, und an dieser Stelle ein Fenster in der Haut gebildet wird. Die übrige Stirnhaut ist dann beweglich, und wird über die Narbe hinweggeschoben.

## §. 214.

Sind die Adhäsionen nicht so fest wie auf der Stirn, befinden sie sich nämlich in Gegenden, wo die Haut von den unterliegenden Knochen durch Muskeln und Zellgewebsschichten getrennt ist, wie im übrigen Gesichte ausser der Stirn, dann ist ihre Loslösung möglich, und sie ist um so dringender indicirt, wenn durch sie die Weichtheile fehlerhaft verzogen und die Beweglichkeit der Partien des Gesichts, vorzüglich der Augenlider und Lippen, dadurch unmöglich gemacht wird. Zwar erfolgt gewöhnlich später wieder neue Verwachsung der losgetrennt gewesenen Theile, aber die durch sie bewirkte fehlerhafte Spannung, welche die erste Vereinigung des neu zu bildenden Theiles gehindert haben würde, fand doch nicht Statt, so lange die Operationswunde noch nicht sicher geheilt war, und die Anheilung der Weichtheile an die unterliegenden Knochen geschieht nur in veränderter Lage, so, wie jene nach der Lostrennung verschoben oder verzogen worden sind.

## §. 215.

Die Loslösung von Adhäsionen ist oft in grosser Ausdehnung nothwendig, bisweilen muss der vierte, der dritte Theil des Gesichts, oder noch mehr, von den Gesichtsknochen losgetrennt werden, aber die darauf folgende Reaction ist meistens gering, und beweist, dass man nicht gefrevelt, den Kranken nicht wagehälsig in grosse Gefahr gesetzt habe. Wenn man sich bei diesem Operationsacte an die Regel hält, die Weichtheile möglichst nah am Knochen loszutrennen, so werden keine wichtigen Theile verletzt, es werden keine grösseren Gefässe und Nervenstämme durchschnitten, und die Gesichtshälfte, welche an ihrer ganzen Grundfläche von ihrer Knochenunterlage losgetrennt war, behält nach der Wiederanheilung vollkommen ihr feines Gefühl, und erreicht nicht selten einen höheren Grad von Beweglichkeit als er vor der Operation vorhanden war. — Eine zweite, bei der Lösung von Adhäsionen wohl zu beachtende Regel ist die, den Zutritt der Luft zur Wunde möglichst zu verhüten. Dies geschieht am besten dadurch, dass man nur einen kleinen Einstich an einer entfernten Stelle macht, und mit einem kleinen schmalen Messer von da aus die Trennung besorgt. Man geht von der, für die Loslösung des Hautlappens einmal vorhandenen Wunde aus unter die Weichtheile ein, oder, wenn man von da aus die Adhäsion nicht erreichen kann, sticht man unter der Oberlippe, oder durch das Nasenloch ein, und führt, wiederholt mit dem Messer sägende Bewegungen machend, mehrere Schnitte, bis die sehnigen Stränge alle durchschnitten, und die Weichtheile völlig locker und verschiebbar sind.

## §. 216.

### *Von den Nähten.*

Das Gelingen der prima intentio und somit der plastischen Operationen überhaupt, hängt zu einem sehr grossen Theile von der Art ab, wie man die Heftung des transplantirten Hautlappens besorgt. Im geschichtlichen Theile dieses Buchs ist schon erwähnt worden, dass die Operateurs in Indien gar keine Nähte anlegen, sondern den transplantirten Hautlappen nur durch einen Verband mittelst eines in Ghée, eine Art Butter, getauchtes Plumasseau's in seiner Lage erhalten. Wenigstens verfuhr der Operateur, welcher Cowasjee heilte, auf diese Weise, und es ist damit nicht ausgesprochen, dass alle indischen Rhinoplasten so handeln.

Tagliacozzi bediente sich der einfachen Knopfnaht, und empfahl nur, um den Arm nicht zeitiger als nöthig ist, dem Gesichte nähern zu müssen und sich das Operiren dadurch nicht zu erschweren, mehrere Ellen lange Fäden zu gebrauchen, damit ihre Enden bei Bewegungen des Armes vor der Verknotung nicht wieder ausglitten.

Carpue legte, bei der Ausführung der Rhinoplastik nach der indischen Methode, einfache Knopfnähte an, und zwar an der Nase nur fünf, am Septum nur eine. Es giebt allerdings Fälle, wo die Wundränder sehr gut und willig an einanderpassen, und wo dann eine so geringe Anzahl von Nähten hinreicht, die genaue Vereinigung zu bewirken. Aber schon das Auflegen kalter Fomente, ein unwillkührlicher Nies- oder Hustenanfall, oder eine leichte Berührung der neuen Nase können die jungen zarten Verbindungen wieder zerstören, wenn der Lappen nicht durch mehrere Nähte festgehalten wird. Die Zwischenräume von einer Naht zur andern sind dann viel zu gross, als dass die prima intentio leicht und sicher an allen Stellen gelingen könnte. — Gräfe legte, wie aus der Abbildung hervorgeht, bei der indischen Rhinoplastik acht Nähte an der Nase an, und zwei am Septum, die er aber nicht sogleich durch einen darauf gelegten Knoten, sondern mittelst der Heftstäbchen (deren Construction *Rhinoplastik pag. 34.* beschrieben wird) schloss. Es war um so mehr nöthig die Verknotung des eingelegten Fadens erst später vorzunehmen als Gräfe empfahl bei der indischen Rhinoplastik die untersten, zunächst an den Nasenlöchern gelegenen Nähte zuerst anzulegen, wodurch man sich, wenn man sie auch sogleich verknoten wollte, bei den nachfolgenden Heften die Durchstechung der Haut in ihrer ganzen Dicke sehr erschwert haben würde.

## §. 217.

Grössere Vortheile als für die indische Rhinoplastik schienen die von v. Gräfe zu diesem Zwecke erfundenen Heftstäbchen für die italische und die von ihm sogenannte deutsche Methode zu versprechen, denn es mag allerdings mit vielen Schwierigkeiten verknüpft sein in dem engen Raume zwischen dem Gesichte, und dem am Kopfe befestigten Arme die Verknotung der Hefte mit der nöthigen Genauigkeit zu besorgen. Die Heftstäbchen aber gestatteten es jeden einzelnen Heft nachträglich, so wie es die Nothwendigkeit erforderte, fester anzuziehen, oder ihn, wenn er zu fest war, lockerer zu machen, ohne dass deshalb der Knoten gelöst zu werden braucht. Bei der italischen oder deutschen Methode durfte natürlich mit Anlegung der Hefte nicht von unten, d. h. vom Rande des Nasenflügels, angefangen werden, und Gräfe erinnert *(pag. 142)*, dass man hier mit Einlegung der obersten Hefte beginnen muss. Obwohl, wie erwähnt, die Gräfeschen Heftstäbchen einen wesentlichen Vortheil darboten, so überwog ihn doch der Nachtheil, den ihre eigne Schwere herbeiführt, und Gräfe selbst hat, wie erwähnt, in neuerer Zeit ihren Gebrauch bei der Rhinoplastik wieder verlassen. Ausser den Heftstäbchen empfahl Gräfe *(pag. 35)* die Anwendung kleiner aus Elfenbein oder Buchsbaum gefertigter Heftunterlagen, welche da angewendet werden sollten, wo bei Anziehung der Ligatur die Hautränder nicht aneinander stossen, sondern sich übereinander schlagen. Sie sind kleine Platten, die auf der einen Seite, mit welcher sie auf den Wundrand gelegt werden, etwas convex, auf der andern flach sind, und an den Seiten einen kleinen Einschnitt haben, um den Faden hinein zu legen, und dadurch das Abgleiten desselben zu verhüten.

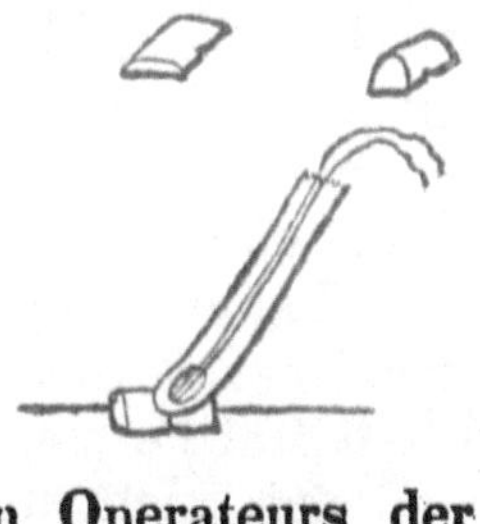

Die meisten plastischen Operateurs der neueren Zeit haben sich indess ihrer nicht bedient, da die von Dieffenbach erfundene, sogleich zu beschreibende, Methode, die umschlungene Naht bei plastischen Operationen anzuwenden, sie entbehrlich macht, und viel grössere Vortheile vor der Knopfnaht darbietet. Ausser dem Umstande, dass die Hautränder bisweilen das Bestreben haben sich übereinander zu schieben, wogegen Gräfe seine Heftunterlagen empfahl, bemerkt man noch bisweilen bei Anlegung der Knopfnähte eine Neigung der Hautränder sich nach innen einzukrempen, was um so leichter stattfindet, wenn an der Stelle, wo die Wunde geheftet wird, keine feste Unterlage vorhanden ist. Gegen den einen und den andern Übelstand sichert uns die von der alten bekannten Hasenschartennaht entlehnte, von Dieffenbach abgeänderte und für die Rhinoplastik zuerst benutzte umschlungene Naht, gewöhnlich auch die Dieffenbach'sche Naht genannt.

## §. 218.

Man bedient sich zu ihrer Anlegung nicht gar zu feiner Karlsbader Insectennadeln, und sticht diese an derselben Stelle, wo man zur Anlegung einer Knopfnaht mit der Heftnadel einstechen würde, somit in der Entfernung 1—1½—2 Linien vom Wundrande ein, dringt durch die ganze Dicke der Cutis, und sorgt dass der Ausstich auf der andern Wundlefze in möglichst gleicher Art geschehe wie diesseits der Einstich gemacht wurde, so dass also der Ausstich von der Wunde nicht entfernter liegt, oder oberflächlicher durch die Haut geführt ward. Hat man die mit einem Stecknadelkopfe versehene Nadel bis zu ihrer Mitte durch die Wundränder gestochen, so umwickelt man ihre vorragenden Enden wie bei der bekannten Hasenschartennaht abwechselnd, durch kreisförmige und Achtertouren, ziemlich dick, etwa 5—6 Mal herumgehend, mittelst eines dicken, baumwollenen, nicht mit Wachs bestrichenen Fadens, legt zuletzt einen haltenden Knoten darauf, und schneidet die Nadelenden unweit der Umwickelung mit der Scheere ab. Die Fadenenden dagegen benutzt man noch zur Vorziehung der Wundränder um sich die Anlegung der nächsten Naht dadurch zu erleichtern, und schneidet sie, wenn diese vollendet ist, ebenfalls nahe am Knoten ab. In den meisten Fällen ist es nicht nöthig die umschlungenen Nähte näher als in der Entfernung von 3—4—5 Linien von einander-anzulegen, denn die Umwickelung der Nadel bewirkt die Annäherung der Wundränder auch in den Zwischenräumen von einem Hefte zum andern, so dass, wenn man von 4 zu 4 Linien eine Nadel einführt, immer nur ein sehr schmaler, linienbreiter Zwischenraum der Wundspalte ganz frei und unbedeckt bleibt.

Die Entfernung der umschlungenen Nähte geschieht auf die Weise, dass man das eine Ende des im Stichkanale liegenden Nadelstiftes mit der Pincette fasst und auszieht. Es ist natürlich, dass man lieber das Ende anzieht, welches auf der Seite des Mutterbodens vorragt, um nicht, wenn dadurch eine geringe Gewalt auf den frisch angeheilten Hautlappen ausgeübt würde, diesen von der Aufpflanzungsstelle abzuziehen, und die jungen Adhäsionen zu trennen. Wenn man die Nadelenden mit einer scharfen Scheere abschnitt, so dass sie nicht umgebogen wurden, so gelingt die Ausziehung meistens sehr leicht, und der umgewickelte Faden fällt dann von selbst ab, oder kann, wenn er durch vertrocknetes Blut oder Serum noch festgehalten wird, sehr leicht entfernt werden. Meistens erfolgt aus beiden Stichcanälen, nicht nur aus dem auf der alten Haut, sondern auch aus dem im transplantirten Lappen, eine geringe Blutung, die meistens sehr wohlthätig wirkt, und den durch die Herausnahme der Nadel etwa erzeugten Reiz wieder mässigt. Bisweilen wird der Nadelstift durch vertrocknetes Blut oder das zu einer Cruste vertrocknete Serum so fest gehalten, daſs man erst einige leise Drehungen der Nadel um ihre Längenachse machen muss, ehe man sie fortbewegen kann. Sollte im schlimmsten Falle die Ausziehung der Nadeln auch dann noch nicht gelingen, weil das Nadelende, welches durch den Stichkanal geleitet werden soll, etwas umgebogen ist, so schneidet man es entweder noch einmal ab, um eine glatte Schnittfläche zu bekommen, oder man muss den um die Nadel gewickelten, freilich durch das in ihn eingesaugte Serum gewöhnlich hart und fest gewordnen Faden vorsichtig, ohne die frisch verklebte Wunde dadurch zu drücken, mittelst der Scheere durchschneiden, oder den Faden abwickeln und die Nadel dann erst ausziehen. Doch ist dies der seltnere Fall, und wenn die Nadelenden mit einer guten, nicht kneipenden Scheere abgeschnitten wurden, gelingt die Ausziehung der Nadel meistens ohne alle Schwierigkeit.

## §. 219.

Die Vortheile, welche die Dieffenbachsche Naht gewährt, sind so wesentlich, dafs sie in allen Fällen, wo man sie anwenden kann, vor allen andern Arten von Nähten unbedingt den Vorzug verdient. Von dem Nähen durchschnittener Muskeln ist man ohnehin sehr zurückgekommen, und man wendet die Nähte fast nur noch zur Vereinigung getrennter Haut an. Würde es wünschenswerth sein, tiefer gelegene Theile mit in die Sutur zu fassen, so eignete sich dafür die Knopfnaht allerdings besser. Wo es sich aber nur von der Vereinigung von Hautwunden handelt, da ist der einzige uns bekannte Fall, welcher die Ausführung der umschlungenen Naht nicht erlaubt, der, wo man zwei Wundränder in einem hohlen Winkel mit einander vereinigen muss, wie zum Beispiel bei der Anheftung des Septum an der Oberlippe, oder wenn man in der Nähe des innern Augenwinkels Nähte anzulegen gezwungen ist. Bisweilen kann man sich auch da noch helfen, indem man der Nadel, bevor man sie einsticht, eine solche Krümmung giebt, wie sie die gewöhnlichen, zu Knopfnähten gebräuchlichen Heftnadeln besitzen. Allein wenn man es auch dadurch möglich macht, dass die Spitze der Nadel an der Stelle wo es nöthig, ist, und nicht zu entfernt vom Wundrande, wieder hervorkommt, so verbietet immer noch der Umstand ihre Anwendung, dass die, wenn auch möglichst kurz an der Umwicklung abgeschnittenen Nadelenden die Haut stechen und reizen würden. Man thut daher besser an solchen Stellen einfache Knopfnähte anzulegen, und sie, um für die Vortheile der umschlungenen Naht einigen Ersatz zu haben, desto dichter neben einander anzubringen.

## §. 220.

Die Dieffenbachsche umschlungene Naht besitzt vor der einfachen Knopfnaht, deren Application wir als bekannt voraussetzen, und daher nicht besonders beschreiben, so grosse Vorzüge, dass sie bei allen Wunden des Gesichts, und sonst wo eine recht feine Narbe besonders wünschenswerth ist, allemal angewendet zu werden verdient. Sie gehört aber ganz vorzugsweise der plastischen Chirurgie an, und diese würde ohne sie Vieles gar nicht auszuführen vermögen.

Die eigenthümliche Wirkung dieser Naht beruht namentlich in Folgendem. Die Wundränder werden durch die einfache Knopfnaht zwar auch einander genähert erhalten, und an der Stelle, wo eben der Faden liegt, gegen einander gedrückt, aber in dem Zwischenraume von einer Naht zur andern ist die Retraction der Haut immer Schuld, dass hier die Berührung der Wundränder keine so innige mehr ist. Zwischengelegte Heftpflaster vermögen nur sehr wenig diesen Übelstand zu verbessern, am wenigsten aber bei plastischen Operationen, wo man sich nur sehr kurzer Heftpflasterstreifen würde bedienen können, die somit um so schneller nachlassen oder abfallen. — Ganz anders ist dies bei der umschlungenen Naht. Der um die Nadel gewickelte Baumwollenfaden saugt sogleich etwas Blut oder Wundflüssigkeit ein, und bewirkt, je nachdem wie dick man die Nadel umwickelt in einer viel grösseren Ausdehnung die genaue Berührung der gegenseitigen Wundränder. Durch die Nähte selbst wird ferner die Wunde vor dem Zutritt der Luft geschützt, und es ist daher nicht nöthig, sie aus diesem Grunde mit Plumasseaux zu bedecken, welche die Einwirkung kalter Fomente hindern würden. Die glatte Fläche der

Nadel, die aus verzinntem Messingdraht gefertigt, keineswegs eine schädliche chemische Wirkung ausüben kann, bewirkt keinen anderen heftigeren Reiz als ein seidener oder leinener Faden, wie es scheint, sogar einen geringeren, und der zur Umwickelung benutzte Baumwollenfaden kommt nur mit der Epidermisfläche der Haut in Berührung. — Es ist somit kein Grund vorhanden, sich statt der weicheren und elastischen Baumwolle eines andern, dem Organismus mehr homogenen Stoffes zu bedienen, da leinene oder seidene Fäden mehr einzuschneiden und zu drücken, auch weniger Flüssigkeit einzusaugen pflegen. — Wenn man viele umschlungene Nähte neben einander anlegt, so werden die Wundränder gewöhnlich in der Art eines Saumes oder eines Walles durch sie hervorgehoben. Dies schadet aber gar nichts, und sogleich nach Entfernung der Nähte sinken sie so weit ein, dass sie mit der übrigen Haut in gleiche Ebene kommen. So ist es auch eine gewöhnliche Erscheinung, dass die Wundränder, durch den gleichmässigen Druck, welchen die Umwickelungen ausüben, blässer erscheinen, indem das Blnt aus ihnen zurückgehalten wird. Dies wirkt aber ebenfalls, sobald die umgewickelten Fäden nur nicht zu scharf einschneiden und drücken, meistens wohlthätig, und die prima intentio befördernd, denn der zu grosse Andrang von Blut gegen die Wundränder erzeugt am leichtesten Eiterung.

## §. 221.

Die von v. Gräfe bisweilen angewendeten Heftunterlagen zur Verhütung des Übereinanderschiebens der Wundränder, von welchen oben die Rede war, geben seiner Naht scheinbar einige Ähnlichkeit mit der alten Zapfennaht, doch ist ein wesentlicher Unterschied zwischen beiden. Bei der Zapfennaht wird zu beiden Seiten der Wundränder ein länglicher fester Körper aufgelegt und die Verknotung der Fäden über denselben gemacht, die Wunde wird somit von dem Zapfen nicht bedeckt, und er dient nur, einen gleichmässigen Druck im Zwischenraume von einer Naht zur andern auszuüben. — Anders verhält es sich mit den kleinen Gräfeschen Heftunterlagen, welche, auf die Wunde selbst gelegt, vermitteln sollen, dass beide Wundränder in einer gleichen Ebene erhalten werden, ohne dass sich ein Rand über den andern erheben kann, und der über der Heftunterlage geknüpfte Faden dient sie in ihrer Lage zu erhalten. Wir haben keine eigne Erfahrungen über ihre Nützlichkeit, aber es scheint uns, dass sie in der Kleinheit gearbeitet, wie sie in Gräfes Rhinoplastik abgebildet sind, aus welcher obige Zeichnung entlehnt ist, leicht zwischen die Wundspalte selbst eingedrückt, und somit sehr schädlich werden könnten.

## §. 222.

Die von Dieffenbach öfters empfohlene Durchstechung der Nase mittelst langer Nadeln, zur nachträglichen Verbesserung zu flach aufliegender neugebildeter Nasen, verdient noch im allgemeinen operativen Theile besprochen zu werden. Wir haben schon mehrmals erwähnt, dass alle Mühe, die Form neugebildeter Theile zu verbessern, eine vergebene ist, wenn man der transplantirten Haut dadurch eine bessere und bestimmte Form geben zu können meint, dass man den Abdruck einer schönen Nase, ein Tectorium nach Tagliacozzi, oder ein Elevatorium und Compressorium, wie Gräfe dieselbe sinnreich construirt hat, längere Zeit auf den neugebildeten Theil wirken lässt. — Die Haut folgt dem auf sie ausgeübten Drucke oder Zuge und bewahrt nach der Entfernung jener Apparate die ihr aufgezwungene Form eine kurze Zeit lang; bald aber folgt sie den natürlichen Gesetzen der Contraction wieder, denn sie ist ja nicht wie Thon oder Wachs, die freilich erhaltene Eindrücke bewahren, eine todte Masse, und alle Mühe, der neuen Nase auf solche Weise Eindrücke und Vorragungen zu verschaffen, welche sie einer natürlichen Nase ähnlicher machen sollen, ist völlig vergeblich, denn sie verschwinden sehr bald wieder. Ebenso kann man ein Petschaft auf der Hand abdrücken und ein Paar Minuten lang die Form desselben auf der Haut erkennen, aber es dauert nicht lange, so hat der wiederkehrende Turgor der Haut alle und jede Spur des erlittenen Eindruckes wieder verwischt. —

Ein ganz anderer Vorgang liegt nun der Methode zu Grunde, mittelst deren Dieffenbach zu demselben Ziele zu kommen strebt. Wenn eine vor längerer Zeit gemachte, und vollkommen sicher angeheilte Nase zu flach aufliegt, so führt Dieffenbach eine lange und hinreichend dicke Stecknadel durch dieselbe quer hindurch, nachdem er vorher eine kleine Platte von Blei oder hartem Leder über sie geschoben hat. Ist die Durchstechung geschehen, und die Nadelspitze auf der entgegengesetzten Seite zum Vorschein gekommen, so wird über sie ebenfalls eine gleiche Gegenplatte geschoben, und das Spitzenende mittelst einer Kornzange umgerollt, während auf der andern Seite der Kopf der Nadel das Umrollen entbehrlich macht, und schon selbst den Gegendruck ausübt. Die Umrollung des einen Nadelendes wird so lange fortgesetzt, bis die Nase die gehörige und wünschenswerthe Vorragung erreicht hat. Nach Befinden legt man gleichzeitig noch eine solche Nadel an, und benutzt entweder dieselben Gegenplatten, die schon der ersten Nadel dienen, und die dann mehrmals durchlöchert sein müssen, oder man giebt ihr besondere Platten. Der Reiz, den diese quer durch die Nase geführten Nadeln bewirken, würde an und für sich nicht so bedeutend sein, aber der von den Seiten her durch die Platten erzeugte Druck macht sie dem Kranken sehr lästig.

Die Nase wird entzündlich gereizt, und schwillt auf, aber an jenen Stellen, wo die Gegenplatten liegen, kann sie den Druck nicht überwinden. Die Zeit, wie lange die Nadeln liegen bleiben sollen, lässt sich nicht genau bestimmen. Wenn sie der Kranke ertragen kann, so ist es gut, sie mehrere, selbst 8 Tage lang liegen zu lassen, denn sie können nur dann eine bleibende Formverbesserung für die Nase hinterlassen, wenn sich in den Stichcanälen in Folge der durch sie bewirkten Entzündung ein Narbenstrang bildet, der natürlich kürzer sein muss, als die Nase anfangs, wo sie flach auflag, breit war. Dieser quer durch die Nase gehende Narbenstrang soll sie auch künftighin, wenn die Nadeln wieder entfernt sind, von den Seiten her zusammengedrängt, und somit nach vorn vorragend erhalten.

Dasselbe operative Verfahren hat Dieffenbach auch beim Aufbau eingesunkener Nasen aus den Trümmern der alten Nase angewendet, um die Theile des Gesichts, welche den Boden zur Aufpflanzung abgeben, einander mehr zu nähern, und er hat die Nadel dann durch die Partien hindurchgestochen, welche den Übergang der Nase in das Gesicht machen. Wir selbst haben mehrmals Gelegenheit gehabt dieses Operationsverfahren durch v. Ammon ausüben zu sehen, aber es wurde von den Kranken nur unter grossen Schmerzen ertragen, und es erfolgte im Stichcanale Eiterung, aber ein Narbenstrang schien nicht gebildet worden zu sein, denn eine Formverbesserung war späterhin nicht zu bemerken.

# XI. Abschnitt.

# Specieller Theil der plastischen Chirurgie.

## 1. Abtheilung.

## Rhinoplastik *).

### §. 223.

*Vom Ersatze der gänzlich fehlenden Nase.*

Die Rhinoplastik kann durch den gänzlichen Mangel der Nase oder eines Theiles derselben erfordert werden. Der erste Fall ist der bei weitem seltnere, indess zerstören bisweilen carcinomatöse, auch selbst syphilitische Geschwüre, besonders wenn sie lange Zeit homöopatisch behandelt wurden, die Nase in ihrer Totalität, so dass von der Nasenwurzel und den Nasenknochen auch nicht eine Spur übrig ist. In vielen Fällen ist der knöcherne Theil der Nase nicht ganz frei von Anfechtungen geblieben, aber er ist nur etwas eingesunken, weil das ihn tragende Septum gelitten hat, oder weil einzelne Stücke der Nasenknochen sich losstiessen. In den häufigsten Fällen fehlt die Nasenspitze und die vordere Hälfte der Nasenflügel. Verwundungen, welche die Nase treffen und einen Theil von ihr abtrennen, rauben ihr immer nur den vordern Theil welcher knorpelig ist, denn wenn der Hieb oder Schnitt tiefer eindringt, so ist die Loslösung meistens keine vollkommene. Die Nase wird dann durch Weichtheile noch fest

*) ἡ ῥὶν oder ῥὶς die Nase und πλάσσειν bilden.

gehalten und kann wieder anheilen, so dass eine plastische Operation nicht erfordert wird. Auch der Herpes exedens nasi steht gewöhnlich still, wenn er die vordere Partie der Nase zerstört hat, und bis an den knöchernen Theil derselben gelangt ist.

Wenn der Defect der Nase so gross ist, dass von ihr gar nichts mehr vorhanden, und an ihrer Stelle nur ein grosses weites Loch, dann sind meistens alle inneren Nasenknochen, Vomer und Muscheln ebenfalls zerstört, wenigstens wenn Syphilis die Verwüstung angerichtet hat; sie sind aber noch meistens wohl erhalten, wenn Carcinom vorausging. Der wahre Krebs wird nur selten geheilt, und wenn es auch gelang durch Auftragen des Cosmischen Pulvers, des Hellmundschen oder ähnlicher Mittel, die Geschwürsfläche in ihrer ganzen Ausdehnung zur Vernarbung zu bringen, so macht doch das vorgerückte Alter, in welchem sich solche Kranke meistens befinden, und die Bösartigkeit der Dyscrasie die Prognose der Operation sehr ungewiss, und die durch Krebs angerichteten Zerstörungen bilden daher immer die ungünstigste Indication zur Rhinoplastik.

## §. 224.

Nicht nur aber, dass der totale Defect der Nase voraussetzen lässt, dass eine viel schlimmere Dyskrasie vorausgegangen sei, und längere Zeit bestanden habe, als wenn durch sie nur ein Theil der Nase verloren ging, sondern der Ersatz wird dann auch schwieriger, weil ein grösserer Hautlappen nöthig ist, um eine solche grosse Öffnung zu bedecken. Wenn daher einerseits die indische Methode durch solche Fälle besonders in so fern indicirt wird, als sie durch die Umdrehung der Hautbrücke am besten die Nasenwurzel zu ersetzen vermag, so kann sie doch manchmal gerade hier der italischen Methode den Vorzug deshalb einräumen müssen, weil die Stirn nicht genug Haut zum Ersatze eines so grossen

Defects liefern würde. Bünger wenigstens wurde durch diesen Umstand und wegen Unbrauchbarkeit der Stirnhaut auf die Operationsmethode des Ersatzes mittelst der ganz losgelösten Schenkelhaut geleitet. Aber geübte Rhinoplasten wissen wohl wie viel man der Stirn zumuthen darf, und wie selbst ein ungeheuer gross erscheinender Defect der Stirnhaut weder sehr bedeutende Erscheinungen der Verwundung selbst hervorruft, noch auch eine sehr entstellende Narbe zurücklässt.

Wenn es somit der Wahl des Operateurs überlassen bleiben muss, und sich keine für alle Fälle gültigen allgemeinen Regeln aussprechen lassen, welche Methode, die italische oder die indische, in diesem Falle den Vorzug verdient, so wird ihm die Berücksichtigung der übrigen, für die eine oder andere Methode sprechenden Umstände behülflich sein, sich zu entscheiden. Ohne zuzugeben, dass das Künstlichere, d. h. das schwerer Ausführbare auch das Vollkommnere, das Höherstehende sei, gestehen wir ein, dass die Rhinoplastik nach der italischen Methode schwieriger auszuführen sei, als die aus der Stirnhaut, und wir würden daher keinem Operateur, der andere plastische Operationen noch nicht verrichtet hat, oder noch nicht einmal verrichten sah, rathen mit dem Schwierigsten anzufangen. Das Misslingen der Operation, was von so vielen zufälligen Nebenumständen abhängt, ist bei der Rhinoplastik aus der Armhaut viel grössern Zufälligkeiten unterworfen, und der Erfolg beruht zu sehr auf dem guten oder schlechten Verhalten des Kranken, als dass man einem Operateur der zum ersten Male Rhinoplastik verrichten will, rathen sollte, die Tagliacozzische oder Gräfesche Methode zu wählen.

## §. 225.

Tagliacozzi spricht sich nicht bestimmt darüber aus, ob er in solchen Fällen, wo der ganze Nasenrücken und die Nasenwurzel fehlte, die Rhinoplastik geübt habe. Überhaupt sind seinem Buche keine Krankengeschichten einverleibt, aber die demselben beigefügten erläuternden Abbildungen stellen sämmtlich nur solche Verstümmelungen der Nase vor, wo noch ein bedeutender Stumpf vorhanden war, und nur die knorplige Nase fehlte. Auch die von Carpue und von Gräfe in seiner Rhinoplastik beschriebenen und abgebildeten Fälle sind nur von dieser Art. Erst Dieffenbach wagte sich an die Wiederherstellung derjenigen enormen Formen der Nasenzerstörung, bei welchen nicht nur der untere stark vorragende, sondern auch der obere Theil der Nase, die Nasenwurzel selbst fehlte. Überall findet man bei Dieffenbachs Operationsbeschreibungen das eifrige Bestreben durchblicken so viel als möglich von den alten, verschrumpften oder eingesunkenen und deform gewordenen Nasenpartien zu schonen, und die Neubildung so viel als möglich auf den wahren Substanzmangel zu beschränken. Daher rühren seine Operationsmethoden des Aufbaues, der Ein-, Auf- und Unterpflanzung. Aber wo es nichts zu schonen gab, wo die ganze Nase neugeschaffen werden musste, und somit eine viel grössere Hautpartie zum Ersatze nöthig war als dort, auch da war Dieffenbach der kühnste plastische Operateur den es jemals gab, und welcher schwerlich übertroffen werden wird.

§. 226.

Es liegt ganz und gar nicht in unserm Plane, bei jeder einzelnen Operation alle Operationsacte bis auf das Minutiöseste zu beschreiben, und eben so, wie wir für überflüssig halten zu erwähnen, wie viel Pincetten, wie viel Fäden und wieviel Heftpflasterstreifen etc. zu derselben vorräthig gehalten werden müssen, so soll auch nicht gesagt werden, dass eine plastische Operation durchaus so und nicht anders verrichtet werden müsse, nur dass sie so ausgeführt werden könne. Jeder einzelne Fall verlangt nach seiner Eigenthümlichkeit Abänderungen, die sich der Operateur selbst aussinnen muss, aber ein jeder schafft sie sich auch nach seiner eigenthümlichen Art, so wie ihm nach seiner Individualität die Ausführung der Operation am leichtesten und natürlichsten zu sein scheint.

Von der Rhinoplastik ist bereits im geschichtlichen und allgemeinen operativen Theile dieses Buches so viel die Rede gewesen, dass wir voraussetzen dürfen, der Leser sei von dem dabei üblichen Verfahren so weit unterrichtet, dass wir hier und bei manchen andern Operationen nur die vorkommenden Verschiedenheiten und Abänderungen von der normalen Operationsmethode zu erwähnen brauchen.

### §. 227.

Wir machen also zunächst darauf aufmerksam, dass man das Nasenmodell, nach welchem man die Ausschneidung des Stirnhautlappens vornimmt, bei dem totalen Nasendefecte anders nehmen muss, als wenn die Nasenwurzel nicht mitgebildet zu werden braucht. Während also diejenige Partie des Stirnhautlappens, welche die Nasenspitze und die Nasenflügel vorstellen soll, keine Abänderung zu erleiden braucht, darf der Lappen nach der Hautbrücke oder Umdrehungsstelle hin weniger schnell abfallen und schmäler werden, als da, wo sie nur dazu dient, die Ernährung des Lappens zu vermitteln. Ganz natürlich wird dadurch, dass man die Hautbrücke breiter als sonst anlegt, die Umdrehung des Lappens etwas erschwert, aber dies ist nur ein geringer Übelstand, dem man durch hinreichende Loslösung der Umdrehungsstelle von ihrer Basis und durch die Fortführung des einen, den Stirnhautlappen umschreibenden Schnittes bis zur wund gemachten Stelle bald abhelfen kann.

## §. 228.

Die Schnitte, welche den zu transplantirenden Lappen aufnehmen sollen, müssen da, wo kein Nasenstumpf vorhanden ist, ganz natürlich in der Haut des Gesichts angelegt werden, und zwar zunächst der Öffnung, welche in die weit offene Nasenhöhle führt. — Mehr noch das Gefühl als kleinliche Messungen müssen dem Operateur sagen, wie weit er diese Schnitte von der Öffnung entfernt führen dürfe, damit später die neue Nase, wenn sie auf einer zu breiten Basis aufgebaut ist, nicht zu flach aufliege, denn der in der Nähe der Nasenöffnung den Übergang der äussern Haut in die Schleimhaut vermittelnde Rand pflegt in solchen Fällen meistens narbig und schwielig zu sein, und diese Beschaffenheit macht es wünschenswerth, ihr ausweichen zu können. Trotz dem kann man in solchen enormen Fällen des Nasenmangels nicht immer den Übelstand ganz umgehen, den Aufpflanzungsboden in der Narbe selbst suchen zu müssen, aber die Anheilung gelingt auch da in den meisten Fällen, wie wir aus eigner mehrmaliger Erfahrung wissen. — Nur der Akt der Anheftung wird durch solche schwielige Beschaffenheit der Haut sehr erschwert und es geschieht nicht selten, dass die Insectennadeln, die man zu den umschlungenen Nähten braucht, sich umbiegen, so dass man sie zurückziehen und neue einführen muss.

## §. 229.

Wir selbst waren einmal Augenzeuge einer Rhinoplastik wegen solchen totalen Defectes der Nase. Der Gartenarbeiter Richter aus Gross-Sedlitz bei Pirna, dessen Nasengeschwüre 5 bis 6 Jahre lang für Krebs gehalten und homöopathisch behandelt worden war, und der von der primären Ansteckung selbst nichts wissend, trotz dem unzweifelhaft syphilitisch gewesen war, wie dies gültige Zeugnisse und der glänzende Erfolg der Schmiercur, welche ihn der hiesige Wundarzt Herr Collin brauchen liess, bewiesen, kam, nachdem die Heilung der Geschwüre vollständig erfolgt war, mit solchem totalen Defect der Nase in die Behandlung des Herrn Hofrath v. Ammon. Da der Fall hier nur in Bezug auf die Rhinoplastik Erwähnung verdient, so erspare ich mir die Beschreibung der übrigen Entstellungen im Gesicht dieses Kranken, der überhaupt 8 schwere Operationen standhaft ertrug, ehe er wieder ein menschliches Ansehn erhielt. Mehrere Operationen waren bereits verrichtet worden, um die in Folge zu heftiger Salivation mit den Kiefern verwachsenen Wangen zu trennen, und dadurch den Kranken wieder in den Stand zu setzen, den Mund so weit, wie es nöthig ist, öffnen zu können. Ein Versuch das Septum vorläufig aus der Oberlippe herzustellen und sich somit wegen der etwas niedrigen Stirn die spätere Rhinoplastik zu erleichtern, war missglückt, indem das auf diese Weise gebildete Septum durch Brand zerstört wurde.

## §. 230.

Am 4. März 1834 verrichtete v. Ammon die Rhinoplastik aus der Stirnhaut. Er begann damit, zwei Schnitte zu beiden Seiten der ungeheuer grossen Nasenöffnung durch die Wangenhaut zu führen, um für den loszulösenden Stirnhautlappen die Einpflanzungsstellen zu gewinnen, löste dann denselben nach der auf der Stirn mit schwarzer Farbe vorgezeichneten Form los, musste aber, wegen zu niedriger Stirn, das Septum und einen Theil der Nasenflügel aus der abrasirten behaarten Kopfhaut entlehnen. Nach erfolgter Lostrennung und Herablegung des Hautlappens wurde die Stirnwunde an ihrem oberen und untern Ende durch Nähte vereinigt, und wegen zu grosser Spannung der Haut in der Mitte der Stirnwunde eine seitliche Incision auf der Schläfe gemacht. Wegen der im Gesichte befindlichen Narben war die Hautbrücke sehr breit angelegt worden, und sie erforderte also, damit ihre Umdrehung keine gewaltsame Zerrung veranlassen möchte, mehrmalige Nachhülfen, um sie hinreichend frei zu machen. — Die Anlegung der umschlungenen Nähte war in diesem Falle mit vielen und grossen Schwierigkeiten verknüpft, denn die Gesichtshaut, mit welcher der Stirnhautlappen in Verbindung gesetzt werden sollte, hatte eine knorpelartige Härte, welche die Einführung von Insectennadeln an manchen Stellen ganz unmöglich machte, und den Operateur in die Nothwendigkeit versetzte, sich der einfachen Knopfnaht zu bedienen. — (Diese Erfahrung veranlasste v. Ammon sich in ähnlichen Fällen später mehrmals feiner englischer Nähnadeln zur umschlungenen Naht zu bedienen, die sich wegen ihrer grossen Schärfe, vermöge ihrer Politur und grössern Unbiegsamkeit, allerdings sehr leicht, selbst durch die härteste Narbe durchführen lassen. Die vorragenden Enden derselben wurden eben so, wie die der Insectennadeln mit der Scheere abgeschnitten. Der Nachtheil, den aber auch dieses Verfahren mit sich führt, beruht darin, dass die in der Haut liegenden Nadelstifte von Stahl nach 24 und 48 Stunden bereits so stark oxydirt sind, dass man sie nur mit der grössten Mühe wieder ausziehen kann. Vielleicht liesse sich diesem Übelstande noch dadurch abhelfen, dass man diese Nadeln vergolden liesse, wo vielleicht die feine Golddecke, die freilich auf einer polirten Stahlfläche sehr wenig haftet, den Stift während der kurzen Zeit vor Oxydation schützen würde). Trotz dieses grossen Hindernisses bei der Anheftung des Stirnhautlappens gelang dessen Anheilung doch vollkommen, und nur ein Theil des Septum wurde durch Brand zerstört, so dass es später noch einmal aus der Oberlippe gebildet werden musste.

§. 231.

Die grosse Eitelkeit dieses Kranken und der glühende Wunsch für den Umgang in der menschlichen Gesellschaft wieder brauchbar zu werden, während früher ihn Alles geflohen hatte, so dass er nicht einmal an den gemeinschaftlichen Arbeiten auf dem Felde Antheil nehmen durfte, sondern stets allein arbeiten musste, gaben ihm den Muth, nicht nur die Rhinoplastik, sondern auch noch mehrere andere Operationen mit bewundernswerther Standhaftigkeit auszuhalten, welche zur Verbesserung seines Mundes nöthig waren, und von denen bei der Chiloplastik die Rede sein wird. Dieser Kranke war einer von denen, welche uns zu der Beobachtung Gelegenheit gaben, die wir oben erwähnt haben, dass nämlich die unerträglichste Lichtscheu unmittelbar nach der Loslösung des Stirnhautlappens entstand, und wir müssen unsre dort gemachte Bemerkung noch in so fern berichtigen, als wir gesagt haben, dass diese Lichtscheu nach beendigter Operation immer sehr schnell wieder gewichen sei, da sie doch in diesem Falle nur nach und nach abnahm und selbst am dritten Abend dem Kranken noch lästig war. — Es war ferner interessant zu beobachten, dass der Kranke bereits am 5ten Tage nach der Operation wieder riechen konnte, da er doch seit langer Zeit gar keine Geruchsempfindung gehabt hatte. —

§. 232.

Er bestätigte endlich aber auch noch eine andere mehrfach gemachte Beobachtung, dass nämlich die muthigsten und wie es scheint unempfindlichsten Kranken durch mehrfach wiederholtes Operiren doch endlich feig und messerscheu gemacht werden. — Es ist dies eine Erfahrung, die wir mehrfach zu machen Gelegenheit gehabt haben, und die auch bei diesem Kranken eintraf, welcher 8 sehr schmerzhafte Operationen mit bewundernswerthem Muthe ertrug, und nur erst bei der letzten in einige Wehklagen ausbrach, und sich vor derselben fürchtete wie ein Kind. Wir sagen, dass wir diese Erfahrung recht wohl selbst gemacht haben, widersprechen aber doch Labat und Blandin, welche deshalb die nachträglichen Verbesserungen, die nach plastischen Operationen mit dem Messer vorgenommen werden sollen, durchaus verwerfen, weil die Kranken nicht zu dem Entschlusse, dieselben an sich machen zu lassen, zu bringen seien, nachdem sie die eigentliche plastische Operation überstanden haben. So schlimm ist es mit der Furcht schon nicht, denn wenn sie auch nach mehrmaligem Operiren zunimmt, und die Kranken, wie es scheint, wirklich selbst sensibler werden, so lassen sie sich die nachträglichen Operationen doch recht gern gefallen, wenn man ihnen begreiflich macht, dass sie gegen die vorausgegangenen nur ganz geringe Kleinigkeiten sind, und viel dazu beitragen werden, die Form der vorhandenen neuen Nase zu verbessern. —

## §. 233.

Jener Rath Labats und Blandins ist aber ein durchaus verderblicher und steht im geraden Widerspruche mit dem Grundsatze von welchem Dieffenbach ausgeht, und der, wie die Erfahrung lehrt, unzweifelhaft der richtige ist. Nach Dieffenbach sind nämlich alle genauen Messungen und mathematischen Berechnungen, wie gross der neu zu bildende Theil werden solle, unnütz, und das Bestreben die neue Nase gleich mit der ersten Operation so zu bilden, dass sie eine schöne Form besitze, führt nur dahin, dass man eine zu kleine, winzige Nase zu Stande bringt. Man kann dagegen denen, die noch keine eigenen Erfahrungen mit Transplantationen und plastischen Operationen besitzen, nicht genug empfehlen, dass sie ja nicht vergessen mögen, dass diejenigen Nasen die schönsten werden, welche unmittelbar nach der

Operation, und noch mehr in den nächsten Tagen nach ihr, wo der entzündliche Turgor den Lappen auftreibt und aufbläht, einen unförmlichen, scheinbar viel zu grossen Klumpen darstellen.

Wenn diese übermässige Thätigkeit wieder verschwunden ist, und der Lappen auch dann wirklich noch zu viel Masse darbietet, so ist es immer noch Zeit das Überflüssige wegzunehmen, und der Kranke empfindet, wenn man aus dem transplantirten Theile Hautstücke ausschneidet, ja nur sehr wenig Schmerz; ganz unempfindlich ist er niemals, aber man hat, wenn es wirklich nothwendig sein sollte die neue Nase zu verkleinern, nunmehr den Vortheil, dass man nur an den Stellen Substanz wegzunehmen braucht, wo sie wirklich zu viel ist, was sich aber nicht so genau im Voraus, ehe der Lappen sich zusammengezogen hat, berechnen lässt.

## §. 234.

*Vom Ersatze der grösstentheils fehlenden Nase.*

Die meisten Fälle von Nasenmangel, die sich zur Operation darbieten, gehören nicht dieser schlimmsten Form des totalen Nasendefectes, von welcher jetzt die Rede war, an, sondern es sind meistens nur solche, wo der vordere, knorpelige Theil der Nase fehlte, und wo Theile der Nasenflügel und das Septum noch erhalten sind, und bei der Rhinoplastik benutzt werden können. Man muss daher bei der Anlegung des Stirnhautlappens darauf Rücksicht nehmen, und ihn an den Stellen grösser bilden, welche dahin zu liegen kommen werden, wo der Defect am stärksten ist, dort hingegen etwas weglassen, wo die noch zu benutzende Partie, der rechte oder linke Nasenflügel u. s. w. den Hautersatz überflüssig macht.

## §. 235.

Wir beschreiben, weil man diese Forderung an ein Handbuch zu machen gewohnt ist, noch einmal die Operation der Rhinoplastik, wie sie nach unserer Ansicht in den am häufigsten vorkommenden Fällen als Normaloperation, nämlich nach der indischen Methode, empfohlen zu werden verdient, und verweisen wegen der italischen und der abgeänderten Gräfeschen Methode auf die besondern Capitel über dieselben.

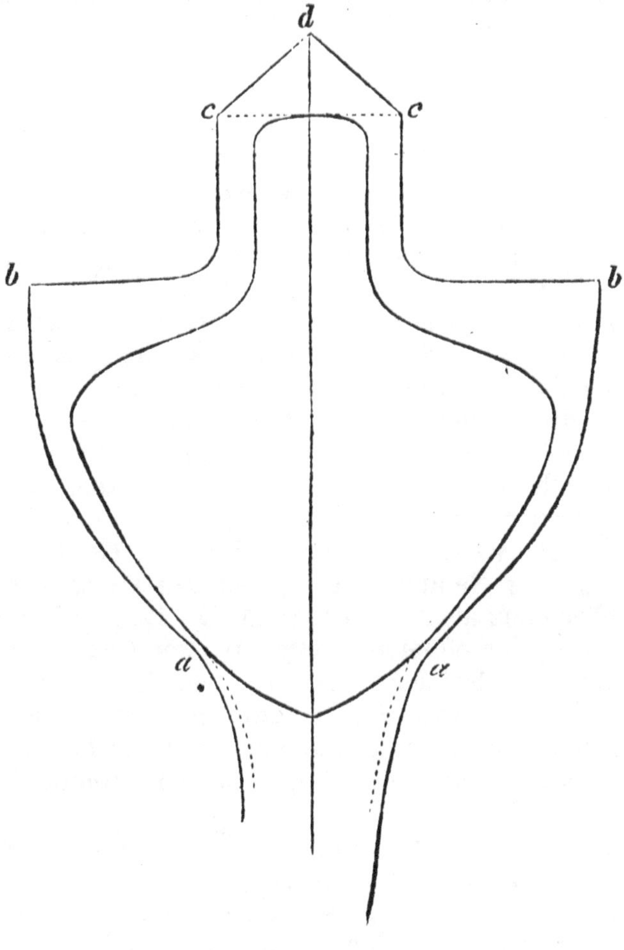


Für die meisten Fälle des Nasendefectes ist die äussere, der beiden nebenstehenden in einander gezeichneten Figuren das passendste Modell für den zu überpflanzenden Lappen; und es ist dabei vorausgesetzt, dass der Defect auf beiden Seiten des Nasenstumpfes gleich gross sei, denn sonst dürfte natürlich diese Figur nicht auch symmetrisch sein. — Die Ränder *aa* bis *bb* sind nämlich dazu bestimmt, mit den Wundrändern am Nasenstumpfe, oder wenn ein solcher nicht eigentlich vorhanden ist, mit den auf dem Gesichte neben der grossen Nasenöffnung angelegten Furchen, durch blutige Nähte vereinigt zu werden. Die Ränder *bc* und *cb* sollen künftig den freien Rand der Nasenflügel und das Septum darstellen. Die punktirte Linie *c c* ist der Rand des Septum, welcher mit der Oberlippe in Verbindung kommen soll. Es ist aber besser, die Schnitte von den Punkten *c c* aus in eine Spitze nach dem Punkte *d* hinzuführen, und das Dreieck *d c c* erst nach der Loslösung des ganzen Stirnhautlappens, oder wenigstens nach seiner völligen Umschneidung zu machen. Der Theil des Hautdefectes, welcher durch die Herausnahme des Septum aus der Stirn entstanden ist, lässt sich nämlich leichter wieder bedecken, und sogleich durch Herbeiziehung der Haut und Nähte schliessen, wenn man ausser dem viereckigen Lappen für das Septum, auch noch das Dreieck *d c c*, welches ganz abfällt, ausschneidet. Man erspart dem Kranken, der ohnehin genug zu leiden hat, dadurch einen kleinen Schmerz, dass man den Schnitt *c c* erst dann führt, wenn der Schnitt *c d c* geschehen ist, denn der Lappen ist unmittelbar nach der Loslösung, ehe Wärme und Lebensturgor in ihn zurückgekehrt sind, ziemlich unempfindlich.

Die innere Figur ist das von Gräfe für die indische Methode in seiner Rhinoplastik vorgezeichnete Nasenmodell. Es unterscheidet sich von dem von uns angegebenen vorzüglich durch seine Kleinheit und Schmalheit des Septum. In letzterer Rücksicht ist zu bemerken, dass das Septum nie breit genug genommen werden kann, weil durch den Vernarbungsprocess seine Ränder nach hinten gezogen werden, und ein Septum nach diesem Modell jedenfalls später zu dünn werden würde. Über die Grösse des ganzen Hautlappens lässt sich im Allgemeinen nur so viel sagen, dass man ihn niemals zu gross nehmen kann, und dass in jedem einzelnen Falle die Art des Defectes und die Dicke der Haut die Form des Lappens bestimmen müssen. Es kann daher hier nur ein ungefähres Muster angegeben werden, wie ein für die Rhinoplastik bestimmter Lappen in der Regel geformt sein muss.

## §. 236.

Delpech (*Chirurgie clinique*) giebt den Rath, den Stirnhautlappen in drei sehr verlängerte Spitzen auslaufen zu lassen, um so den Hautdefect auf der Stirn nicht zu breit zu machen, und die Wunde desto besser vereinigen zu können. Die überflüssigen Spitzen sollen dann da, wo es die punktirten Linien andeuten, weggeschnitten werden. Es ist leicht begreiflich, dass sich die Haut leicht zur Vereinigung dieser Stirnwunden herbeiziehen lassen müsse, und wir empfahlen aus demselben Grunde bei der Bildung des Septum aus der Stirn die Wunde nicht mit einem queren Schnitte, sondern in eine Spitze endigen zu lassen. Aber der Lappen wird nach der Delpech-schen Methode nicht breiter, und reicht nach jenem Modell bei Weitem nicht hin eine gänzlich fehlende Nase, sondern nur, wie es bei seinen Kranken der Fall war, die fehlende Nasenspitze zu ersetzen.

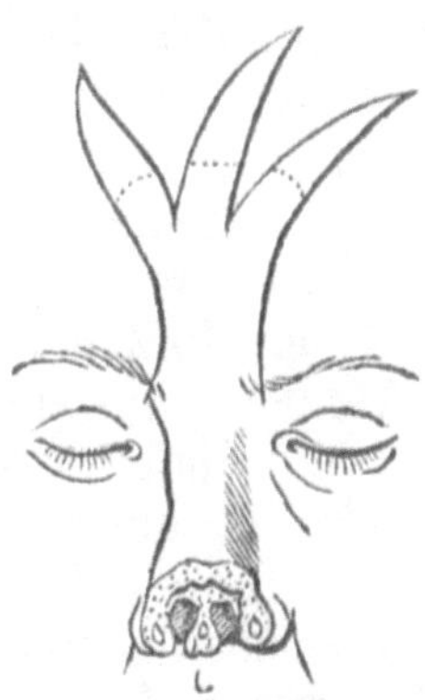

## §. 237.

Ganz entgegengesetst der zapfenförmigen Gestalt, in welcher Delpech den Stirnhautlappen ausschneidet, ist die, welche Dieffenbach in neuerer Zeit unter gewissen Umständen der zu bildenden Nase giebt.

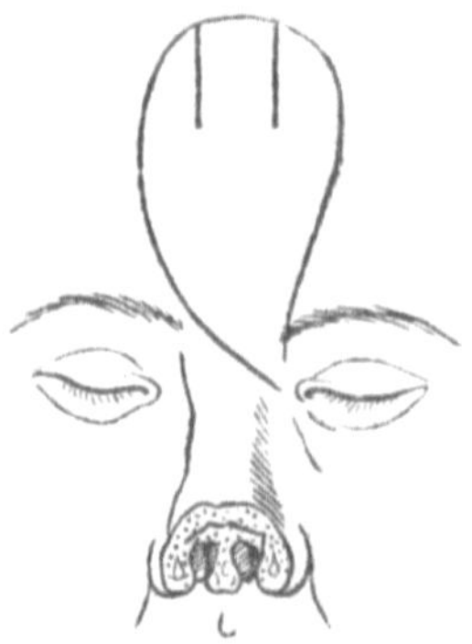

Er excidirt nämlich ein ovales Hautstück aus der Stirn, dreht dies an der gewöhnlichen Stelle um, und befestigt es zu beiden Seiten mittelst Suturen auf oder an den Stumpf. Das Ende des Lappens wird vor oder besser nach der Heftung mit der Scheere zweimal eingeschnitten und dadurch das Septum und die Flügel vorgebildet. Dann wird das breite Septum an die Oberlippe geheftet und hierauf zusammengeklappt, die langen schrägen Flügelspitzen nach innen umgeschlagen und mit Nadelstichen befestigt. Diese Methode gewährt bei sehr dünner Stirnhaut ungemeine Vortheile, da durch sie die sonst zusammenschrumpfende Spitze ungemein an Stärke gewinnt und auch zugleich dem Verwachsen der Nasenlöcher vorgebeugt wird. Labat hat, nach mündlichen Relationen, eine ähnliche Methode, nur soll er den Lappen breiter und nach vorn runder zuschneiden. Bei starker Stirnhaut findet Dieffenbach einen Ovallappen nicht brauchbar, da das frische Umsäumen der Ränder die Flügel zu dick machen würde, oft der Derbheit der Haut wegen sich gar nicht umschlagen liesse.

## §. 238.

Ist man über die Grösse und Form des Hautlappens mit sich selbst einig, so schneidet man das Modell zu demselben aus Papier oder Heftpflaster aus. Anstatt sich nämlich die Figur nach dem Papiermuster mit einem Färbestoff auf der Stirn vorzuzeichnen, wobei die gemachten Linien immer leicht verwischt werden, sobald mit dem Beginnen der Operation die Stirn voll Blut wird, haben wir es viel bequemer gefunden, das in Heftpflaster ausgeschnittene Muster auf die Stirn zu kleben, und danach die Umschneidung des Stirnhautlappens zu machen. Ist dies geschehen, so wird es abgenommen. Das hierzu zu benutzende Heftpflaster, dies setzen wir voraus, muss freilich alle Eigenschaften besitzen, die man von einem guten Heftpflaster erwarten darf, die man aber nur selten vereinigt findet. Namentlich darf es die Haut, auf welcher es geklebt hat, nicht klebrig machen, sondern es muss rein mit der Leinwand abgehen, ohne etwas auf der Haut zurückzulassen. Ist man im Besitze solchen Heftpflasters, so hat diese Methode grosse Vorzüge vor jener der Vorzeichnung des Modells mit Farbe, wodurch man immer die Haut verunreinigt.

## §. 239.

Wenn nun alle Fragen über das Ursächliche der Krankheit, welche die Zerstörung veranlasste, gründlich erörtert, die Zweifel über das Fortbestehen einer Dyskrasie erledigt, die äussern Verhältnisse des Kranken geordnet sind, so dass er in seinem Gemüthe ruhig ist, und mit Fassung und neu erwachender Lebenslust in die Zukunft sieht, wenn der zu Operirende sich körperlich und geistig so wohl befindet, als sich jemand, der sich mit banger Erwartung einer schmerzvollen Operation unterwerfen will, befinden kann, dann bereite man Alles sorgfältig zur Operation vor, und bestimme Tag und Stunde zu derselben, sage sie aber dem Kranken nicht voraus. Es ist, selbst bei muthigen Kranken besser, sie über den Tag der Operation bis zuletzt in Ungewissheit zu lassen. Aber es ist noch eine Rücksicht übrig, welche der Operateur hierbei zu nehmen hat, es ist die Rücksicht auf sich selbst. —

Nicht nur die Operation erfordert Zeit, sondern auch die Nachbehandlung will mit der grössten Sorgfalt und Aufmerksamkeit geführt sein. Der Operateur verschiebe daher die Operation, wenn seine Zeit durch zu viele andere Kranke, während einer Epidemie u. s. w. bereits zu sehr in Anspruch genommen ist. Diese Vorsicht ist um so dringender nothwendig, wenn der Operateur nicht so glücklich ist Assistenten zu haben, auf die er sich ganz verlassen kann, die selbst schon Erfahrung über plastische Chirurgie besitzen, und die, wie es in grössern Krankenhäusern der Fall ist, immer in der Nähe des Kranken sind. Es ist eine gar schöne Sache, bei einer grossen Operation von geschickten und aufmerksamen Chirurgen unterstützt zu sein, nicht von solchen, die vorlaut und superklug dem Operateur während der Operation gute Rathschläge ertheilen wollen. „Ita enim uterque illorum (ministrorum)" sagt Tagliacozzi *(lib. II. cap. 4. pag. 12.)* „ex loci opportunitate munia sua promtius implere poterunt, et nutus chirurgi, quoscunque etiam observare, quod sane illis acerrima diligentia faciendum est, cum multa dum opus peragitur, occurant quae nutu saltem, non voce indicanda sunt. Etenim ob aegrum consulto verbis oportet parcere."

## §. 240.

Der Instrumentenapparat zur Rhinoplastik ist äusserst einfach. Einige Skalpells von verschiedenen Formen, Scheeren und Pincetten, Insectennadeln und krumme Nadeln zu Knopfnäthen, dies ist alles was man braucht. Wasser und Schwämme, Heftpflaster und Charpie, dies versteht sich von selbst, müssen bei jeder blutigen Operation vorhanden sein. Aber es ist gut, wenn sich der Operateur selbst um den Instrumentenapparat bekümmert und vor dem Beginne der Operation Revue über ihn hält. „Nihil enim magis actum erit quam quod ipse agas," sagt Tagliacozzi (*lib. II. cap. 7. pag. 23.*), und auf derselben Seite „Non enim leve solatium est, nec minima pars operis, instrumentis, quae ex usu sint, satis instructum esse, et ea accommodata anteque disposita habere. Illud enim agenti calcar addit, hoc artem et artificem commendat." Wir können nicht unerwähnt lassen, dass die kleinen Skalpells von der neben-

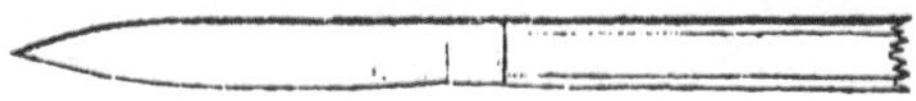

stehenden Form, auf achteckige Staarnadelgriffe gestellt, eine Erfindung Dieffenbachs, die zweckmässigsten bei allen plastischen Operationen zu sein scheinen.

## §. 241.

Doch nun ans Werk. Der Kranke wird auf einen Stuhl dem Fenster gegenüber gesetzt, denn beim Liegen fliesst immer zu viel Blut in die Nasenhöhle und in den Rachen herab und nöthigt ihn zum Ausräuspern desselben. Man beginnt die Operation mit der Abtragung der Wundränder am Nasenstumpfe (oder wenn ein solcher nicht mehr vorhanden ist, mit der Anlegung von Furchen auf dem Gesichte zunächst der Nasenöffnung). Wir sehen keinen Grund davon ein, warum man nach der Gräfeschen Vorschrift zuerst nur die äussere Haut, dann die Schleimhaut einschneiden, und zuletzt erst die abzulösenden Streifen, da wo sie mit dem Zellgewebe und Knorpeln noch zusammenhängen abtrennen soll. Unmöglich kann die Wundmachung des Nasenstumpfes auf solche Weise so gleichmässig geschehen, und eine so scharfe Schnittfläche entstehen, als wenn man den Schnitt auf einmal durch die ganze Dicke des Nasenstumpfes führt. Wenn dessen Rand nunmehr an allen Stellen in blutige Wundfläche verwandelt ist, muss auch die für die Einheilung des Septum nöthige Verwundung der Oberlippe geschehen, und zwar ist es am vortheilhaftesten dieselbe auf die

Weise zu verrichten, dass man die Oberlippe stark vom Oberkiefer abzieht, und das Scalpell da, wo sich die Oberlippe am Oberkiefer anheftet, durchstösst, und sie einen Zoll weit, oder etwas mehr als das neue Septum breit ist, ganz abtrennt. — Der Vortheil, den dieses Verfahren gewährt, überwiegt den Nachtheil, dass es allerdings etwas gewaltsam zu sein scheint sich auf diese Weise Platz für das einzupflanzende Septum zu machen, bei Weitem, denn wenn die Furche, in welche es gelegt werden soll, nicht hinlänglich tief ist, so erfolgt die Adhäsion gar nicht, oder nur sehr schwer, besonders da sich zur Befestigung des Septum keine umschlungenen Nähte, sondern nur Knopfnähte anbringen lassen.

## §. 242.

Wenn nun die für die Aufnahme des zu transplantirenden Lappens nöthige Verwundungen gemacht worden sind, schreitet man zur Lostrennung des Stirnhautlappens. Das Bistouri am obersten Punkte rechtwinklig einsetzend, führt man den Schnitt im scharfen bestimmten Zuge, die Cutis an allen Stellen sogleich in ihrer ganzen Dicke durchschneidend, und geht damit erst an dem einen, dann am andern Rande des auf die Stirn geklebten, in Heftpflaster ausgeschnittenen Nasenmodells herab, und zwar auf der einen Seite bis zwischen die Augenbraunen, auf der andern aber leitet man den Schnitt etwas nach der Mitte des noch vorhandenen Nasenrückens hin, und endigt ihn erst am Nasenstumpfe selbst.

Man ergreift nun mit der linken Hand eine Hakenpincette, deren Gebrauch hierbei dem einer gewöhnlich gezahnten vorzuziehen ist, weil sie nicht so leicht von dem gefassten Gegenstande abgleitet, und beginnt wiederum am obersten Punkte des Stirnhautlappens, ihn von seiner Basis abzupräpariren. Es ist hierbei nöthig sich die Wunde durch Assistenten immer mittelst eines weichen Schwammes rein abtupfen zu lassen, weil man sonst Gefahr läuft die galea aponeurotica zu verletzen, welche geschont werden muss, oder anderseits den Lappen von dem unterliegenden Zellgewebe zu sehr zu entblössen, oder weil man sonst wohl gar ein Fenster in ihm anlegen könnte.

§. 243.

Ist der Lappen bis an seinen Stiel herab gelöst, so schneidet man die am Septum befindliche Spitze (die auf der obenstehenden Figur als ein Dreieck mit *c d c* bezeichnet ist) durch den queren Schnitt *c c* ab, dann schlägt man den Lappen herab, und dreht ihn, da er doch seiner eignen Schwere überlassen die blutige Seite nach vorn kehrt, um, so dass die Epidermisseite, so wie sie angeheftet werden muss, die äussere wird, und probirt, ob er sich willig in die für ihn bestimmten Furchen legen lässt, oder an die Ränder des Nasenstumpfes, ohne eine Zerrung zu erleiden, anpasst. Ist dies nicht der Fall, so trennt man die Hautbrücke, dort wo die Spannung ihren Grund hat, noch etwas weiter los, und führt den den Lappen umschreibenden Schnitt noch um eine oder ein paar Linien tiefer hinab. Unbedingt empfehlen wir jedesmal bei der Rhinoplastik aus der Stirn, und überhaupt bei plastischen Operationen nach der indischen Methode, das eine Ende des den Lappen umschreibenden Schnittes bis zu der für die Anheilung bestimmten Wunde fortzuführen. Man erleichtert sich dadurch nicht nur sehr die Umdrehung des Lappens, sondern die durch die Drehung des Stieles entstehende Wulst wird dadurch auch um vieles geringer, und, — was wohl die Hauptsache ist, man gewinnt dadurch mehr Anheftungspunkte für den transplantirten Lappen, weil man die Nähte längs der Hautbrücke fortsetzen kann. Ganz mit Unrecht rühmt Labat p. 108 von seiner und von Lisfrancs Rhinoplastik, so wie von einer von Lallemand gemachten Backenbildung und Chiloplastik der Unterlippe, dass sie nicht nöthig gehabt hätten den Lappen zu drehen und später die Umdrehungsstelle auszuschneiden. Sie haben jedoch den einen den Lappen umschreibenden Schnitt nur etwas weiter herabgeführt, noch nicht einmal so tief als wir nach Dieffenbachs Vorgang zu thun pflegen, nämlich bis zur Scarificationswunde des Nasenstumpfes, und die Ausschneidung der Umdrehungsstelle unterlassen. Auch James Syme *(Edinb. Journ. N. 124. 1835., unvollständig und unverständlich in Schmidts Jahrb. Bd. 13. p. 325.)* beschreibt in der Erzählung einer Operation zur Verschliessung einer Öffnung in der Nase ein, wie er meint, neues Verfahren den Lappen ohne Umdrehung *(without beeing twisted)* herbeizuschaffen. Derselbe besteht aber ebenfalls in der Fortführung des Schnittes bis zur Einpflanzungsstelle.

## §. 244.

Ist auf diese Weise der Lappen zur Anheftung völlig geschickt, so wende man die grösste Sorgfalt auf die möglichst vollständige Stillung der Blutung, denn mit der Anheftung des Lappens hat es gar keine Eile und es ist sogar von grossem Vortheil damit längere Zeit zu warten, wie schon erwähnt und bewiesen worden ist. —

Man thut wohl, die Stirnwunde vorläufig mit einem Plumasseau zu bedecken und dasselbe mittelst Heftpflaster zu befestigen, weil der Zutritt der Luft zur Wunde unmöglich von Nutzen sein kann, und bei einer Kopfwunde jedenfalls sorgfältiger zu verhüten ist als bei einer andern.

Gar nicht ungewöhnlich ist es, dass nach der Lostrennung des Stirnhautlappens einige Arterien sprützen. Am häufigsten ist dies in der Gegend der Glabella der Fall, wo Zweige der arteria angularis oder der ramus frontalis von der arteria supraorbitalis verletzt werden können. Doch hat eine solche Blutung nicht viel zu bedeuten. Die Arterien sind leicht zu fassen, und zu torquiren oder crispiren, denn die Unterbindung ist nicht rathsam, weil der, wenn auch noch so feine Unterbindungsfaden, dort wo man auf die prima intentio ausgeht, diese hindern und stören würde. Sehr bald ziehen sich die Arterien, die ja keinenfalls zu den grössern gehören, zurück, und die Blutung steht von selbst still. Man warte sie also sorgfältig ab, und reinige die Wunde genau ehe man mit der Heftung beginnt.

§. 245.

Es ist zweckmässig mit der Anlegung der Fäden am Septum und der Oberlippe zu beginnen, und zwar sich etwas langer Fäden von etwa einer halben Elle zu bedienen, weil die Verknotung derselben erst ganz am Schlusse der Operation geschehen darf. Man würde sich, wenn man sie sogleich verknoten wollte, die Anlegung der umschlungenen Nähte in der Gegend der Nasenflügel sehr erschweren, umgekehrt aber erleichtert man sich die Durchführung der Knopfnähte durch die Lippe sehr, wenn man mit ihr beginnt. Es ist auch nicht nöthig das andere Fadenende sogleich durch das Septum zu leiten, denn dieses kann man auch noch später bequem durchstechen, und erreicht somit denselben Zweck, wenn man die Fäden, und zwar 3 bis 4 an der Zahl, durch die Oberlippe, dort wo man sie von ihrer Anheftung losgetrennt hat, hindurchführt. Man vereinigt nun die Wundränder des Stirnhautlappens mit denen des Nasenstumpfes durch umschlungene Nähte, deren Anlegung schon im allgemeinen operativen Theile beschrieben worden ist. Wir können allen Denen, welche plastische Operationen unternehmen, nicht genug empfehlen mit der Anlegung von Nähten nicht zu sparsam zu sein, und können es nicht billigen, dass manche Operateurs sich, wie z. B. Beck (*Gelungener Fall einer Rhinoplastik in d. Heidelberger klinischen Annalen. 1827. Bd. 3. p. 250.)* bei der Rhinoplastik mit drei Knopfnähten zu jeder Seite der Nase begnügten. Wenn auch einzelne Fälle bei solcher Sorglosigkeit gelangen, so beweisen sie nicht die Entbehrlichkeit mehrerer Nähte. Die prima intentio kann ja nur dann Statt finden, wenn die Wundränder in die innigste Berührung mit einander versetzt sind, und die grössere Häufung von Nähten vermehrt überdies die Reizung immer nur in sehr geringem Grade. Man traue daher doch lieber dieser Mahnung, als dass man die traurigen Erfahrungen, welche auf diesen Grundsatz geführt haben, selbst noch erleben wolle. Sollte daher hier und da einmal ein zu weiter Zwischenraum zwischen zwei Nähten geblieben sein, so legt man noch eine feinere Insectennadel in denselben ein, und umwickelt sie ebenfalls, oder man legt eine Knopfnaht dazwischen. In der Gegend der Glabella, und so weit als der Hautdefect nur 1—1½ Zoll Breite beträgt, kann man die Stirnwunde durch Herbeiziehung der Haut und gegenseitige Befestigung durch Nähte bedecken und schliessen, ebenso den Theil derselben, welcher durch die Herausnahme des Septums entstanden ist. Auch hier wendet man die umschlungene Naht an.

In der Mitte der Stirn bleibt nun freilich, da wo der Stirnhautlappen am breitesten genommen wurde, eine Stelle zurück, die sich nicht sogleich durch Herbeiziehung von Haut bedecken lässt, und die selbst dann, wenn man auf den Schläfen Seitenincisionen macht, welche die Stirnhaut allerdings sehr erschlaffen, durch den Granulationsprocess ausgefüllt werden muss. Man bedeckt die Stirnwunde, und eben so die seitlichen Einschnitte mit Charpie und Heftpflasterstreifen. An der neu gebildeten Nase aber sind Heftpflaster, wenigstens wenn man sich der Dieffenbachschen umschlungenen Nähte bedient hat, ganz überflüssig.

## §. 246.

Damit der Kranke, der sich so lange! der Nasendefect bestand an den allzu freien Zutritt der Luft durch die Nase zu den Respirationsorganen gewöhnt hat, nun aber auch noch Luft schöpfen, und wenigstens nicht allen Athem durch den Mund holen müsse, legt man ihm Röhrchen, die sich nicht zusammendrücken lassen, in die neugebildeten Nasenlöcher. Man bediente sich hierzu bisher am gewöhnlichsten abgeschnittener Federkiele, die man mit Leinwand umwickelte und einölte. Wir haben dagegen in der *Medicinisch. Vereinszeitung 1836. No. 44.* die Anwendung von Röhrchen empfohlen, die man durch Zusammenschneiden aus den in neuerer Zeit im Handel vorkommenden Cautschuckplatten sich selbst sehr schnell verfertigen kann. Dieser Stoff verdient noch manche andere Verwendung in der Chirurgie, worauf wir an jenem Orte hingedeutet haben. Zu dem vorliegenden Zwecke aber ist der Cautschuck das mildeste und weichste Material, und man ist bei seiner Anwendung der Mühe überhoben, die Röhrchen mit Leinwand umwickeln zu müssen, weil man sie von allen Grössen und Weiten haben kann, so dass das Herausfallen der Röhrchen dadurch von selbst verhütet wird. Man vertauscht diese Röhrchen nach einigen Tagen mit andern, sei aber bei ihrer Herausnahme vorsichtig, damit man nicht, weil sie durch vertrockneten Schleim anzukleben pflegen, gewaltsam die jungen Adhäsionen trenne. Der Cautschuck wird gewöhnlich, wenn er längere Zeit in der Nase liegt, etwas zu weich und nimmt eine weissliche Farbe an. Sobald er aber wieder trocken geworden ist, gewinnt er auch alle seine früheren Eigenschaften wieder, und die Röhrchen sind daher viele Male zu brauchen.

## §. 247.

Wenn die neugebildete Nase am Tage der Operation und dem folgenden auch noch so flach aufliegt, *(vergleiche die Kupfertafel I. Fig. 1.)* und nicht eine entfernte Ähnlichkeit mit einer Nase hat, so lasse man sich dies wenig kümmern, der Turgor des transplantirten Lappens bleibt nicht aus, oft entwickelt er sich nur zu schnell, und in zu hohem Grade, die Falten werden ausgeglichen, die kleinsten Hautfältchen verschwinden, der Lappen wird glänzend, leicht geröthet, dann dunkelroth, bläulich und der antiphlogistische Apparat in seiner ganzen Ausdehnung muss angewendet werden um die Entzündung in den Partien des Gesichts, welche von der Operation betroffen wurden, auf der niedrigen Stufe zu erhalten, welche zur Erringung der prima intentio nothwendig ist. Wegen Alles dessen, was über die medicinische und chirurgische Nachbehandlung zu sagen ist, verweisen wir auf das besondere Capitel über diesen Gegenstand, und ebenso in Rücksicht dessen was von den nachträglichen Operationen gilt, auf die diesem Gegenstande zu widmenden Paragraphen.

Die Herausnahme der in den Wundrändern liegenden Nadelstifte der umschlungenen Nähte geschieht in der Regel am 3ten oder 4ten Tage auf die schon beschriebene Art, indem man das eine Ende der Nadel mit der Pincette fasst, und den Stift durch die Fadenumwickelung und den Wundkanal auszieht. Den Fadenkranz hebt man dann leicht mit der Pincette ab, lässt die Stichcanäle sich ausbluten und legt, wenn man der Vereinigung nicht ganz trauen darf, kleine englische Pflaster quer über die junge Narbe.

## §. 248.

Wir lassen hier eine Krankengeschichte aus Dieffenbachs Erfahrungen *(Bd. II. pag. 38.)* folgen, welche den Wiederersatz des vordern Theils der Nase aus der Stirnhaut beschreibt; Dieffenbach verrichtete diese Operation im Jahre 1828 und wir selbst hatten Gelegenheit den Kranken, bald nach der Operation zu sehen und zu bewundern.

Herr Dieterich aus Göttingen, ein blühender, kräftiger, schöner junger Mann, 29 Jahr alt, früher den Studien ergeben, dann Kaufmann, Buchhändler, Soldat in Brasilien, war nach mancherlei Gefahren des Kampfes zu Wasser und zu Lande, in verschiedenen Welttheilen, immer mit heiler Haut davon gekommen. Kaum im Vaterlande wieder angelangt, führt ihn sein Unstern durch eine kleine Stadt; er bekam hier Händel mit einem Offizier, welchen ein Duell folgte, wobei er einen bedeutenden Theil der Nase verlor. In dem Augenblicke, als Herr D. seinem Gegner die rechte Seite seines Gesichts zuwandte, fasste dessen Klingenspitze den Rücken der Nase dicht unter dem Ansatzpunkte des knorpligen Theils an den knöchernen, und schweifte nun, abwärts gehend, die vordere Hälfte der Nase, die Spitze und das Septum mit hinwegnehmend, aus.

Ein geschickter Arzt machte, nachdem die Blutung gestillt war, den Versuch, das Stück wieder anzuheilen; er befestigte dasselbe mit einigen blutigen Nähten, legte darüber Pflasterstreifen, und behandelte den Kranken äusserlich und innerlich nach den Regeln der Kunst. Doch Alles war vergebens: der getrennt gewesene Theil der Nase ging nach einigen Tagen in Fäulniss über, und musste entfernt werden. Die Ränder des Stumpfs heilten darauf in kurzer Zeit. So erzählte mir Herr D. den Hergang der Sache. Einige Monate nach seiner völligen Wiederherstellung, ging derselbe nach Berlin, um sich den fehlenden Theil der Nase wieder ersetzen zu lassen. Nur mit Bedauren betrachtete ich die Entstellung dieses übrigens schönen Gesichts. Von vorn blickte man durch zwei schmale Spalten in die beiden Seiten der Nase hinein, da sich die Ränder der Flügel der aufrechtstehenden, ebenfalls bis zur Hälfte abgehauenen, knorpeligen Scheidewand einander stark genähert hatten. Die Spitze des linken Flügels hing durch einen dünnen, rundlichen Hautstreifen mit dem äussersten Punkte des vordern häutigen Theils der Scheidewand zusammen. Wiewohl die Entstellung des Gesichts, von vorn betrachtet, am meisten in die Augen fiel, so liess sich doch der Umfang des Verlorengegangenen am besten von der Seite beurtheilen. Um sich etwas gegen die Blicke der Menschen zu verwahren, trug Herr D. in der ersten Zeit nach der Verstümmelung eine lakirte silberne Nase; da diese ihn jedoch belästigte, so machte er sich selbst Nasenspitzen aus rothem englischen Pflaster, die er an die Wundränder anklebte und täglich erneuerte. Der Patient war voll Muth, und wünschte nichts sehnlicher, als die baldige Operation.

## §. 249.

Zuerst zerschnitt ich das Bändchen, welches die Spitze des Flügels mit dem Rest des häutigen Septums verband, und trug hier auch von beiden Flügelrändern einen strohalmbreiten Saum ab. Beide Streifen, welche ich gegen die Nasenwurzel hin, mit der Haut und dem Zellgewebe in Verbindung liess, legte ich mit ihren überhäuteten Seitenflächen gegen einander, und befestigte sie gegen die Nasenspitze zu, auf dem oberflächlich verwundeten Rande der freistehenden Nasenscheidewand mittelst einer feinen Knopfnaht. Es sollte dies ein blosser Versuch sein, diese ziemlich dicken, soliden Streifen auf die Scheidewand aufzuheilen, um diese dadurch zu erhöhen, und das Hervorragen des Nasenrückens zu vermehren. An eine wirkliche Vereinigung dieser schmalen langen Haut- und Knorpelstückchen durfte ich, bei dem geringen, nur zellgewebigen Zusammenhange mit der Nasenwurzel, kaum denken.

Nachdem die Blutung aus den Flügelrändern vollkommen gestillt war, bildete ich den überzupflanzenden Lappen. Derselbe musste ungefähr die Gestalt einer stark in die Länge gezogenen Birne haben. Ich nahm ihn aus der Mitte der Stirne, das Messer zwei Zoll unterhalb des Anfanges des Haarwuchses aufsetzend, und erst links, dann rechts über die Nasenwurzel herabgehend. Darauf drehte ich den Lappen, von der linken gegen die rechte Seite hin, um, und heftete ihn mit achtzehn Insectennadeln an die Wundränder des Stumpfes. Zwei dieser Nähte dienten zur Vereinigung der Scheidewand mit dem Lappen, vier stärkere zur genauen Zusammenfügung der Stirnwunde, die übrigen zur Befestigung der neuen Nase an den Stumpf.

Jetzt war die Operation überstanden. Herr D. hatte dieselbe mit beispiellosem Muthe und Ausdauer, ohne kaum einen Laut von sich zu geben, ertragen. Alle Wundränder lagen gut aneinander; doch war ich für die Stirne besorgt, deren Haut stark angespannt war.

Vom Augenblicke der Operation an, wurde der Kranke seines ungemein starken, kräftigen Körpers wegen, auf die strengste antiphlogistische Diät gesetzt, er bekam nichts als dünnen Haferschleim und Limonade, den Leib erhielt er durch Bittersalz offen, die Stirne wurde mit Eisumschlägen bedeckt, auf die Nase ein Wasserläppchen gelegt.

Bei allen diesen Vorkehrungen, ungeachtet einiger starken Aderlässe, des wiederholten Ansetzens grosser Massen Blutegel an die Umgegend, entwickelte sich eine so heftige Entzündung der Nase und der Wangen, dass ich das Brandigwerden des Lappens fürchten musste. Schon am Tage nach der Operation entfernte ich acht Nadeln; aus allen Stichwunden floss das Blut mehrere Stunden lang in kleinen Strömen hervor, und ich unterhielt diese vortheilhafte Blutung durch laues Wasser möglichst lange. Bis zum vierten Tage waren alle Nadeln und selbst die an der Stirne entfernt, und jeder Punkt der Wundränder mit einander innig vereinigt. Jetzt liess die Geschwulst der Nase und der benachbarten Theile sogleich bedeutend nach, und binnen acht Tagen war jeder Theil des Gesichts mit Ausnahme der Nasenspitze, zu seinem gewöhnlichen Umfange zurückgekehrt.

Es ist vielleicht interessant, die Farbenveränderung, welche der transplantirte Nasenlappen durchging, hier anzugeben. Unmittelbar nach der Lösung des Lappens von der Stirne, nahm derselbe eine bläuliche Farbe an; 6—8 Minuten später, in welcher Zeit die Blutstillung besorgt wurde, erbleichte er in der Mitte vollkommen, und die Ränder wurden dunkelblau; gleich nach der Anheftung färbte er sich hochroth; womit zugleich eine geringe Anschwellung verbunden war. Da mir die zur Seite umgebogene Brücke etwas zu breit vorkam, und sie eben dadurch zu stark zusammengedrückt wurde, so suchte ich die Spannung durch das schräge Abschneiden ihres am meisten hervorragenden Zipfels zu heben. In demselben Augenblicke entstand aus dieser neuen Wunde eine starke Blutung, und es spritzte die angularis sehr bedeutend, sogleich wurde der Lappen wieder bleich und fiel zusammen. Die Blutung liess ich einige Stunden lang in geringerer Menge unterhalten. Acht Stunden nach der Operation zeigte sich der Lappen wieder leicht geröthet, etwas angeschwollen und von mässiger Wärme.

## §. 250.

Am nächsten Morgen war stärkere Geschwulst, Röthe und Wärme in dem Theile vorhanden, gegen Abend waren alle diese Erscheinungen noch vermehrt. Derselbe Zustand dauerte bis zum vierten Tage fort, dann fiel die Geschwulst, die Farbe wurde blässer, die Wärme verminderte sich, und der an andern Körpertheilen gleich. Am achten Tage wurde die Oberhaut glänzend und trocken, und schälte sich in den folgenden Tagen ab, worauf die neue Epidermis zum Vorschein kam. Nach 14 Tagen war die auf dem Rücken der Nase in Gestalt eines Höckers, hervorragende Brücke in eine feste Masse verwandelt. Ich glaubte, es sei jetzt schon der Zeitpunkt gekommen, diese Hervorragung sammt dem übrigen, auf dem knöchernen Rücken der Nase einstweilen eingeheilten, ernährenden Hautstreifen herauszunehmen; doch der Kranke widersetzte sich dem noch vor der Hand, indem er fürchtete, der verpflanzte Theil könne noch wieder absterben.'

Erst nach fünf Wochen wurde die Ernährungsbrücke vom knöchernen Nasenrücken exstirpirt und die alten Hautränder wieder mit einander in Verbindung gebracht. Bei dieser kleinen Operation war mein verehrter Freund, Herr Hofrath v. Ammon, der sich damals gerade in Berlin befand, zugegen. Diese geschah mittelst vier Insectennadeln, bei der äusserlichen Anwendung der Kälte heilte die Wunde in vier bis fünf Tagen vollkommen. Einige Wochen später reiste Herr D., sehr erfreut über sein wiedergewonnenes menschliches Gesicht, von Berlin ab, nachdem ich ihn den Herren Geheimen Räthen Heim und Rust und in der Gesellschaft für Natur- und Heilkunde hierselbst vielen andern Ärzten vorgestellt hatte. Jedermann lobte zwar die Nase, ich hatte an ihr nur das auszusetzen, dass die Spitze nicht lang genug war. Der neugebildete Rücken hatte bei geringer Breite eine schöne Höhe, die besonders durch das gelungene Anheilen der abgetrennten Flügelränder auf das knorpelige Septum hervorgebracht war. Im Profil hatte die Nase etwas Englisches, es war eine Art kleiner Adlernase geworden. Die Farbe war der übrigen Gesichtshaut ganz gleich. Sowohl die Narben an der Stirn, als die an der Nase waren kaum sichtbar. Sieben Jahre nach der Operation sah Dieffenbach Herrn D. wieder, ohne dass die Nase zu ihrem Nachtheile verändert worden wäre.

## §. 251.

In diesem Falle vereinigten sich die günstigsten Umstände für das Gelingen der Operation. Das Individuum war von unvergleichlicher Gesundheit und Blühte, und der Defect durch eine äussere Veranlassung hervorgebracht. Dagegen waren aber auch eine übergrosse Reizbarkeit der Haut, grosse Neigungen zu öftern rosenartigen Entzündungen vorhanden. Das Auflegen eines gewöhnlichen Heftpflasters brachte schon in frühern Zeiten Hautentzündungen hervor; Umstände, die wenigstens in Betracht gezogen zu werden verdienten. Die Anwendung der Kälte, der starken Blutentziehungen und salziger Laxanzen bewiesen sich hier sehr vortheilhaft; ohne sie würde wahrscheinlich die ganze Operation vergeblich gewesen sein.

Nicht ohne einiges Zagen wagte ich hier zuerst den Versuch, aus weiter Ferne ein Stück der Stirnhaut nach der Nasenspitze hinzuleiten. Zweierlei war besonders zu erwägen: nämlich einen kleinern Hauttheil nach einem entfernten Orte zu transplantiren; dann die nicht gleichgültige Spaltung des völlig gesunden und wohlgebildeten obern Nasenrückens. Da zur Aufnahme der Brücke ein Lostrennen und Zurückschieben der Haut zu beiden Seiten der Nase und eine Entblössung der Knochen nothwendig war, so konnte, wenn der Lappen brandig wurde, oder sammt der Brücke vereiterte, die Zerstörung des knöchernen Nasenrückens wenigstens nicht als unmöglich gedacht werden. Jetzt, bei mehrerer Erfahrung in diesem Zweige der Chirurgie, tadele ich es, dass ich den Lappen etwas zu kurz, die Brücke dagegen zu breit machte. Das letztere war wenigstens unnütz; was aber das erste betrifft, so würde die Gestalt der Nase offenbar dadurch gewonnen haben, wenn der Lappen, besonders an seinem untern Ende, wo er mit den Flügelresten und dem kleinen Rudiment des Septums in Verbindung trat, etwas breiter und länger gebildet worden wäre. — So weit Dieffenbach.

§. 252.

Es ist nicht möglich und auch nicht der Mühe werth alle die kleinen Abänderungen, welche die verschiedenen Operateurs bei jeder einzelnen Rhinoplastik für nützlich und zweckmässig erachtet haben, als besondere Methode zu beschreiben. Wir erwähnen hier nur eine Modification, durch welche Labat (*Rhinoplastik pag. 68.*) die Anheilung der Nasenflügel zu erleichtern, und zu verhüten glaubte, dass die Narbe längs der Nasenwände nicht auf entstellende Weise hervorstehen sollte.

Beim Umschneiden des Stirnhautlappens nämlich wurde der Schnitt nicht perpendiculär durch die Haut geführt, sondern in den beiden untern Drittheilen schief nach aussen, im obern schief nach innen, so dass bei Bildung der für die Nasenflügel bestimmten Haut mehr Epidermoidalfläche mit gefasst wurde. Ich kann dies nur so verstehen, dass den Flügelrändern, welche nicht angeheftet werden, und die den freien Rand der Nasenlöcher vorstellen sollten, mehr Epidermis gelassen wurde, damit sie sich leichter übersäumen könnten, denn dort, wo die Nasenflügel angeheftet werden müssen, ist es, damit sie gut aufgerichtet stehen, eher nöthig mehr von der Epidermoidalfläche weggzunehmen. Erst nach der Loslösung des Stirnhautlappens machte Labat, in dem Falle bei Lanelongue, (ob er immer so verfährt wissen wir nicht), die Anfrischung des Stumpfes durch Schnitte, welche in den beiden oberen Drittheilen nach aussen, im untern nach innen gerichtet waren, um dem Zwecke, zu dessen Erreichung er schon die Schnitte um den Lappen schief durch die Haut führte, noch näher zu kommen.

Wir bezweifeln, ob man mit dieser Methode grosse Vortheile erringt, denn man kann ja im Voraus nicht wissen ob die Narbe wirklich eine Vorragung bilden wird, und geschieht dies, so kann man sie leichter noch einmal ausschneiden und feiner heilen, als eine Narbe, die sich furchenartig tief einsenkt, hervorheben. Übrigens litt diese auf solche Weise gebildete Nase an demselben Fehler, wie die meisten künstlichen Nasen, dass die Nasenspitze nicht genug vorragte und Labat bestrebte sich durch Ziehen an ihr die Nasenspitze zu bilden. Wie sich wohl begreifen lässt hatte diess keinen Erfolg.

## §. 253.

In den Fällen, wo die Benutzung der eingesunkenen Nasenpartien nicht möglich ist, und die Stirne durch die Herausnahme eines zu grossen Hautstückes eine zu grosse Narbe zu hinterlassen drohte, hielt Dieffenbach die Bildung der Nase aus der behaarten Kopfhaut für indicirt. Einen zweiten Vortheil suchte Dieffenbach in der grössern Dicke der Scheitelhaut, welche oft ein festes, sehniges, fast knorpelartiges Gefüge hat. Aber es fragte sich, ob das aus so grosser Ferne entlehnte Hautstück durch einen schmalen Streifen auf der Stirne ernährt werden könnte, und zweitens, was mit dem Haarwuchse zu beginnen sei? Da schon die Nasen, welche aus der Armhaut gebildet worden sind, sich bisweilen mit einem dichten Haarwuchse bedecken, so schien es wahrscheinlich, dass die Haut aus dem Scheitel ebenfalls stärkeres Haar produciren würde.

Dieffenbach setzte aber voraus, dass wohl höher potenzirte Haut, wenn sie durch die Transplantation auf eine niedrigere Stufe der Lebensthätigkeit herabgesetzt werde, Haare produciren könne, dass aber eine Hautpartie, die schon von selbst auf einer niedern Stufe stehe, durch die Übertragung auf einen höher potenzirten Boden, dort acclimatisirt werden und der Haarwuchs sich somit verlieren würde. Dieffenbachs Voraussetzung ist durch die Erfahrung als richtig bestätigt worden, aber ich glaube, dass eine andere Erklärungsweise als jene die wahrscheinlichere sei. Die kleinen Haare der Armhaut nämlich wurzeln nur in der Cutis selbst, die stärkeren der Kopfhaut aber erstrecken ihre Wurzeln tiefer in das unter der Cutis befindliche Zellgewebe. Diese Härchen werden nun beim Lostrennen des Lappens blos gelegt und die Haarwurzeln entbehren somit, auch wenn sich die Zellgewebsseite des Lappens später mit Narbe bedeckt, der hinreichenden Ernährung, und die Haare müssen ausfallen, oder können mit Leichtigkeit ausgezogen werden.

Nachdem nun Dieffenbach in einem Falle *(Erfahrungen Bd. II. pag. 52.)* mit der Bildung des Septum aus dem behaarten Theile des Kopfes einen Versuch im Kleinen gemacht hatte, schritt er zu einer Rhinoplastik aus dem Scheitel, und man findet ebendaselbst pag. 85, 90 und 100 drei Fälle beschrieben, wo die Bildung der ganzen Nase aus dem behaarten Theile des Kopfes gemacht wurde. Dieffenbach will gegenwärtig nur dann die Nase aus dem behaarten Theile des Kopfes bilden, wenn die Stirnhaut durch frühere Caries nicht genug Material für eine ganze Nase darbietet. Die Entblössung der Scheitelbeine macht nämlich diese Art der Nasenbildung gefährlicher als die aus der Stirnhaut.

## §. 254.

### *Von der Benutzung noch vorhandener Rudimente der alten Nase bei der Rhinoplastik.*

Es ist schon öfters erwähnt worden, dass man dann, wenn Theile der Nase noch gut erhalten sind, diese schonen muss. Es ist daher nöthig in solchen Fällen das Nasenmodell so einzurichten, und von jener oben gegebenen, am gewöhnlichsten brauchbaren Form dahin abzuändern, dass der Theil des Modells wegfällt, der jenen, im vorliegenden Falle noch vorhandenen Theil der Nase vorgestellt haben würde.

So verrichtete ich selbst einmal die Rhinoplastik bei einem Mädchen, bei welchem es mir gelungen war die rechte Seitenwand der Nase durch Aufbau einer vorhandenen, aber eingesunkenen Hautpartie herzustellen.

M**** V****, die 16jährige Tochter eines Maurers, hatte nach langjährigem entzündlichem Augenleiden, welches eine Trübung der Cornea des rechten Auges hinterlassen hat, durch Geschwüre ihre Nase verloren. Erst nachdem mehrere andere Ärzte, ohne zu wissen von welcher Art die vorhandene Dyscrasie sei, die Kranke lange Zeit ohne Erfolg behandelt hatten, gestand die Mutter dem Wundarzt Herrn Collin, dass sie während der Schwangerschaft mit diesem Kinde und selbst noch bei dessen Geburt syphilitische Geschwüre der Genitalien gehabt hatte. Eine antisyphilitische Behandlung, besonders die Anwendung des Goldes heilte die Kranke von ihren Geschwüren, aber sowohl die äussere Nase als auch alle innern feinern Nasenknochen waren schon vollkommen zerstört. Man sah durch das grosse Loch in eine weite Höhle hinein, deren Wände an manchen Stellen ohne von Schleimhaut bekleidet zu sein den blossliegenden Knochen darboten. Nur ein Stück von der Haut des Nasenrückens war noch vorhanden, und hatte sich stark nach innen umgekrempt. Die Kranke glich einem Todtenkopfe mit Augen, und im Profil gesehen war an der Stelle wo die Nase vorragen sollte statt ihrer eine Vertiefung oder Ausschnitt, und die ohnehin etwas dicke scrophulöse Oberlippe schien daher noch einmal so lang zu sein als eine normale Lippe. — Dabei war das Mädchen ausserordentlich eitel, schmückte sich mit grossen Ohrglocken, und verzog ihr Gesicht stets zum Lächeln, was sie noch viel hässlicher machte, als sie ohnehin schon war. Wahrscheinlich in Folge der Zerstörung der innern Nasenknochen, war sie überdies sehr schwerhörig, fast taub, und dadurch wurde man gezwungen, wenn man mit ihr sprechen wollte, sich ihr sehr zu nähern. Man konnte es daher gar nicht vermeiden, von dem grässlich riechenden Athem, der aus der weiten Nasenöffnung drang, angeblasen zu werden, und eine Portion davon einathmen zu müssen. Das Mädchen wünschte es sehnlichst operirt zn werden, und doch hätte ich es gern gesehen, wenn sich die blosliegenden Knochenlamellen vorher abgestossen hätten, weil ich sie später durch die Nasenlöcher vielleicht nicht würde haben herausfördern können. Aber die Natur machte gar keine Anstalten zu ihrer Abstossung, und ich glaubte daher nicht nöthig zu haben, länger darauf zu warten.

§. 255.

Um die Vulnerabilität der Kranken zu prüfen beschloss ich eine vorläufige Operation zu machen, denn obwohl die Geschwüre längst vollständig geheilt waren, so machte doch die oben nicht sehr dicke Stirnhaut, und die schwächliche Constitution der Kranken grosse Vorsicht nöthig. — Sie war ausserdem unregelmässig menstruirt, und hatte schon mehrmals Bluthusten erlitten.

Am 9. November 1836. löste ich das in die Nasenhöhle hineingezogene und stark nach innen umgekrempte Hautstück durch zwei Längeneinschnitte los, und verrichtete mehrere leichte Incisionen auf seiner hintern Fläche um ihn zu erschlaffen, und aufrollen zu können. Er hing nun so schlaff wie ein Vorhang vor der Nasenöffnung, aber schon dadurch war das Aussehen des Gesichts um ein sehr Bedeutendes verbessert. Ich war einen Augenblick zweifelhaft, ob ich den Aufbau der Nase nach Dieffenbach machen, diesen Lappen nämlich zum Nasenrücken benutzen und noch 2 seitliche Lappen für die Seitenwände aus der Gesichtshaut bilden sollte, allein es war zu viel von der Substanz der Nase verloren, als dass ich hätte hoffen dürfen, auf diese

Weise eine hinreichend vorspringende Nase zu erhalten, und ich blieb daher meinem ursprünglichen Operationsplane treu, das hervorgeholte Hautstück, welches früher den Nasenrücken vorgestellt haben mochte, zur rechten Seitenwand der Nase zu benutzen. Ich löste daher den noch übrigen, aber ebenfalls sehr stark nach innen gezogenen Theil des rechten Nasenflügels von seinen Anheftungen los, beschnitt die beiden Ränder, welche mit einander in Berührung gebracht werden sollten, in der Art, dass keilförmige, nach innen spitze, auf der Epidermisseite breitere Hautstreifchen abfielen, und heftete die Wunde mit 4 umschlungenen Nadeln. In die Nase brachte ich einen Schwamm, durch welchen ich einen Federkiel gestreckt hatte, und die rechte Hälfte der Nase stand nun ganz in der Richtung, welche sie künftig beibehalten sollte. Der Lappen behielt seine natürliche Farbe und wurde in den nächsten Tagen etwas röther. Kalte Umschläge thaten der Kranken sehr wohl. Vom 3ten Tage an wechselte ich die Schwämme in der Nase täglich, und hinderte ihre starke Anklebung durch Bestreichen mit einer milden Salbe. Am 6ten bis 7ten Tage schwand alle entzündliche Reaction aus dem Lappen. Die Vereinigung der Wunde war durch prima intentio gelungen.

Die Losstossung des oben erwähnten blosliegenden Knochenstückes in der Nasenhöhle, hätte ich gern abgewartet bevor ich die Rhinoplastik unternahm, allein sie machte gar keine Fortschritte, und ich entschloss mich daher sie nicht länger zu erwarten, denn es stand ja immer in meiner Macht später, wenn es nöthig sein sollte, die Nase hinreichend weit zu spalten um es auszuziehen.

## §. 256.

Am 25. November 1836. verrichtete ich die Rhinoplastik. Da die rechte Nasenseitenwand durch das zu ihm benutzte Stück der alten Nase bereits aufgebaut und hergestellt war, brauchte der Stirnhautlappen nur den Nasenrücken und die linke Seitenwand zu ersetzen, und erhielt daher die nebenstehende Form. — Der gerade Schnitt an der linken Seite *a b* ward bis in die Furchen des Nasenstumpfes fortgeführt, und die Umdrehung geschah sehr leicht. Der Lappen war ziemlich dünn, erhielt aber seine Farbe sehr schön, nur das Septum, welches ich aus der vorher abrasirten Stirn genommen hatte, wurde etwas blass. Die Anheftung des Nasenlappens geschah mittelst umschlungener Nadeln, die des Septum hingegen durch 3 Knopfnähte, mit deren Anlegung ich die Heftung begann, die ich jedoch erst ganz zuletzt verknotete. Der Lappen hob und senkte sich bei jedem Athemzuge. Auf der rechten Seite wurde er durch die rechte, bereits aufgerichtete Seitenwand prominirend erhalten, auf der linken aber lag er schlaff, und stellte eine Concavität vor, so dass ihn zu dieser Zeit Niemand für eine Nase angesehen haben würde. Die Kranke empfand zwar das Durchstechen des Lappens jedesmal deutlich, aber das Gefühl bei der Berührung war gering. — Doch schon am Nachmittage begann es in der, der Umdrehungsstelle nächsten Partie wiederzukehren. Zwischen 4 und 5 Uhr des Nachmittags war der Lappen etwas mehr angeschwollen, doch nur leicht geröthet, die Wärme gegen die der übrigen Haut nur noch wenig geringer. Das Allgemeinbefinden gut. — Am 26. November. Der Lappen ist leicht geröthet, nirgends eine missfarbige, blasse oder dunkelgefärbte Stelle. Das Allgemeinbefinden gut, sehr geringe Aufregung. (Nitrum cum

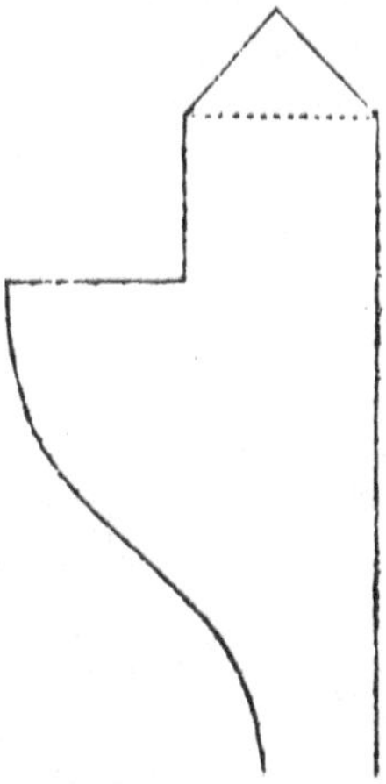
*a*
*b*

Natro sulphurico.) Am 27. November. Der Lappen hat sich gehoben, so dass die Nase ganz schön vorragt, nirgends mehr wie anfangs eingefallen ist oder platt aufliegt. Seine Farbe ist von der des übrigen Gesichts nur durch eine röthliche Färbung unterschieden. Am 28. November entfernte ich mehrere Nähte, denn die erste Vereinigung ist an allen Stellen herrlich erfolgt. Nirgends war Eiterung eingetreten, die Stichkanäle bluteten beim Ausziehen der Nadeln stark. Das Gefühl in dem Lappen ist am obersten Theile vollkommen wiedergekehrt und Nadelstische werden deutlich empfunden.

## §. 257.

Nach einer Reise, welche mich 8 Tage lang von Dresden entfernt hielt, fand ich die Heilung im Allgemeinen vollkommen gelungen, nur das Septum hatte sich nicht mit der Oberlippe vereinigt, und an der linken Seite der Nase war die Narbe einen Zoll weit nicht ganz fest. Vielmehr bildete hier die Nase eine Falte gegen die übrige Gesichtshaut. Anstatt dass die Haut des Lappens in die der Wange gleichmässig übergehen sollte, war hier eine Einkerbung vorhanden, so dass sich die Epidermis des Lappens und die des Gesichts berührten, und dadurch Wundsein entstehen musste. Auch ein Theil des ehemaligen rechten Nasenflügels, den ich aufgerichtet hatte, war wieder nach innen gekrempt, war seine alte Verbindung wieder eingegangen, und drängte somit die Nase etwas nach links. Beiden diesen Übelständen half ich durch nachträgliche Operationen am 18. Decbr. ab. Die wunde Hautfalte am linken Rande der Nase schnitt ich durch zwei parallele Schnitte aus, denn ich hatte durch mehrmaliges Ätzen mit Höllenstein oder Tinctura Cantharidum gar keine Fortschritte zur Vernarbung bewirken können, und konnte diese auch eigentlich nicht erwarten, da sich hier die Haut übereinander gelegt hatte, und somit nicht heilen konnte. Ebenso entfernte ich den wieder stark nach innen eingezogenen Rest des rechten Nasenflügels, und heftete die Nase mit ihrem rechten Nasenflügel aufs Neue, mehr nach aussen an die Wange an. Dadurch ward die Nase zwar wieder etwas mehr gerad in die Mitte gebracht, allein immer deutlicher zeigte es sich, dass ich besser gethan hätte, wenn ich die ganze Nase, ohne Schonung des alten Nasenrestes, den ich zum Aufbau und Ersatz der rechten Seitenwand benutzte, aus der Stirn gebildet hätte, denn diese Partie erhielt fortwährend ein Bestreben sich wieder nach innen einzukrempen. Dadurch erhielt die Narbe auf der rechten Seite der Nase, wo der transplantirte Stirnhautlappen mit der aufgerichteten rechten Seitenwand zusammenstiess, eine furchenartige Vertiefung, zu deren Verbesserung später noch etwas geschehen muss.

## §. 258.

**Am 5ten Januar 1837.** verrichtete ich die Anheftung des Septums an die Oberlippe. Da es doch anfangs wenigstens einen Zoll breit war, hatte es sich nun zu einer runden festen Masse zusammengezogen, die ganz in der Form eines natürlichen Septum von der Nasenspitze nach dem Eingange in die Nase hingerichtet war. Obwohl ich die auf ihm nachwachsenden, jedoch schwachen Haare bereits mehrmals ausgerupft hatte, so blieb die Stelle wo es an die Oberlippe anlag, doch wund. Diese Unbequemlichkeit, aber noch mehr die Befürchtung, dass sich das nicht angeheilte Septum immer mehr aufrollen und einschrumpfen möchte, riethen die baldige Anheftung an. Diese gelang auch, nachdem ich die Operation mit Ausschneidung eines viereckigen Hautstückes aus der Oberlippe und mit Abtragung eines Stückchens vom Septum gemacht, und dieses mittelst dreier Knopfnähte angeheftet hatte.

Nachdem das Mädchen so viele schmerzhafte Operationen ausgestanden und sich dadurch ein recht leidliches Aussehen errungen hatte, welches sich durch mehrere nachträgliche Operationen noch um Vieles verbessern lassen würde, entwickelte sich Phthisis tuberculosa, die ihrem Leben wahrscheinlich bald ein Ende machen wird.

## §. 259.

### *Von der Aufpflanzung eines zweiten Stirnhautlappens auf eine zu klein gerathene künstliche Nase.*

In solchen Fällen, wo eine künstliche Nase durch unerwartet starke Einschrumpfung des Stirnhautlappens viel zu klein geworden ist, so dass sie nicht zum übrigen Gesichte passt, und das Aussehen des Operirten somit nur um ein Geringes verbessert worden ist, er aber in die Wiederholung der Operation einwilligt, kann man ohne Bedenken auf die neugebildete Nase noch einmal Rhinoplastik machen. Ein solches Beispiel von doppelter Rhinoplastik, wohl das einzige welches es giebt, ist das folgende.

Johanne Freund, ein 17 Jahr altes robustes Bauermädchen aus der Lausitz hatte vor 4 Jahren durch Geschwüre, welche seit zwei Jahren vollkommen geheilt sind, und die an vielen Stellen des Körpers, auch ausser dem Gesichte, besonders aber an dem einen Ellenbogen Narben hinterlassen haben, ihre Nase verloren. Weder aus der Erzählung der Kranken, noch aus der Beschaffenheit der Narben, liess sich mit Bestimmtheit schliessen, welche Dyscrasie solche Zerstörungen angerichtet hatte. Die netzartige Beschaffenheit der Narben im Gesicht sprachen allerdings für Syphilis, die vielleicht complicirt mit Scropheln auf eigenthümliche Art aufgetreten war. Genug es war nur zu verwundern, dass das Allgemeinleiden so vollkommen getilgt war.

Die Nase des Mädchens war eingesunken, die Nasenknochen zwar nicht vollkommen zerstört, sondern theilweise noch vorhanden, und ein kleines enges Nasenloch erlaubte die Athmung durch die verengerte mit callösen Massen ausgefüllte Nasenhöhle noch einigermaassen. Ein kleines Rudiment vom frühern Septum war mit dem zerstörten linken Nasenflügel verwachsen. Netzförmige, glänzende und von kleinen röthlichen Gefässen durchzogene Narben bedeckten einen Theil der Wangen, und erstreckten sich namentlich nach dem linken obern Augenlid, welches in Folge früherer Caries orbitae fest am Knochen angeheftet war, ohne jedoch zum Ectropium auswärts gekehrt zu sein.

## §. 260.

Dieses Mädchen machte eine auffallende Ausnahme von andern Menschen, die keine Nase haben, denn gewöhnlich haben diese Gesichter etwas so Abschreckendes, dass Diejenigen, die an solche Anblicke nicht gewöhnt sind, geneigt sind sie für böse Menschen zu halten. Dieses Mädchen hingegen hatte ein so schönes, unschuldiges blaues Auge, mit weiter Pupille — dass man durch sie tief in ein gutes sanftes Gemüth hineinzublicken glaubte, und darüber die Hässlichkeit des Nasenmangels beinahe vergass. Der Vernarbungsprocess war seit 2 Jahren vollständig beendet, ein neuer Aufbruch von Geschwüren seitdem nicht erfolgt, die Constitution des Mädchens im Übrigen sehr gut, und die Vollsaftigkeit der Haut liess das Gelingen einer Transplantation hoffen.

Am 10. Mai 1836. unternahm v. Ammon eine vorläufige Operation zur Bildung eines Septum aus der alten die Nasenöffnung verschliessenden Haut. Ein viereckiger Lappen, welcher auf der Oberlippe aufsass, ward deshalb losgetrennt, nach hinten umgerollt, durch mehrere Knopfnähte so geheftet, und in Charpie eingehüllt. In die sehr enge Nasenöffnung brachte Hofrath von Ammon Pressschwamm ein, um sie möglichtst zu erweitern. Der auf diese

Weise zum Septum vorbereitete Hautlappen starb indess ab, wozu ein auf die Operation folgendes, das Gesicht und den Kopf einnehmendes Erysipelas wesentlich beitrug. Es bedurfte längerer Zeit ehe die Vernarbung der Operationswunde erfolgte, und die Kranke wurde auf 2 bis 3 Wochen in ihre Heimath geschickt, um sich an der freien Luft zu erholen, deren Entbehrung allein Landleute, wenn sie längere Zeit in der Stadt sind, bisweilen krank macht.

### §. 261.

Am 27. Juni verrichtete Hr. Hofrath v. Ammon in Beisein des Dr. Hedenus und mehrerer anderer Ärzte die Rhinoplastik. Mehrere Narben in der Nähe der Augenbraunengegend, machten es nöthig den Lappen mehr aus der linken Seite der Stirn zu nehmen, wodurch zugleich die Umdrehung erleichtert, und verhindert wurde, dass die Umdrehungsstelle in die Nähe der Narben kam. Die die Nasenhöhle überziehende Haut wurde gespalten, und zurückpräparirt, einige Stellen welche zu dünn waren abgetragen, und darauf die Anheftung des schönen und sich während der Operation in seiner Färbung gar nicht verändernden Hautlappens vorgenommen, und zwar mit der Anlegung von 4 Knopfnähten um das Septum zu halten begonnen, ohne dass diese jedoch zugezogen wurden. Die Anlegung der Knopfnähte im Septum konnte auf diese Weise mit der grössten Genauigkeit verrichtet werden.

Die Furcht, dass wie bei der ersten vorläufigen Operation Erysipelas das Werk zerstören möchte, welche auch nicht ungegründet war, da zu dieser Zeit sehr viele Kranke daran litten, und es besonders nach Operationen zu entstehen pflegte, ging glücklicherweise nicht in Erfüllung. Die Kranke hatte in den folgenden Tagen fast gar keine Klage, der überpflanzte Lappen veränderte seine schöne röthliche Farbe gar nicht, ebenso wenig wurde er kalt und gefühllos. Die Kranke hatte vielmehr jederzeit, wenn man den Lappen berührte, das Gefühl an der Stelle, wo er sich jetzt wirklich befand, und nicht an der Stirn. — Die Stirnwunde begann gut zu eitern, die Adhäsion des Lappens erfolgte ganz nach Wunsch und am 3ten Tage nach der Operation begannen wir mit der Herausnahme einiger Nähte. Zur Offenerhaltung der Nasenlöcher bedienten wir uns der Cautschuckröhrchen. Am 5ten Tage waren fast alle Nähte weggenommen, und die Adhäsion überall gut gelungen, nur lag die Nase etwas zu platt auf, was daher rührte, dass der Lappen etwas zu schmal genommen, und anderseits das Septum etwas zu tief angeheftet worden war. Herr Hofrath v. Ammon beschloss deshalb diesem Übelstande dadurch abzuhelfen, dass er sich vornahm späterhin die Umdrehungsstelle der Hautbrücke, anstatt sie ganz zu entfernen, auf die Nasenspitze zu transplantiren.

## §. 262.

Am 17ten Juli wurde die Kranke, wiewohl die Stirnwunde noch nicht völlig vernarbt war, auf einige Wochen in ihre Heimath entlassen, um sich zu zu erholen, damit sie nicht wieder stubensiech werden möchte, und kam nach 6 bis 8 Wochen sehr wohl aussehend zurück. Die Nase verbesserte, obwohl sie klein war, das Gesicht der Kranken schon auffallend, aber sie war erbötig, sich noch ferner operiren zu lassen, wenn dadurch noch mehr gewonnen werden könnte.

Herr Hofrath v. Ammon schritt daher am 17ten September zu der folgenden Operation. Die neue Nase wurde nämlich in ihrer ganzen Länge bis zum Septum herab in ihrer Mitte gespalten und ein zweiter Stirnhautlappen, welcher etwa 1—1¼ Zoll breit und 2½—3 Zoll lang war, von der rechten Seite der Stirn abgelöst, in diese Spalte eingepflanzt, und mittelst vieler umschlungener Nähte befestigt. Die Umdrehungsstelle der Hautbrücke fiel auf dieselbe Stelle, wo der Wulst von der ersten Umdrehung noch vorhanden war, und verursachte, besonders weil der Sicherheit halber die Brücke etwas breit genommen werden musste, einen beträchtlichen Berg. Die Vereinigung gelang auf der rechten Seite auf das Vollkommenste, auf der linken erfolgte an einigen Stellen Eiterung, und dies war wohl der Grund, warum hier die Narbe etwas furchenartig eingezogen wurde, während sie auf der rechten Seite ganz lineär war.

Die in zwei Hälften gespaltene, das erste Mal gebildete Nase stellte somit die beiden seitlichen Nasenwände, das bei der zweiten Rhinoplastik transplantirte Hautstück den Nasenrücken vor.

## §. 263.

Die Nase war wohl ohne Zweifel die grösste und hervorragendste, welche jemals künstlich gemacht worden war, aber leider konnte man ihr doch noch mehrere Vorwürfe machen. Weil gleich anfangs das sehr gross und breit gewonnene Septum etwas zu tief auf der freilich sehr langen Oberlippe angesetzt worden war, so diente es auch jetzt, wo sich seine Ränder nach hinten umgeschlagen hatten, so dass es eine runde, feste Säule vorstellte, nicht genug dazu die Nasenspitze zu tragen und zu heben, und anstatt in horizontaler Richtung von der Oberlippe abzustehen, ragte es etwas zu sehr aufwärts.

Aber auch wenn das Septum seine Schuldigkeit vollkommen erfüllt, so kann die Nasenspitze doch niemals so wie bei einer angebornen schönen Nase hervorragen, wenn die Masse dazu nicht vorhanden ist, und es ist die schwache Seite wohl fast aller bisher gemachten künstlichen Nasen, dass die Nasenspitze nicht so stark, als zu wünschen wäre, hervorsteht. Die grösste Vorragung ist gewöhnlich auf der Mitte der Nase, sie fällt nach unten gewöhnlich abschüssig ab, und die neuen Nasen bilden einen Bogen anstatt einer vorragenden Ecke. . . . .

Endlich waren auch die Nasenlöcher etwas zu klein geworden, da die Zusammenziehung der Haut fortwährend zur Verkleinerung der anfangs noch so grossen Nasenlöcher beiträgt. Indess war die Nasenhöhle dieser Kranken so mit festen Massen ausgefüllt, dass die Luft nur durch einen sehr engen Kanal eingezogen werden konnte. Die Nasenlöcher würden sich auch noch haben erweitern lassen, dienten aber bei dieser Kranken mehr zum guten Aussehen, als zum Lufteinziehen.

## §. 264.

Am 21sten Oktober ging v. Ammon an die dritte Operation, bei welcher Herr Professor Blasius anwesend war. — Es war die Absicht des Operateurs die Wulst, welche, von den beiden Umdrehungsstellen herrührend, auf der rechten Seite der Nasenwurzel sass, zu lösen, und auf die Nasenspitze zu verpflanzen. Weil jedoch wie schon oben erwähnt wurde, die eine Narbe auf der linken Seite der neuen Nase, (da wo der beim ersten und zweiten Male transplantirte Hautlappen einander berühren) nicht ganz eben, sondern nach innen umgekrempt war, gedachte v. Ammon die Verbesserung dieses Übelstandes zugleich mit zu bewirken.

Er begann also damit, diese vertiefte Narbe auszuschneiden. Die Nase war nun zum zweiten Male, aber nicht in der Mitte, sondern etwas linkerseits ihrer ganzen Länge gespalten, und die in diese Spalte transplantirte Nasenspitze würde somit etwas seitlich gestanden haben. Diesem Übelstande würde durch eine nochmalige nachträgliche Operation abzuhelfen gewesen sein, und schien keine besondere Beachtung zu verdienen. Es kam aber Alles anders, als voraus berechnet worden war, denn nachdem v. Ammon den Schnitt nach oben um jene mehrfach erwähnte Wulst herumgeführt und diese losgetrennt hatte, ergab es sich, dass sie sich, weil der Stiel zu kurz war, nur mit vieler Mühe umdrehen, und so tief herablegen liess, als nöthig war, um sie bis an die tiefste Stelle der Nase zu bringen. Es würde, wenn man dies hätte erzwingen wollen, die Lostrennung der Hautbrücke bis zu einem Grade nöthig gewesen sein, wodurch der zu transplantirende Hautlappen hinsichtlich seiner Ernährung in Gefahr gekommen wäre. Es ergab sich aber nun während der Operation noch ein anderes Auskunftsmittel, denn v. Ammon kam auf die glückliche Idee die Nasenspitze durch blosse Verdrängung des Hautlappens nach unten ohne alle Umdrehung vorragend zu machen.

Es war ganz auffallend wie auf einmal, wenn man den Lappen so nach unten gedrängt hielt, die Nase einer natürlichen so vollkommen ähnlich war. Es wurde daher, sobald die Blutung gestillt war, zur Anheftung mittelst Dieffenbachscher Nähte geschritten, und ein überflüssiger Theil der Wulst auf der Nasenwurzel abgetragen.

Der Lappen, der mit einer sehr breiten Basis aufsass, hielt sich, während er losgetrennt war, ganz gut, und verlor nicht einen Augenblick seine natürliche schöne Färbung. Leider wurde diese Operation nicht von so gutem Erfolge gekrönt, als man anfangs erwarten durfte. Nicht nur ein Stück des Lappens an der obern Stelle, wo früher die Wulst war, wurde in den folgenden Tagen gangränös, sondern auch der ganze dem Lappen angehörige Wundrand längs der Nase herab ging in der Breite von 2 Linien in trocknen Brand über, und stiess sich ab, während der daran anliegende, von der ersten Rhinoplastik herrührende Wundrand, welcher der linken Seitenwand der Nase angehörte, daran gar keinen Antheil nahm. Wiewohl nun auch in solchen

Fällen die Vereinigung durch secunda intentio immer noch zu Stande kommt, so lässt sich doch nicht erwarten, dass die Narbe so gut wird als wenn sie durch Agglutination entstanden wäre, und wenn selbst keine breitere Narbe zurückbleibt, so ist doch die dann jedesmal erfolgende rinnenartige Einkrempung nicht zu vermeiden, und diese entstellt dann die Nase auf eine unangenehme Weise, ihren Ursprung durch Menschenhände erzeugt worden zu sein, sogleich verrathend.

Diese Beobachtung beweist wie ungeheuer viel man der Natur zumuthen darf, und wie man das Werk der plastischen Chirurgie selbst dann noch nicht verloren geben darf, wenn der neugebildete Theil zu klein gerathen ist, ein Fehler dem allerdings viel schwerer abzuhelfen ist als dem entgegengesetzten, wenn er jemals vorkommen sollte.

## §. 265.

### *Von der Einheilung metallner Gerüste zur Aufrechthaltung künstlicher Nasen.*

Rust, Klein und Galenczowski versuchten eingesunkene Nasen durch Einheilung von Goldplatten zu verbessern, und Klein behauptet durch ein, unter eine Sattelnase eingeheiltes Goldblech die Gestalt der Nase einem Manne wiederhergestellt zu haben. Ebenso veranlasste der Wunsch dem Zusammenschrumpfen der Nase zuvorzukommen Tyrrel, Wundarzt am St. Thomashospital in London (*Med. quart. Review. Lond. VI. 1835.*) zu dem Versuche ein aus Platina gefertigtes Gerüste in die neue Nase einzuheilen, und den Lappen darüber ausgespannt zu halten.

Ein 27jähriger Mensch von scrophulöser Constitution hatte im Jahr 1831 an Tripper und Schankern gelitten, worauf bald Rachenentzündung und Zerstörung des weichen Gaumens, nach scheinbarer Wiederherstellung im Jahr 1832 aber, trotz aller angewandten örtlichen und allgemeinen Heilmittel, syphilitische Verschwärung und völliger Verlust der Nase erfolgte. Indessen war es endlich durch beharrliche Anwendung der Jodine in verschiedenen Formen gelungen, die weitern Fortschritte des Übels zu hemmen und den Kranken im Januar 1833 als geheilt zu entlassen. Da nun bis zum Frühjahr 1834 die Gesundheit ungestört geblieben war und die den ungeheuren Hiatus umgebenden Theile ein gesundes Ansehn bekommen hatten, so unternahm es Tyrrel die erschreckliche Deformität des Gesichts durch Bildung einer künstlichen Nase zu heben. Er nahm zuvörderst einen Abdruck des Gesichts in feinem Pariser Gipsmörtel, liess eine Art von Gerüst oder Gestell für die neue Nase aus Platina verfertigen, welches zwischen den Stirn- und Oberkieferknochen eingesetzt, einerseits den Rücken und die Scheidewand, andrerseits die Flügel der Nase tragen sollte, bedeckte es mit Modellirwachs in Gestalt der zu bildenden Nase und bestimmte durch Entfaltung und Auflegung der letztern über der Stirn die Grösse und Gestalt des auszuschneidenden Hautlappens mit Berücksichtigung der durch die Verdrehung desselben und durch die nach der Operation zu gewärtigende Contraction der Haut bedingten grössern Ausdehnung. Hierauf wurden auf der Stirn des Kranken (nach links hin) die Incisionslinie, welche in eine schmale Zunge (die künftige Nasenscheidewand) auslief, mit Indigo vorgezeichnet, und durch Ausschneidung eines eine Linie breiten Hautstreifens aus dem beiderseitigen Rande der bestehenden Nasenöffnung eine Furche zur Aufnahme der Wundränder des auszuschneidenden Hautlappens gebildet, und gleicherweise die Bedeckungen der Nasenwurzelgegend und die an der Oberkieferknochenverbindung scarificirt, um sowohl dem Stamme des Platinagerüstes zum Anhalt zu dienen, als die Verwachsung der neuen Commissur der Nasenlöcher mit der Oberlippe zu ermöglichen. Jetzt präparirte der Operateur den vorgezeichneten Hautlappen, von dem nur von der Knochenhaut bedeckt bleibenden Stirnknochen los, so dafs nur eine ¼ Zoll breite Verbindungsbrücke übrig blieb, bedeckte ihn mit in warmes Wasser getauchten Schwämmen, bis die Blutung völlig gestillt war, setzte das Platinagerüst ein, überzog es mit dem umgeschlagenen Hautlappen und befestigte ihn in den angegebenen Furchen mittelst zu beiden Seiten derselben eingezogener seidener Ligaturen. Ebenso wurde zuletzt die neue Nasenscheidewand angeheftet. — Die Operation ging ohne alle üble Zufälle von Statten, die Stirnwunde wurde mit Feuerschwamm und die Nase mit Baumwolle bedeckt. Die Vereinigung gelang äusserst schnell, nach 5 Tagen waren alle Ligaturen abgenommen und man konnte kaum die Vernarbungslinie entdecken. Wenn man die Nase angriff, so glaubte der Operirte an der Stirn berührt zu werden, eine Täuschung, welche sich erst nach mehreren Wochen verlor. Das Platinagerüste in der Nase war zwar ohne alle Beschwerde, es musste aber doch nach einigen Wochen herausgenommen werden, da die ungleichmässige Contraction der die Nase bildenden Haut (die dünnere vom obern Theile der Stirn kommende, die linke Seite der Nase bildende Haut contrahirte sich mehr als die der rechten Seite) eine Verschiebung und ein Hervorragen desselben aus dem linken Nasenloche veranlasste. Fünf Monate nach der Operation wurde die Schiefheit der Nase durch nachträgliche Verkleinerung des linken und Erweiterung des rechten Nasenloches gehoben, und somit dem Kranken eine fast vollkommen symmetrische Nase und eine deutliche und sonore Stimme (statt der vorherigen Verunstaltung und unsäglichen, durch die fortwährende Trockenheit und Irritation der Rachenhöhle und den ausfliessenden Unrath bedingten Leiden) gegeben.

## §. 266.

### *Von der Verbesserung verstümmelter Nasen durch Bildung eines neuen Nasenrückens.*

Wenn die Nase durch Syphilis, welche wohl diese Art der Zerstörung anzurichten vermag, oder sei es auf welche Art es immer wolle, etwa durch äussere Gewalt, in der Art verstümmelt ist, dass nur der Rücken der Nase fehlt, die Seitenwandungen aber vollkommen gut vorhanden sind, auch die Spitze der Nase unversehrt geblieben ist, dann ist nur die Bildung eines Nasenrückens indicirt, und man thut wohl, diesen Ersatz in Form eines mehr oder weniger länglichen Streifens, wenn es irgend möglich ist, aus der Stirnhaut zu machen. —

Dieffenbach beschreibt zwei Fälle partieller Rhinoplastik in seinen Erfahrungen *(Bd. 2. pag. 33. und 34.)*. In dem einen Falle bei einer Frau, deren Nase der Gewalt der Syphilis nicht hatte widerstehen können, war ein 2 Zoll langer und $1\frac{1}{2}$ Zoll breiter Lappen zur Verbesserung des Nasenrückens nöthig. — Bei dem andern Kranken, dem russischen Kaufmann Sobolov bedurfte es ebenfalls eines ovalen Hautlappens von 2 Zoll Länge und $1\frac{3}{4}$ Zoll Breite, der in die, bis zur Spitze herab, in der Mitte gespaltene Nase eingepflanzt werden musste.

Eine ähnliche Operation machte Dieffenbach neuerdings bei einem russischen Arzte, dem Dr. Maximowitsch aus Charkow. In Folge scrophulöser Caries und dreijährigen Gebrauchs von Merkurialmitteln war das knöcherne Nasengerüste zerstört, die Weichtheile, mit Ausnahme der Spitze, waren tief eingesunken, sie bildeten an der linken Seite eine tiefe Furche. Neun Jahre hatte der Unglückliche in tiefer Einsamkeit seit seiner Entstellung gelebt. Dieffenbach spaltete die Weichtheile in der Mitte, nachdem er zuvor das Septum von der Spitze abgetrennt hatte, und heilte einen grossen ovalen Stirnlappen ein. Später excidirte er diesen in oberflächlichen schmalen Längenportionen, welche er nicht aus der Mitte, sondern von den Seiten nahm; er entfernte aber nicht die ganze Oberfläche, sondern liess dem Patienten einen Theil des Lappens, von der Breite eines gewöhnlichen Nasenrückens, da dieser einem natürlichen so ähnlich sah. Dieffenbach rechnet diesen Fall zu einem seiner gelungensten rhinoplastischen Operationen, da die Nase kaum als Artefact zu erkennen war.

## §. 267.

Die Fälle, welche die Bildung eines neuen Nasenrückens erfordern, und die dazu nöthigen Operationen unterscheiden sich überhaupt wenig von denen, wo wegen eines Einbugs, eines Kniffes, einer sattelförmigen Eindrückung des Nasenrückens, oder wie man diese Entstellung der Nase immer nennen will, die partielle Rhinoplastik nöthig ist. Ueberaus häufig trifft man solche Nasen, wo nur die knorpeligen Partien, welche dem Nasenrücken seine Wölbung verschaffen, eingesunken sind, die Hautbedeckungen aber meistens keine Zerstörung erfahren haben, und wofür wir bereits im allgemeinen operativen Theile die Methode der Einpflanzung eines Hautlappens empfahlen. Nur dadurch, dafs dann der Lappen je nach dem Bedürfniss noch kleiner zu sein braucht als bei der Bildung eines ganzen Nasenrückens, unterscheiden sich beide Operationen von einander. — Zu den Neubildungen des Nasenrückens gehört z. B. auch der von Ammon in Rust's Magazin *(Bd. 32.)* beschriebene Fall.

## §. 268.

### *Von der Ausschneidung von Stücken aus der Nase zur Verbesserung von Eindrückungen der Nase.*

Um schwächere oder stärkere Eindrücke im knorpeligen Theile des Nasenrückens wieder in die Höhe zu heben, was sich vor Dieffenbach noch Niemand zum Operationszwecke gemacht hatte, empfiehlt er (*Erfahrungen Bd. II. pag. 1.*) die Excision des eingesunkenen mittleren Nasenrückens, der entweder 1) wie ein Keil mit zwei Querschnitten, welche gegen die Wangen hin in einen spitzen Winkel zusammentreffen, ausgeschnitten wird, oder es werden 2) statt der geraden Querschnitte zwei convexe gemacht, so dass der Substanzverlust des Nasenrückens schmäler ist, als in der Mitte der Seitenwände der Nase, oder 3) der eingesunkene Nasenrücken wird erhalten, und unter ihm ein ovales Stück aus beiden Seitenwandungen der Nase und der knorpligen Scheidewand weggenommen. Die eine Spitze des Ovals sieht nach unten gegen die Wangenhaut hin, die andere nach oben ist dem eingesunkenen Nasenrücken zugekehrt.

Alle diese Methoden passen für einzelne verschiedene Fälle.

Der Nasenrücken, das knöcherne Gerüst, muss dabei immer vollkommen erhalten und die Nase nur durch Geschwüre, welche das Einsinken eines Theiles des Septum bewirkten, so entstellt sein, dass sie im Profil gesehen, einen Eindruck, eine Art von Sattel vorstellt.

§. 269.

Die Excision durch zwei gerade Querschnitte passt besonders bei sehr langen Nasen, die ohnehin für das Gesicht zu lang sind. Man spannt zu diesem Zwecke die Nasenspitze an, setzt die geradlinige Schneide des Messers unter dem Nasenknochen auf den Rücken der Nase auf, und durchschneidet die Nase mit der etwas nach abwärts gerichteten Klinge in einem Zuge bis zur Wangenhaut. Beim zweiten Schnitte wird die Klinge unterhalb des Kniffes aufgesetzt und der Schnitt schräg nach oben geführt, so dass beide Schnitte sich auf dem Grund der Nase in

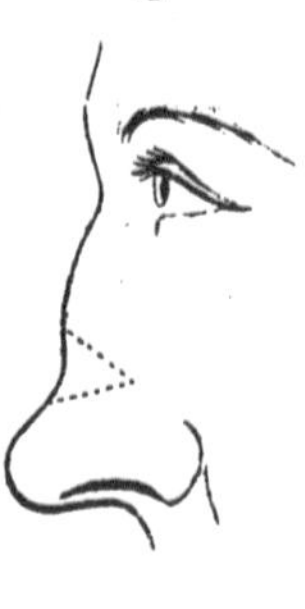

einem Winkel begegnen. Man macht den oberen Schnitt deswegen zuerst, weil man sonst bei dem zweiten das zu excidirende Stück nicht gut würde fixiren können. Man kann nun durch die Wunde zu den Nasenlöchern heraussehen. — Es ist nöthig, die gewöhnlich schon starke Blutung vollständig abzuwarten, bis das seröse Stadium eingetreten ist, dann aber führt man mittelst runder Nähnadeln zwei Knopfnähte durch das Septum, knüpft die Fäden, schneidet ein Ende ab, und leitet das andre zu den Nasenlöchern heraus. Zur Vereinigung der Seitenwandungen und des Nasenrückens legt man 6—8 umschlungene Nähte an. Die Herausnahme eines Stückes Septum ist nöthig, weil es sonst später gegen die stärker hinaufgerückten Seitenwände zu stark vorstehen würde.

## §. 270.

Die zweite Operationsmethode besteht in der Anlegung zweier Ovalschnitte quer durch die Nase, so dass die eine Spitze des Ovals dem Nasenrücken, die andere ihrer Basis zugekehrt ist. Diese Methode ist bei kleinern Nasen mit gerader Spitze anwendbar, die durch das Ausschneiden eines Keiles nach der ersten Methode zu stark nach oben gezogen werden würden.

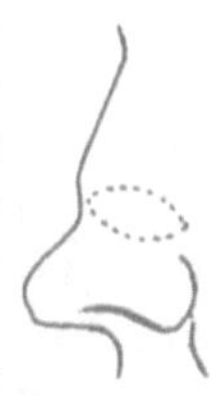

Die Vereinigung dieser halbmondförmigen Seitenöffnungen geschieht, nachdem vorher das Septum durch zwei Knopfnähte verbunden ist, durch umschlungene Nähte. Gleich nach der Operation erscheint an der Stelle, wo die Fortsätze des Nasenrückens, die durch das schräge Einschneiden in die Nase gebildet werden, zusammentreten, ein kleiner Höcker; indem nämlich die gebogenen Wundränder der Seitenwandungen durch das Heften in gerade Linien verwandelt werden, treiben sie diesen Theil des Nasenrückens heraus. Dieser Buckel ist nothwendig, denn indem er später wieder einschrumpft, verschwindet die Hervorragung, und der Nasenrücken bildet eine gerade Linie.

§. 271.

Dieffenbach erläutert diese Methode durch die Erzählung des folgenden Falles. (*Erfahrungen Bd. II. pag. 9.*).

„Herr H....e, Doctor Philosophiae, hatte in Folge eines scrophulösen Nasengeschwüres schon in seiner Kindheit einen Kniff in den vordern Theilen der Nase bekommen. Die Nase musste ursprünglich einen ganz geraden Rücken gehabt haben und zu einer schönen Form bestimmt gewesen sein."

„Ich machte die Operation mit Leichtigkeit, ich setzte die Klinge quer über die Nase, und schnitt erst oben, dann unten halbmondförmig durch, so dass von dem obern Nasenrücken ein unebener, nur eine Linie grosser Streifen verloren ging, indess die grösste Breite der Lappen in der Mitte der Nase fast $\frac{1}{3}$ Zoll betrug. Die Vereinigung des Septums geschah durch drei Knopfnähte, die des Rückens und der Seiten der Nase durch sechs umwundene Insectennadeln."

„Anfangs trat der Rücken, wie ich wünschte, etwas höckerartig hervor; doch mit dem Aufhören der Entzündung und der Entfernung der Nadeln am zweiten, dritten und vierten Tage sank er wieder und wurde fast gerade. Nach vier Wochen sah man an der Operationsstelle nur eine feine Narbe. Der Patient war über seine Nase äusserst erfreut." —

§. 272.

Dritte Operationsmethode. Es wird ein ovales Stück aus der ganzen Dicke der Nase unter der eingesunkenen Stelle exstirpirt. Die eine Spitze ist dem Nasenrücken, die andere der Wangenhaut zugekehrt. Man kann quer durch die Nase hindurchsehen. Zuerst wird das Septum durch zwei Nadelstiche verbunden, dann die Ver-

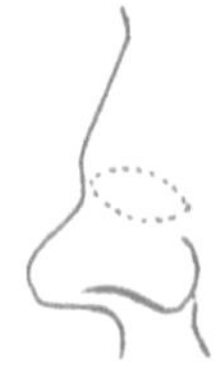

einigung der Seitenwände der Nase mittelst umschlungener Nähte bewirkt. Die Folge ist, dass der Rücken der Nase hervorgedrängt, und somit die Entstellung gehoben wird.

„Die 44jährige Frau des Zimmermanns F — s (*Erfahrung. B. II. pag. 10.*) hatte in Folge eines syphilitischen Nasengeschwürs eine Einsenkung der Mitte des knorpeligen Nasenrückens erlitten, genoss aber, seit der Anwendung einer geregelten Mercurialcur der besten Gesundheit. Der Kleinheit der Nase wegen schien dieselbe zur Wiederherstellung ihrer Form keinen bedeutenden Substanzverlust, am wenigsten am Rücken erleiden zu können. Ich zog es daher vor, aus beiden Seiten unter dem Eindruck zwei schmale Stücken herauszunehmen. Ich bewirkte dies, indem ich die Nase zusammendrückte, sie dann mit einem schmalen Messer von der linken zur Rechten quer durchstach, und dann mit sägenden Messerzügen ein stehendes Oval aus der ganzen Dicke der Nase wegnahm, so dass man gerade durch dieselbe hindurchsehen konnte."

„Die Blutung war unbedeutend. Ich heftete jede der Seitenwunden durch drei umwundene Nähte, nach deren Anlegung der eingesunkene Rücken hervortrat. Das Septum blieb unvereinigt. Dann wurden kalte Umschläge gemacht. Ausser einer ziemlich starken Anschwellung der Nase ereignete sich in den nächstfolgenden Tagen nichts von Bedeutung. Am dritten Tage zog ich auf jeder Seite eine Nadel aus, am vierten Tage abermals eine. Die beiden letzten hatten am fünften Tage auf jeder Seite durchgeschnitten. Auf der linken war dadurch eine kleine, in die Nasenhöhle führende Öffnung entstanden, die sich aber schon vierzehn Tage nach der Anwendung des Höllensteins vollkommen schloss."

„Die Operation hatte den erwünschten Erfolg gehabt, indem der Eindruck des Nasenrückens dadurch vollkommen gehoben worden war."

## §. 273.

### *Vom Wiederersatze der Nasenflügel.*

Die ersten Versuche Dieffenbachs, die Nasenflügel aus der Wangenhaut zu ersetzen *(Erfahrung. II. pag. 27.)*, denn vor ihm hatte sich noch Niemand mit dem Wiederersatze so einzelner Nasenpartien beschäftigt, fielen nicht eben sehr befriedigend aus, da sich die überpflanzte Haut immer mehr an das Septum anlegte, und das Nasenloch somit zu klein wurde. — Dies rührte aber daher, dass sich die Wangenhaut überhaupt wenig zur Transplantation eignet, und zu sehr einzuschrumpfen pflegt. — Die Haut für den Ersatz eines Nasenflügels aus der Stirn herbeizuholen ist allerdings etwas weitläufig, da man, um dies zu bewerkstelligen, die ernährende Hautbrücke ziemlich lang bilden und dabei die Seitenwand der Nase ihrer ganzen Länge nach spalten müsste. —

Dieffenbach beschreibt *(a. a. O. Bd. II. pag. 29.)* diese letztere Operationsmethode, und zieht sie, wegen besserer Beschaffenheit der Stirnhaut, jener aus der Wangenhaut vor. Zuerst werden die Ränder des Stumpfes abgetragen, darauf ein hinreichend grosser Lappen aus der Stirn getrennt, die Seite der Nase gespalten, der Lappen zur Seite umgedreht, herabgeschlagen und mit umwundenen Nähten befestigt. Der Hals des Lappens wird einstweilen in die Spalte an der Seite der Nase eingeheilt, nach vollendeter Verwachsung wieder exstirpirt und die Stirnwunde durch umschlungene Nähte vereinigt. Dieffenbach verrichtete die Operation auf diese Weise bei einer 40jährigen Wäscherin mit Glück. —

## §. 274.

Labat erzählt *(pag. 245.)* zur Erläuterung der Methode den Nasenflügel aus der Wange zu bilden, einen Fall aus Dupuytrens Praxis. —

Ein polnischer Major hatte das Unglück gehabt, dass ihm der rechte Nasenflügel grösstentheils abgehauen worden war. — Auf dem Rückzug nach Preussen, wo er aller ärztlichen Sorgfalt entbehrte, war an die Anheftung des herabhangenden Nasenflügels nicht zu denken, und er starb daher ab.

Dupuytren frischte (den 23. Novbr. 1832) die Narbenränder an, nahm einen ovalen Hautlappen aus der Gesichtshaut und befestigte ihn an der Stelle des Nasenflügels durch mehrere umschlungene Nähte *(sutures entortillées)*. Eben so wurde die Wunde auf der Wange vereinigt. Um das Nasenloch offen zu erhalten, brachte man einen Tampon von Charpie ein. — Ein nachfolgendes Erysipelas und Kopfschmerz wurden beseitigt, und am 5ten Tage die Nadeln aus den Nähten entfernt. Die Vereinigung war ziemlich gelungen, die Umdrehungsstelle glich sich aus, und nach sechs Wochen war die Heilung vollkommen, so dass man kaum merken konnte, dass der Nasenflügel künstlich angesetzt war.

Auch Jobert *(Behrend wöchentl. Repertor. 1836. N. 13.)* bildete einen fehlenden Nasenflügel und zugleich die Nasenspitze aus der Wangenhaut bei einem Mann, dem diese Partie in einem Streite mit seiner Geliebten von dieser abgebissen worden war.

Dem Uebelstande, dass die aus der Wange entlehnte Haut sich vermöge ihrer Dünnheit zu sehr zusammenzieht, lässt sich dadurch abhelfen, dass man nach der im allgemeinen operativen Theile beschriebenen Methode die Haut verdoppelt. — Man muss zu diesem Zwecke den Hautlappen gleich anfangs um ein Beträchtliches grösser bilden als der Defect es ist, und noch ehe man den Lappen anheftet diejenige Partie, welche dem Nasenloche zugewendet sein soll, mit seiner Zellgewebsseite umnähen.

Dzondis Versuch, einen fehlenden Nasenflügel aus der Haut eines andern Individuums zu ersetzen, der aber bei der Unsicherheit, mit welcher die Anheilung ganz getrennter Theile erfolgt, misslang, haben wir im Capitel von der Anheilung ganz getrennter Körpertheile erwähnt, und weisen darauf zurück.

Dieffenbach ersetzte in mehreren Fällen kleine Defecte am hintern Theile der Nasenflügel, welche durch Caries des Kiefers entstanden waren, aus der benachbarten Haut. Eine wichtige hierher gehörige Beobachtung von ihm ist folgende. Ein Kind von 6 Jahren hatte in Folge von Caries und Nekrose des Oberkiefers ein Loch in der linken Wange bekommen, in welches man drei Finger hineinführen konnte, Zunge, Gaumensegel u. s. w. lagen frei am Tage, auch ein Stück vom Nasenflügel war verloren. Der rechte Mundwinkel war schräge hinauf in das Loch hineingezogen und der Mund dadurch um das Doppelte vergrössert. Die Umgebung um jene grosse Öffnung war hart, roth, dünn und dicht auf dem Knochen aufliegend. Dieffenbach bildete aus der vergrösserten halben Oberlippe einen Lappen, welchen er ausdehnte und in die Öffnung einpflanzte. Die Einheilung erfolgte in einigen Tagen, ein kleines an einer Stelle zurückbleibendes Loch wurde durch wiederholtes Beizen geschlossen. *(Dieffenbachs chir. Erfahrungen. 5. Abth.)*

## §. 275.

### *Vom Wiederersatze der Seitenwand der Nase.*

Mit dem Mangel des einen Nasenflügels ist nicht selten auch der Defect der Seitenwand der Nase verbunden. Wenn die knöchernen und knorpeligen Unterstützungen der Nase gut erhalten sind, und die Haut auf dem Rücken der Nase ebenfalls unversehrt ist, der Kranke somit von der einen Seite angesehen gar keine Entstellung wahrnehmen lässt, und nur, wenn man sein Gesicht von vorn oder das Profil von der entgegengesetzten Seite betrachtet, der Mangel der Naseuseitenwand bemerkt wird, dann ist der Ersatz dieser Nasenhälfte indicirt, denn die Unbequemlichkeiten, die dieser theilweise Defect der Nase erzeugt, sind nicht zu übersehen, und die Befürchtung, dass die benachbarten Thränenorgane, wenn sie nicht bereits in den ihrer Nachbarschaft vorhandenen pathologischen Prozess verwickelt sind, daran Antheil nehmen möchten, und dass die Entblössung der Nasenknochen deren Exfoliation zur Folge haben könnte, muss zu desto grösserer Beschleunigung der Operation auffordern. — Delpech (*Chirurgie clinique. Tome 2. pag. 221., auch bei Labat Rhinoplastie pag. 151.*) liefert die Beschreibung eines solchen Falles, wo er die fehlende Seitenwand, gleichzeitig aber auch einen Theil des untern Augenlids am innern Augenwinkel aus der Stirnhaut mit glücklichem Erfolge wiederbildete. Es ist überhaupt zu verwundern, wie Delpech: der diese und andere plastische Operationen bereits im Jahre 1820 ausführte, seinen Landsleuten nicht mehr Lust daran beigebracht hat, so dass sie erst in der neuesten Zeit diesen Zweig der Chirurgie mit mehr Fleiss bearbeitet haben.

## §. 276.

Diejenige Partie der Haut, welche auf das knöcherne Nasengerüste zu liegen kommt, muss natürlich, ausser mit ihren Rändern, auch mit ihren wunden Zellgewebsflächen aufheilen. Der tiefer gelegene, den Nasenflügel vorstellende Theil des Lappens hingegen soll mit seiner innern Fläche frei bleiben, und wie solche Theile überhaupt schwerer zu bilden sind als jene, die nicht so wie die Nasenflügel an ihrer vorderen und zugleich an ihrer hintern Fläche frei sein müssen, so beruht auch hierin die grösste Schwierigkeit des Gelingens der Operation, und wir empfehlen, um die zu grosse Zusammenschrumpfung des freien Randes des neuen Nasenflügels zu verhüten, wiederum, obwohl wir keine eigne Erfahrungen über das Gelingen dieses

Verfahrens besitzen, die Verdoppelung der Haut in der Gegend des Flügelrandes.

Für den, der eine Rhinoplastik zu machen weiss, und die bisher aufgestellten für Transplantionen überhaupt gültigen Regeln verstanden hat, ist eigentlich die Beschreibung der Operation zum Wiederersatze einer Seitenwand der Nase überflüssig. — Ein Fall ist dem andern ohnehin so wenig ähnlich, dafs die für den Einen brauchbare Operationsmethode bei dem Andern jedenfalls Abänderungen erleiden muss. — Bei plastischen Operationen ist überhaupt der Erfindungskraft des Operateurs weit mehr Spielraum gegeben, als bei andern chirurgischen Operationen, die vermöge der Gleichmässigkeit in den anatomischen Verhältnissen in dem einen Falle genau so wie in dem andern verrichtet werden können, wie z. B. Amputationen, Unterbindungen u. s. w.

## §. 277.

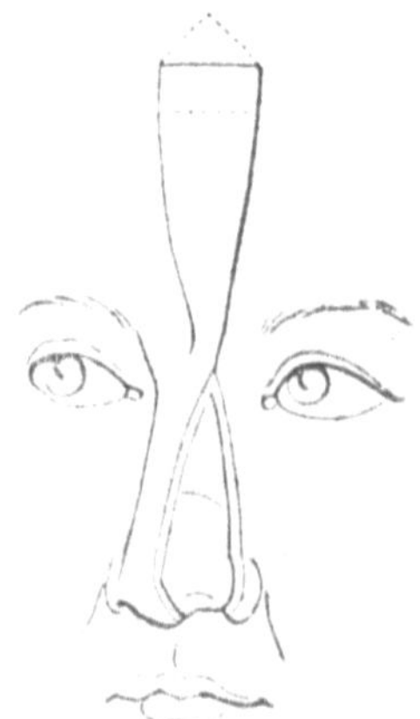

Wir geben in der nebenstehenden Figur eine zwar nicht nach dem Leben, sondern nur aus der Idee gezeichnete Abbildung, wie bei fehlender Nasenseitenwand der Hautlappen aus der Stirn zu entlehnen sein wird, ähnlich dem Falle, welchen Delpech operirte. — Wir würden, wenn sich uns ein Fall dieser Art zur Operation darböte, das Maass zu einem Hautlappen nehmen und in Papier ausschneiden. Die untere Partie des Hautlappens, welche somit den oberen Theil der Nasenscheidewand vorzustellen hat, darf, weil dort die Haut glatt ausgespannt erhalten werden und mit ihrer Zellgewebsfläche aufheilen soll, nicht viel breiter genommen werden als der Defect an sich beträgt, aber das obere Ende des Lappens, welches an die tiefste Stelle verlegt, und zum Ersatze des Nasenflügels angewendet werden soll, muss in allen Dimensionen reichlicher genommen werden, damit das Nasenloch nicht zu klein werde, und der neue Nasenflügel sich nicht an das Septum anlege, in welchem Falle der Operirte später keine Luft durch die Nase bekommen würde. — Also nicht nur in der Breite, sondern auch in der Höhe muss dem Lappen ein mehrere Linien breites Stück Haut zugegeben werden, damit man dasselbe nach innen umschlagen, und somit den Rand des Nasenflügels verdoppeln könne. — Wenn man nun mit Berücksichtigung dieser Erfordernisse über die Form und Grösse des Hautlappens mit sich einig ist, und das Modell zu demselben in Heftpflaster ausgeschnitten hat, klebt man es so auf die Stirn, dass die Umdrehungsstelle auf die Nasenwurzel fallen muss. — Es ist allemal anzurathen, die Wundmachung der Ränder des Defects eher vorzunehmen, als den Lappen zu umschneiden, einmal weil das von der Stirn herabfliessende Blut die genaue Abtragung der Narbenränder verhindern würde, zweitens aber auch deswegen, weil man es sich auf diese Weise vorbehält, nach der Wundmachung der Ränder, wo der Defect, selbst wenn nur sehr schmale Streifen abgetrennt werden, immer sogleich auffallend grösser erscheint, noch Abänderungen am Modelle vornehmen zu können. Man säumt aber nicht mit der Umschneidung und Ablösung des Hautlappens, und passt ihn in den Defect ein. — Reicht er nun überall hin, den Defect auszufüllen, ist er namentlich dort, wo er auf die Nasenknochen zu liegen kommt, nicht zu reichlich, so dass er keine Aufwulstung macht, nach unten aber für den ersten Augenblick überflüssig gross, so sorgt man für die vollständige Stillung der Blutung, und erwartet das seröse Stadium, wo kein Blut mehr hervordringt. — Man beginnt nun die Heftung damit, dass man dann die Verdoppelung des untern Endes des Lappens vornimmt und das Stück, welches auf der Zeichnung durch eine punktirte Linie abgegrenzt ist, so wie man Matrazen durchnäht, mit seiner blutigen Seite zusammenheftet. Die Befestigung des Lappens geschieht übrigens nach den bekannten Regeln.

## §. 278.

### *Ergänzung kleiner Defecte an den Rändern der Nasenflügel.*

Wir folgen hier Dieffenbach *chirur. Erfahrungen 5. Abth.* Ein geringer Verlust vom Rande eines Nasenflügels bringt sogleich eine Entstellung hervor. Beträgt der Verlust nur etwa eine Linie in der Breite, so bekommt die Physiognomie des Menschen dadurch etwas Malitiöses. Bei grossen Defecten ist dies nicht der Fall, sie sind abschreckend wie alle andere bedeutende Verluste an der Nase.

Beträgt der Defect nicht über drei Linien bei einer kleinen oder Mittelnase, so hebt man die Entstellung dadurch, dass man den andern Nasenflügel und das Septum etwas verkürzt, und die defecte Seite verlängert. Dies geschieht auf folgende Weise:

Der Rücken der Nase wird durch einen herablaufenden Messerzug durchschnitten, der knorpelige Theil vollends gespalten, und der Schnitt durch die Nasenspitze so hindurch geführt, dass dadurch der defecte Flügel von ihr getrennt wird, und der auf dem Knochen liegende Seitentheil vom Nasenbeine und processus nasalis getrennt, so dass man diese ganze Seite der Nase lang herabziehen kann.

Hierauf schneidet man aus der Mitte des entgegengesetzten, langen Flügels ein spitziges Oval. Die eine Spitze sieht nach dem Nasenrücken, die andre nach der Wange. Seine Breite muss etwa die Hälfte der Breite des Verlustes des andern Flügels betragen.

Zuerst vereinigt man die Ovalwunde durch drei bis vier Knopfnähte genau, dann wird der gespaltene

Nasenrücken durch eine ganze Reihe umschlungener Insectennadeln geheftet. Hierbei ist es wichtig, den entstellten Nasenflügel so weit herabzuziehen, dass er etwas länger werde wie der andere. Beim Heften verhält man also den einen Flügel und den Rücken, und reckt den andern dagegen aus. Die äusserste kleine, zu stark hervorragende Spitze des Lappens muss gewöhnlich mit der Scheere abgeschnitten werden.

Der dritte Theil der Operation besteht in der Verkürzung des Septums. Es ragt zu weit vor den Flügeln hervor, und muss zu diesen in ein gehöriges Verhältniss gebracht werden. Dies geschieht wie folget:

Man fasst seinen häutigen Theil, zieht es etwas zur Seite und trennt mit einem kleinen Messer seine leichten Verbindungen von der knorpeligen Scheidewand, ohne dabei die äussere Haut zu verletzen. Mit einer Hakenpincette wird nun der Rand des Knorpels gefasst, und von diesem ein entsprechend grosser Streifen mit dem Messer abgeschnitten. Knorpel und Hautrand der Scheidewand werden dann durch einige Knopfnähte mit einander vereinigt.

Nach der Operation müssen unausgesetzt kalte Umschläge angewendet, und der Kranke streng antiphlogistisch behandelt werden, da sich sonst die Nase heftig entzündet und die Nähte auseitern. Man denke nur daran, dass man eine sehr complicirte Nasenwunde behandle. Die Suturen können gewöhnlich am zweiten oder dritten Tage, doch nur nach einander entfernt werden. An ihre Stelle legt man mit grosser Genauigkeit schmale Heftpflasterstreifen an, und bedeckt die Nase mit Umschlägen von lauem Bleiwasser.

Durch diese Operationsmethode hat Dieffenbach mehrere Menschen geheilt, welchen der Rand oder ein grosser Theil eines Nasenflügels fehlte und wo der

Defect nicht so gross war, dass eine Hauteinpflanzung aus der Stirne, Wange oder Lippe thunlich war. Dieffenbach erzählt folgende Fälle dieser Operation.

„Der erste Kranke dieser Art war ein schöner junger preussischer Ulan, dem sein Pferd den halben linken Nasenflügel abgebissen hatte. Die unangenehme Entstellung dieses jungen Mannes gab mir die erste Idee zu dieser Operation, welche ich im Clinico der Charité vornahm. Eine genaue Beschreibung derselben wäre eine blosse Wiederholung des Obigen, und ich begnüge mich nur zu sagen, dass bei kalten Umschlägen und einer strengen inneren Behandlung eine nur mässige Entzündung der Nase sich einstellte. Schon am zweiten Tage konnte ich einige Suturen entfernen, da jeder Punkt der Wunde vereinigt war. Die übrigen nahm ich am dritten Tage heraus. Noch vor dem Ablauf der zweiten Woche verliess der Ulan die Charité und wurde mit Vergnügen von allen das Klinicum besuchenden jungen Leuten gesehen."

„Eine ähnliche Entstellung beobachtete ich bei einem Studenten von zwei und zwanzig Jahren. Der linke Nasenflügel war ihm durch einen scharfen Schläger in einer Breite von wenigstens drei Linien weggehauen, und dadurch eine unangenehme Entstellung hervorgebracht. Der Verlust erstreckte sich hier bis über die Nasenspitze, deren linke Seite mit fortgehauen war. Auch hier spaltete ich die Nase der Länge nach, verkürzte den andern Nasenflügel und die Scheidewand, verlängerte dagegen durch Ausdehnen den ursprünglich beschädigten; legte dann eine beträchtliche Anzahl von Suturen an, und hatte auch hier die Genugthuung, die Heilung in wenigen Tagen so vollständig erfolgen zu sehen, dass ich nach der Entfernung der Nähte nur einige Streifen englisches Pflaster aufzulegen brauchte, um die frische Verwachsung zu unterstützen. Schon 8 Tage nach der Operation konnte der junge Mann wieder ausgehen."

## §. 279.

*Von der Ergänzung anderer kleiner Defecte der Nasenflügel.*

Nach Dieffenbach wird ein ganz fehlender Nasenflügel am besten aus der Stirnhaut ersetzt, fehlt dagegen nur ein schmales Stück, so schneidet er die Ränder wie bei der Hasenscharte ab, und vereinigt die Wunde durch Insektennadeln. Verengert sich das Nasenloch darnach etwas, so lässt er meine plastischen Gummiröhren einige Zeit lang tragen, oder erweitert das Nasenloch durch einen Einschnitt an seiner Insertionsstelle in der Oberlippe. Hat er ein grösseres Λ aus dem Flügel nehmen müssen, so schneidet er ein gleich grosses Stück aus dem gesunden Flügel um beide gleich zu machen, und heftet beide Wunden. Anders verfährt er aber, wenn die Spalte ziemlich breit und hoch ist, hier würde besonders bei einer kleinen Nase die Spitze zu gedrückt erscheinen. Dieffenbach verlängert hier die Spitze der aufrecht stehenden Pyramide durch die Flügel bis über den Nasenrücken fort, und schneidet auch aus diesem und der Scheidewand ein Stück heraus. Wenn die Wunde durch die erste Vereinigung geheilt ist, so nimmt er eine ähnliche Ausschneidung aus der andern Seite der Nase vor. Mehrere Personen wurden von Dieffenbach durch diese Operationsmethode, welche er unter andern mehrmals nach der Excision des Nasenkrebses oder nach zufälliger Verwundung ausübte, so vollkommen geheilt, dass man nicht einmal eine Narbe an der Nase entdecken konnte. *(Dieffenbachs chir. Erfahrungen 5. Abth. 1838.)*

## §. 280.

*Vom Aufbau eingesunkener Nasen.*

Die Principien, auf welchen Dieffenbachs Methode des Aufbaues eingesunkener Nasen beruht, sind bereits im allgemeinen operativen Theil erklärt worden. Es liegt ihr das Bestreben zum Grunde, die noch vorhandenen Trümmer der verstümmelten Nase zum Ersatze zu benutzen. In den Fällen nämlich, wo die, die Nase unterstützenden Knochen und Knorpelgerüste zerstört, die häutigen Bedeckungen der Nase aber noch grösstentheils erhalten sind, und die Nasenhöhle verschliessen, freilich ohne eine nasenähnliche Vorragung im Gesichte zu bilden, wo also der Ersatz durch eine künstliche neue Nase ziemlich ebenso dringendes Bedürfniss ist, als dort, wo von der alten Nase auch nicht mehr eine Spur vorhanden ist, da befindet sich der Operateur in der zweifelhaften Lage, ob er diese, die Rhinoplastik nach der gewöhnlichen Methode hindernden Rudimente erst ganz entfernen, und dann die Nasenbildung durch Transplantation vornehmen, oder aber die Trümmer der alten Nase zum Aufbau benutzen, und allenfalls, wenn es nöthig ist, nur einen kleinen Theil durch Herbeischaffung von Haut aus der Ferne ersetzen soll.

## §. 281.

Die Dieffenbachsche Operation (*Erfahr. Bd. I. pag. 9.*) zum Aufbau eingesunkener Nasen besteht in der Zerlegung der Trümmer der alten Nase in mehrere Theile, im zweckmässigen Aneinanderheften der aus der Tiefe hervorgezogenen Theile unter sich, und in geringen Unterstützungsmitteln der Theile während des Heilungsprocesses.

Man lässt den Kopf des Kranken durch einen Gehülfen fixiren, geht mit einem schmalen spitzigen Skalpell in die linke Seite des Lochs vor der eingesunkenen Nasenspitze ein, und durchschneidet mit einem Zuge, schräg nach oben gehend, die Weichtheile bis zum Nasenfortsatze des Stirnbeins. Einen zweiten entsprechenden Schnitt macht man auf der rechten Seite. Der zwischen beiden Schnitten befindliche Hautstreifen *a* besteht aus dem Rücken und der Spitze der alten Nase. Nach oben hängt er, schmäler werdend, mit der Stirnhaut, nach unten durch das verschrumpfte Septum mit der Oberlippe zusammen. Ist dies aber auch zerstört, so kann man den Lappen, um sich Platz zu machen, in die Höhe schlagen. Die verkürzte Scheidewand kann man durch einen, an jeder Seite der Oberlippe geführten Schnitt beliebig verlängern.

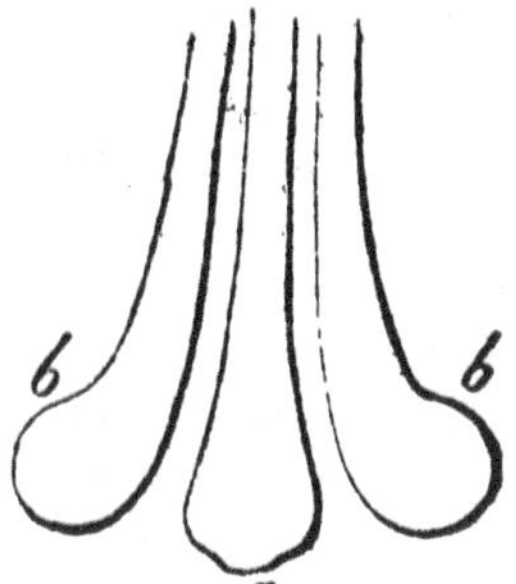


Auf ähnliche Weise bildet man zwei seitliche Lappen, welche aus den Seitenwänden der Nase bestehen, und sich da abgränzen, wo die Nase in die Wangen übergeht. Zwei halbmondförmige Schnitte durch die Weichgebilde an der Insertionsstelle der Nasenflügel dienen diese vollends frei zu machen. — Man trennt nun diese seitlichen Lappen *b*, *b* vom unterliegenden Knochen vorsichtig ab, so dass man sie hervorziehen und zurückschlagen kann.

Der nächste Operationsact besteht darin, die Wangenhaut zunächst an der Nase $\frac{1}{4}$ bis $\frac{1}{3}$ Zoll weit vom Boden loszutrennen, um sie nach der Mitte hin verschieben zu können, und um dadurch das Ausgleiten der neu aufgerichteten Nase nach den Seiten hin zu verhüten. Um die Haut aber in dieser Stellung zu erhalten, sticht man durch diese Seitenränder der Wange zwei lange Nadeln, die man unter dem Boden der Nase fortführt, und deren Enden man über länglichen Streifen Leder, die man vorher auf die Seiten der Nasenwand aufgelegt hat, umbiegt.

## §. 282.

Nun beginnt der eigentliche Aufbau der Nase. Hierzu ist nöthig, dass man mit einer Scheere die Ränder des mittelsten Lappens so beschneidet, dass nur die innere Fläche schmäler wird, von der Epidermisseite aber nichts abfällt. Das auf diese Weise abgeschnittene Hautstreifchen muss somit im Durchschnitte dreieckig, und der Hautlappen einem Schlusssteine eines Gewölbes ähnlich sein, welcher nach unten schräg behauen ist.

Um den Seitenwänden und den Nasenflügeln ihre starke Neigung nach innen zu benehmen, und sie mehr wandartig aufzurichten, ist es nöthig, die Beschneidung ihrer Ränder auf umgekehrte Weise zu verrichten, so dass hier ein strohhalmbreiter Streifen von der Oberhautfläche weggenommen wird, der innere Rand aber unverletzt bleibt.

Im Durchschnitte würden die auf solche Weise aufgebauten Lappen sich so verhalten, wie die nebenstehende Figur andeutet. *a* stellt das auf der äusseren Fläche breitere, nach innen schmälere Mittelstück vor; *b*, *b* die Seitenwandungen, die auf ihrer innern Fläche breiter sind als auf der äussern. *c*, *c* die Partien des Gesichts, auf welche der Aufbau geschah. — Bei den geraden Rändern bedient man sich zur Abtragung der Hautstreifen einer geraden, bei den Flügelrändern aber einer auf die Fläche gebogenen Augenscheere.

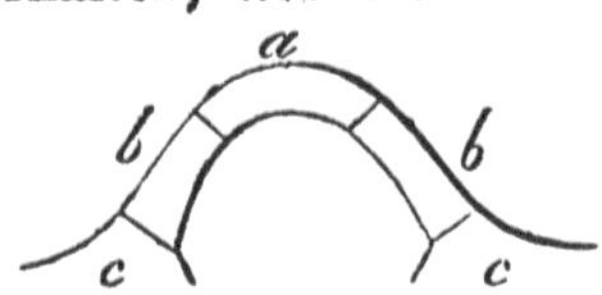


Die Vereinigung der Wundränder der Nase bewirkt man durch umschlungene Nähte, welche den besten Halt geben. Eine Ligatur legt man durch den Theil der Oberlippe, aus welchem das Septum genommen wurde, und da sie hinter dasselbe zu liegen kommt, drängt sie dieses und zugleich die Nasenspitze desto besser nach vorn. Die Vereinigung der Nase mit ihrem Wurzelboden, der Wangenhaut, bewerkstelligt man durch Knopfnähte. Den Beschluss macht man mit der Durchführung der schon oben erwähnten langen Nadeln durch den Grund der Nase, mit deren Hülfe man zwei seitlich angebrachte Schienen von Leder andrückt, und dadurch die neu aufgerichtete Nase beliebig nach vorn drängt. Dieffenbach zieht gegenwärtig in der Mehrzahl der Fälle von flach gewordenen Nasen das Einheilen eines Hautstreifens, welcher später portionenweise wieder exstirpirt werden kann, vor. Die letzten Nasen sind nämlich solider und flachen sich später weniger ab.

Für die Nachbehandlung gelten dieselben Regeln wie bei andern plastischen Operationen, und wenn es Dieffenbach an jenem Orte, im ersten Bande seiner Erfahrungen empfahl nach dem Aufbau Fomente von lauem Wein zu machen, und damit fortzufahren bis der stärker eintretende Entzündungsprocess die Anwendung des Thedenschen Schusswassers, oder eintretende Eiterung Fomente von Bleiwasser erfordern, so rührt dies nur daher, dass er zu jener Zeit (1828) die Erfahrungen, welche ihn auf die kräftige Anwendung der Antiphlogose nach plastischen Operationen leiteten, noch nicht gemacht hatte.

## §. 283.

### *Von der Verbesserung schief stehender Nasen.*

Das fehlerhafte Niedergezogensein der Nasenspitze (*Dieffenbachs Erfahrung. Bd. II. pag. 15.*), welches fast immer bei Menschen mit doppelter Hasenscharte und Wolfsrachen vorkommt, und das Schiefstehen der Nase bei einfacher Spaltung des Kieferrandes rührt fast immer davon her, dass das knorpelige Septum eine Falte bildet, die, wenn auch schon durch die Operation der Hasenscharte die früher noch plattere Nasenspitze mehr nach vorn gedrängt worden ist, das freie Erheben der Nasenspitze verhindert.

Die Durchschneidung dieser Falte hebt die Entstellung sogleich auf. Man lässt zu diesem Zwecke den Kopf fixiren, fasst das häutige Septum und zieht es zur Seite, bis der gedachte Faltenrand der Knorpelscheidewand zu Gesicht kommt, durchsticht ihn mit der Spitze eines kleinen Skalpells, und durchschneidet die ganze Scheidewand im Innern der Nase bis zum Anfange des knöchernen Septum. Unmittelbar nach gemachtem Schnitt erhebt sich die Spitze der Nase von selbst, noch mehr aber wenn man sie etwas anzieht.

Wollte man jetzt die Sache auf sich beruhen lassen, so würden die Theile wieder wie früher verwachsen, besonders da der äussere undurchschnittene Hauttheil der Scheidewand nur wenig Abweichung zur Seite gestattet. Durch einen von beiden Seiten an der Nase angebrachten Druck muss man daher die Nasenspitze nach vorn gedrängt erhalten, so dass die Wundränder der Knorpelscheidewand im Innern der Nase einige Linien weit klaffen, und der eintretende Eiterungs- und Granulationsprocess wird nun den Zwischenraum ausfüllen.

Zur Compression der Nase, von den Seiten her, bediente sich Dieffenbach kleiner Schienen von Blei oder Leder, durch welche er lange Insectennadeln führte und ihre Enden aufrollte. Sie können ohne Gefahr 2 — 3 Wochen liegen bleiben. Oder man biegt eine Bleiplatte zusammen, und lässt sie wie einen Sattel auf der Nase tragen. — Die Nachbehandlung besteht in Antiphlogose. —

## §. 284.

### *Vom Wiederersatze des Septum der Nase.*

Über die Wiederbildung des Septums bei gleichzeitigem Mangel der Nase ist schon bei den verschiedenen Operationsmethoden der Rhinoplastik die Rede gewesen. Es ist erwähnt worden, dass die Koomas bisweilen Nasen bildeten, ohne an den Ersatz des Septum zu denken, und, anstatt durch dasselbe die beiden Nasenlöcher zu trennen, nur einen weiten Eingang in die Nasenhöhle offen liessen. Wenn aber seine Bildung schon deshalb nöthig ist, um der künstlichen Nase mehr Ähnlichkeit mit einer natürlichen zu verschaffen, so ist seine Wiederherstellung ausserdem deshalb um so nöthiger, weil es dazu dient die neugebildete Nasenspitze vorragend zu erhalten, und es eine Stütze für dieselbe abgiebt.

Es ist bei der italischen und der Gräfeschen Methode davon die Rede gewesen, dass die zum Ersatze des Septum dienende Haut aus der Nähe der Wurzel des Lappens genommen wird, dass aber die Ausschneidung desselben erst dann geschieht, wenn die Anheilung des übrigen Lappens am Gesicht bereits sicher gelungen ist, und die Lostrennung des transplantirten Hautlappens von seinem Mutterboden am Arme vorgenommen werden kann. — So wie Gräfes Modification der italischen Methode überhaupt in der grösseren Beschleunigung und Abkürzung, der von Tagliacozzi in grösseren Zwischenräumen vorgenommenen einzelnen Operationsacte besteht, so beruht die Verschiedenheit seines Verfahrens zum Ersatze des Septum auch nur darin, dass er seine Anheftung sogleich nach der Ausschneidung desselben aus der Armhaut bewirkt, und nicht erst, wie die ältere Vorschrift war, wieder einige Zeit verstreichen lässt, um endlich mit seiner Befestigung an der Oberlippe das Werk der Rhinoplastik zu vollenden.

§. 285.

Es ist ferner bei der indischen Methode, bei der Rhinoplastik aus der Stirnhaut gelehrt worden, wie man bei der Bildung des Modelles zu dem Nasenlappen zugleich Bedacht darauf nimmt, aus der höchsten Partie der Stirn einen 1 Zoll breiten und hinreichend langen Hautfortsatz zu dem Ersatze der Scheidewand zu entlehnen, und wie man gar nicht selten genöthigt ist, diesen Fortsatz aus der behaarten Kopfhaut zu trennen, wodurch indess kein wesentlicher Nachtheil entsteht, weil der Haarwuchs nach mehrmaligem Ausrupfen der Haare nach und nach ganz aufhört, und die Kopfhaut sich durch ihre grössere Dicke zur Transplantation recht wohl eignet. — Seine Anheftung geschieht übrigens nach der von den meisten Operateurs befolgten Methode gleichzeitig mit der Befestigung der neuen Nase;

nur Lisfranc verschob diesen Act auf eine spätere Zeit, um bis dahin bleierne Röhrchen in die Nase einlegen und wieder entfernen zu können. —

Es ist auch bereits erwähnt worden, dass man bei der Ausschneidung des Septum aus der Stirn zugleich ein dreieckiges Stück Haut mit fort nimmt, und das Modell zum Septum nach oben in eine Spitze auslaufen lässt, die man erst nach der Loslösung des Hautlappens durch einen queren Schnitt abtrennt. — Man thut dies, um sich die Vereinigung der durch die Herausnahme des Lappens aus der Stirn entstandenen Wunde mit Defect zu erleichtern. Dieffenbach hält indessen das Wegwerfen des kleinen Hautstückes für Verschwendung.

§. 286.

Bisweilen ist noch ein Rudiment des früheren Septum vorhanden, und die Anheftung des neuen, welches dann um so viel als jenes noch beträgt, kürzer sein darf, geschieht natürlicherweise an dessen wundgemachtem Durchschnitte.

Andremale ist zwar kein Rudiment des alten Septum vorhanden, aber die Nothwendigkeit, mit der Stirnhaut möglichst sparsam umzugehen, treibt den Operateur zu dem Versuche, das Septum vorläufig, ehe die Hauptoperation der Rhinoplastik geschieht, aus einer vorhandenen, sonst nicht mehr zu benutzenden Hautpartie der eingesunkenen alten Nase, oder aus der Oberlippe wiederherzustellen, und wenn dies gelungen ist, später den Stirnlappen zum Ersatze der Nase um so viel kleiner nehmen zu dürfen.

Auf diese Weise verfuhr v. Ammon in zwei Fällen, welche zu beobachten ich Gelegenheit hatte. In dem einen bei dem Bauer Richter, welcher dort, wo vom Ersatze des gänzlichen Mangels der Nase die Rede war, schon erwähnt wurde, war die Oberlippe, ähnlich wie bei der Hasenscharte, in der Mitte gespalten, und diese Spaltung begünstigte die Operationen zur Trennung der mit den Kiefern verwachsenen Lippen und Wangen. Ehe jedoch die Rhinoplastik unternommen werden konnte, musste die Oberlippe durch die Hasenschartenoperation wieder vereinigt werden, und v. Ammon nahm dabei Bedacht darauf das, Septum aus ihr zu bilden, weil die Stirn des Kranken sehr niedrig war. Anstatt nur strohhalmbreite Streifen von den Spaltenrändern abzutragen, wie man sonst gethan haben würde, löste er von der einen Lippenhälfte einen $\frac{1}{2}$ Zoll breiten Streifen von der ganzen Dicke der Lippe ab, legte ihn mittelst einer seitlichen Drehung in die Höhe und vereinigte nunmehr die beiden Wundränder durch umschlungene Nähte. — Die seitliche Umdrehung, durch welche die Epidermisseite wieder die äussere ward, übte vielleicht einigen Druck auf den Stiel dieses Lappens aus, und wahrscheinlich war dies die Schuld, warum er gangränös wurde, so dass nichts zu thun übrig blieb als das Septum bei der Rhinoplastik aus der behaarten Kopfhaut zu nehmen. — Aber auch dieses gangränescirte zum grössten Theile, und v. Ammon war daher genöthigt, später noch einmal die Bildung des Septum aus der Oberlippe vorzunehmen, wobei er jedoch auf eine von der ersten verschiedene Weise verfuhr. Er löste nämlich ein 3—4 Linien breites Stück aus der ganzen Dicke und Höhe der Oberlippe, die somit nochmals eine hasenschartähnliche Spaltung in ihrer ganzen Dicke erfuhr und zum zweiten Male durch die Hasenchartennaht zusammengeheftet werden musste. Das neue Septum ward diesmal nur gerade aufgeklappt, nicht seitlich umgedreht, es präsentirte also seine Schleimhautfläche nach vorn, und kehrte die Epidermisseite nach dem Innern der Nase. Der rothe Lippenrand an diesem Stücke wurde abgetragen und mit dem aufs Neue wundgemachten Rudimente vom Septum, welches an der künstlichen Nase noch vorhanden war, befestigt. — Die Heilung erfolgte ganz nach Wunsch, und das neue Septum glich einem natürlichen vollkommen. Aber nach Verlauf von einem Jahre hatte es sich wieder getrennt, nicht an jener Stelle zunächst der Nasenspitze, wo die Zusammenheilung geschehen war, sondern dicht an der Oberlippe, wo der aus ihr entnommene Lappen mit seinem Stiele aufsass hatte sich nach und nach eine Einschnürung des neuen Septums gebildet, welche dasselbe zuletzt ganz durchschnitt, so dass es seine Ernährung nur noch von der künstlichen Nase aus erhielt. — Die Anheftung des Septums nochmals zu bewerkstelligen schien nicht nöthig zu sein, da man die Trennung des Septums nur bei genauer Untersuchung bemerken konnte, und es sich trotz dem in seiner Stellung gut erhielt. —

## §. 287.

Ausserdem, dass in den meisten Fällen von Rhinoplastik auch die Wiederbildung des Septum nöthig ist, und sie, wie erwähnt, bisweilen nach ihr noch besonders dadurch indicirt wird, dass das aus der Stirn gebildete Septum gangränescirt, was um so leichter geschieht, als das Septum ja der von der ernährenden Hautbrücke am meisten entfernte Theil des Lappens ist, so ist der Defect des Septum bisweilen auch die alleinige Verstümmelung an der Nase, und erfordert den organischen Wiedersatz. Allerdings kommt der Mangel des Septum bei noch vorhandener Nase seltener vor. Verwundungen können es nicht leicht treffen, ohne dass die übrige Nase dieselben mit erführe, aber wohl beschränken sich Herpes und andere Geschwüre bisweilen auf die Nasenscheidewand allein. Es wäre ein etwas zu gewaltsames Mittel, wenn man bei vorhandener Nasenspitze das fehlende Septum aus der Stirn bilden und deshalb die Nase in ihrer ganzen Länge spalten würde. Warum wollte man zu dieser, eine grössere Verletzung machenden Operation, zu dem Ersatze aus solcher Ferne seine Zuflucht nehmen, wo es sich um den Ersatz eines so kleinen Gesichtstheiles als die Nasenscheidewand handelt, für dessen Bildung sich auch noch in der Nähe Stoff auffinden lässt.

## §. 288.

### *Von dem Wiederersatze des Septum aus der Substanz der Nase selbst.*

Wenn die Nase, welche das Septum entbehrt, sehr gross ist, so das sie durch die Herausnahme eines Stückes nicht entstellt, sondern vielmehr verschönert werden kann, wenn ferner die Oberlippe, weil sie zu niedrig oder mit Narben bedeckt ist, den Verlust eines zum Septum hinreichend grossen Hautstückes nicht ertragen würde, dann ist die Bildung des Septum aus der Nase selbst unzweifelhaft indicirt. Es ist dies eine Methode von Dieffenbach und in Tax Diss. de septi narium restitutione bereits beschrieben. Man schneidet dann ein 4—5 Linien breites und ungefähr 1 Zoll langes Stück aus der ganzen Dicke der Nase aus, welches mit seinem Stiele auf der Nasenspitze aufsitzend gelassen wird, dreht nun dieses um und befestigt es an der Oberlippe in einer dort vorher angelegten Furche.

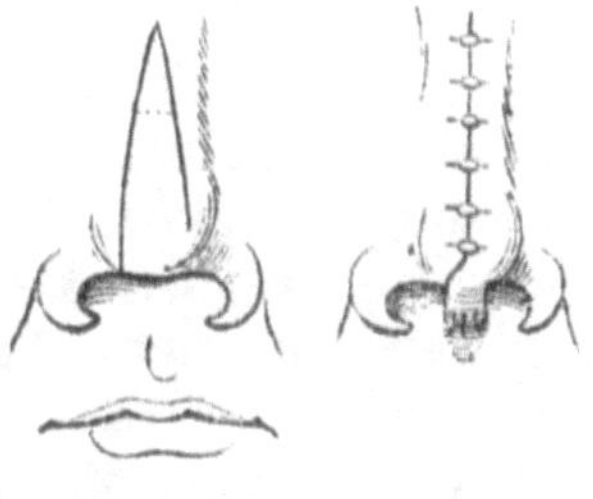

Die Wunde auf der Nase, welche man in eine Spitze endigen lässt, so dass ein kleines dreieckiges Stückchen ausfällt, vereinigt man sogleich nach beendigter Blutung mittelst umschlungener Nähte. Die Nachbehandlung besorgt man nach den für sie gültigen allgemeinen Regeln; und verbessert später durch eine kleine nachträgliche Operation den an der Nasenspitze zurückgebliebenen kleinen Höcker.

## §. 289.

Eine andere Methode für den Ersatz des Septum aus der Nase verdanken wir ebenfalls Dieffenbach. Sie besteht darin, dass man einen Lappen aus dem vordern Theile der Nase, statt ihn umzudrehen und herabzuziehen, aus seiner Stelle verdrängt. — Sie ist bei den sogenannten Hängenasen, oder bei solchen Nasen brauchbar, die aufgestülpt sind, und deren Rücken Ähnlichkeit mit einem Sattel haben. Man führt die Schnitte in der Nasenspitze ähnlich wie bei der vorigen Operation, nur mit dem Unterschiede, dass man keine Verbindungsbrücke des Lappens mit der alten Haut zurücklässt, sondern beide Schnitte bis an den freien

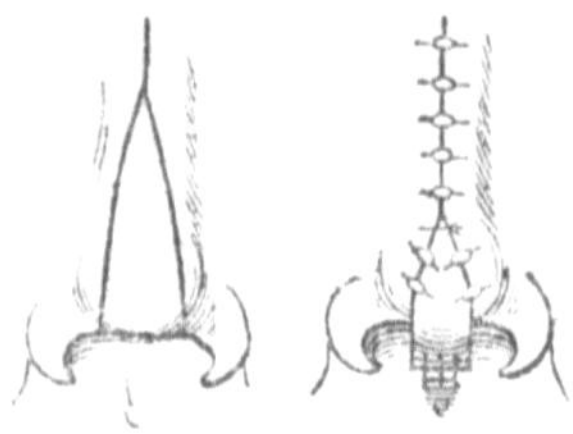

Rand des weiten grossen Nasenloches herabführt. Nun macht man den untern Rand dieses zum Septum bestimmten Lappens blutig, und löst ihn selbst mit seinem oberen und mittleren Theile von dem unterliegenden Zellgewebe los, nur der unterste Theil bleibt in seinen Verbindungen und vermittelt die Ernährung des Lappens. Dieser ist nun in der Regel so beweglich, dass er gegen die Oberlippe hin fortgeschoben werden kann; wäre es aber trotz dem noch nicht möglich, dann müsste man den knorpeligen Theil der Nasenspitze und des Septum narium so weit quer einschneiden, bis sich der unterste Theil des Lappens der wundgemachten Stelle der Oberlippe genau anpassen lässt. — Man befestigt nun das Septum mit Knopfnähten an der Oberlippe, und vereinigt die Spalte auf der Mitte der Nase mittelst umschlungener Nähte. Derjenige Theil des Lappens, welcher der oberste war, und dort in eine Spitze ausläuft, und der auch der oberste oder besser der vorderste Theil des Septum bleibt, (da nur eine Verdrängung, keine Umdrehung statt fand) wird ebenfalls mit Insectennadeln an der Nasenspitze angeheftet. Auf diese Weise wird es dem Lappen, wenn er auch das Bestreben dazu haben sollte, unmöglich gemacht, in seine frühere Stelle zurückzukehren. Man thut aber wohl, nach beendigter Heftung die ganze Nasenspitze, vermöge einiger quer über sie gelegten Heftpflaster, die man an den Backen befestigt, gegen die Oberlippe herabgezogen zu erhalten, damit das neue Septum nicht durch die Elasticität der Nasenknorpel von seiner neuen Anheftung abgezogen und zu sehr angespannt werde.

## §. 290.

### *Von dem Wiederersatze des Septum aus der Oberlippe.*

Wenn diejenigen Bedingungen, welche die Ausführbarkeit dieser angeführten Methoden das Septum aus der Nase zu ersetzen gestatten müssen, nicht vorhanden sind, wenn also die Nase dadurch zu klein und verstümmelt werden würde, muss man darauf bedacht sein, die Ersatzhaut aus der Oberlippe zu nehmen. Man kann hierbei nach der Methode verfahren, welche schon erwähnt wurde, dass man einen Theil aus der ganzen Dicke der Oberlippe löst, sie also in der Mitte zweimal spaltet, und durch die Hasenschartennaht wieder vereinigt, das hinaufgeschlagene Ersatzstück aber, dessen rothen Lappenrand man abträgt, an der Nasenspitze befestigt, und hierbei entweder den Lappen umdreht, so dass die äussere Fläche der Haut die äussere wird, oder ihn gerade auf in die Höhe schlägt, wobei die innere Fläche des Lappens, die Schleimhaut, künftig die äussere Oberfläche des Septum vorstellen muss, und ihre Textur bald in die der Cutis verwandelt. Da diese Umwandlung der Schleimhaut in eine der äussern Haut ähnliche sehr leicht geschieht, so ist diese Methode, wobei der Lappen in seiner Wurzel keine so gewaltsame Drehung erfährt, jener, wo er um zwei rechte Winkel gedreht werden muss, bei Weitem vorzuziehen.

## §. 291.

Auch Fricke spricht sich nach der Erzählung einer solchen Operation *(Wiederersatz des knorpeligen Theils des Septum. Gr. und v. W. Journal Bd. 22. pag. 456.)* dahin aus, dass er das blosse Hinaufklappen des aus der Oberlippe genommenen neuen Septum vor der Umdrehung für vorzüglicher halte. Dieffenbach hält dies blosse Hinaufschlagen des aus der Oberlippe gebildeten Septums ohne Umdrehung, besonders beim männlichen Geschlechte, und derber Oberlippe, welche nicht ohne grössere Verwundung das Umdrehen des Lappens gestattet, für sehr nützlich und übt es auch aus. Die Schleimhaut wird nämlich später in eine blosse Epidermis umgewandelt.

Bei mehreren Personen bildete Dieffenbach sehr gut aussehende Scheidewandungen der Nase aus grossen harten entstellenden Narben der Oberlippe, welche für sich die Exstirpation wie beim Lippenkrebs begehrt hätten. Einer Person von einigen dreissig Jahren exstirpirte er nach gut gelungener Restauration des Septums aus der Lippennarbe, das carcinomatöse Septum. *(Dieffenb. chir. Erfahrung. 5. Abth. 1838.)*

Ein Schiffer, welcher syphilitisch gewesen, überdies verkehrt behandelt worden war, und der durch örtliche Reizmittel einen hohen Grad von Entzündung und Geschwulst seiner Nase hervorgerufen hatte, kam mit fehlendem Septum und stark über die Oberlippe herabhängender Nase in das Hamburger Krankenhaus. — Vermöge einer Entziehungscur wurde die Nase auf ihr natürliches Volumen zurückgebracht, und in ihr vorhandene Geschwüre durch Einspritzungen mit Infus. flor. chamomill. geheilt.

In Gegenwart des Geheimen Raths von Gräfe machte Fricke im Jahre 1833 die Bildung des Septums aus der Oberlippe. Nach Anfrischung der Nasenspitze durch einen ∧förmigen Schnitt, trennte er durch zwei parallele Schnitte ein 6 Linien breites Stück aus der ganzen Dicke der Lippe, vereinigte diese durch die Hasenschartennaht und Verband, und drehte das neue Septum um, nach der Nase hinauf, so dass die Epidermis die äussere Fläche blieb, und befestigte es an der Nasenspitze. Nachfolgende Geschwulst und Schmerzen der Nase erforderten einige Blutegel. Als aber nach mehreren Tagen ein das Septum bedeckender Schorf weggenommen wurde, fand man dieses darunter in Eiterung, so dass es von allen Seiten davon ergriffen war. Aber seine Vereinigung mit der Nase war gelungen, täglich schritt die Vernarbung vorwärts, und der Kranke wurde mit ganz wohl geformter Nase entlassen.

## §. 292.

Wenn die Oberlippe sehr breit, die Haut der Nasenspitze aber sehr dünn ist, und die Nasenflügel gegen das Septum hin einfallen, so kann man nach Dieffenbachs (in *Tax's Diss. pag. 36.*) beschriebener Methode der Nasenspitze auf folgende Weise grössere Festigkeit verschaffen.

Nachdem man den Lappen aus der ganzen Dicke der Oberlippe gelöst hat, schneidet man das an ihm befindliche Stück rothen Lippenrandes nicht ganz ab, sondern man führt eine Linie vom Lippenrande des Lappens entfernt einen queren Schnitt nur durch die Haut und das Zellgewebe, ohne die Schleimhaut zu verletzen. Klappt man nun das mittelst der Mundschleimhaut mit dem übrigen Lappen noch zusammenhängende Läppchen zurück, so bietet sich eine neue blutige Fläche dar, welche dem Lappen angehört, und die man, ebenso als ob man die rothe Lippensubstanz ganz abgetragen hätte, mit der wundgemachten Nasenspitze durch Nähte vereinigt. Das zurückgeschlagene Läppchen aber legt sich an die innere Fläche der Nase an, verwächst ebenfalls mit ihr, und verschafft der zu weichen Nasenspitze grössere Festigkeit.

§. 293.

Eine andere Methode das Septum aus der Oberlippe zu ersetzen ist die, dass man den Lappen, anstatt ihn wie bisher aus der ganzen Dicke der Lippe herauszunehmen, hier nur aus der äussern Haut bildet. Wir setzen hierbei voraus, dass die Oberlippe breit, oder besser, hoch genug sei um einen solchen Defect zu ertragen, und dass die Eigenthümlichkeit der Nase den Ersatz aus ihr nicht rathsam macht. Man legt dann das Modell zum Septum quer oder horizontal auf die Oberlippe, und schneidet einen etwa 1¼ Zoll langen und ½ Zoll breiten Lappen aus dieser aus, dreht ihn nur um einen rechten Winkel um, und befestigt ihn an der

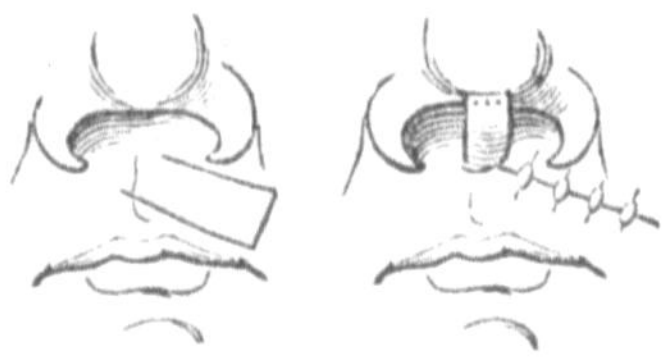

wundgemachten Stelle an der Nasenspitze. Zur bessern Befestigung des Septum, und damit es mit der knorpeligen Scheidewand (wenn diese, wie gewöhnlich in solchen Fällen noch vorhanden ist) seiner ganzen Länge nach verwachsen könne, kann man auch durch die knorpelige Partie des Septum einen oder mehrere Fäden ziehen, und dieselben auf der äussern Fläche des neugebildeten häutigen Septum knüpfen, so dass diese Ligaturen die ganze Dicke des neuen Septum umfassen. Es wird dadurch gegen das knorpelige Septum angedrückt erhalten und kann daher mit seiner hinteren blutigen Fläche mit jenem verwachsen.

Fergusson erwähnt bei Gelegenheit der Erzählung einer Rhinoplastik *(Schmidts Jahrbücher, Supplementband I. pag. 413. Edinb. Journal. 1835. N. 123.)* einer Methode von Liston das Septum aus der Oberlippe zu bilden, die wir jedoch nicht näher kennen.

### §. 294.

Labat *(a. a. O. pag. 256.)* verrichtete die Wiederherstellung des Septum nach der italischen Methode, und zwar aus der Hohlhand (der éminence thénar). Die geringe Grösse des zum Ersatze nöthigen Lappens gestattete es, die Haut von ihr, anstatt vom Oberarme zu nehmen. Die Stellung, in welche die Hand so lange, bis die Verwachsung gelang, gebracht werden musste, war also eine viel bequemere als die des Armes bei der gewöhnlichen italischen Methode, und gewährte somit einen grossen Vortheil vor dieser.

### §. 295.

*Von der Verlängerung des zu kurz gewordenen Septum.*

Wenn nach einiger Zeit das neue Septum etwas zu kurz erscheinen sollte, so kann man diesen Fehler dadurch verbessern, dass man von jedem Nasenloche aus einen drei Linien langen Schnittt durch die Haut macht, welche beide sich in einem Winkel V treffen müssen. Das Septum wird somit zwar von der Lippe wieder los gelöst, darf aber nicht ganz vom Boden auf welchem es aufsitzt, und vom Zahnfleisch getrennt werden. Reichen die Schnitte hin um die Nasenspitze erheben zu können, und das Septum länger zu machen, so befestigt man die Nasenspitze, mittelst Heftpflasterstreifen in dieser Stellung, und lässt die kleine Wunde durch Eiterung und Granulation heilen.

### §. 296.

Wenn bei angeborner doppelter Hasenscharte das Mittelstück entfernt worden ist, geht durch die Wegnahme des os intermaxillare gewöhnlich auch ein Theil des Septum mit verloren, und die Nasenspitze erscheint deshalb und wegen der Faltung im knorpeligen Septum herabgedrückt und platt.

Man thut daher wohl, *(Dieffenbachs Erfahrungen Bd. II. pag. 20.)* das Lippenrudiment, welches das os intermaxillare bedeckt, von seinem Grunde, und die kurze häutige Scheidewand von der knorpeligen zu lösen, und es nach Entfernung des os intermaxillare wieder anzupassen. Meistens ist es nöthig, von dem untern und dem Seitenrande etwas abzutragen. Dann führt man einen Faden durch das knorpelige Septum und knüpft dessen Enden über dem Lappen zusammen. In neuerer Zeit verfährt Dieffenbach, um die Eiterung am Septum zu vermeiden, auf folgende Weise. Er löst das Rudiment der Oberlippe vom os intermax., darauf entfernt er dieses, und vereinigt nach Trennung der Wangen und Lippe von den Knochen die verwundeten Spaltenränder einfach. Dies geschieht durch umschlungene Insectennadeln. Das Lippenrudiment, welches er in die Spalte einheilt, schrumpft später zur kleinen Halbkugel zusammen. Dies ist eben sein Wunsch. Nach einigen Monaten schneidet er es in der Mitte durch, macht darauf eine Querincision dicht unter der Nase, einen sogenannten Schnurbartschnitt wie er es nennt, und befestigt den Wundrand des Läppchens an dem der Oberlippe durch zwei feine Knopfnähte. Dieffenbach hat auf diese Weise eine grosse Anzahl monströser Kinder so vollkommen hergestellt, dass man keine Spur einer frühern Entstellung wahrnimmt. *(Dieffenbach chirurg. Erfahr. 5. Abth. 1838.)*

## §. 297.

### *Von der Zuheilung von Löchern in der Nase.*

Die Zuheilung von Löchern, welche die Wände der Nase durchbohren, ist mit geringeren Schwierigkeiten verbunden als die von solchen Öffnungen, welche in andere Höhlen des menschlichen Körpers dringen, in denen Flüssigkeiten enthalten sind. Wegen Verschliessung oder Verengerung des normalen Ausführungsganges wählen die Secreta dann gewöhnlich die Fistelöffnung zum Auswege, und sind das am meisten die Heilung störende Hinderniss.

Dies findet zwar hier nicht statt, der Nasenschleim findet seinen Ausweg durch die Nasenlöcher, aber trotz dem gelingt die Heilung von Öffnungen in den Wandungen der Nase nicht immer so leicht als man erwarten sollte, selbst wenn man die Ränder der Fistel umschnitten, und die frischen Schnittflächen durch Nähte mit einander vereinigt hat. — Das Hinderniss der Heilung beruht hierbei vorzüglich darin, dass die von beiden Seiten her über die Fistel hinweggezogene Haut, weil ihr eine Unterlage fehlt, sich in die Öffnung hineinsenkt, und die beiden Schnittflächen sich nicht so genau wie sie sollten berühren. — Dies ist aber nur der Fall, wenn man sich der Knopfnähte bedient, die umschlungene Naht gewährt auch in diesem Falle Vortheile vor jener, die sichrer zum Ziele führen. Die in den Stichcanälen liegenden Nadelstifte erhalten die Haut so lange Zeit erhoben, verhindern das Einsinken der Hautränder in die Fistelöffnung, und erhalten die zusammengehefteten Hautränder gewöhnlich als einen Saum in die Höhe gehoben, der sich erst dann wieder ausgleicht, wenn die Nähte entfernt sind, wo die Retraction der Haut die wallartige Erhöhung der Naht wieder sinken macht. —

## §. 298.

Die Operationen zur Verschliessung von Öffnungen in der Nase gehören, wiewohl sie Rust (*Neue Methode verstümmelte und durchbrochene Nasen auszubessern. Ein Beitrag zur Geschichte der Nasenrestaurationen. Rust's Magazin 1817. 2. Bd. pag. 351.*) zu den plastischen Operationen rechnet, streng genommen nicht zu ihnen. Nach dem von uns aufgestellten Begriffe ist dies erst dann der Fall, wenn eine wirkliche Herbeischaffung neuen Stoffes geschieht. Dies ist allerdings bisweilen, wenn die Öffnung sehr gross ist, auch hier nöthig. Aber jene Methode kleinere Öffnungen durch zwei halbmondförmige Schnitte zu umschneiden, und die Wunde durch Nähte zu vereinigen, ist ein so einfaches Verfahren, dass es vor der Vereinigung anderer Wunden nicht viel voraus hat.

Wenn ein Geschwür auf der Nase so tief eindrang, dass sie ein Loch erhielt, so kann die Heilbestrebung der Natur wohl thätig sein, dasselbe von den Rändern her zu verkleinern. Wenn es aber grösser ist, und die Naturhülfe mit der vollkommenen Heilung nicht zu Stande kommt, so überziehen sich die Ränder mit Narbe ehe der Defect durch Granulationen ausgefüllt wird. — An andern Körpertheilen, am Rumpf oder den Extremitäten, welche nicht eine so geringe Dicke haben, ist der Heilungsprocess bei Hautdefecten derselbe, nur dass hier die Heilung nicht bloss von den Rändern aus erfolgt, sondern dass aus dem ganzen Grunde der wunden Fläche Granulationen aufschiessen. Es bleibt also bei solchen Theilen bisweilen eine vertiefte oder breite Narbe, niemals ein Loch zurück.

Die Stelle und die Grösse des Defectes müssen bestimmen, von wo die Haut zu nehmen sei, ob von der Nase oder vom Gesicht, oder endlich von der Stirn. Beschreibungen von Transplantationen zur Verschliessung solcher Öffnungen in der Nase findet man hie und da. Dieffenbach hat dergleichen vielfältig unternommen, und später das sich kugelnde Läppchen durch Abschneiden geebnet, oder auch wieder exstirpirt, so dass die alten Ränder wieder zusammen kamen. Ein grosses Loch, welches in die Stirnhöhle führte, schloss er vollkommen. Neuerlich hat Syme *(im Edinb. Journ. 1835. No. 124.)* eine Opetion zu diesem Zwecke bekannt gemacht. —

## §. 299.

### *Über die nachträglichen Verbesserungen neugebildeter Nasen.*

Schon Tagliacozzi fühlte das Bedürfniss an den neugebildeten Nasen nachträgliche Verbesserungen anzubringen. Das Cap. XVIII. seines zweiten Buches handelt allein de conformatione cutanei traducis reliqua, lehrt aber nur von aussen durch Tectorien, von innen durch Röhrchen (tubuli) zur bessern Gestaltung der Nase beizutragen, und deren Gebrauch mehrere Jahre fortzusetzen.

Wir haben uns bereits mehrmals darüber ausgesprochen, was wir von diesen Mitteln halten, und dass der Nutzen, den sie leisten, von keiner Dauer ist, sondern bald, nachdem sie bei Seite gelegt worden sind, wieder verschwindet. — Tagliacozzi empfiehlt ferner blasse und missfarbige Nasen von der Mittags- oder Nachmittagssonne bräunen zu lassen. Man soll das Gesicht nicht länger als eine ganze oder halbe Stunde hintereinander der Sonne aussetzen, damit nicht eine schädliche Einwirkung auf den Kopf erfolge, sondern dies Verfahren lieber öfter wiederholen. — Zur Verbesserung der Struktur neugebildeter Theile, und zur Erweichung harter Narben empfiehlt Tagliacozzi die Ochsen- oder Kälbergalle zu gebrauchen, besonders aber soll die Galle der Schildkröten die Kraft besitzen, Narben zu schmelzen. Auch die folgende Vorschrift zu demselben Zwecke soll von Nutzen sein: ℞. *Aq. vitae quarto destillat. lib.* v, *Sem. Erucae, Lupinor ana* ℥ij, *rad. Ruthae* ℥j, *medull. panis albis. No.* j, *Alb. ovor. No.* iiij. *Macerentur per diem et noctem et extrahatur liquor.* Damit soll die Narbe einen Tag um den andern gewaschen werden. Eselsfett und manche andere Dinge, besonders auch Bleimittel werden gerühmt als solche, welche die Zusammenziehung breiter Narben befördern. Vertiefte Narben, von denen aus die Umgebungen wie Hügel aufsteigen, soll man durch Aufbinden von Bleiplatten und den Gebrauch des Tectorium auszugleichen suchen. Wenn aber die Ränder zu hart sind, um durch diesen Druck eine andere Form anzunehmen, so muss man die Narbe scarificiren, damit Granulationen die Furche ausfüllen. Reicht dies zur Verbesserung des Übelstandes nicht hin, so schneidet man die ganze Narbe aus, und heftet die Wunde aufs Neue, sei aber bedacht darauf, dass die neue Narbe nicht im Gegentheil der vorigen zu erhaben werde, und Granulationen aus ihr vorwachsen. —

Man sieht hieraus, wie schon jener alte Meister in der plastischen Chirurgie durch Erfahrung auf die nachträglichen Verbesserungen seiner künstlichen Nasen gekommen war, und wie er manchen Mitteln, die wir zwar nicht erst versuchen würden, vertrauend, doch auch zum Messer seine Zuflucht genommen hat, wenn jene ihm den Dienst versagten.

## §. 300.

Nun ist es zwar wohl wahr, dass der von Dieffenbach für die Rhinoplastik aufgestellte Grundsatz, den Lappen lieber grösser als nöthig ist zu nehmen, und später nach gelungener Anheilung das Überflüssige zu entfernen, öfter die nachträglichen Operationen nothwendig macht, als wenn der neugebildete Theil zu klein ausgefallen ist, wo allerdings eine nachträgliche Operation erspart wird, dem Übelstande aber auch nicht abgeholfen werden kann. Dies ist aber kein Gegenbeweis gegen den praktischen Werth dieses Grundsatzes. Es ist nicht wahr was Labat sagt: il est bien rare qu'on puisse decider le malade à se faire taillader de nouveau. Wir haben wenigstens noch keinen Kranken gesehen, der sich der schmerzhaften Operation der Rhinoplastik unterwarf, und sich dann geweigert hätte, die nöthigen kleinen Verbesserungen der neuen Nase, wenn auch mit dem Messer, vornehmen zu lassen.

## §. 301.

Die nachträglichen kleinen Operationen bestehen vorzüglich darin, dass man übel entstellende Narben wieder ausschneidet und feiner zu heilen sucht, und dass man an den Stellen, wo zu viel Masse vorhanden ist, Substanz wegnimmt. — Die Natur ist allerdings sehr thätig Narben zu verschmälern, und man hat daher oft nicht nöthig eine Narbe, die zwar anfangs eine Linie oder mehr breit war, wieder auszuschneiden, weil sie sich nachträglich noch um Vieles zusammenzieht, blässer wird, und später wenig zu bemerken ist. Da es aber öfter geschieht, dass die prima intentio nicht an allen Stellen gelingt, und die Vereinigung erst durch Granulation zu Stande kommen muss, so bleibt an diesen Punkten, wenn man die zu üppige Granulationen nicht sorgfältig durch Ätzen zerstört, leicht eine Wulst zurück. Man schneidet solche dicke vorragende Narben durch zwei parallele Schnitte, die sich an beiden Endpunkten genau in spitze Winkel vereinigen, aus, indem man mit dem Bistouri durch die ganze Dicke der Cutis dringt, und somit die Narbe als einen länglichen, an beiden Enden spitzen Streifen loslöst, und besorgt dann die genaue Heftung der Wunde mittelst umschlungener Nähte.

Noch schlimmer ist es, wenn eine vertiefte Narbe vorhanden ist. Dies ist meistens die Folge davon, dass der Rand des Lappens in der Breite von 1 bis 2 Linien brandig wurde und somit Substanz verloren ging, oder dass die Heilung durch Eiterung, jedoch ohne lebhaften Granulationsprocess, erfolgte. Diesem Fehler ist viel schwerer abzuhelfen, als jenem. Die blosse Ausschneidung der Narbe würde in diesem Falle wenig helfen, denn die der Narbe nächsten Hautpartien pflegen dann gewöhnlich an ihren Unterlagen durch narbenartige Stränge genau zu adhäriren. Man muss daher diese Adhäsionen zerstören, und die nach der Ausschneidung der Narbe vorhandenen beiderseitigen Wundlefzen einige Linien weit von ihrem Grunde lospräpariren. Wenn es nöthig erscheinen sollte, muss man wohl gar den auszuschneidenden Hautstreifen, indem man das Bistouri schief durch die Cutis führt, so einrichten, dass er an seiner untern Fläche breiter ist als an seiner obern, so dass also die zurückbleibenden Hautränder mehr Epidermisfläche besitzen als Zellgewebsfläche. Es entsteht dadurch bei der Zusammenheftung durch umschlungene Nähte ein Hautüberfluss an der Stelle der Narbe, welcher dazu dient, dem Wiederentstehen der furchenartigen Vertiefung vorzubeugen. Kleine Erhabenheiten auf der neuen Nase, vorspringende Narben, wulstige Ränder ebnet Dieffenbach dadurch, dass er die Stellen der Nase, an welcher sich dieselben befinden, abschält, also förmlich ciselirt. Er rühmt dieses Verfahren besonders bei Ungleichheiten auf der Oberfläche; auch schält er die Nase vorn zu beiden Seiten, und macht dadurch die Spitze mehr hervorragend. Die Wundfläche wird anfangs mit kaltem Wasser, dann mit Bleiwasser behandelt.

## §. 302.

Die andere Hauptthätigkeit der nachträglichen Operationen besteht darin, dass man die durch die Umdrehung des Stieles entstandene Wulst, und andere Stellen, wo ein Überfluss von Substanz vorhanden ist, ausschneidet, und dadurch zur Schönheit des neugebildeten Theiles beizutragen bemüht ist. Dies ist nur durch die Herausnahme von Stücken der Cutis in ihrer ganzen Dicke und durch genaue Heftung der dadurch entstandenen Wunde möglich, denn das Abschneiden der vorragenden Wulst durch einen flachen Schnitt würde eine breite Wunde, die man nicht zuheften könnte, und eine üble breite Narbe zurücklassen, die eine eben so garstige Entstellung abgeben würde als diejenige ist, die man verbessern will. Man muss also jedesmal ebenso wie dort, wo man schlechte Narben entfernt, das Bistouri rechtwinklig durch die Cutis einstossen, dann den Griff etwas senken und zwei halbmondförmige Schnitte führen, die einander ihre Concavitäten zuwenden, sich aber mit ihren Endpunkten genau treffen, ohne sich zu kreuzen. Die Übung lehrt es bald, ob ein myrthenblattförmiges oder ein breiteres, ein mehr ovales, oder wohl gar ein ganz rundes Hautstück ausgeschnitten werden muss. Wem diese Übung noch fehlt, der sei lieber vorsichtig und entferne erst ein schmäleres Hautstück, passe dann die Wundränder aneinander und vergrössere den Hautdefect erst dann durch Abtrennen noch eines schmalen Hautstreifens, wenn sich auf jene Weise ergeben hat, dass immer noch zu viel Masse vorhanden ist.

## §. 303.

Eine Hauptregel, welche man bei der Verrichtung nachträglicher Operationen niemals aus den Augen setzen darf, ist die, dass der Längendurchmesser der Wunden jedesmal mit dem der Nase zusammenfallen muss. Man trägt dadurch, obwohl nur ein Geringes, zur Verlängerung der Nase und zur Hervordrängung der Nasenspitze bei, da man hingegen bei Anlegung querer Schnitte das Gegentheil bewirken würde. Es ist ganz natürlich, dass die Wunde, wenn die anfangs krummen Wundränder gegenseitig vereinigt werden, und nunmehr eine gerade Linie darstellen, länger sein muss als vorher, denn die beiden Wundwinkel werden nach beiden Seiten hin vorwärts gedrängt. Wenn auch später die Verkürzung und Einschrumpfung der Narbe dies in einigem Grade wieder ausgleicht, so ist doch der Vortheil, den man durch Verlegung der Narbe in die Längenachse der Nase erringt, unverkennbar.

## §. 304.

Von einer Operationsmethode, welche zu den nachträglichen Operationen gehört, und welche dazu dient die Nasenspitze besser vorragend zu machen, war schon im allgemeinen Theile der Operationslehre, bei der Verdrängung und dem Heften mit Verhalten die Rede. Ebenso wurde bei der Beschreibung wie das fehlende Septum zu ersetzen sei erwähnt, wie ein zu kurzes Septum länger zu machen sei.

Die nachträglichen Operationen verlangen, da die prima intentio bei ihnen ebenso unerlässlich nöthig ist, als bei der Transplantation selbst, dieselbe Nachbehandlung, nämlich die Anwendung kalter Umschläge, und innerlich die Darreichung kühlender Getränke, bisweilen selbst antiphlogistischer Arzneien. Die Verwundung ist meistens so klein, dass schlimme Zufälle und eine Reaction auf den Organismus von ihnen nicht zu bemerken sind. Gewöhnlich gelingt die prima intentio, wenn man nur nicht versäumte die Blutung gehörig abzuwarten und die Heftung nicht eher vornahm bis das Stadium serosum eingetreten war.

## §. 305.

In vielen Fällen schnitt Dieffenbach nach der Rhinoplastik aus der Stirnhaut nachträglich die unvermeidlich auf der Stirn zurückbleibende Narbe wieder aus. Nahe über der Nase zwischen den Augenbraunen lässt sich die Haut gewöhnlich leicht zusammendrängen und heften. Ebenso gelingt es sehr leicht auf dem obern Theile der Stirn, wo die das Septum vorstellende Hautverlängerung hergenommen wurde, die Hautränder einander so weit zu nähern, dass man sie durch Nähte genau vereinigen kann, allein in der Mitte der Stirn, wo die Haut für die Nasenspitze den Nasenrücken und die Nasenflügel hergenommen wurde, lässt die Rhinoplastik eine 2—3 Zoll breite Schädelentblössung zurück, die man zwar durch Herbeidrängung der Haut verkleinern, aber nicht ganz bedecken kann, und welche durch Granulation heilen muss. Sorgfältiges Betupfen der sich zu üppig erhebenden Granulationen mit Höllenstein trägt ungemein zur Zusammenziehung der Narbe bei, und wenn man einen so grossen Lappen aus der Stirn ausschnitt, als das auf Seite 267 angegebene Nasenmodell beträgt, so bleibt doch niemals eine breitere und längere Narbe zurück als von der Grösse eines Zwei- oder Viergroschenstückes. — Bisweilen nimmt diese Narbe wohl die Farbe der übrigen Haut an, manchmal aber bleibt sie dunkelroth, bläulich, sie ist dann von Gefässen durchzogen, und daher schon von Weitem sichtbar. Wünscht es der Kranke, oder willigt er auf Zureden des Operateurs ein, so kann man ohne alle Gefahr diese Narbe noch einmal umschneiden, und sie von dem Stirnbeine abpräpariren, mit dem sie freilich fester zusammenzuhängen pflegt, als die verschiebbare, durch zwischenliegendes Zellgewebe angeheftete natürliche Stirnhaut. Nach Entfernung der Narbe drängt man die Haut von den Seiten her nach der Mitte hin, und löst sie, wenn dies nicht leicht gelingen sollte, ein Stück weit von ihrer Basis los, oder man macht, wenn die Spannung zu gross werden sollte, seitliche Incisionen. Die Vereinigung wird dann durch umschlungene Nähte bewirkt, und man erreicht auf diese Art eine ganz feine Narbe, so dass der Vorwurf, den man der indischen Methode im Gegensatze zu der italischen gemacht hat, dass sie eine entstellende Stirnnarbe zurücklasse, gänzlich entkräftet wird.

## II. Abtheilung.

## Blepharoplastik *).

### §. 306.

Unter Blepharoplastik versteht man den Theil der plastischen Chirurgie, der sich mit dem Wiederersatze gänzlich zerstörter Augenlider beschäftigt. Vergeblich sucht man in den Schriften älterer Chirurgen, die der Rhinoplastik und allenfalls der Lippenbildung Erwähnung thun, nach einer frühern Spur der Augenlidbildung, aber auch nicht eine Andeutung von ihr ist zu entdecken. Nur erst mit dem Wiedererwachen der plastischen Chirurgie im jetzigen Jahrhundert kam man darauf, die Augenlider so wie andere Theile organisch wiederzuersetzen.

### §. 307.

Man hat in der neueren Zeit so viel Geschmack an dem Namen Blepharoplastik gefunden, dass man nicht nur wahre Neubildungen der Augenlider, sondern auch andere kleinere Operationen an ihnen, zur Verbesserung des Ectropium und Lagophthalmus mit diesem Namen benannt hat. So ist die unter dem Namen: Nova blepharoplastices methodus von Dreyer in seiner sehr werthvollen Dissertation beschriebene Methode von Jäger keine eigentliche Blepharoplastik, sondern nur eine Operationsmethode des Lagophthalmus. Wenn wir nun unter Blepharoplastik im engeren Sinne diejenige Operation verstehen, bei der eine Hautpartie herbeigeschafft wird, um das fehlende Augenlid vorzustellen, so kann man auch hier noch einmal einen Unterschied darnach machen, je nachdem ob das Augenlid gänzlich fehlte, oder ob Reste desselben zur Blepharoplastik noch be-

---

*) τὸ βλέφαρον das Augenlid und πλάσσειν.

nutzt werden können. Bei der Blepharoplastik kommt auf diesen Umstand weit mehr an als bei der Rhinoplastik, wo mehr die gewissenhafte Schonung des menschlichen Körpers, von welchem man nicht ohne Noth Theile entfernen darf, zu der Erhaltung noch vorhandener Rudimente der Nase veranlafste. — Bei der Blepharoplastik dagegen ist es ein grosser Gewinn, wenn Reste des alten Augenlides noch benutzt werden können, und es also nicht von Grund aus ersetzt zu werden braucht. —

## §. 308.

Die Blepharoplastik hat eine sehr schwere Aufgabe zu lösen. — Das Augenlid ist ein, aus sehr verschiedenen Geweben zusammengesetzter, mit Drüsen, Knorpeln, Haaren, und einem besonderen Bewegungsapparat künstlich zusammengesetzter Organismus, der zum Schutze eines noch viel edleren Theiles, des Auges bestimmt ist, und mannigfache Verrichtungen zu erfüllen hat. Seine Funktion steht mit der des Thränenapparats in der engsten Verbindung, und nicht nur dieser, sondern der Bulbus selbst muss nothwendig erkranken, wenn die Augenlider ihre Verrichtungen nur unvollkommen erfüllen oder gänzlich mangeln. Wir haben die Leiden, welche daraus entstehen, schon vorläufig in dem Capitel von den Indicationen zu plastischen Operationen angedeutet, und gezeigt, welche wohlthätige, und in manchen Fällen dringend nöthige Operation die Blepharoplastik sei. Aber eben diese kunstreiche Zusammensetzung des Augenlides aus äusserer Haut, Schleimhaut, Muskeln, Knorpeln, Drüsen, Haaren, Zellgewebe u. s. w. macht es uns ganz unmöglich, etwas Gleiches zu bilden. Ein künstliches Augenlid ist, da wir den Ersatz verlorner Theile ja nur durch Haut bewerkstelligen können, etwas sehr Unvollkommenes gegen ein von der Natur geschaffenes, und es genügt den Anforderungen, die man an die plastische Chirurgie machen darf, schon dann, wenn es das Aussehen verbessert, das Auge vor dem übermässigen Einflusse des Lichtes schützt, und den Augapfel vor der steten Einwirkung der Luft bewahrt. Grössere Ansprüche darf man bei dem jetzigen Standpunkte der plastischen Chirurgie an ein neues Augenlid nicht machen, und die Funktionen, denen die Wimpern, die Meibomischen Drüsen, die Thränenkanäle und Thränenpunkte vorstehen, bleiben allerdings von einem solchen unerfüllt. Auch der Bewegungsapparat des Augenlides lässt sich, wie leicht zu begreifen ist, künstlich nicht darstellen, und die Bildung des oberen Augenlides ist daher mit noch weit mehr Schwierigkeiten verknüpft, als die des untern, welches keine so freie Beweglichkeit zu besitzen braucht. Es geschieht daher leicht, dass ein neues oberes Augenlid den Augapfel entweder zu wenig bedeckt, so dass die Augenlidspalte gar nicht geschlossen werden kann, oder dass es unbeweglich zu tief herabhängt, und den Kranken wie bei der Blepharoplegie am Sehen hindert.

## §. 309.

Schon Gräfe (*in der Rhinoplastik pag. 15. und in Gr. und v. W. Journal Bd. 2. pag. 8.*) macht darauf aufmerksam, dass die Kunst des Nasenersatzes sich auf die Augenlider werde übertragen lassen, und erzählt, dass er in Ballenstedt an einem Judenmädchen ein, in Folge rosenartiger Blepharophthalmitis durch Brand zerstörtes Augenlid wiederbildete, durch dessen Mangel der Bulbus in der grössten Gefahr schwebte, wegen unaufgehaltenen Thränenabflusses und beständiger Trockenheit der Augenhäute durch bösartige Entzündung und Eiterung zerstört zu werden. — Über die Operation sagt Gräfe nur, dass er sie durch Aufwärtsklappen des zunächst gelegenen Wangenhautstückes, aber mit dem lohnendsten Erfolge verrichtet habe.

## §. 310.

*Dzondische Methode der Blepharoplastik.*

Die von Dzondi in seinen *Beiträgen zur Vervollkommnung der Heilkunde* empfohlene Methode durch verkürzende Narben fehlerhaft gestellte Augenlider zu verbessern, besteht nur in der Durchschneidung der Narbe, und Heilung derselben durch Granulation, so dass die breitere Narbe den Defect ausfüllt. Wer aber die Versuche dazu mehrmals angestellt hat, weiss recht wohl, dass gerade dann, wenn man eine breitere Narbe erreichen möchte, die Heilung auf solche Weise meistens nicht gelingt, und dass, wenn sie auch anfangs diese Beschaffenheit hat, die Verkürzung nachträglich doch wieder eintritt, und das Werk, welches schon gelungen zu sein schien, wieder zerstört. Wenn also jene ersten Bemühungen Dzondis um Verbesserung von Augenlidern noch nicht eigentlich plastische Operationen zu nennen sind, so verdient dagegen eine andere Operation, die er in *Hufelands Journal 1818 Novemberheft pag. 99.* beschrieben hat, allerdings den Namen Blepharoplastik.

## §. 311.

Ein Offizier hatte durch Verwundung, Entzündung und Eiterung den grössten Theil des untern Augenlides verloren, so dass der kleine Rest desselben am äussern Augenwinkel nur noch 2—3 Linien betrug, die Conjunctiva wie bei einem Ectropium nach aussen gekehrt war, die Wimpern in perpendiculärer Richtung herabhingen, und der Haut anlagen. An der Stelle, wo das Augenlid gesessen hatte, bis an den untern Orbitalrand, befand sich eine 6—7 Linien breite, vom innern Augenwinkel bis an den erwähnten Rest des Augenlides gehende, von der Haut entblösste rothe Fläche, welche von einer Fortsetzung der Bindehaut überzogen war, und vom Augapfel nach der Wange herab ein planum inclinatum bildete. Im innern Augenwinkel befanden sich mehrere Substanzwucherungen der Bindehaut, mit deren vorläufiger Entfernung mittelst Scheere und Bistouri Dzondi den Anfang der Cur machte.

Die Bildung des untern Augenlides geschah auf folgende Weise. Vom innern Augenwinkel aus in der Richtung nach unten und aussen, 6—7 Linien vom äussersten Rande der rothen entblössten Stelle, parallel mit demselben, wurde ein bis an das, am äussern Augenwinkel noch befindliche Stück des Augenlides gehender tief eindringender elliptischer Schnitt geführt. Durch diesen und einen andern, ihn am äussersten Ende rechtwinklig treffenden Schnitt wurde aus der Wange ein Lappen gebildet, der 1½ Zoll lang und 6—7 Linien breit war, so dass er nur nach innen und oben mit der Bindehaut im Zusammenhang gelassen wurde. Da er sich aber auf diese Weise noch nicht hinreichend verschieben liess musste er 4 Linien weit von seiner Basis lospräparirt werden, und er war nun so beweglich, dass die rothe entblösste Stelle mit ihm bedeckt werden konnte. Nun erst wurde der kleine Rest des Augenlides am äussern Augenwinkel wund gemacht, und der Lappen durch Knopfnähte mit ihm zusammengeheftet. Der Verband wurde mit trockner Charpie besorgt und am 5ten Tage gewechselt. Die Vereinigung des Lappens hatte nicht an allen Stellen stattgefunden, und nach oben blieb ein kleinesColobom zurück. Dzondi liess diese Stelle vor der Hand unangerührt, und sorgte nur für die Ausfüllung der durch die Herausnahme des Lappens entstandene Wunde durch Granulation.

Das neugebildete Augenlid bedeckte nunmehr die schon erwähnte rothe Stelle bis auf eine Linie, wenn es mit dem Reste des alten zusammengehalten wurde, ausserdem sank es, weil dort am Augenlidrande keine Vereinigung stattgefunden hatte, um 1—2 Linien tiefer herab. Ausserdem war es etwas zu lang.

Dzondi schnitt deshalb noch ein kleines dreieckiges Stück aus, und machte die Vereinigung durch einen nah am Augenlidrande angelegten blutigen Heft aufs Neue, aber auch diesmal blieb ein kleines Colobom zurück. Die nochmals wiederholte Heftung hatte jedoch den erwünschtesten Erfolg.

## §. 312.

Das neue Augenlid war aber immer noch nicht hoch und breit genug, um die rothe Stelle vollkommen zu bedecken, obwohl es dazu diente die Thränen abzuhalten. Dzondi wendete daher seine ältere Methode, durch den Granulationsprocess dem Augenlide grössere Breite zu geben, an, und machte einen mit der Narbe parallel laufenden Schnitt, welcher vier Wochen lang granulirte.

Ausserdem lag aber das neue Augenlid noch nicht genau genug am Auge an, was aber nicht von der zu grossen Länge oder Laxität des Hautlappens, sondern von der Aufwulstung der Bindehaut herrührte. Längeneinschnitte in die Bindehaut und das Heraufschieben des Augenlidrandes, selbst das Ausschneiden von Stücken aus der Bindehaut trugen nichts dazu bei diesem Fehler abzuhelfen, und erst die Anwendung des Cauterium potentiale mit sorgfältiger Schonung und Beschützung des Augapfels führte zu dem erwünschten Ziele. Endlich machte Dzondi auch noch Versuche mit der Einpflanzung von Augenwimpern, die aber zu keinem glänzenden Resultate führten. Das neue Augenlid glich dem andern vollkommen, der Rand desselben hatte durch das Anliegen am Augapfel eine schwache Kante bekommen, die Thränen flossen nicht mehr über die Wange, und wurden durch den Thränenpunkt am obern Augenlid aufgesaugt, das Auge selbst aber hatte seine Empfindlichkeit gegen die äussere Luft verloren.

Wenn nun, wie man hieraus ersieht, die Dzondische Methode sich nur für die Fälle eignet, wo noch ein Theil des alten Augenlides vorhanden ist, welcher noch benutzt werden kann, so ist sie eigentlich nur zur Verbesserung fehlerhaft beschaffener Augenlider bestimmt, und noch weit verschieden von der wahren Blepharoplastik, der Bildung eines ganz neuen Augenlides an die Stelle eines gänzlich fehlenden.

## §. 313.

### *Fricke's Methode.*

Auch die von Fricke in einem eignen Schriftchen (*Die Bildung neuer Augenlider etc. Hamburg 1829. 8.*) beschriebene Methode der Blepharoplastik ist eigentlich eine für den höchsten Grad des Ectropium bestimmtes Operationsverfahren. Man soll nach Fricke Auflockerungen der Conjunctiva zuvor beseitigen, und sie durch geeignete pharmazeutische Mittel auf den Normalzustand zurückführen, wenn aber die Conjunctiva knorpelartig verdickt ist, die Exstirpation derselben einige Zeit vorher mittelst der Scheere oder des Messers vornehmen, und die Heilung dieser Wunde abwarten, ehe man zur Blepharoplastik schreitet.

Die Operation besteht dann in der Trennung der Narben, welche das Augenlid nach unten umgekehrt erhalten. Dies geschieht durch zwei halbmondförmige Schnitte, welche die Narbe, die entfernt werden soll, in der Mitte lassen. Ist sie aber nicht sehr erhärtet und nur schmal, so genügt ein Schnitt um sie zu trennen, der mit dem Augenlidrande parallel, und von diesem möglichst entfernt laufen muss. Die Fälle, wo der Augenlidrand selbst am Orbitalrande angeheftet ist, sind die schwierigsten für diese Operation. Der Schnitt soll in der Mitte begonnen, erst nach aussen und dann nach innen fortgeführt werden. Man lässt dann die Wundränder durch Gehülfen von einander ziehen und trennt das Zellgewebe und den Orbicularmuskel bis zur Conjunctiva der Augenlider, ohne diese letzteren zu verletzen. — Nicht immer ist es möglich den Orbicularmuskel zu schonen, was indess, wenn es geschehen kann, ein grosser Vortheil für die spätere Beweglichkeit des Augenlides ist. Allein man muss doch auch tief genug gehen, um Raum für das einzupflanzende Hautstück zu gewinnen.

## §. 314.

Bei der Bildung des obern Augenlides wird der Ersatz aus dem Theile der Stirn, der sich etwas nach aussen, zwei Linien oberhalb des Orbitalrandes befindet, genommen, beim untern Augenlide dagegen aus der Wange an der äusseren Seite des Augenlides in derselben Entfernung und Richtung wie dort. Wollte man das zu transplantirende Hautstück zu nah vom Orbitalrande entlehnen, so würde die später sich verkürzende Narbe leicht aufs Neue ein Ectropium erzeugen. Nachdem man die Länge des Schnittes ausgemessen, die Grösse des zu bildenden Lappens bestimmt und sich vorgezeichnet hat, umschneidet man den Lappen *a*, löst ihn von

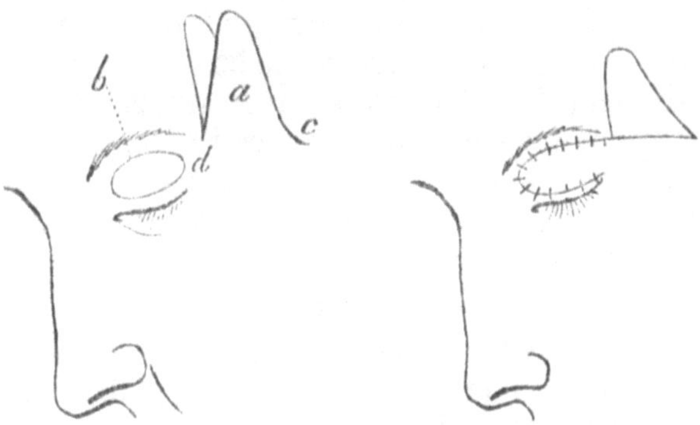


seiner Grundfläche los und führt den Schnitt *c* etwas weit nach aussen, um die Umdrehung des Lappens dadurch zu erleichtern, so dass keine Zerrung statt finden kann. Dann passt man ihn in die Stelle des

Defectes *b* ein. Die bei *d* noch vorhandene Hautbrücke zwischen dem Defect und dem den Lappen umschreibenden Schnitt trennt man nun auch noch, und entfernt die an dieser Stelle die Umdrehung des Lappens etwa erschwerende Hautpartie.

## §. 315.

Nach vollendeter Blutstillung heftet man den Lappen durch Knopfnähte mit den Hauträndern zusammen, und zwar soll man damit am äusseren Rande beginnen, dann den obern Rand heften, den untern aber zuletzt um der durch die Nadelstiche aufs Neue erregten Blutung beikommen und Coagula entfernen zu können. Am schwierigsten ist es die Heftung am inneren Rande recht genau zu bewerkstelligen, und es ist bisweilen nöthig, daselbst ein kleines Stück vom Hautlappen abzutragen, damit er ohne Aufwulstung eingepasst werden könne. Zum Verband bedeckt Fricke das Augenlid mit Charpie, und befestigt diese mittelst Heftpflasterstreifen. Die äussere Wunde belegt er mit in Öl getauchter Charpie.

Zur Nachbehandlung empfiehlt Fricke ein einfaches Regimen und Antiphlogose. — Wenn nach 2 mal 24 Stunden Vereinigung statt gefunden hat, beginnt man mit der Herausnahme der Hefte und legt schmale Heftpflasterstreifen an ihre Stelle. Grosse Geschwulst des neuen Augenlides bekämpft man durch Umschläge mit Aq. Goulardi. Einzelne nicht vereinigte eiternde Stellen verbindet man mit Unguentum nigrum.

## §. 316.

Nach dieser Methode operirte Fricke im Jahre 1829 einen 63 Jahr alten Küpermeister, der als Folge einer bedeutenden Verbrennung ein Ectropium des linken obern Augenlides zurückbehalten hatte. Es war in dem Grade umgestülpt, dass die Cilien mit ihren Spitzen die Augenbraunen berührten. Die Narbe erstreckte sich, denn die Zerstörung hatte den Muskel mit ergriffen, bis zur Conjunctiva. Diese war nach aussen gedreht, stark aufgewulstet und dunkelroth. — Das Auge war somit durch das Augenlid theilweise ganz unbedeckt, gegen das Licht sehr empfindlich, die Conjunctiva begann schon zu entarten, war mit einem eitrig schleimigen Überzuge bedeckt, und die Cornea fing an sich zu trüben. Am untern Augenlide war nur eine Umstülpung geringeren Grades vorhanden. Es war somit der höchste Grad des Ectropii vorhanden, zu dessen Verbesserung alle bisher empfohlenen Operationsmethoden nicht ausreichten, und Frike entwarf deshalb den Plan zur Bildung eines neuen Augenlides nach der so eben beschriebenen Methode, die aber durch mehrere auf den Schläfen vorhandene ältere Narben behindert wurde.

Bei der Operation begann Fricke damit, zwischen dem margo supraorbitalis und dem margo palpebralis superior einen mässig grossen Einschnitt in die Mitte des Restes des obern Augenlides zu machen, der ungefähr 2 — 3 Linien vom innern Augenwinkel entfernt, und 1½ Linie über dem margo palpebralis superior anfing. Fricke liess nun das Augenlid durch einen Gehülfen von einander ziehen, und vollendete den Schnitt, der sich bogenförmig in genannter Entfernung vom obern Palpebralrande, wo er begonnen hatte, durch die Haut bis ungefähr zwei Linien über den äussern Augenwinkel hinaus erstreckte. — Dann wurde das Zellgewebe getrennt, die degenerirten und zusammengezogenen Muskelfibern zerschnitten, und die Conjunctiva ganz bloss gelegt. Beide Wundränder klafften nun weit auseinander, und das obere Augenlid senkte sich herab. Nun konnte die Messung für die Grösse des zu transplantirenden Lappens vorgenommen, und dessen Form auf der Wange vorgezeichnet werden. Dieser wurde umschnitten, von seiner Basis losgetrennt, und, wie an jener Zeichnung sichtlich ist, mittelst einer ziemlich breiten Umdrehungsstelle mit dem Mutterboden in Verbindung gelassen. Der Lappen ward nun in die Wundränder des Augenlides eingepasst, die Hautbrücke, die sich zwischen dem obern Wundrande des Augenlides und dem innern oder untern Rande des Lappens befand, und dessen Umdrehung etwas behinderte nicht nur durchschnitten, sondern in dem Umfange von drei Linien abgetragen, worauf der Lappen den Zwischenraum zwischen beiden Wundrändern des Augenlides vollkommen ausfüllte.

## §. 317.

Nach vollendeter Blutstillung geschah die Heftung mittelst vieler Knopfnähte, der Verband mit Charpie und Heftpflaster. Am folgenden Tage war die Geschwulst des obern Augenlides sehr bedeutend, so dass man den Bulbus nicht sehen konnte, die ganze Gegend war erysipelatös geröthet, aber obwohl an einigen Stichkanälen Eiter hervordrang, so agglutinirte der Lappen doch grösstentheils. Die allgemeinen Erscheinungen waren nicht unbedeutend und erforderten ein eingreifendes beruhigendes Verfahren. Die äusserste Spitze des Lappens, welche dem innern Augenwinkel zunächst gelegen war, wurde brandig und stiess sich los. Die rosenartige Entzündung bildete Blasen auf der Wange, und nahm erst am 5ten oder 6ten Tage ab. Das auf das Augenlid transplantirte Hautstück machte alle Bewegungen desselben mit, die Schläfenwunde sah rein aus, und wurde mit unguentum Zinci, die eiternde Stelle am Rande des Hautlappens aber mit unguentum nigrum *) verbunden.

---

*) Unguentum nigrum Frickii.
℞. Unguent. Zinci ℥β,
Bals. Peruv. ʒj,
Pulv. lapid. infern. ℈β—j.
M. f. unguentum.

Um das Zusammenschrumpfen der nach innen aufgewulsteten Conjunctiva zu befördern wurde diese mit Tinctura Opii bestrichen. Als dieser Zustand aber noch immer fortdauerte nachdem die Wundränder des Lappens vernarbt waren, und da sie, wenn der Kranke das Auge schloss, zwischen der Augenlidspalte vorragte, so wurde der überflüssige Theil mit dem Messer entfernt, und die knorpelartige Beschaffenheit derselben bewies, dass sie durch pharmazeutische Mittel nicht auf den Normalzustand hätte zurückgeführt werden können. Der Gebrauch der Aqua Conradi wirkte wohlthuend auf die Heilung der Wunde der Conjunctiva.

Der Zustand des Kranken hatte sich wesentlich verbessert, denn die Trübung der Cornea, so wie die Röthe und Geschwulst der Conjunctiva hatten sich verloren, und das neugebildete Augenlid verrichtete vollkommen seine Function.

## §. 318.

Auf ähnliche Weise, wie Fricke die Blepharoplastik übte, schlug sie Jüngken beim Lagophthalmus zu verrichten vor *(Die Lehre von den Augenoperationen. Berlin 1829. pag. 267.)*, da die bisher gegen denselben üblichen Operationsmethoden zu keinen glücklichen Resultaten führten. Jüngkens Methode unterscheidet sich von der Frickeschen nur darin, dass er will, der zu transplantirende Hautlappen solle eine schmale Hautbrücke haben, während Fricke die Umdrehungsstelle ziemlich breit bildete. Der von Jüngken an jener Stelle gethane Vorschlag zur Blepharoplastik wurde von ihm, noch ehe er Frickes Operation kannte, zweimal zur Ausführung gebracht, und er berichtet in der Vorrede zu demselben Buche *(pag. IX)*, dass er nach ihr einen scrophulösen Knaben operirte, dem durch ein Erysipelas gangraenosum die äussere Haut des rechten untern Augenlides so zerstört war, dass der Tarsalrand auf dem untern Orbitalrande fest aufsass. Das zweite Mal versuchte er die Operation bei einem Handwerksburschen, der in Neapel von einem Skorpionstich am linken untern Augenlide Gangrän an diesem und der Wange bekam, wonach die äussere Wand dieses Augenlides so verkürzt wurde, dass der Tarsalrand ebenfalls auf dem untern Orbitalrande aufsass, und die stark entzündete und geschwollene Conjunctiva des Augenlides nach aussen gewälzt erschien. In beiden Fällen misslang jedoch die Operation gänzlich.

## §. 319.

### *Dieffenbachs Methode der Blepharoplastik.*

Die einzige uns bekannte wahre Blepharoplastik ist die von Dieffenbach erfundene Methode, welche er in Caspers Wochenschrift (*1835. N. 1. pag. 8.*) beschrieben, und deren Vortrefflichkeit von Ammon in seinem Sendschreiben an Fricke (*v. Ammons Zeitschrift für Ophthalmologie Bd. 4. pag. 428.*) nach seinen eignen damit gemachten Erfahrungen bestätigt hat. Auch mehrere andere Wundärzte, wie Chelius, Eckström, Lisfranc u. a. m. haben die Methode von Dieffenbach mehrmals mit Glück ausgeführt. Sie ist nämlich darauf berechnet, dass das alte Augenlid entweder ganz fehle oder unbrauchbar sei, wo man also den alten Palpebralrand nicht schonen kann, der aber, wenn man die Frickesche Methode wählen will, nicht fehlen darf. Diejenige Operationsmethode, welche wir im allgemeinen operativen Theil unter dem Namen der seitlichen Verschiebung des Lappens beschrieben haben, findet hierbei ihre Anwendung.

Dieffenbach beginnt bei dem Wiederersatze eines verlorenen unteren oder oberen Augenlides damit, die Conjunctiva des alten Augenlides, wenn es irgend möglich ist sie zu erhalten, und wenn sie nicht bereits zu sehr erkrankt ist, vom übrigen defecten Augenlide nach dem Orbitalrande hin zurückzupräpariren, so dass sie noch ein dünnes häutiges Augenlid vorstellt. Erlaubt es aber die carcinomatöse Beschaffenheit des übrigen Augenlides, in welche die Conjunctiva dann gewöhnlich verwickelt zu sein pflegt, nicht sie zu schonen, so entfernt man sie ebenso wie die übrigen Partien, und die Blepharoplastik ist auch dann noch ausführbar. Aber es ist ein grosser Gewinn, wenn man sich ihrer zur innern Auskleidung des neu zu bildenden Lides bedienen kann. Dann

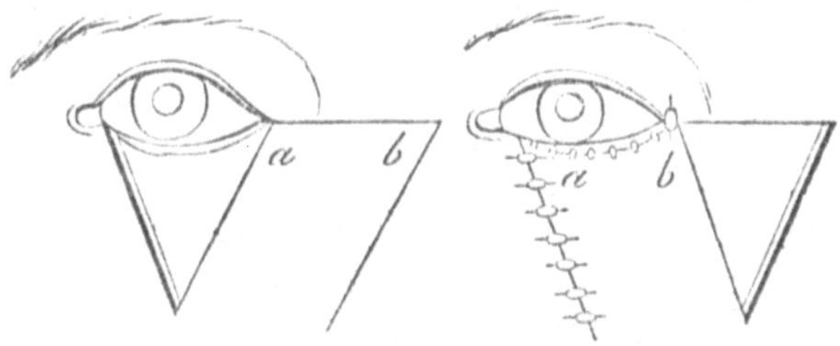


führt man vom innern und vom äussern Augenwinkel beginnend zwei gerade Schnitte, welche somit das ganze krankhafte Augenlid, und ausserdem noch eine über die gesunde Haut verlängerte Spitze in sich fassen, über die Wangen herab, und beim obern Augenlide nach der Stirn bis über die Augenbraunen hinauf, so dass beide sich mit ihren Endpunkten in einem spitzen Winkel treffen, wie es die obenstehende Figur verdeutlicht. Dieses dreieckige Hautstück, dessen dritte Seite der Palpebralrand bildet, wird nun mit seiner Basis vom unterliegenden Zellgewebe losgetrennt und ganz entfernt. Der trianguläre Ausschnitt ist nun der Platz, an welchen der zu transplantirende Hautlappen angeheilt werden soll. Bei diesem Operationsacte sei man darauf bedacht, die in dieser Gegend reichlich verbreiteten Nervenzweige möglichst zu schonen.

Sowohl bei der Bildung des obern als des untern Augenlides führt man nun vom äussern Augenwinkel einen horizontalen Schnitt über den processus zygomaticus in einer nach dem meatus auditorius externus hingedachten Linie. Dieser Schnitt muss wenigstens 1½ Zoll lang, auf jeden Fall aber länger sein als der Defect des Augenlides breit ist. Von dem äussersten Punkte dieses Schnittes führt man nun bei der Bildung des untern Augenlides über die Wange herab, bei der des obern nach aufwärts über die Schläfe einen Schnitt, der mit der Spitze des triangulären Hautschnittes in einer Linie steht, und mit der einen, der zunächst befindlichen das Dreieck bildenden Seite parallel läuft, sich aber eher der Spitze desselben mehr nähern als von ihr entfernen darf. Hierdurch sind die Grenzen für den zum neuen Augenlid bestimmten Hautlappen umschrieben, und man präparirt ihn nun mit leichten Messerzügen von seiner Unterlage los. Ist die Blutung gestillt, so reinigt man den Lappen und die Einpflanzungsstelle von dem coagulirten Blute, und rückt nun den Lappen seitlich herüber an die Stelle des Augenlides. Eine eigentliche Umdrehung des Lappens um seinen Stiel geschieht hierbei nicht, und man kann deshalb dem Lappen einen viel breiteren Hals geben als dort, wo die Umdrehung um einen oder zwei rechte Winkel geschehen muss. Der innere Rand des Lappens kommt nun mit dem innern, das Dreieck des Defectes bildenden Wundrande in Berührung, und man befestigt die Ecke *a* des Lappens, welche zunächst dem innern Augenwinkel zu liegen kommt, dort mittelst einer Knopfnaht.

## §. 320.

Erlaubte es die Beschaffenheit der Conjunctiva des alten Augenlides, sie zu erhalten, und hat man sie zu Anfang der Operation zurückpräparirt, so heftet man sie nun jetzt mittelst mehrerer, in gleichen Zwischenräumen gelegter Knopfnähte an dem neuen Augenlide an, und beendigt dann die Anheftung des verschobenen Lappens an seinem innern Rande mittelst Dieffenbachscher umschlungener Nähte. Am äussern Rande des Lappens werden keine Hefte angelegt, höchstens bringt man eine Naht nahe am äussern Augenwinkel an, damit sich dort der Lappen nicht von dem ihm entgegengesetzten Augenlide zurückziehen könne. Der durch die Verschiebung des Hautlappens an die Stelle des Augenlids auf der Schläfe, oder beim untern Augenlid auf der äussern Seite der Wange über dem Backenknochen entstandene Hautdefect, der nur die dreieckige Form und Grösse hat, welche vorher der Verlust des Augenlides zeigte, soll nunmehr durch Granulation heilen, und man rechnet darauf, dass die sich an dieser Stelle bildende Narbe sich von selbst verkürzen, und die zunächst gelegenen Hautpartien, vorzüglich aber das neue Augenlid, zur Bedeckung des Hautdefectes herbeiziehen werde, so dass sie nur ein ganz kleines Narbendreieck vorstellt. Man bedeckt deshalb die Schläfen- oder Wangenwunde mit Charpie und überlässt sie der Eiterung; wuchern jedoch die Granulationen zu üppig hervor, so betupft man sie öfters mit Höllenstein, was nicht wenig zur Verkürzung der Narbe beiträgt. Die Nachbehandlung nach der Operation ist dieselbe wie nach andern plastischen Operationen. Man sucht durch kräftige Anwendung kalter Umschläge die prima intentio am innern mit umschlungenen Nähten angehefteten Wundrande zu erreichen, und den ganzen Lappen mit seiner hintern wunden Zellgewebsfläche aufzuheilen, um seine Verwachsung mit der Conjunctiva zu begünstigen. Wenn dies gelungen ist setzt man die Behandlnng der eiternden Wunde an der äussern Seite des Augenlides durch tägliche Erneuerung des Verbandes fort.

Dieffenbach hat in den letzten Jahren einer Reihe von Menschen das obere oder das untere Augenlid wiederersetzt, und zum Theil so täuschend, dass man keinen Unterschied mit dem natürlichen sah.

Bei einem jungen Manne, dessen Bulbus durch Zerstörung beider Augenlider ganz frei lag, ersetzte er nach dieser seiner Methode beide Augenlider zugleich. Der Erfolg war überraschend. Auch wurden nach einem ähnlichen Verfahren mehrmals halbe Augenlider, und auch zugleich ein halbes oberes und ein halbes unteres gemacht, überhaupt erhielt er immer noch vorhandene brauchbare Theile der Augenlider, kleine Reste des Tarsalrandes mit einzelnen Härchen, welche nach der Heilung das Aussehen verbessern, vor allem aber den ganzen Tarsalrand, auch wo dieser verschrumpft oder mit dem Knochen verwachsen war. In einem Falle wurde in der Charité ein neues oberes Augenlid durch Hospitalbrand gänzlich zerstört.

Für totale Ectropien des untern und obern Augenlides, so wie besonders des äussern Augenwinkels, wo der nackte Bulbus von einem fingerbreiten rothen Kreise umgeben ist, hat Dieffenbach ebenfalls eine neue wichtige Methode erfunden und mehrmals mit grossem Erfolge ausgeübt.

Er excidirt den umgekehrten Augenwinkel sammt einem Stücke der gesunden Schläfenhaut in Gestalt eines Dreiecks, dessen eine breite Seite nach dem Bulbus, die eine Spitze nach dem Ohre hin steht; darauf führt er einen Bogenschnitt oberhalb des arcus supraorbitalis und einen andern anderthalb Zoll unterhalb des Bulbus bis gegen die Nase hin. Beide halbmondförmige Zungen werden vom Grunde ganz abgetrennt. Heftet man dann die Schläfenwunde, so steigen die Halbkreise als Augenlider herab und die Conjunctiva schlägt sich nach innen um.

## §. 321.

Die früheren Methoden der Blepharoplastik verhalten sich, verglichen mit denen des Nasenersatzes, zur wahren Blepharoplastik eben so wie dort die Methode der Einpflanzung zur Wiederbildung einer ganz fehlenden Nase. — Die Dzondische, Jüngkensche und Frikesche Methode setzen nämlich voraus, dass noch ein grosser Theil des alten Augenlides vorhanden und zu dem neuen Augenlide zu benutzen sei. Die Conjunctiva und der Palpebralrand dürfen nicht fehlen, sondern das Augenlid muss nur durch einen hohen Grad des Ectropium oder Lagophthalmus fehlerhaft gestellt sein, wenn sie ihre Anwendung finden sollen.

In dem im Auszuge angeführten Falle von Dzondi fehlte allerdings auch der Palpebralrand, und das neue Augenlid musste ihn vorstellen, aber Dzondi fand auch grosse Schwierigkeiten darin, dass sein neues Augenlid sich am Augapfel anschliessen, und sich nicht zurückziehen sollte. Er war daher genöthigt, um es zu verkürzen, nachträglich ein dreieckiges Stück aus dem Palpebralrande auszuschneiden, und es wieder zusammenzuheilen, und weil auch dies noch nicht hinreichte, das Augenlid nach seiner Granulationsmethode, von der wir uns aber nur sehr wenig Erfolg versprechen würden, durch eine breitere Narbe nach oben zu drängen. —

Es ist aber noch ein Umstand vorhanden den wir bisher noch nicht erwähnt haben, welcher schon allein jener Methode der Aufheilung eines Lappens auf das Augenlid wie Fricke und Jüngken dies empfehlen, einen grossen Theil ihres praktischen Werthes raubt. Das Bestreben eines jeden transplantirten Lappens, sich zusammenzuziehen und aufzuwulsten, dieser Process der Heilung, welcher allein die Neubildung vorragender Theile wie der Nase aus Haut möglich macht, ist die Klippe, an welcher die meisten Methoden scheitern, Theile, die flach ausgespannt aufliegen sollen, künstlich so ersetzen, dass sie diese Form auch für die Dauer beibehalten. Nichts hält den nach der Frickeschen Methode auf das fehlerhaft beschaffene Augenlid aufgeheilten Lappen ab sich zusammenzuziehen, denn die Haut, mit welcher er an seinen Rändern die neue Verbindung eingegangen ist, ist zu schwach an ihren Unterlagen befestigt, zu verschiebbar, um nicht dem Zuge des Lappens zu folgen, und der freie Augenlidrand setzt der Zusammenziehung des Lappens vollends keinen Widerstand entgegen. Wenn also auch bald nach der Operation ein grosser Gewinn errungen worden zu sein scheint, so schrumpft der Lappen doch nach und nach zusammen und sitzt endlich wie ein Taubenei auf dem alten Augenlide, die frühere Entstellung nur noch vermehrend.

Von allen diesen Mängeln ist die Dieffenbachsche Methode der Blepharophastik ganz frei. Sie ist auch dann brauchbar, wenn kein Theil des alten Augenlids mehr vorhanden ist oder geschont werden kann, und die in jenem Falle das Werk zerstörende, später eintretende Contraction des Lappens kann hier nicht erfolgen, weil die verkürzte Narbe auf den Schläfen oder der Wange den Lappen glatt ausgespannt, und mit seinem Rande genau am Bulbus anliegend erhält. Ein Klaffen des Augenlides, eine Art von Lagophthalmus, kann somit nach dieser Operation nicht entstehen. Nur die beschränkte Beweglichkeit, die Abwesenheit der Wimpern und der Meibomischen Drüsen, sind der Vorwurf welchen man auch den auf diese Weise künstlich hergestellten Augenlidern machen kann, an deren künstlichen Ersatz man aber auch niemals wird denken dürfen. So scheint es in der That, als ob diese Dieffenbachsche Blepharoplastik das Vollkommenste sei, was die plastische Chirurgie für den Ersatz der Augenlider je zu leisten im Stande sein werde. Dieffenbach hat diese Operationsmethode in Caspers *Wochenschrift 1835. N. 1. p. 8.* beschrieben, und durch einen Fall erläutert, den er in Paris, in Lisfrancs Klinik zuerst nach ihr operirte, wo er dieselbe, als man ihm einen Mann vorstellte dessen unteres Augenlid durch Krebs zerstört war, improvisirte.

## §. 322.

Den nachfolgenden Fall aus der Praxis von v. Ammon hatte ich Gelegenheit mit zu beobachten.

Die Büttner, eine arme Frau aus Röhrsdorf bei Dippoldiswalde, einige vierzig Jahr alt, litt seit fast sechs Jahren an einem Krebsgeschwür des rechten äussern Augenlidwinkels, welches anfangs nur langsam gewachsen war, seit kurzem aber sich mehr ausgebreitet und grössere Schmerzen verursacht hatte. Durch das Carcinom war das untere Augenlid nach aussen ganz metamorphosirt, nur ein Drittheil desselben am innern Augenwinkel war noch gesund, das obere Lid war von aussen her in geringer Ausdehnung, ungefähr einem Drittheile davon ergriffen. Das Carcinom hatte zwar keine umgeworfenen Ränder, aber einen ungleichen, speckigen unreinen und harten Grund. Nachdem v. Ammon zu den von der Büttner umsonst angewandten Heilmitteln mehrere örtliche und allgemeine Anticarcinomatosa ohne Erfolg hinzugefügt hatte, operirte er sie am 23. Febr. 1835. auf folgende Weise nach Dieffenbachs Methode. Er schob unter den metamorphosirten äussern Augenwinkel einen gewöhnlichen Spatel, und durchschnitt auf diesem in dem gesunden Theile des Augenlides die allgemeinen Bedeckungen so, dass in dem Schnitte alles Kranke lag, und vereinigte die Schnitte in einem Punkt am untern Theil der Wange. Sodann trug er alles das, was im Bereiche des Schnittes lang, gänzlich ab. Es bluteten hierbei einige Arterien, die jedoch beim Gebrauche kalten Wassers sich sogleich zurückzogen. Der Anblick, den jetzt das Gesicht darstellte, war schrecklich; denn es fehlte ein grosser Theil des oberen Augenlides am äusseren Rande, und da nach der Durchschneidung des untern Augenlides das übrig gebliebene Drittheil des obern Augenlides sich ganz zusammen und in den Augenwinkel zurückgezogen hatte, war das Auge nach unten gänzlich von aller und jeder Bedeckung entblösst. Jetzt begann die Blepharoplastik. Diese war hier eine doppelte, denn es war ein Theil des obern, und der grösste

Theil des untern Augenlides zu ersetzen. Der Operateur wendete sich zuerst zum Wiederersatze des untern Augenlides. Zu diesem Zweck führte er zuerst nach Dieffenbachs Angabe vom äusseren Augenwinkel nach dem Ohre hin einen etwas mehr als zwei Zoll langen Schnitt durch die Haut, und vom Ende dieses Schnittes an noch einen in schiefer Richtung über den Backen herab. Das auf diese Weise umschnittene Hautstück wurde vorsichtig, aber rasch lospräparirt. Es wurde hierbei keine Gefässunterbindung nothwendig. Nachdem der Hautlappen von allem Blutcoagulum gereinigt war, heftete ihn von Ammon oben mit einer gewöhnlichen Knopfnaht unten nach Dieffenbachs bekannter Weise mit Insectennadeln an den zurückgelassenen kleinen Theil des untern Augenlides an. Es waren hierzu sechs Nähte erforderlich. Was von der Conjunctiva übrig geblieben war, liess sich einigermaassen, jedoch mit grossem Schmerze für die Kranke, hervorziehen, und an den obern Rand des neugebildeten Augenlides mittelst feiner seidener Fäden anheften. Die durch die Exstirpation des untern Augenlides bewirkte Entstellung war hierdurch schon vollkommen gehoben, denn der Lappen lag genau an, und deckte als neues unteres Augenlid den untern Theil des Bulbus; er nahm in sehr geringem Grade eine bläuliche Färbung an, und diese wich sogleich, als später kalte Wasserumschläge gemacht wurden.

## §. 323.

Hiermit war aber die Operation noch nicht vollendet, denn da auch ein Theil des obern Augenlides entfernt worden war, genügte das eben beschriebene Verfahren in diesem Falle noch nicht ganz. Weil jedoch der Substanzverlust des obern Augenlides in der Breite nicht viel betrug, schien es rathsamer zu sein, nur die äussere Augenlidhaut über den theilweis exstirpirten, theilweis bloslfiegenden Tarsus herüberzuziehen, mit der Conjunctiva durch feine Nähte zu vereinigen, und sonach keine Hautüberpflanzung zum Ersatz dieses geringeren Verlustes vorzunehmen. Dies gelang auch vollkommen, und das Augenlid glich sich gleich nach der Operation zu einem beinahe natürlichen Augenlide, an dessen äusserm Theil nur die Cilien fehlen, wieder aus, und man nimmt jetzt nach vollkommener Heilung keine Spur von Entstellung wahr. Die Beendigung der Operation bestand darin, dass der äussere Theil des neuen Augenlides an seiner obern Endigung mit dem durch Haut- und Bindehautvereinigung restaurirten obern Augenlide durch einige Insektennadeln vereinigt, und dass so ein neuer äusserer Augenwinkel gebildet ward. Schon im Verlaufe des dritten Tages konnten einige Nähte entfernt werden, am Ende des vierten waren alle weggenommen, und nicht allein, dass alle Hautwunden durch prima intentio geheilt waren, der Lappen lag auch vollkommen glatt an, ohne sich im Mindesten zusammenzuschrumpfen. Die auf dem Backen gebliebene Wunde fing durch schönen Granulationsprocess an zu heilen. Das Resultat der für die Kranke sehr schmerzhaften, und für den Arzt mühsamen aber rasch vollzogenen Operation war sehr befriedigend. Das zum grössten Theil ersetzte untere Augenlid, und die in ihrem äussern Ende in den operativen Eingriff gezogene Palpebra superior, sonach der äussere Augenwinkel, liefs nur das zu wünschen übrig, dass er in Form eines kleinen Ectropiums vom Auge etwas abstand. Deshalb nahm von Ammon am 6. März, also eilf Tage nach der ersten Operation, ein kleines dreieckiges Hautstück aus dem äussern Augenwinkel heraus, und bewerkstelligte die Vereinigung durch vier Nadelhefte aufs Neue, um das neugebildete untere Augenlid daselbst besser nach oben zu ziehen. An demselben Tage wurde auch da, wo der Hautlappen von aussen nach innen gerückt war, eine kleine, etwas hervorstehende

Hautnarbe ausgeschnitten, und die jetzt glatten Wundränder durch eine umschlungene Naht vereinigt. Auch diese Nachoperationen wurden vom schönsten Erfolge gekrönt; am zweiten Tage wurden zwei Nähte, am dritten die beiden übrigen entfernt. Nach dieser Verbesserung genügte der Operationserfolg allen von demselben gehegten Erwartungen. Das Angesicht der Kranken ist so vollkommen wieder dem eines Gesunden ähnlich, dass nur das Auge eines Kenners entdecken kann, was hier geschehen ist.

Das Carcinom ist seitdem nicht wiedergekehrt und das künstliche Augenlid hat sich bis jetzt nicht im Mindesten verändert. Da hier das innere Drittheil des alten Augenlides erhalten werden konnte, und nur das mittlere und das äussere Drittheil neu gebildet zu werden brauchten, so wurde das neue transplantirte Augenlid durch den kleinen Rest des Orbicularmuskels zunächst dem innern Augenwinkel zu einigen kleinen Bewegungen veranlasst, die die Täuschung um Vieles vermehrten. —

## §. 324.

Später verrichtete von Ammon bei einer Frau, deren linkes oberes Augenlid durch Caries orbitae am oberen Augenhöhlenbogen angeheftet war, und deren Cornea, der Berührung der Luft stets ausgesetzt, bereits durch Pannus zu erblinden begann, die Blepharoplastik nach derselben Methode. — Da in diesem Falle die sehr degenerirte Conjunctiva nicht geschont werden konnte, war der Erfolg auch kein so glänzender, und der transplantirte Lappen überzog sich auf seiner hintern blutigen Zellgewebsseite mit einer der Schleimhaut zwar ähnlichen Membran, die jedoch Neigung besafs, wie beim Symblepharon stellenweis mit dem Bulbus zu verwachsen. Diese Erfahrung veranlasste von Ammon zu dem Vorschlage jedesmal, wo es nur irgend möglich ist, den alten Augenlidrand zu schonen und ihn, so wie es Peters in seiner Dissertation Fig. 4., 5. und 6. abgebildet hat, an das, von der Schläfe oder der Wange hergenommene neue Augenlid anzuheften. —

Ausserdem dass Dieffenbach selbst die Blepharoplastik des oberen Augenlides nach seiner Methode wiederholt hat (*Peters dissert. de blepharoplastice pag. 42.*), so ist sie auch von Eckström ebenfalls am obern Augenlide (*Staub diss. de blepharoplastice pag. 100.*) von Fricke am unteren Augenlide (*Peters l. c.*) und von Blasius zweimal (*Staub l. c.*) ausgeübt worden, aber auch diese Erfahrungen bestätigen es, dass die Wiederherstellung eines oberen Augenlides eine viel schwierigere Aufgabe ist als die einer Nase oder sonst jeden anderen zerstörten Theiles.

## §. 325.

### *Von einigen anderen blepharoplastischen Operationen.*

Blandin beschreibt (*Autoplastie pag. 5.*) eine von ihm verrichtete Blepharoplastik, die er lieber hätte verschweigen sollen. Die Operation bestand darin, dass er bei einem Mädchen das rechte untere Augenlid, welches ganz umgestülpt war, spaltete, und einen Lappen von 2½ Zoll Länge und ½ Zoll Breite, den er von den Schläfen löste, in die Spalte hineinlegte, aber, ohne ihn blutig zu heften, nur mit Heftpflaster befestigte. Die Anheilung des Lappens geschah vollkommen. Seulement il faisait un relief assez considérable. Man begreift nicht, warum Blandin nicht nach Dieffenbachs Methode operirte, die er hätte kennen sollen, weil Dieffenbach sie damals schon in Paris gezeigt hatte.

In Dieffenbachs und Frickes Zeitschrift (*1837. Bd. 4. pag. 263.*) ist eine Blepharoplastik erwähnt, welche Boinet nach Blandins Methode verrichtete, die wir nach unserer Überzeugung nicht als eine grosse Erfindung empfehlen können.

§. 326.

Jobert machte 1835 eine Blepharoplastik wegen Krebs des rechten unteren Augenlides. Er begann damit, die äussere Commissur des Augenlides 6 bis 8 Linien weit zu spalten, und entfernte die ganze krankhafte Partie, indem er sie mit einem krummen Schnitte umschrieb und lostrennte. Selbst die schon vom Krebs ergriffene Conjunctiva bulbi musste mühsam vom Augapfel abgelöst werden. Nun trennte Jobert einen Lappen von länglich dreieckiger Form aus der Wange, dessen Spitze dem Jochbeine entsprach, während die Basis desselben nach der Nase hin gerichtet war. Dieser $1\frac{1}{2}$ Zoll lange und 4 bis 6 Linien breite Lappen ward um seinen Stiel gedreht, an die Stelle des Augenlides gelegt, so dass seine Spitze dem Schnitte in der äussern Commissur entsprach, und durch zwei umschlungene Nähte in dieser Lage erhalten. — Die Anheilung erfolgte gut, und nach drei Wochen schnitt Jobert die Umdrehungsstelle aus. Einige Granulationen, die sich auf dem Rande des Augenlides, da wo es am Augapfel adhärirte, entwickelt hatten, wurden cauterisirt.

§. 327.

Wir lassen noch eine Operationsbeschreibung von Carron du Villards (*Restaurations des paupières in Gazette des hôpitaux 1836. No. 2. 5. Janvier*) folgen, die eben so wenig als die vorhergehende eine eigne Methode begründet und nur mit kleinen Abänderungen eine Wiederholung der weiter oben beschriebenen Operationsmethoden ist.

Eine junge Dame aus Lissabon hatte durch die unvorsichtige Anwendung des kaustischen Kali, womit man ihr eine bösartige Blatter auf dem unteren Augenlide hatte zerstören wollen, ein Ectropium des äussern Augenwinkels zurückbehalten. Das stillicidium lacrymarum belästigte das Mädchen ausserordentlich, und es war daher ihr sehnlichster Wunsch von diesem Übel befreit zu werden.

Carron du Villards ging mit einem Bistouri unter dem äussern Augenwinkel flach ein, wendete die Schneide nach aussen, und spaltete die über dem Messer liegende Haut. Hierauf bildete er zwei Lappen, einen obern kleinern, und einen untern grössern, um an dieser Stelle einen Substanzverlust veranstalten und nach Loslösung des Augenlides von der Conjunctiva dieses nach aussen ziehen zu können. —

Diese Operation scheint uns, so weit wir aus dieser Beschreibung einsehen können, der Dieffenbachschen Blepharoplastik ganz ähnlich gewesen zu sein, und nur darin zu differiren, dass der Hautdefect am äussern Augenwinkel durch Herbeiziehung des Augenlides selbst; nicht durch die Haut der Schläfengegend ersetzt wurde. —

Eine zweite Operation machte Carron du Villards an einem Mädchen, das sich als Kind das Auge durch ein Stück Glasflasche verletzt und das untere Augenlid zugleich abgerissen hatte. Das Auge collabirte, und das untere Augenlid war ausser einem Substanzverlust, den es erlitten hatte, am innern Augenwinkel stark nach aussen verzogen. Carron du Villards löste zuerst ein Pseudoligament, welches alle Bewegung des Augenstumpfes hinderte (Symblepharon), entfernte dann durch einen Vförmigen Schnitt die entstellende Narbe des Augenlides, und trennte das übrige Augenlid nach rechts und links, bis es so weit frei war, dass sich die Spalte genau vereinigen liess. Da ein Theil der Narbe gerade auf dem Thränensacke lag erforderte es grosse Aufmerksamkeit, um ihn nicht zu verletzen. Die Vereinigung wurde mittelst Dieffenbachscher Nähte und der Gräfeschen Ligaturstäbchen (portenoeud) zugleich bewirkt, und die Kranke war nun nicht allein von der Entstellung des Augenlides befreit, sondern hatte auch noch den grossen Vortheil, ein künstliches Auge tragen zu können. —

## §. 328.

### *Operationsmethode zur Wiederherstellung fehlerhaft stehender Augenlider.*

Alle die Operationsmethoden des Ectropium und des Lagophthalmus, die nur in Einschneidung der äussern Haut, oder Ausschneidung einer Partie der Conjunctiva bestehen, und welche in den Lehrbüchern der Augenheilkunde abgehandelt werden, hier wiederholt zu finden, wird wohl Niemand erwarten. Nur diejenigen von ihnen, die den plastischen Operationen zunächst stehen, und die sich zur Blepharoplastik so verhalten, wie die Dieffenbachsche Methode des Aufbaues eingesunkener Nasen zur eigentlichen Rhinoplastik, durften nicht fehlen.

## §. 329.

### *Dieffenbachs Methode der Aufrichtung des Augenlids beim Ectropium.*

Mehrfache traurige Erfahrungen mit den ältern Operationsmethoden, Ectropien durch Einschneiden der äussern Gesichtshaut, oder durch Ausschneiden der nach aussen umgekehrten Conjunctiva zu heilen, und die Erfolglosigkeit selbst der Methode von Adams durch Ausschneiden eines Vförmigen Stückes aus dem Augenlide, welche die Kranken bisweilen in einem verschlimmerten Zustande mit einem kleinen Colobom zurückliess, brachten Dieffenbach (*Erfahr. Bd. II. pag. 126.*) auf die Erfindung einer ganz wesentlich verschiedenen Operation, die im Allgemeinen darin besteht, dass durch eine transverselle, gegen das Auge etwas gebogene äussere Hautwunde die entartete Conjunctiva des Augenlides, sammt dem Tarsus hervorgezogen und hier eingeheilt wird.

## §. 330.

Die Operation eignet sich vorzüglich für das untere Augenlid, das überdies der gewöhnlichere Sitz des Übels ist. Man beginnt mit einem halbmondförmigen Hautschnitte, einige Linien vom untern Rande der Orbita entfernt, indem man die Klinge eines kleinen Messers von der Linken zur Rechten hinzieht. Man sticht also beim rechten Auge unterhalb des äussern, beim linken Auge unterhalb des innern Augenwinkels ein. Dieser Schnitt, der parallel mit dem Orbitalrande verlaufen muss, nimmt zwei Drittheile der Brücke des Augenlides, und zwar in ihrer Mitte ein. Ist der Schnitt bis in die Tiefe des Zellgewebes gedrungen, oder hatte man, was noch zweckmässiger ist, eine Hautfalte gebildet, so präparirt man den halbmondförmigen Lappen eine bedeutende Strecke vom verkrümmten Tarsus los, durchbohrt dann das Augenlid in der Richtung des Hautschnittes vollends, bis man mit der Spitze des Messers zwischen Conjunctiva und Augapfel gelangt ist, und vollendet die Dilatation der Wunde nach beiden Seiten hin bis zur Länge der äussern Wunde.

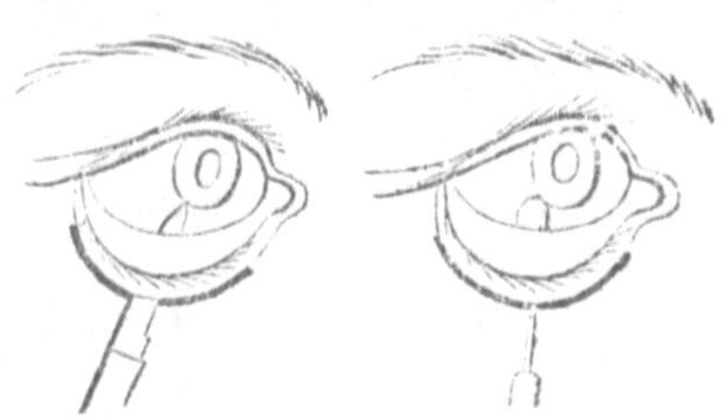

Nun zieht man die mit dem Tarsus fest verwachsene Conjunctiva, mittelst eines Häkchens, durch die äussere Hautwunde hervor, trägt ihre unverwundete innere Oberfläche leicht ab, und heftet die äussern Wundränder des Augenlids, sammt dem Tarsus und der Conjunctiva, mit einer Nadel, die sogleich mit einem Faden umschlungen wird. Anstatt dass man andere Male nur zwei Wundränder durch die blutige Naht zu verbinden hat, so sind es hier drei, nämlich oben und unten die Cutisränder, und in der Mitte die eingeklemmte Bindehaut, sammt dem Tarsus. Vielleicht würde auch die Heftung der Conjunctiva mit dem untern Cutisrande hinreichen, so dass man den obern Cutisrand frei liesse. Wahrscheinlich würde er sich von selbst an die Naht anlegen. Man bedarf meistens drei bis fünf Nähte, zu denen man ganz feine Insektennadeln anwendet.

Beim Ectropium des obern Augenlides wird die Operation auf die nämliche Weise vorgenommen, wie sie hier am untern beschrieben wurde. — Die Augenlider werden nun mit kalten Fomenten bedeckt, um die eintretende heftige Entzündung nicht aufkommen zu lassen. Meistens erfolgt etwas Eiterung, doch kann man auf das Gelingen der Operation rechnen, wenn nur die Adhäsion in der Tiefe erfolgt ist. — Später vertauscht man das kalte Wasser mit Bleiwasser. —

## §. 331.

Auf diese Weise, welche später öfters wiederholt und auch von v. Ammon einmal ausgeübt wurde, operirte Dieffenbach zuerst einen 56 Jahr alten Mann, der seit mehreren Jahren ein Ectropium des linken untern Augenlides trug, welches in Folge einer chronischen Blenorrhoe entstanden war. — Dieffenbach verfuhr genau nach den so eben beschriebenen Regeln, indem er das untere Augenlid durch einen halbmondförmigen Schnitt nach unten von allen seinen Verbindungen löste, so dass es nur noch am äussern und innern Augenwinkel durch eine Hautbrücke zusammenhing. Hierauf trennte Dieffenbach den halbmondförmigen Lappen der Cutis von dem verkrümmten Tarsus bis zu dem obersten Rande desselben, zog den innern untern Rand der Conjunctiva und des Knorpels mit einem Haken hervor und machte die Heftung auf die beschriebene Weise, die Cutisränder und Conjunctiva zugleich mit den Nähten fassend. — Am folgenden Tage stellte sich bedeutende Entzündung und Anschwellung beider Augenlider ein. Am dritten Tage dehnte sich die Entzündung und Anschwellung über die Hälfte des Gesichts aus. Obwohl die Wunde eiterte, so war doch an mehreren Stellen die erste Vereinigung gelungen, und die Nadeln konnten entfernt werden. In den folgenden Tagen sank die Geschwulst wieder. Die eiternde Wunde wurde mit Unguent. simplex verbunden, das Augenlid durch eine kleine Compresse und zwei über Nase und Schläfe geführte Heftpflasterstreifen unterstützt.

Bei einer 64 Jahr alten Frau, die in Folge eines herpetischen Exanthems der linken Seite des Gesichts ein sehr bedeutendes Ectropium am untern Augenlide trug, operirte Dieffenbach *(Erfahr. Bd. II. pag. 131.)* im Allgemeinen auf dieselbe Weise, indem er das Augenlid nur am äussern und innern Augenwinkel im Zusammenhang liess. Dem Hautschnitt gab er aber die Form einer stark in die Länge gezogenen Pyramide, so dass die Spitze beinahe bis zur Mitte der Wange hinabreichte. Dann verkürzte er diese Zunge um 1½ Zoll, so dass der äussere Lappen die Gestalt eines V erhielt. Nun wurde der senkrechte Theil der Backenwunde durch fünf Nadeln geheftet, die Conjunctiva sammt den Tarsus von innen in gerader Richtung durchschnitten, nach beiden Seiten der Schenkel des V hervorgezogen und durch Suturen befestigt. Durch diese Methode des Verdrängens wurde eine vorhandene dicke Narbe auf der Wangenhaut, welche auf dem dreieckigen Hautstück sass, zugleich entfernt, allein dies war nur ein Nebenvortheil, der hierbei erreicht wurde. Der Hauptvortheil, den Dieffenbach von dieser Abänderung erwartete, und auch errang, war der, dass die von den Seiten herbeigezogene Wangenhaut dem in die Höhe gedrängten Augenlide nicht gestattete in seine frühere umgestülpte Stellung zurückzukehren. Diese Methode der Verdrängung des umgestülpten Augenlides kommt somit dem Verdrängen der Brücke auf dem Nasenrücken nach der Spitze hin, um diese zu verlängern, gleich.

## §. 332.

### *Dieffenbachs neuere Methode der Aufrichtung nach aussen gekehrter Augenlider.*

Später hat Dieffenbach, wie ich aus mündlicher Mittheilung von ihm weiss, diese Methode noch mehr ausgebildet, und die seitlichen Schnitte, die auf der Figur mit *a, a* angedeutet sind, geführt, so dass sich die Wangenhaut in zwei Lappen abtrennen, und somit noch besser in die Mitte drängen liess. Die Wundränder *b, b* kamen nun in genaue Berührung mit einander, und wurden mit umschlungenen Nähten geheftet, die beiden Wundränder *a c* und *c a* aber wurden mit dem Wundrande des Augenlides vereinigt, und drängten den früher stärker gebogenen Wundrand und das ganze Augenlid mehr nach oben.

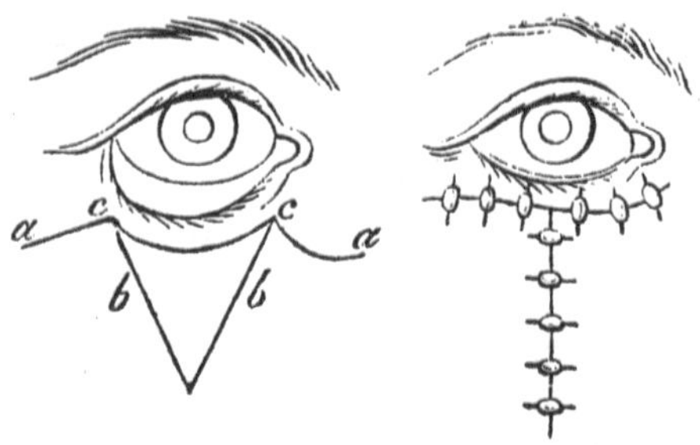


## §. 333.

Ebenfalls eine von Dieffenbach entworfene, für manche Fälle des Ectropium passende Operationsmethode beruht im Wesentlichen auf denselben Grundsätzen, auf welche Dzondi seine Granulationsmethode gestützt hat, und unterscheidet sich von ihr nur durch ihre grössere Zweckmässigkeit und durch die Anwendung geeigneter Mittel, um die Augenlidränder so lange Zeit, als nöthig ist, nämlich bis zur vollendeten Vernarbung, in der normalen Stellung, die sie auch künftig bewahren sollen, zu erhalten. Auch hat Dieffenbach bei Ectropien, wo die Auswärtskehrung der Augenlider durch die Verkürzung der äussern Haut allein bewirkt wird, ohne dass die übrigen constituirenden Theile des Augenlids zugleich mit

Schuld daran tragen, angerathen, die äusseren Bedeckungen des Augenlides rings zu umschneiden. Der Schnitt muss somit in der Mitte zwischen dem freien Augenlidrande und dem Rande der Orbita verlaufen, und stets die Richtung der unterliegenden Muskelfasern des Orbicularmuskels befolgen. Wenn nun auch auf diese Weise der freie Rand des obern und untern Augenlides hinreichende Beweglichkeit erlangt haben, so heftet man die mit Ausnahme der Augenwinkel wund gemachten Tarsalränder durch Knopfnähte zusammen, um absichtlich ein temporäres Anchyloblepharon hervorzubringen, und bewirkt somit, freilich etwas gewaltsam, ein vollkommenes Geschlossensein der Augenlidspalte, und dagegen ein starkes Auseinanderklaffen der kreisförmigen Schnittwunde in den Bedeckungen des Augenlides.

Dieses Verfahren wird mehr als jeder andere künstliche Verbandapparat die dauerhafte Schliessung der Augenlidspalte sichern, und wahrscheinlich keinen andern Nachtheil auf das Auge ausüben als durch die Entwöhnung vom Lichte, welche später einige Zeit lang einen gewissen Grad von Lichtscheu zurücklassen könnte. Die Aufsaugung der Thränen geht ungehindert von Statten, und es würde, wenn sie im Überfluss vorhanden wären, ihr Abfluss durch die Augenlidspalte, besonders am innern Augenwinkel, nicht gehemmt werden, denn so fest, als dass dies nicht geschehen könnte, brauchte die Vereinigung nicht zu sein. — Sollten die Nähte, welche beide Augenlider zusammenhalten, eher durchzuschneiden drohen, als die Vernarbung der Wunde vollendet ist, so würde man wohlthun, sie zeitig genug, ehe sie ganz durchschneiden, zu lösen, und an andern Stellen neue Hefte anzulegen. Die Hauptsache ist nun aber das Klaffen der Hautwunden durch Granulation mit breiter, jedoch auch nicht harter Narbe zu heilen, und es dürfte daher wohl vor allen andern Mitteln das öftere Betupfen mit einer Auflösung von Höllenstein, und das Bestreichen mit milden Ölen und Salben zu empfehlen sein. Erst dann, wenn die Vernarbung vollständig erfolgt ist, würde man die Augenlidränder wieder trennen dürfen.

## §. 334.

### *Dieffenbachs neuere Methode der Aufwärtsrichtung der nach aussen umgekehrten Augenlider.*

Dieffenbach sagte mir über die Umkehrung der Augenlider nach aussen: „nicht eine der vielen Me„thoden das Ectropium zu heilen ist die beste; für „einige Fälle ist diese, für andre jene die vorzüg„lichste." Dem stimme ich ganz bei. Dieffenbachs neueste Methode, welche er bei mehreren Ectropien neuerdings ausgeübt und welche die allerglänzendsten Resultate erhalten hat, so dass man keine Operationsspur dem Auge ansehen konnte, ist folgende: er schneidet, wenn das obere Augenlid umgekehrt ist, am äussern Augenwinkel ein dreieckiges Hautstück aus, es bildet eine stehende Pyramide △ von 3 — 4 Linien Breite, dann spaltet er die äussere Commissur, so dass dieser Schnitt in den Boden der Pyramide hineingeht, wie hier: _△. Dann löst er das Augenlid eine Strecke weit an seiner untern Fläche, um es folgsam zu machen. Ist dies geschehen, so schneidet er den Tarsalrand mit den Cilien so weit ab, als die untere Seite der Pyramide breit ist. Jetzt nimmt er die Vereinigung vor. Der seines Randes beraubte Theil des Augenlides wird in den dreieckigen Defect am Augenwinkel hineingezogen und mit feinen umschlungenen Insektennadeln befestigt. Die untere Wunde aber mit feinen Knopfnähten geheftet. Eine Wunde bleibt nicht zurück. Am untern Augenlide ist die Operation noch viel leichter, hier sieht die Pyramide nach unten ▽, und der Schnitt durch den äussern Augenwinkel läuft in ihren obern breiten Theil hinein ▽‾.

Der sehr grosse Vortheil dieser Methode besteht besonders darin, dass, wenn selbst die prima intentio nicht gelänge, die Vernarbung der Pyramidalwunden die Heilung des Ectropiums ganz vollständig vollenden würde.

## §. 335.

*Jägers Operationsmethode des Lagophthalmus.*

Eben so wie diese Methoden eine Art Aufbau des Augenlides sind, so ist auch die folgende Operation von Jäger, welche Dreyer (*Nova blepharoplastices methodus etc.*) als eine Methode der Blepharoplastik beschrieben hat, nicht im eigentlichen Sinne eine solche, sondern nur eine plastische Operation zur Heilung des Lagophtalmus zu nennen.

Beim Ectropium und Lagophthalmus sind beide, der Höhen- und Breitendurchmesser des Augenlides fehlerhaft, der erstere zu niedrig, der zweite zu gross und breit. Es ist somit die Aufgabe der Operation, das normale Verhältniss wieder herzustellen, aber man kommt eben so wenig zum Ziele, wenn man nur die Breite des Augenlides zu vergrössern bemüht ist, als wenn man nur die zu grosse Weite des Augenlidrandes zu verkleinern sucht. Die Methode von Adams, durch Ausschneidung eines dreieckigen Stückes aus dem Augenlidrande seine Verkürzung zu bewirken, genügt somit nur der einen Aufgabe, ohne die andere zu erfüllen. Dieffenbach schneidet statt des Vförmigen Stückes, welches eine verkürzende Narbe giebt, bei kleinen Ectropien ein () Stück aus, um dadurch die Wundränder zu verlängern.

Für die Jägersche Operation eignen sich namentlich die Fälle, wo das Ectropium von verkürzenden Narben der äussern Haut unterhalten, und sein Rand in einen grössern Bogen ausgespannt wird als er natürlich vorstellen soll, besonders aber dann, wenn die äussere Platte des Augenlids krankhaft an der

Wange oder am Supraorbitalbogen angeheftet ist; ferner beim Lagophthalmus im höheren Grade auch ohne Auswärtskehrung des Augenlids, und endlich wenn Excrescenzen oder Geschwülste am Augenlide vorhanden sind, die exstirpirt werden müssen, wo dies aber nicht geschehen kann ohne dass die Augenlider selbst einen kleinen Defect erfahren. —

## §. 336.

Ehe man die Operation unternimmt, bemüht man sich einige Tage lang die Haut in der Umgegend des Auges durch Binden gegen den Bulbus hingedrängt zu erhalten, und macht auf die zu harten Narben erweichende Umschläge. Wenn nun das obere Augenlid umgestülpt und mit seinem Rande am Orbitalrande angewachsen ist, muss man vorläufig die Augenbraunen rasiren, und beginnt nun damit, diese abnorme Cohäsion zu trennen, und durch Messung mit einem Faden sich genau davon zu unterrichten, um wieviel der kranke Augenlidrand gegen den gesunden zu lang ist. Der Operateur, welcher dabei vor dem Kranken steht, fasst das kranke Augenlid mit einer Pincette oder einem Haken, spannt es an, und durchschneidet das Augenlid in seiner ganzen Dicke zwischen dem Palpebral- und Orbitalrande, dadurch entsteht die mit *a b* bezeichnete horizontale Wunde.

Ein Operateur, der sich bei diesem Operationsacte vor der Verletzung des Bulbus fürchtet, kann diesen durch eine Hornplatte schützen lassen. Die auf solche Weise gebildete Brücke soll nunmehr einen Substanzverlust erfahren, den man sich, wenn man recht sicher gehen will, nach der früher angestellten Messung mit Farbe vorzeichnen kann. Ein so grosses Stück *c*, als um wie viel der Augenlidrand zu breit ist, soll nämlich aus ihm entfernt werden, dies geschieht, indem man das mit *c* bezeichnete Stück aus der ganzen Dicke des Augenlidrandes

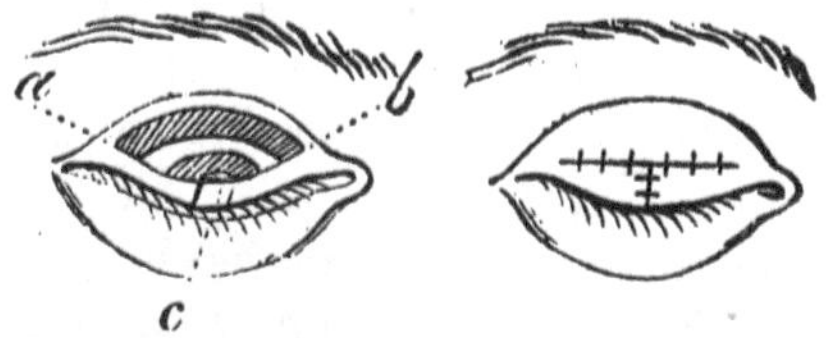


ausschneidet. Dann löst man mittelst eines zweischneidigen Scalpells, indem man mit demselben sägende Bewegungen macht, das Augenlid eine gute Strecke weit, ohne jedoch den Knochen zu entblössen, von seinen Unterlagen los, an welche es abnorm befestigt ist, um es verschieben zu können. Man besorgt nun die Stillung des Blutes, und vereinigt die beiden Hälften des getrennten Augenlidrandes durch Knopfnähte, lässt dann die Haut des Augenlides vom Augenhöhlenbogen herbeidrängen und heftet auch die horizontale Wunde ebenfalls durch Knopfnähte. Sollte der obere Wundrand ein Beträchtliches länger sein als der untere, und somit eine Falte bilden, so schneidet man diese aus ihm aus. Die Nähte sollen die äussere Haut und den Tarsus in sich fassen, die Conjunctiva jedoch nicht berühren.

## §. 337.

Am untern Augenlide misst man eben so wie dort, um wie viel der Augenlidrand zu breit ist, und zeichnet auf dem Augenlide mit schwarzer Farbe zwei Linien vor, welche, am Augenlidrande beginnend, so weit von einander entfernt sind, als die Differenz beträgt, aber nach der Wange hin in einen spitzen Winkel con-

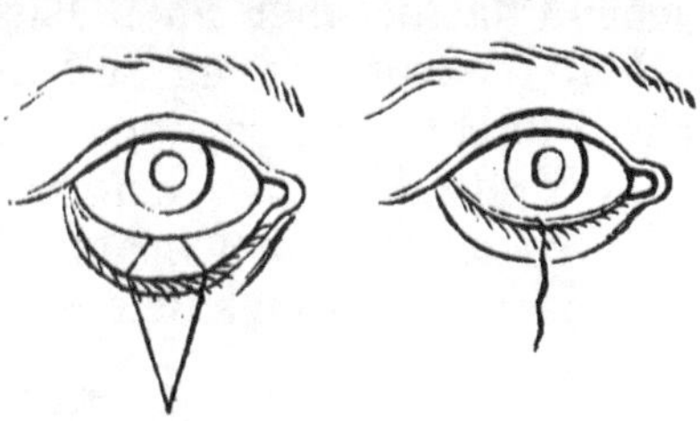

vergiren, somit ein Dreieck bezeichnen. Eben so muss man sich zwei Linien auf der Conjunctiva denken, weil man sie dort nicht vorzeichnen kann, welche dort nach dem Bulbus hin ebenfalls convergiren. Nun schneidet man das dreieckige Stück aus der ganzen Dicke des Augenlides mit einem convexen Skalpell aus, erst die Schnitte durch die äussere Haut, dann durch die Schleimhaut führend, und zuletzt mit einer auf die Fläche gebogenen Scheere die Zellgewebsverbindungen trennend. Wenn es nöthig sein sollte, löst man nun die Wangenhaut, so wie es beim obern Augenlid mit der Haut nach der Stirn hin geschah, damit das untere Augenlid sich nach dem Bulbus umkehren, und die Wangenhaut und die Ränder des Tarsus sich in Berührung setzen lassen. Dann legt man 3 bis 4 umschlungene Nähte an, deren Anwendung Jäger beim obern Augenlide nicht für zweckmässig hält, und daher dort die Knopfnaht empfiehlt.

## §. 338.

Der Verband besteht in der Anwendung englischer Pflaster, welche die Hefte unterstützen müssen und in der Bedeckung der Wunde mit Plumasseaux, Compressen, und der Anlegung von Binden zur Herbeitreibung der Haut nach dem Augenlide hin. Zur Nachbehandlung empfiehlt Jäger gelinde Antiphlogose, besonders aber genaue Beachtung dass die Binden immer gut liegen. Die Suturen sollen am 5ten bis 6ten Tage gelöst werden, die englischen Pflaster aber noch länger liegen bleiben. Bei zu heftiger Entzündung soll man allgemeine und örtliche Blutentleerungen und kalte Umschläge anwenden. Träte Eiterung ein, und erfolgte die Heilung nicht, so müsste man später die Lappen des Augenlides wieder mit einander vereinigen.

## §. 339.

Zwei der Dreierschen Dissertation beigefügte Krankengeschichten bestätigen die praktische Brauchbarkeit dieser Methode. Ein Bauer hatte in Folge von Gesichtsrose eine Zerstörung des rechten obern Augenlides erfahren, und längere Zeit am Augenhöhlenbogen ein fistulöses Geschwür zurückbehalten, das sich endlich nach zwei Jahren schloss. Der Lagophthalmus mit Erosion des Augenlides war in so hohem Grade vorhanden, dass der Augenlidrand in seiner Mitte mit dem obern Rande der Augenhöhle durch Narbe in unmittelbarer Verbindung stand. Ausser einem geringen Grad von Pannus war das Auge gesund, und eine Vorbereitungscur somit nicht nöthig.

Die Heilung nach der vorhin beschriebenen Weise gelang vollkommen, nur ein kleines Colobom, welches zurückgeblieben war, musste nachträglich noch einmal wund gemacht und vereinigt werden. Die zweite Krankengeschichte ist ein Beispiel für die Operationsmethode am untern Augenlide *(pag. 56.)*. Ein 18jähriges Mädchen aus Ungarn hatte bei einer Feuersbrunst ihren alten Vater aus den Flammen gerettet und dabei ihr Gesicht schrecklich verbrannt. Zwei Narben bedeckten das ganze Gesicht, besonders aber die Wangen, und kehrten die untern Augenlider nach aussen um, so dass sie einen schrecklichen Anblick darboten. Das rechte untere Augenlid kehrte die rothe chemotische Conjunctiva nach aussen, der Palpebralrand war in der Mitte an der Wange angewachsen, und stand vom Orbitalrande sechs Linien ab. Die Conjunctiva der Sclerotica war chronisch entzündlich, die Cornea von Pannus bedeckt. In geringerem Grade war das untere Augenlid der linken Seite eben so degenerirt, und der Bulbus atrophisch geworden. — Der Anfang der Cur wurde hier mit Binden gemacht, die die Haut von der Wange her nach dem Auge hin herbeitreiben sollten. Die Operation hatte den erwünschtesten Erfolg.

## §. 340.

### *v. Ammons Operationsmethode des Symblepharon.*

Im dritten Bande seiner Zeitschrift für die Ophthalmologie *(pag. 235.)* hat v. Ammon das Symblepharon in genetischer, pathologisch-anatomischer und operativer Hinsicht genau beschrieben und abgehandelt, und es in Symblepharon posterius und anterius eingetheilt, je nachdem ob es durch Verkürzung der degenerirten Bindehaut an der Übergangsstelle vom Augapfel zu den Augenlidern entstanden ist (Symblepharon posterius), oder ob es durch theilweise oder gänzliche Verwachsung der vordern Fläche der Augapfelbindehaut mit der des Augenlids erzeugt wurde (Symblepharon anterius).

Es ist hier nicht der Ort dazu, den Inhalt jenes für die Pathologie dieser Augenkrankheit so überaus lehrreichen Aufsatzes zu wiederholen, und wir verweisen daher auf das Original selbst. So ist auch das, gegen den ersteren dieser beiden pathologischen Zustände, das Symblepharon posterius anwendbare Operationsverfahren kein solches, welches man in einem Handbuche der plastischen Chirurgie suchen darf, wohl aber trägt die zweite von v. Ammon erfundene Operationsmethode, das Symblepharon anterius zu beseitigen, den Character einer plastischen Operation an sich. –

## §. 341.

Das Symblepharon anterius ist diejenige Verwachsung der Augenlider mit dem Augapfel, welche auf der innern Fläche der gemeinschaftlichen Bindehaut dieser Organe durch Zerstörung dieser Membran oder durch Excrescenzen auf ihr entsteht. Die älteren Schriftsteller verstanden unter Symblepharon immer nur diese Art desselben. Es kommt vor, veranlasst durch theilweise oder gänzliche Zerstörung der Bindehaut, oder durch regelwidrige Verbindung der Augenlider mit dem Augapfel, und durch Excrescenzen auf der Fläche der Conjunctiva. Bisweilen kommen Syncblepharen am oberen und unteren Augenlide gleichzeitig vor, und es gesellt sich dann leicht auch Anchyloblepharon, die krankhafte

Verwachsung beider Augenlider unter einander, hinzu. Am häufigsten trifft man die Verwachsung des Augenlids mit dem Augapfel in der Gegend des Thränenpunktes an, und sie ist dann eine organische Verklebuug des unteren oder oberen Augenlides mit der Caruncula lacrymalis. Solche partielle Symblepharen sind sehr klein, und meistens die Folge chronischer und dyscratischer Exantheme bei älteren Personen, namentlich bei Frauen. Die Function des Thränenpunktes ist dabei nicht immer gestört, und die Verwachsungen beeinträchtigen weder das Gesicht noch die Bewegung der Augenlider wesentlich.

## §. 342.

Anders verhält es sich, wenn zu beiden Seitentheilen der Augenlidspalte, oder in der Mitte desselben Verwachsungen stattfinden. Hierdurch wird nicht selten die Normalstellung des Augenlides verändert, da es sich zusammenzieht oder verlängert, je nachdem die Verwachsung unterhalb oder oberhalb der Cornea sich gebildet hatte; oft wird auch die Stellung der Wimpern dadurch so verändert, dass sie den Augapfel reizen, und partielles Ectropium mit dem Symblepharon verbunden ist. In allen diesen Fällen ist das Gesicht sehr gestört, und die vordere Fläche des Bulbus fast immer für den Durchgang der Lichtstrahlen ungeschickt. Die Verwachsung ist meistens sehr fest, und zeigt, wenn man sie trennt, ein festes cellulöses und gefässreiches Gewebe, welches sich bisweilen tief in das Parenchym der Cornea, der Sclerotica oder der Augenlidsubstanz hineinerstreckt, und beide so verschmilzt, dass man die Grenze des einen oder anderen Organs nicht genau bestimmen kann. Nur bei kleinen Symblepharen, wenn sich nämlich die Verwachsung nicht weit erstreckt, kann eine Operation von Nutzen sein, bei grösseren kann sie nur schaden, weil die auf die Operation folgende Entzündung noch üppigere Granulationen und festere Verwachsungen veranlasst, die weder durch pharmaceutische, noch durch mechanische Mittel zu verhindern sind.

## §. 343.

Die von v. Ammon für das Symblepharon anterius partiale erfundene Operationsmethode besteht nun darin, dass er das mit dem Bulbus verwachsene Stück Augenlidrand ausschneidet, es auf dem Augapfel sitzen lässt, und über ihm die Vereinigung der Spalte im Augenlide zu bewirken sucht. Die oft gemachte traurige Erfahrung, dass die blosse Trennung des Augenlides vom Augapfel niemals den erwünschten Erfolg hat, weil die beiden ihrer Conjunctiva beraubten wunden Flächen, die sich gerade gegenüberliegen, durch plastisches Exsudat oder Granulation immer wieder untereinander verwachsen, brachte von Ammon auf die Idee, das Gelingen der Operation dadurch zu sichern, dass er das an seiner vordern Fläche mit Cutis bedeckte Stück auf dem Augapfel sitzen liess, und das gespaltene Augenlid darüber zusammenheftete.

## §. 344.

Er durchschneidet mit einem Staarmesser oder einem feinen länglichen Bistouri das mittelst einer Sonde in die Höhe gehaltene Augenlid zweimal, so dass der mit dem Bulbus verwachsene Theil desselben als ein dreieckiges Stück auf dem Augapfel sitzen bleibt. Man hat sich bei diesem Operationsacte sorgfältig vor Verletzung des Augapfels zu hüten. Das Augenlid hängt nun in zwei Lappen getheilt herab. Sollte ein zu grosses Stück aus dem Augenlide ausgefallen sein, als dass sich die Vereinigung der beiden Hälften über dem Mittelstücke nicht bequem machen liesse, so trennt man das Augenlid, nach dem Orbitalrande hin, mit einem feinen Bistouri unter der Haut eingehend ein Stück weit, bis man die Haut hinlänglich verschieben kann, so wie es bei der Jägerschen Methode beschrieben worden ist. Nach vollständig besorgter Blutstillung macht man dann die Vereinigung des durchschnittenen Augenlides mittelst 3 bis 4 umschlungener Nähte, so dass der übrig gebliebene Theil des Tarsus dabei mit gefasst wird. Sollte die Spannung zu gross sein, so würde eine seitliche Incision dieselbe bald beseitigen. Bisweilen hilft die seitliche Dilatation der Augenlidspalte dem Übelstande schnell ab. Man unterstützt dann die Wundränder durch Heftpflaster in ihrer Lage, so dass die Nähte nicht die ganze Gewalt der Retraction zu tragen haben, und drängt die Haut mittelst graduirter Compressen herbei, bis die neue Verwachsung am Orbitalrande eingetreten, und die Augenlidwunde vernarbt ist.

Die innere Fläche des Augenlids, welche mit gesunder Schleimhaut ausgekleidet ist, befindet sich also nunmehr in unmittelbarer Berührung mit dem auf dem Bulbus sitzen gebliebenen Stücke des Augenlides, welches mit Epidermis überzogen ist, und keine Neigung besitzt mit der Schleimhaut des Augenlides zu verwachsen. Enthält das auf dem Bulbus zurückgebliebene Palpebralstück Wimpern, so muss man sie ausrupfen, und dies wiederholen so oft sie wieder wachsen. In einem von v. Ammon auf diese Weise operirtem Falle nahm die Epidermis des auf dem collabirten Auge sitzen gebliebenen Augenlidstückes schon nach einigen Wochen eine schleimhautähnliche Beschaffenheit an, und es verkleinerte sich überhaupt bedeutend. Nur wenn es auf das Augenlid oder das Auge selbst reizend wirkt, thut man wohl, es nachträglich zu entfernen, was um so nöthiger ist, wenn die Hoffnung vorhanden sein sollte, durch Abtragung desselben die verlorene Sehkraft wieder herzustellen.

## §. 345.

Man wartet dann bis die Vernarbung des durchschnittenen Augenlides vollendet ist, und bis es sich damit gut gestaltet hat, und beginnt dann damit, die Augenlider vom Auge gehörig abziehen zu lassen. Gelingt dies nicht leicht, so dilatirt man die Augenlidspalte, um sich den Zugang zum Augenlidstück zu erleichtern. Dann verrichtet man die Abtrennung des Palpebralstückes vom Bulbus, es mag nun mit ihm durch balkenartige Excrescenzen, oder durch Granulationen verbunden sein, stillt die Blutung, reinigt das Auge vom Coagulum und macht mehrere Tage lang kalte Umschläge, alle 2—3 Stunden aber Injectionen mit kaltem Wasser, später mit Aqua vegeto-mineralis Goulardi. Die durch die Exstirpation wund gemachte Stelle des Augenlidstückes findet nun gegenüber gesunde Schleimhaut, und kann somit nicht mehr mit ihr verwachsen. Die eintretende Granulation auf dem Augapfel bemüht man sich durch Blei- und Zinkmittel, oder durch Betupfen mit Solutio Argenti nitrici möglichst schnell zur Vernarbung zu bringen.

## §. 346.

*Dieffenbachs Methode des totalen Symblepharon (chir. Erfahr. 5. Abth.).*

Wenn bei totaler Verwachsung des einen oder beider Augenlider noch die Hoffnung vorhanden ist, dass die cornea nur oberflächlich getrübt sei, so verfährt Dieffenbach, z. B. beim untern Augenlide, auf folgende Weise. Zuerst führt er vom innern Augenwinkel gerade abwärts steigend an der Gränze der Nase einen Schnitt herab. Darauf einen zweiten eben so langen, welcher am äussern Augenwinkel anfängt und auf dem arcus infraorbitalis endigt. Hierauf fasst er den Rand des Augenlides mit einer feinen Augenpincette und präparirt das Augenlid vom bulbus ab. Dieses bildet nun einen viereckigen Lappen, welcher nur noch mit der Wangenhaut zusammenhängt. Sind noch Wimpern vorhanden, so rasirt er dieselben ab. Jetzt wird der Augenlidlappen so weit nach innen umgeschlagen, dass der Ciliarrand auf den arcus infraorbitalis zu liegen kommt, und das verdoppelte Augenlid mit demselben Faden erst von aussen nach innen und dann von innen nach aussen durchgenähet und die Enden auswendig geknüpft. Solcher Suturen werden 4—5 angelegt und dadurch die Wundflächen aneinander gehalten. Dann werden Pflasterstreifen angelegt und fomentirt. Wenn der Bulbus, welcher nicht mit dem Augenlide wieder verwachsen kann, weil dieses ihm seine Epidermisfläche zukehrte, geheilt ist, so wird das künstlich erzeugte Entropium dadurch wieder gehoben, dass die Verwachsung der Wundflächen des Augenlides wieder getrennt, dasselbe entfaltet und durch seitliche Incisionen und umschlungene Insektennadeln wieder in seine alte Stelle eingerückt wird. Der überhäutete Bulbus kann nun nicht wieder mit der Wundfläche des Augenlides verwachsen, welches sich dann überhäutet. Beim obern Augenlide wird ganz eben so verfahren. Beide Augenlider dürfen aber nicht gleichzeitig operirt werden. Am untern Augenlide hat Dieffenbach die Operation mit Erfolg gemacht, und später einige verdickte Narben vom Bulbus durch feine flache Schnitte abgetragen.

## §. 347.

### *v. Ammons Tarsotomia longitudinalis, eine Operationsmethode zur Heilung des Entropium.*

Für das Entropium hat v. Ammon eine Art von Aufbau des Augenlids mit Nutzen angewendet, die er Tarsotomia longitudinalis nannte. Wenn das Entropium nicht allein durch Erschlaffung der äussern Augenlidbedeckungen, sondern, wie dies häufig der Fall ist, auch von Einschrumpfung des Tarsus ausgeht, so lässt sich dieser letztere Zustand durch die Tarsotomia longitudinalis radical heben. In einem solchen Falle fasst v. Ammon den Rand des zu operirenden oberen oder unteren Augenlides mit einer Pincette dicht vor der Einschrumpfung, stösst von innen nach aussen ein zweischneidiges Hornhautmesser durch das Augenlid hindurch, und durchschneidet nun, die Thränenpunkte meidend, und in der Nähe derselben den Schnitt beginnend, das Augenlid der Länge nach parallel mit dem Augenlidrande, 3 Linien von diesem entfernt, und endigt ihn ungefähr einen Drittelzoll von der äussern Commissur der Lider. Bisweilen ist es nicht nöthig, den Schnitt so weit fortzuführen und das Einsenken des Messers bis an seine grösste Breite reicht schon hin. — Noch leichter ist die Operation auszuführen, wenn man die Jägersche zu Augenlidoperationen bestimmte Hornplatte benutzt, sie unter das kranke Augenlid einbringt, und es auf ihr der Länge nach durchschneidet. Hierauf trägt v. Ammon auf die bekannte Weise ein Stück der äussern Hautbedeckungen mit der Scheere ab, und legt blutige Hefte an, so dass der durch die Tarsotomie bewirkte äussere Wundrand der Cutis gefasst wird. Zwischen den Rändern des durchschnittenen und durch die Ausschneidung eines Hautstückes auseinander gehaltenen Tarsus bildet sich ein Exsudat, welches die normale Richtung des eingeschrumpften Tarsus nicht bloss bewerkstelligt, sondern auch unterhält, und so die Verschrumpfung meistens radical beseitigt.

## §. 348.

*Brach's Methode des Entropium.*

Weil die Excision eines Stückes aus der äussern Augenlidplatte zur Beseitigung des Entropium nicht überall von Erfolg ist, und die laxe Augenlidhaut nicht selten die Einwärtskehrung des Augenlidrandes wiederum gestattet, so hat sich Brach (*Preuss.*

*med. Vereinszeitung 1837. N. 6. pag. 27.)* einer neuen Operationsmethode bedient, und dieselbe, weil sie ihm den erwarteten Dienst leistete, zur Nachahmung vorgeschlagen.

Man soll beim oberen Augenlide 5 Linien über, beim untern Augenlide eben so weit unter dem Augenhöhlenrande einen Querschnitt durch die Haut machen, der ungefähr einen halben Zoll gross ist. Von seinen Endpunkten aus werden nun nach dem Rande des Augenlides hin zwei convergirende Längenschnitte durch die Haut geführt, die sich $1\frac{1}{2}$ — 2 Linien vom Palpebralrande entfernt endigen, und zwar so, dass wenn der vom Augenlide entfernte obere oder untere Querrand des Hautlappens sechs Linien in der Breite beträgt, der dem Augenlidrande zunächst befindliche Hals des Lappens nur 3 Linien breit ist.

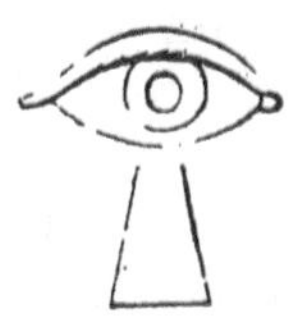

Nun präparirt man den Lappen los, und schneidet von seinem freien Ende soviel, als nach vorgängigem Messen und Anziehen des Lappens nöthig erscheint, ab, um die normale Auswärtskehrung des Augenlidrandes und der Cilien zu bewirken. Ist diese Abtragung geschehen, so heftet man die Basis des Lappens mittelst blutiger Hefte mit der benachbarten Haut zusammen, und wenn es nöthig erscheinen sollte, kann man auch die seitlichen Längenschnitte rechts und links mittelst blutiger Hefte vereinigen. Die Bewegungen des Auges müssen dabei ein paar Tage lang mittelst leichten passenden Verbandes, so wie durch Entziehung des Lichts und ruhiges Verhalten gehindert werden. Der verkürzte Hautlappen wird in der Regel gut anheilen, und der Zweck der Operation, eine Verkürzung der äussern Augenlidplatte erreicht werden.

Diese Operationsmethode bietet vor der gewöhnlichen Excision einer Querfalte aus der äussern Augenlidplatte den Vortheil dar, dass bei ihr ein grösserer neu angeheilter Hautlappen in seiner ganzen Ausdehnung das einwärtsgekehrte Augenlid nach auswärts gerichtet erhält, und nicht so leicht, oder vielleicht gar nicht, wieder eine Erschlaffung eintreten kann. Brach glaubt, dass die angegebene Methode in den meisten Fällen des Entropiums ihre Anwendung finde, weil sie auch da passe, wo es durch Verkürzung oder Verdrehung des Tarsus bedingt wird, indem man nöthigenfalls den Lappen bis dicht an den Augenlidrand lospräpariren kann, und durch eine richtige Anheilung desselben sich eine gehörige Auswärtskehrung des Augenlides bewirken lässt. Auch in Fällen von Blepharoptosis und Trichiasis wird diese Operation ebenfalls ihre Anwendung finden können.

Brach heilte auf diese Weise ein junges Mädchen von etwa vierzehn Jahren, welches mehrere Jahre lang an scrophulösen Ophthalmien gelitten hatte, wo der zusammengeschrumpfte Tarsus des untern Augenlids beträchtlich nach einwärts gekrümmt und eine bedeutende Erschlaffung des Augenlids vorhanden war. Der Lappen heilte schön an, so dass später nichts von dem, was geschehen war, bemerkt werden konnte.

---

## III. Abtheilung.

# Chiloplastik *).

### §. 349.

Die Chiloplastik ist diejenige plastische Operation, vermöge deren man die zerstörte und ganz fehlende Ober- und Unterlippe wiederbildet, und sie ist daher ganz verschieden, sowohl von der Hasenschartenoperation, der Zuheilung angeborner oder erworbener Spalten der Lippe, als auch von der Mundbildung, Stomatoplastik, nämlich der Operation zur Eröffnung des abnorm verschlossenen Mundes und zur Verhütung seiner Wiederverwachsung. — Wir werden daher diese beiden Operationen besonders abhandeln.

### §. 350.

Die Chiloplastik ist nicht wie die Blepharoplastik eine Erfindung der neuesten Zeit, sondern schon Tagliacozzi übte sie und widmete ihr ein besonderes Capitel *(lib. II. pag. 67. cap. XIX.)*. Tagliacozzi konnte sich bei ihrer Beschreibung kurz fassen, da die von ihm für die Rhinoplastik ertheilten Regeln grösstentheils auch für den Ersatz der Lippen galten. Die plastischen Operationen beruhen auf allgemeinen Grundsätzen, die für die eine Operation festgestellt, bei der anderen ebenfalls ihre Anwendung finden, und wer daher eine Chiloplastik verrichten will, muss die für die Rhinoplastik gültigen Regeln kennen, oder er wird in ihrer Ausführung nicht glücklich sein. „Interim chirurgos admonitos volumus" sagt Tagliacozzi *(II. 19. pag. 67.)* „nequaquam has postremas operationes (labiorum sc. insitionem) rite tractari posse, nisi quae prius dicta sunt

---

*) τὸ χεῖλος die Lippe und πλάσσειν bilden.

(de narium restitutione) curiosissime quis excusserit, atque adeo in naribus ipsis reficiendis suam operam aliqua ex parte probaverit. Ex hac siquidem, ceu ex fonte rivuli, promanarunt reliquae, suntque hae prioris illius germina, atque quod in opere praestando multum a dignitate superioris discedant, illius veluti aemulae."

## §. 351.

Tagliacozzi theilte die curta labia ein in angeborne und erworbene. Unter der ersteren versteht er die Hasenscharte, deren Operation in jedem Handbuche der Chirurgie abgehandelt ist und deren Beschreibung wir uns hier ersparen können. Der Mangel der Lippen als angeborner Fehler kommt unsers Wissens niemals vor, und von einer Achilia congenita kann somit nicht die Rede sein.

Zur Heilung einer Hasenscharte, selbst wenn die Spalte sehr weit klafft und der Defect nach der Entfernung des Mittelstückes bei der doppelten Hasenscharte sehr gross erscheint, ist die Transplantation eines Hautlappens doch niemals nöthig, denn die Herbeiziehung der seitlichen Lippenhälften reicht immer zur Schliessung der Spalte hin. Manche krankhafte Zustände, entweder Degenerationen der Oberlippe selbst, oder auch der Defect des Septum der Nase, erfordern bisweilen die Exstirpation eines dreieckigen Stückes der Lippe, durch einen Vförmigen Schnitt, so dass sie auf ähnliche Weise gespalten ist, wie bei der angebornen Hasenscharte. Die Vereinigung geschieht dann genau so wie bei der Hasenscharte, und eine solche Operation ist daher noch weit verschieden von einer wirklichen Chiloplastik. — Es ist ein Missbrauch, der in der neueren Zeit oft vorkommt, diesen mehrsagenden Ausdruck für solche Heftungen der Lippe zu gebrauchen.

§. 352.

Der erworbene Mangel der Lippen ist häufig die Folge des Lippenkrebses, aber derselbe kommt gewöhnlich nur an der Unterlippe vor, fast niemals wählt er die Oberlippe zu seinem Sitze, ist dies aber doch der Fall, so ist er meistens ein Schwammkrebs oder ein Schanker, welcher in Carcinom übergegangen ist, oder auch ein wahrer Krebs, welcher sich von dem Mundwinkel aus auf die Oberlippe fortpflanzte, oder endlich ein Krebs des Nasenflügels, welcher die Oberlippe in Mitleidenschaft gezogen hat. — Andere die Lippen zerstörende Krankheiten können natürlich eben so gut die obere als die untere Lippe betreffen. In Indien soll das Abschneiden der Lippen ebenso wie das der Nase und Ohren als Strafe für Kriegsgefangene üblich sein. — Bei uns kommen Wunden der Lippen, welche ihre gänzliche Zerstörung zur Folge haben, manchmal nach misslungenen Versuchen des Selbstmordes vor. Bisweilen ist es der Wasserkrebs, Noma, welcher bereits im kindlichen Alter die totale Zerstörung der Lippen bewirkt, bei deren Mangel, wie Roux beobachtet hat, die Entwickelung des Ober- und Unterkieferknochen, denen kein Gegendruck der Weichtheile entgegensteht, um ein ganz Unverhältnissmässiges stärker vor sich geht, so dass er in einem Falle, ehe er die Lippenbildung machen konnte, die Resection eines Theils des Unterkiefers vornehmen musste. Verbrennungen bewirken seltener die totale Zerstörung der Lippen, als vielmehr ihre Verwachsung unter einander oder mit den Kiefern, die indessen noch häufiger Folgekrankheit übertriebenen Speichelflusses ist. Die grässlichste, dem Gesichte Ähnlichkeit mit einem reissenden Thiere gebende Entstellung, die Unmöglichkeit den Speichel im Munde nach Wilkühr zurückzuhalten, das Schwarzwerden, die Depravation und das Ausbrechen der Zähne, die Entartung des Zahnfleisches, der Vorfall der Zunge ausserhalb der Mundhöhle durch die entstandene Zahnlücken, die Unverständlichkeit der Sprache, die grössten Beschwerlichkeiten beim Essen, und wenn der Defect der Lippen bereits im kindlichen Alter entstand, die Vergrösserung der Kieferbögen, dies ist eine kurze Andeutung der Leiden, mit denen ein der Lippen Beraubter zu kämpfen hat.

## §. 353.

### *Von der italischen Methode der Chiloplastik.*

Tagliacozzi verrichtete den Ersatz der Lippen eben so wie den der Nase aus der Armhaut, die er nach allmähliger Vorbereitung an die wundgemachten Lippen anheftete. Aber er warnt vor dieser Operation, wo sie nicht dringend nothwendig ist, weil ihr Erfolg zweifelhafter sei als der der Rhinoplastik, indem der Zufluss von Speichel und Schleim aus dem Munde nicht selten die Anheilung störe. Die Vorbereitung des Lappens lehrt er nach denselben Regeln zu machen, wie bei dem für die Nase. Die Bestimmung seiner Länge und Breite richtet sich freilich nach der Grösse des Defectes. Man darf bei der Bildung des Lappens für die Unterlippe nicht vergessen, dass er, um keine Drehung zu erfahren, seine Verbindung mit dem Arme an der höchsten, dem Schultergelenk nächsten Stelle des Armes behalten muss, und dass die ursprüngliche Hautbrücke, wenn die Anheftung geschehen soll, an dem tiefsten, dem Ellenbogen zunächst gelegenen Rande vom Arme zu lösen ist. Der Lappen wird nun bei der Bildung der Unterlippe zurückgeklappt und kehrt so lange, bis er vollkommen angewachsen ist und vom Arme gelöst werden kann, seine innere, die frischvernarbte Zellgewebsfläche nach oben.

## §. 354.

Nach der italischen Methode verrichtete von Gräfe *(Gräfes und v. Walthers Journal Bd. 2. pag. 10.)*

die Chiloplastik bei einem 21 Jahr alten Leinweber Fr. S., welcher in Folge von Typhus, der sich durch metastatischen Gesichtsbrand entschied, die Oberlippe bis zur Nase, und zugleich die an die Mundwinkel angrenzenden Wangentheile verloren hatte. Ausser dem höchst entstellenden Verluste, durch welchen fast die ganze obere Zahnreihe entblösst war, bemerkte man noch, dass die, der Narbe im Umkreise zunächst liegenden Theile, wahrscheinlich in Folge der vorhergegangenen Entzündung, ganz ungewöhnlich fest, derb und dicht waren, indess liess sich Gräfe durch diesen, die Operation erschwerenden Umstand davon nicht abhalten. Um die zukünftige Lippe hinreichend stark zu machen, wählte er die italische Überpflanzungsweise. Am 13. Dezember 1819 wurden die beiden Longitudinalincisionen, nebst der Lösung der Zellgewebsseite des Lappens, verrichtet, und ihm eine Länge von 6 Zoll und eine Breite von 3 Zoll gegeben. Unter dem Hautstücke wurde eine geölte Compresse durchgezogen, und der Arm verbunden. Die Nachbehandlung geschah wie bei der Rhinoplastik, die Eiterung war copiös, und erforderte bisweilen einen zweimaligen Verband an einem Tage. Am 22. Dezbr. war der Lappen bereits um Vieles verdickt und er hatte hinsichtlich seiner Breite sehr abgenommen. Die innere, die Zellgewebsfläche des Lappens bedeckte sich mit Epidermis, und am 6ten Januar 1820 konnte daher der obere Querschnitt gemacht werden. Der Hautlappen schrumpfte darnach schnell zusammen, und verlor bedeutend an Röthe. Nach einigen Tagen kehrte die normale Farbe zurück. An Stärke nahm das Hautstück von Woche zu Woche zu, und seine Zellgewebsseite war bis zum 3ten Februar ganz mit Epidermis bedeckt. Am 4ten Februar wurde zur Überpflanzung geschritten. Als die Einschnitte an den Stellen, an welchen die Anheftung geschehen sollte, genau nach Tagliacozzis Vorschrift verrichtet worden waren, wurden die Ränder des Hautlappens wund gemacht, die Anheftung besorgt, und der Arm in die Binde gelegt. Der Erfolg war in den ersten Tagen günstig, der Lappen adhärirte am 7ten Tage vollkommen, so dass er vom Arm getrennt werden konnte. Die anfänglich eingetretene Blässe verlor sich wieder, das überpflanzte Hautstück vegetirte anfänglich gut fort, dann aber wurde es durch Brand zerstört. Diese wegen ihrer physiologischen Beziehungen interessante Beobachtung ist schon oben im Abschnitte von den physiologischen Erscheinungen in Beziehung auf diese erwähnt worden, und wir hielten es daher nur für nothwendig hier das Operative dieser Lippenbildung hervorzuheben.

## §. 355.

### *Von der indischen Methode der Chiloplastik.*

Derselbe indische Operateur, welcher zu Poonah an Cowasjeeh die Rhinoplastik machte, setzte auch Lippen an, und wollte, wie der Oberstlieutenant Ward versichert *(Carpue pag. 40.)*, den Sohn des englischen Gesandten am Paishwhaschen Hofe, der einen Theil der Oberlippe verloren hatte, zu der Operation bereden, dieser aber verstand sich nicht dazu. Lynn und Sutcliffe verrichteten die Operation nach der indischen Methode in England *(Carpue pag. 16.)*.

Boyer erwähnt, dass Chopart auf eine der indischen Methode ähnliche Weise einen durch die Operation des Lippenkrebses entstandenen Defect der Unterlippe aus der Nackenhaut ersetzte. Malgaigne *(Manuel de médecine opératoire pag. 462.)* beschreibt als procédé de Chopart die Operation der Chiloplastik durch einfache Herbeiziehung.

## §. 356.

Delpech, nachdem er schon seit mehreren Jahren rhinoplastische Operationen verrichtet hatte, übte die Chiloplastik im Jahre 1823 aus. Er nennt sie l'achyloplastique, und es ist schwer zu errathen, ob er hierbei an l'achilie, die Lippenlosigkeit, gedacht, und ob sich das Alpha privativum ohne seinen Willen eingeschlichen habe, oder ob er das Wort nach dem Gehör geschrieben und la chiloplastique gemeint habe. Auf jeden Fall ist das Wort ein schönes Seitenstück zu Richerands Rhymnoplastique und Labat's Rhytnomètes. Indessen war Delpech ein besserer Operateur als Etymolog, und die von ihm angewendeten Operationsmethoden beweisen, dass er Talent für dieses Fach der operativen Chirurgie besass. Er zog, durch eigne Erfahrungen belehrt, die indische Methode zu transplantiren der italischen bei Weitem vor, weil er die Schwierigkeiten den Arm zu befestigen scheute, und doch die ruhige unveränderte Verbindung beider aneinander zu heilenden Hautpartien für das erste Erforderniss für das Gelingen der Operation erkannte. Fälschlich glaubte er indessen, dass seine Methode die einzige sei, nach welcher die Chiloplastik ausgeführt werden könne.

## §. 357.

Wir lassen die Beschreibung einer von Delpech verrichteten Chiloplastik folgen, weil sie eine der frühesten war, die seit dem Wiedererwachen der plastischen Chirurgie in Europa verrichtet wurde. — Zwar misslang sie beinahe gänzlich, und die Schuld davon scheint theilweise dem fehlerhaften, dabei angewendeten Verfahren zugeschrieben werden zu müssen, nichts desto weniger war sie doch im Ganzen auf richtige Grundsätze gebaut, die mit einigen Abänderungen bei Wiederholung ein günstiges Resultat versprechen.

Ein schwächlicher Mann von 54 Jahren kam im Jahre 1823 mit einem alten Krebsgeschwüre, das fast die ganze Unterlippe zerstört hatte, in das Hospital St. Eloy. (*Delpech Chir. clin. Tome II. pag. 587.*) Nur an beiden Seiten, zunächst der Commissuren, waren noch kleine Reste der Lippen vorhanden, in der Höhe aber war sie ganz zerstört, und das Geschwür erstreckte sich bis zum Kinn. Selbst das Zahnfleisch war mit in die Degeneration verwickelt, jedoch verschiebbar, so dass der Knochen des Unterkiefers nicht erkrankt zu sein schien. Die Möglichkeit lag daher vor Augen, alle erkrankten Partien entfernen zu können, und den Knochen und vielleicht einen Theil des Orbicularmuskels zu erhalten, wodurch der neu zu bildenden Lippe vielleicht einige Beweglichkeit mitgetheilt werden würde. Anschwellungen der Submaxillar- und Lymphdrüsen waren noch nicht vorhanden.

## §. 358.

Delpech beschloss den Ersatz aus der Haut unterhalb der Kinnlade zu machen, da sie gesund, beweglich, dem Defecte ziemlich benachbart war, und weil ferner, wenn die Bewegungen des Unterkiefers gehindert werden, auf diese Weise eine nachtheilige Zerrung, wie bei der italischen Methode, nicht entstehen kann. Es fragte sich nun aber, welche Form dem Lappen zu geben war, damit die neue Lippe zwei freie Flächen besitzen, und einen freien Lippenrand vorstellen möchte. Es war nämlich zu befürchten, dass ein einfacher Lappen, wenn er auch so hoch ragte, dass er die Zähne bedeckte, das Bestreben haben würde, sich mit seinem obern Rande an dem Zahnfleische anzuheften. Delpech kam daher auf den Gedanken, den obern Theil des Lappens zu verdoppeln, und die Vereinigung zweier wunder Zellgewebsflächen zu bewirken, indem er sie durch Hefte an einander hielt. Er rechnete ferner, durch analoge Fälle dazu berechtigt, darauf, dass die stete Berührung des Speichels die in die Mundhöhle versetzte Haut des Halses in eine der Schleimhaut ähnliche Fläche verwandeln würde.

Delpech zeichnete sich die Form des Lappens

auf dem vordern Theile des Halses vor, er liess ihn nämlich nahe unterhalb des Kinnes mit einer 1½ Zoll breiten Basis anfangen, erst breiter, dann wieder schmäler werdend sich tiefer erstrecken, so dass er sich zuletzt in einer Spitze nahe am Sternum endigte. Dann entfernte der Operateur alle carcinomatösen Partien der Lippe und des Zahnfleisches, umschnitt den Lappen, löste ihn mit seiner Fläche ab, liess ihm nur die nöthige Schicht Zellgewebe, und trug die Spitze ab, die ihm nur gegeben worden war, um die Haut des Halses besser vereinigen zu können. Nun wurde das unterste Drittheil des Lappens auf das zweite Drittel umgeschlagen, so dass die Wundflächen beider sich gegenseitig berührten. Zwei blutige Hefte befestigten beide Flächen aneinander. Dann wurde der ganze Lappen umgedreht und in die Höhe geschlagen. Sein oberstes (nunmehr das unterste) Dritttheil, welches allein einfach gelassen worden war, kam dabei auf die entblösste blutige Stelle des Kinns zu liegen. Die Ränder des verdoppelten Lappens wurden an der Seite durch Nähte befestigt. Die durch Herausnahme des Lappens entstandene Halswunde erstreckte sich bis auf das Sternum und hatte die Knorpel des Kehlkopfes, und die musculos sterno-thyreoideos entblösst. Ihre Ränder wurden einander genähert und vereinigt.

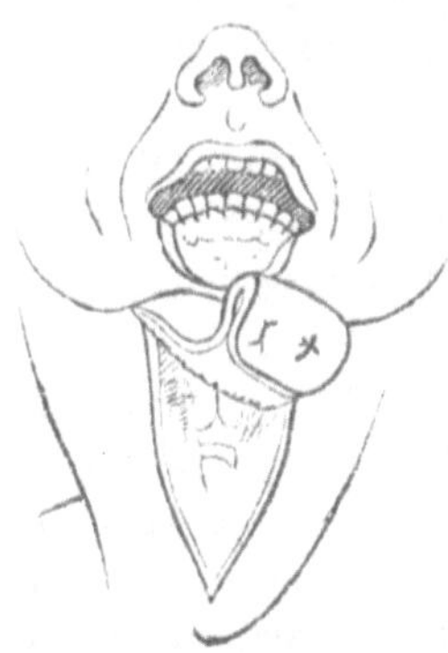

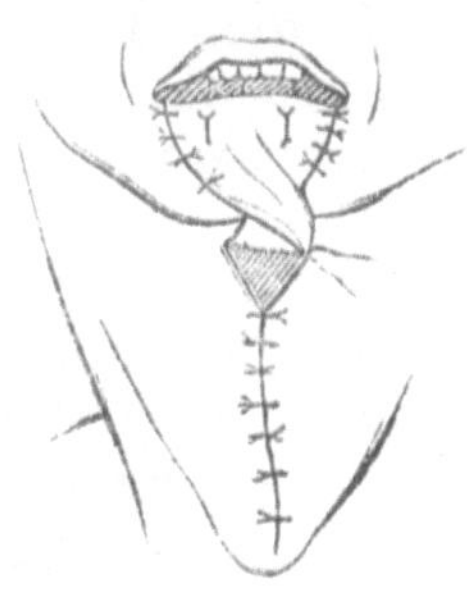

## §. 359.

Der Kranke war von der Operation nicht eben sehr angegriffen. Der Lappen schwoll auf, wurde roth, heiss, und liess während der ersten 4 Tage die Anheilung hoffen. Am 4ten Tage jedoch veranlasste ein sehr übler Geruch den Operateur zu genauerer Untersuchung der Wunde, und es fand sich nun, dass die innere Platte des verdoppelten Lappens zur Hälfte abgestorben war. Vielleicht hatte dies schon am Tage zuvor statt gehabt. Die äussere Platte war zu beiden Seiten gut angeheilt, und die Nähte konnten entfernt werden, nur die zunächst an den Mundwinkeln wurden noch liegen gelassen. Noch am 6ten Tage sah alles gut aus, und Delpech fürchtete nur, dass die jetzt bloss aus einer Platte bestehende Lippe ihren Dienst nicht so gut verrichten würde, als wenn sie doppelt gewesen wäre. Aber in den folgenden Tagen schritt die Gangrän immer fort, und zerstörte erst den obern Rand des Lappens, dann ihn selbst zu einem grossen Theil. Aber auch dieser übriggebliebene, aus einfacher Haut bestehende Theil schrumpfte sehr ein, und heftete sich am Zahnrande an. Die Halswunde heilte, obwohl an einigen Stellen durch Eiterung, ziemlich schnell.

Auch Dupuytren ersetzte einem Kinde, welches die Commissur der Lippen, einen Theil der Oberlippe und den grössten Theil der rechten Seite des Unterkiefers durch Gangrän verloren hatte, die fehlenden Partien durch Hautüberpflanzung vom Halse in 3 verschiedenen Operationen. *(Revue medicale. Aout. 1830. v. Gr. u. v. W. Journal. Bd.15. pag.169.)*

§. 360.

Das Studium der Chiloplastik wird durch die Angabe einer Menge von Operationsmethoden sehr erschwert, die bei verschiedenen Schriftstellern nach verschiedenen Operateuren benannt, an und für sich aber zum Theil Ein und das Nämliche sind. So spricht Malgaigne, ausser von dem Verfahren von Chopart, noch von einem andern von Roux de St. Maximin, von Lisfranc u. s. w., und van Es erwähnt eine Methode von Richerand, eine modificirte Chopartische etc. Wir werden bemüht sein unsern Lesern das, was man für die Wiederherstellung zerstörter Lippen thun kann, mit möglichster Vollständigkeit vorzulegen, ohne dadurch die bestehende Verwirrung zu vermehren.

Velpeau sagt von der Chiloplastik: „C'est une operation, qui ne peut être soumise à des règles de detail, et qu' il faut modifier prèsque aussi souvent qu'on la pratique." Wo sollte es nun hinführen, wenn wir jede einzelne in einigen wenigen Stücken von der andern abweichende Operation als eine besondere Methode aufstellen wollten. Wir werden daher das Allgemeine, das wesentlich Verschiedene hervorheben, und unsere Eintheilung danach begründen.

## §. 361.

Wir haben bereits erwähnt, dass man ganz fehlende Lippen, sowohl die obere als die untere, nach der italischen Methode aus der Armhaut, und die Unterlippe nach der indischen Methode aus der Haut des Halses wiederersetzen kann, wofür wir Delpech's freilich unglücklich abgelaufenen Fall angeführt haben. So bediente sich auch Textor *(Isis Bd. 20. pag. 496.)* der indischen Methode um eine Unterlippe und einen Theil der Wange zu ersetzen. Er entlehnte deshalb ein Hautstück vom Kinn, falzte es in die Unterlippe ein, und befestigte es ohne Binden und Heftpflaster nur durch Knopfnähte. Auch Lallemand benutzte *(Blandin pag. 135.)*, um einen durch pustula maligna entstandenen Verlust eines grossen Theils der Unterlippe zu ersetzen, einen gestielten Hautlappen vom Halse.

Die Neigung des an die Stelle der Lippen transplantirten Hautlappens sich zusammenziehen zu wollen, oder auch mit dem Kiefer zu verwachsen, so dass also der neugebildete Theil einer Lippe wenig ähnlich sieht, veranlasste viele Wundärzte, so wie es auch das Natürlichste ist, den Mangel der Lippe, sowohl der untern als der obern, aus den seitlichen Partien zu ersetzen, und nach der Exstirpation der krankhaften Lippe die Wangen so weit herüberzudrängen, dass sie sich in der Mitte gegenseitig vereinigen lassen. So gelang mir dies einmal, wo ich genöthigt war die durch eine dem Naevus maternus verwandte Abart von Teleangiectasie degenerirte Oberlippe eines kleinen Kindes, welche Ähnlichkeit mit der rüsselartigen Verlängerung des Kammes von einem Truthahn gewonnen hatte, zu exstirpiren. Fast die ganze Oberlippe und die das Septum der Nase überziehende Haut musste fortgenommen werden, und ich konnte nur zunächst den Mundwinkeln ganz schmale, linienbreite Reste der Oberlippe zurücklassen. Aber die Weichtheile liessen sich, nachdem ich die Schleimhaut der Lippen erst von dem Oberkiefer ein Stück weit losgetrennt hatte, so willig von den Seiten herandrängen, dass ich sie in der Mitte durch die Hasenschartennaht vereinigen konnte. Um die Vereinigung der Spalte recht genau zu bewirken, legte ich noch eine Dieffenbachsche Naht zwischen die Hasenschartennähte, und eine andere an den rothen Lippenrand. Die prima intentio erfolgte nach Wunsch. Als aber am 7ten Tage, wo ich die letzten Nähte entfernt hatte, und nur Heftpflaster die neue Vereinigung unterstützten, die Amme gegen mein ausdrückliches Verbot das Kind heimlich wieder an die Brust gelegt hatte, trennte sich die Oberlippe nochmals, und klaffte so weit wie unmittelbar nach der Operation. Indess half ich diesem Unglücke dadurch ab, dass ich zwei Knopfnähte anlegte, zu denen ich mich einer geraden Heftnadel und sehr starker doppelter Seidenfäden bediente, und indem ich die Lippenreste weit vom Wundrande in ihrer ganzen Dicke durchstach. Die Heilung erfolgte nun zum zweiten Male so schön, dass später nur eine lineäre Narbe zu bemerken war, und Niemand sehen konnte, dass die Oberlippe einen so bedeutenden Substanzverlust erfahren hatte.

Von dieser Art, so dass kein gestielter Lappen gebildet und transplantirt wurde, sind sehr viele als Lippenbildungen beschriebene Operationen, und wir rechnen hierher die Fälle von Chelius *(Heidelb. klin. Annalen. Bd. 6.)*, welche die Oberlippe betraf, von Riberi *(vergl. Schmidts Jahrb. Bd. 9. pag. 204.)* und mehrere Fälle von Dieffenbach *(Erfahrg. Bd. 3. pag. 96.)*, der, um die Weichtheile herbeidrängen zu können, die Wangen bisweilen bis an den Masseter hin von dem unterliegenden Kinnladen lostrennen musste.

Neuerlich verrichtete Berg *(Preussische medic. Vereinszeitung. 1836. No. 49.)* eine Lippenbildung auf ähnliche Weise.

§. 362.

Die folgende Operation, welche Dupuytren zum Ersatze einer fehlenden Lippe zu verrichten veranlasst war, besteht schon in etwas mehr als in der blossen Herbeiziehung von Haut, denn er trennte einen Theil der Wange los, um ihn an die Stelle der Lippe verschieben zu können. *(Dupuytren leçons orales de clinique chirurgicale. Tom. I. p. 25.)*

Mercier, ein 36jähriger Mann, kam am 23. März 1831 in das Hôtel-Dieu, um wegen einer schrecklichen Zerstörung seiner untern Kinnlade Hülfe zu suchen. — Vielfache Kränkungen von Seiten seiner Vorgesetzten hatten ihn, der 15 Jahre lang in einem Dragonerregiment gedient hatte, zu dem Entschlusse gebracht, sich das Leben zu nehmen. Er setzte die mit zwei Kugeln geladene Pistole unter dem Kinn an, aber wahrscheinlich musste dieselbe schief nach vorn gerichtet gewesen sein, denn nur die untere Kinnlade war verletzt worden. Die Maxille war in Stücken zerbrochen, und in einer ziemlichen Strecke, von dem rechten Eckzahne an bis in die Mitte der linken Seite, zerstört. Die Unterlippe war, mit Ausnahme eines Stückes von ½ Zoll Breite auf der linken Seite, eben so wie die Weichtheile, die das Kinn bis zum Zungenbeine herab bedecken, ganz hinweggerissen. — Diese Verwundung hatte indess nur geringe allgemeine Erscheinungen zur Folge, und nach Verlauf von zwei Monaten waren die Wunden vernarbt, aber diese Narben gewährten einen schrecklichen Anblick. Es war bis dahin noch Nichts geschehen um die Entstellung zu verbessern, und das Ausfliessen des Speichels zu verhindern. Die Entstellung hatte im Gegentheil durch die Contraction des Masseter und des musculus pterygoideus internus, deren Antagonisten zerstört waren, zugenommen, indem sie nach und nach das Bruchstück der rechten Seite der Maxille bis zum Niveau der Nasenflügel in die Höhe gehoben hatten, wo dasselbe eine Vorragung bildete, und die Unterlippe nach sich zog.

## §. 363.

In diesem Zustande kam der Kranke in das Hôtel-Dieu, mit dem Entschlusse, sich einer Operation zur Verbesserung seiner Verstümmelung zu unterwerfen. — Der Defect stellte ein grosses Dreieck vor, dessen obern Rand die Oberlippe, und dessen beide Seitenschenkel die nach dem Zungenbein hin convergirenden Nebenränder bildeten. Die Oberlippe war in der Gegend des rechten Mundwinkels durch das heraufgezogene Bruchstück des Maxillarknochens in eine Vorragung erhoben, und es fragte sich nun, ob man dieses Knochenstück würde erhalten können, oder ob es gelingen würde es herabzubringen. — Dazu war erforderlich den Masseter und pterygoideus internus los zu trennen, aber wie sollte es zum Kauen dann wieder erhoben werden? Dies würde also dem Kranken nichts genützt haben, und die Operation musste somit darauf beschränkt werden, die Difformität durch Resection jenes Theiles der Maxille, der die Vorragung bildete, zu heben, eine Unterlippe zu bilden, und den grossen Defect auszufüllen.

§. 364.

Dupuytren verrichtete die Operation am 16ten April auf folgende Weise. Ein $1\frac{1}{2}$ Zoll langer querer Schnitt trennte die rechte Wange, da wo die Oberlippe in den rechten Rand des Defects den Übergang bildete, und der Maxillarknochen konnte nun ganz blos gelegt, und hinter dem zweiten vierspitzigen Backzahne abgesägt werden. Hierauf geschah die Abtragung der Narbenränder längs des Hiatus, wobei ein kleines Rudiment von der linken Seite der Unterlippe geschont und erhalten werden konnte. Die vorher gemachte quere Incision wurde nun mittelst zweier umschlungener Nähte vereinigt, und die untere Wundlippe dabei stark nach innen verschoben, so dass sie nur noch einen Zoll weit den oberen Rand überragte (Naht mit Verhalten), und somit zur Bildung der Unterlippe beitrug. — Dann wurden die seitlichen blutig gemachten Wundränder durch 5 umschlungene Nähte mit einander vereinigt, und dies gelang auch sehr vollkommen, nur mit Ausnahme einer Stelle, da, wo das unterste Drittheil der Spalte in das Mittlere überging, weil da das unter der Haut liegende Zellgewebe eine fibröse Textur angenommen hatte, und nicht nachgab. Heftpflaster und graduirte Compressen dienten zur Unterstützung der Nähte und trieben die Haut besser nach der Spalte hin. — Als am 5ten Tage die Nähte entfernt wurden, war die Heilung erfolgt, nur die am Halse blieben bis zum 8ten Tage liegen, und hatten zu dieser Zeit die Haut durchschnitten, ohne dass die unnachgiebigen Hautpartien sich durch prima intentio vereinigt hätten. Aber die einen ganzen Monat fortgesetzte Anwendung von Heftpflastern, graduirten Compressen und Cauterisation der Wundränder hatten den erwünschten Erfolg, dass die Wunde durch Eiterung heilte, und nach 2 Monaten war nur noch eine ganz kleine Öffnung vorhanden, durch welche eine geringe Menge Speichel ausfloss, und welche Dupuytren vollends zur Schliessung zu bringen hoffte.

Der Kranke war nicht wieder zu erkennen, denn ausser dem Mangel des Unterkiefers, der durch kein Mittel auf der Welt zu ersetzen war, fehlte ihm Nichts, denn an der Stelle, wo früher die grosse, in die Mundhöhle führende Öffnung war, bemerkte man nur noch eine feine lineäre Narbe, und der Kranke besass eine wahre neugebildete Unterlippe.

## §. 365.

Eine höchst sinnreiche Abänderung der Methode, fehlende Lippen durch Herbeiziehung zu ersetzen, erfand Dieffenbach, indem er die sehr grosse Oberlippe theilweise zum Ersatz für die Unterlippe benutzte. —

Ein beinahe 60 Jahre alter, magerer, übrigens kräftiger Zimmermann litt seit einigen Jahren an einem sehr grossen Lippenkrebs, welcher die ganze Unterlippe, von den Mundwinkeln an bis zum Kinn hinab, in eine grosse, carcinomatöse Masse verwandelt hatte. Die gesunde Oberlippe des Mannes war ungemein gross, so dass man zwei Lippen daraus hätte machen können.

Als sich der Kranke von der Zittmannschen Kur, welche er einige Wochen gebraucht hatte, wieder etwas erholt hatte, operirte ihn Dieffenbach. Er ging mit einem Messer in den linken Mundwinkel ein, stieg an dieser Seite an der Geschwulst und dem Kinn herab, und endete den Schnitt zwei Zoll unterhalb des Kinnes. Der Schnitt auf der rechten Seite war diesem ganz gleich und traf mit dem ersten an der bezeichneten Stelle in einem spitzen Winkel zusammen. Hierauf begann er die Trennung der kranken Masse vom Grunde; es war eine ganze Hand voll einer blumenkohlartigen, speckig-knorpligen Substanz. Das Periost des Unterkiefers war bedeutend verdickt und erweicht.

Die ferneren Proceduren waren nun diese: Dieffenbach löste die Wange nach hinten über den Masseter hinaus, und nach unten zu trennte er sie vom ganzen untern Rande des Unterkiefers. Dann, nachdem die starke Blutung gestillt war, brannte er das Periost mit einem Glüheisen so weit, als es ihm krank erschien. Darauf nahm er wieder das Messer zur Hand, und machte von jedem Mundwinkel aus einen schrägen Schnitt einen Zoll weit in die Oberlippe hinein, in der Richtung nach dem Septum zu, doch nicht so weit. Durch diese Incisionen hatte er zwei spitze Lappen gebildet, welche zur Unterlippe bestimmt waren.

§. 366.

Es war vorauszusehen, dass bei einem so ausserordentlich grossen Substanzverlust die Vereinigung der Wunde ohne Seiteneinschnitte unmöglich sein würde. Er legte zuerst eine, einen Finger lange starke Nadel an die Ränder des mittlern Theils der Wunde, und bewirkte dann durch das Umschlingen der Nadel und stärkeres Anziehen des mehrfachen dicken Fadens eine Umspannung der Wangen. Ungeachtet des stärksten Anziehen des Bandes blieben die Ränder noch einen guten Zoll weit von einander entfernt. Darauf machte er auf jeder Seite einen Schnitt von zwei Zoll Länge durch die Wangen, gerade in der Mitte zwischen den Wundrändern und dem vordern Rande des Masseters. Durch jede dieser Oeffnungen konnte man zwei Finger in die Mundhöhle führen.

Nachdem auf diese Weise alle Spannung gehoben war, konnte Dieffenbach durch stärkeres Anziehen des Fadens, welcher die Nadel umgab, die Wunde an dieser Stelle genau vereinigen. Dann legte er noch eine ganze Reihe Nadeln (7—8) an, wodurch er die ganze grosse Lücke schloss.

Den Beschluss der Operation machte er damit, dass er die schrägen Lappen der Oberlippe abwärts zog, ihre Spitzen mit einander vereinigte, und ihre äusseren Wundränder an den Wundrand der Wangenhaut, welcher jetzt Lippe geworden war, mittelst feiner umschlungener Insektennadeln befestigte. Es war dies also ein Besäumen einer aus der Wangenhaut gebildeten Unterlippe mit rother Substanz der Oberlippe.

## §. 367.

Wenn man jetzt den Operirten betrachtete, so musste man sein Ansehen ganz erträglich finden, nur die beiden grossen Seitenöffnungen gaben dem Aussehen noch etwas sehr Abschreckendes, indem man durch sie in das innere der Mundhöhle hineinblicken, und die Zunge hier frei sehen kann. Entfernte der Mann die Kiefer von einander, so blickte man quer durch das Gesicht hindurch, als wenn eine kleine Kanonenkugel durchgefahren wäre, denn diese Seitenwunden hatten durch starke Anspannung ihrer Ränder eine fast runde Gestalt angenommen.

Bei einer kalten Behandlung erfolgte binnen einigen Tagen an den meisten Stellen Verwachsung der vereinigten Wundflächen, so dass am dritten, vierten und fünften Tage die Nadelstifte nach einander ausgezogen werden konnten. Nur an zwei Stellen war Eiterung in der Wunde eingetreten, zuerst dicht über dem Kinn, und dann etwas höher hinauf an der Stelle, wo die Spitzen der rothen Lippensubstanz der Oberlippe, welche zum Lippensaum gebraucht waren, mit der senkrechten Wunde zusammentrafen. Die Spitzen selbst waren jedoch unter einander verwachsen.

Die Seitenöffnungen hatten sich schon binnen acht Tagen um zwei Drittheile ihres Umfanges verkleinert, ihre Ränder waren mit der üppigsten Granulation bedeckt, Schleim und Speichel flossen indessen noch fortwährend durch sie ab. Der Verband wurde mit trockner Charpie gemacht, und darüber, so wie quer über die vereinigten Theile, noch eine Zeit lang Pflasterstreifen gelegt, und damit so lange fortgefahren, bis die gedachten beiden Oeffnungen in der Mitte des Unterkiefers und der Lippe geheilt waren. In der dritten Woche war die Oeffnung in der linken, und in der vierten die in der rechten Wange geschlossen, ohne dass eine Speichel- oder eine gewöhnliche Mundfistel zurück geblieben wäre. Das Aussehen des Mannes hatte durchaus nichts Auffallendes; der Mund war zwar, als Männermund betrachtet, ziemlich klein, doch natürlich, indem gehörige Mundwinkel, und eine roth umgesäumte Unterlippe vorhanden waren.

Gewöhnlich ersetzt Dieffenbach jetzt bei grossen Verlusten der Weichgebilde der Unterlippe und des Kinns auch durch Herbeiziehung von beiden Seiten, durch Einschnitte vom Mundwinkel aus bis zum Kieferrande, dann steigt er abwärts, so dass beide Schnitte diese Gestalt haben 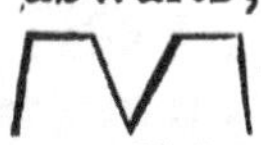. Das V in der Mitte ist der Defect an dessen Seite man die Lappen sieht, welche in der Mitte zusammengezogen, und oben mit der Schleimhaut umsäumt werden. Dieffenbach hat mehreren Menschen auf diese Weise vollkommene Lippen gebildet. Schon früher hat Dieffenbach das Kinn resecirt, um bei Defecten des grössten Theils der untern Gesichtshälfte Weichgebilde genug zu haben, um den Verlust zu bedecken.

## §. 368.

### *Chopart's Methode der Chiloplastik.*

Die Operationsmethode, welche Velpeau, Malgaigne, van Es und Andere als die von Chopart beschreiben, besteht in nichts Anderem als in der

Herbeiziehung der Haut vom Kinn. Sie ist eine sehr unvollkommene Operation des Lippenersatzes, denn die Retraction der Haut bewirkt, dass der gleich anfangs sehr gespannte und unzureichende Hautlappen später vollends zu kurz und dürftig erscheinen muss, so dass er die Zähne nicht bedeckt, und sich nicht an den Rand der andern natürlichen Lippe anschliesst. Man soll nämlich nach Chopart zur Exstirpation des Lippenkrebses der Unterlippe von jedem Mundwinkel aus einen Schnitt senkrecht herab, bis noch ein kleines Stück weit über den Rand der Kinnlade führen, die krebshafte Partie in ihren Adhäsionen mit der Kinnlade lospräpariren, und durch einen etwas gekrümmten queren Hautschnitt vollends lösen. Da nun die gleich anfänglich gemachten senkrechten Schnitte tiefer herabgehen, als wo der Querschnitt sich befindet, so ist aus der Haut vom Kinn ein viereckiger Lappen mit einer breiten Basis gebildet worden, die so breit sein darf, weil der Lappen nicht umgedreht werden soll, denn er braucht nur angespannt, und nach oben verzogen zu werden. Damit er nun in dieser Stellung verharre, müssen seine Ränder zu beiden Seiten mit den Rändern der Wangen durch Nähte vereinigt werden. Es ist sehr leicht einzusehen, dass der herbeigezogene Lappen seine natürliche Neigung, sich wieder zusammen zu ziehen, beibehalten müsse, da nichts dem entgegensteht als die seitlichen Befestigungen, die aber nicht bis auf die Mitte wirken können. Ähnlich ist die Operation, welche Cambrelin *(Archives générales de méd. 1831. auch in v. Gr. und v. W. Journ. Bd. 18. pag. 177.)* beschreibt.

## §. 369.

### *Richerand's Methode der Chiloplastik und einige andere Operationsweisen.*

Noch viel unvollkommner als diese Methode ist die von jenen Schriftstellern als Methode de Mr. Richerand beschriebene. Sie besteht gar nur in der Exstirpation des Lippenkrebses mittelst der Scheere, und in der Trennung der Schleimhautfalte, wo die Schleimhaut der Lippe auf die Kinnlade zur Bildung des Zahnfleisches übergeht, um auf solche Weise die Herbeidrängung der Haut durch Binden und Pflaster zu begünstigen. Diese Operationsmethode erhebt sich also vollends nicht viel über die blosse Exstirpation des Lippenkrebses, bei der die Kunst gar nichts zum Wiederersatze der Lippe thut, und wo man Alles der Thätigkeit überlässt, welche allerdings bei nicht zu grossem Defecte während des Vernarbungsprocesses zur Verkleinerung des Defectes sehr beiträgt.

Wenig davon verschieden ist das Verfahren von Roux de St. Maximin, welches Velpeau (*nouveaux élémens de medic. opératoire. Tome 2. pag. 33.*) beschreibt, und durch welches dieser sehr günstige Resultate errungen haben soll.

Roux beginnt mit der Umschneidung aller degenerirten Partien, welche entfernt werden müssen, dann trennt er die Haut vom Maxillarknochen und der vordern Partie des Halses, zieht sie wie eine Schürze über den Defect herauf, und befestigt sie dort durch Heftpflaster. Wenn etwa die Commissuren des Mundes durch horizontale Schnitte erweitert werden mussten, so vereinigte er auch wohl die heraufgezogene Haut durch einige blutige Nähte mit der Oberlippe. Es ist natürlich, dass wenn der Erfolg erwünscht sein soll, der Kopf so lange Zeit, bis die Heilung erfolgt ist, stark nach vorn gebeugt erhalten werden müsse. Es ist aber nicht nur sehr mühsam für den Operateur den Kopf für die Dauer durch Verbandstücke in einer solchen Stellung zu erhalten, sondern auch für den Kranken äusserst lästig. Alles dies wäre jedoch kein Vorwurf für die Operation selbst, wenn sie sonst zu grösseren Hoffnungen berechtigte, als dies der Fall ist.

Auf ähnliche Weise wie Roux de St. Maximin verfuhr Blandin (*Autoplastie faciale im Bulletin de l'acad. royale de médecine. Paris 1836. N. 1. p. 34.*).

Serre in Montpellier (*Gaz. med. de Paris 1835. N. 15. Schmidts Jahrb. Bd. 11. pag. 58.*) verrichtete die Chiloplastik nach der Methode von Roux de St. Maximin mit der Abänderung, dass er die noch gesunde von der kranken Lippe zurückpräparirte, und zur innern Auskleidung der neuen Lippe benutzte, indem er sie durch mehrere Nähte mit dem aus der Wange gebildeten Hautlappen vereinigte.

## §. 370.

### *Roux's Methode der Chiloplastik.*

Die Methode der Chiloplastik von Roux, dem Professor, welche Maisonabe (*Orthopédie Tom. II. p. 97.*) und Velpeau (*a. a. O. p. 35.*) beschreiben, hat das Eigenthümliche, dass Theile der zu sehr vorragenden Kinnlade mit der Säge entfernt wurden, um sich den Ersatz der Lippe dadurch zu erleichtern.

Bei einer Frau fehlten nämlich die Ober- und Unterlippe fast gänzlich, nur an der rechten Seite war von beiden noch ein kleiner Rest vorhanden. Der Substanzverlust erstreckte sich nach oben bis an die Nasenflügel, nach unten bis an den Rand der Kinnlade. — Die Entstellung wurde dadurch noch vergrössert, dass der seit der Kindheit bestehende Defect der Lippen das Wachsthum der Kinnladen nicht zurückgehalten hatte, und diese zu stark nach vorn gewölbt waren. Die Weichtheile üben nämlich einen wichtigen Einfluss auf die Formbildung der Knochen aus, den man bisher noch zu wenig beachtet hat. — Die krankhaft verbildeten Knochen bilden sich hingegen, wenigstens in einigem Grade, wieder zurück, wenn die Weichtheile wieder gebildet worden sind, und dies geht so weit, dass abnorme Knochenspalten sich einander nähern, und sogar noch verwachsen, z. B. nach der Operation der Gaumenspalte.

Bei der Operation nahm Roux ein einen Zoll grosses Stück aus der vergrösserten untern Kinnlade heraus, und die Weichtheile liessen sich nunmehr gut über ihr zusammenziehen. Nach einigen Wochen wollte Roux die Operation auf ähnliche Weise an der obern Kinnlade machen, wobei freilich wegen ihrer Unbeweglichkeit mehr Schwierigkeiten zu überwinden waren, allein die Kranke widersetzte sich weitern Operationsversuchen.

## §. 371.

Wir haben in dem bisher Gesagten gezeigt, wie viele mit dem Namen der Chiloplastik grosssprecherisch bezeichnete Operationen nicht viel Besseres waren, als was man sonst Operation des Lippenkrebses nannte, indem die plastische Kunst nach Entfernung der degenerirten Lippe nicht eben sehr thätig war, und die benachbarte Haut nur mittelst Pflasterverbänden herbeigedrängt wurde. Die Beschreiber mancher von jenen Operationen können auch nicht in Abrede stellen, dass nach vollendeter Operation die Zähne noch unbedeckt waren, und die Lippe, meistens die untere, keineswegs so emporragte, dass sie den Lippenrand der entgegengesetzten Lippe berührt hätte. Mancher jener Operationen kam der Name Chiloplastik daher wohl nur mit sehr geringem Rechte zu.

Andere von den beschriebenen Operationsmethoden genügten allerdings wohl für den Ersatz geringerer Defecte der Lippen; in vielen Fällen aber ist die den Lippendefect umgebende Haut nicht ausreichend, um einen grossen Substanzverlust zu ertragen. Es ist so schlimm, dass die Gegend, von welcher die Haut genommen werden muss, selbst im Gesicht ist, und also gesehen werden kann, die Wegnahme eines grössern Hautlappens vom Halse aber an diesem eine üble, spannende, und seine Bewegung hindernde Narbe zurücklässt.

Die grösste Schwierigkeit bei der Lippenbildung liegt noch überdies darin, dass die Lippe so wie das Augenlid ein Organ ist, welches nicht nur eine vordere, sondern auch hintere freie, mit Schleimhaut überkleidete Fläche besitzen muss, und dass die ihre Stelle vertretende, neugebildete, künstliche Schleimmembran die Neigung besitzt, mit dem Zahnfleische, so wie beim Augenlide mit dem Bulbus, zu verwachsen.

§. 372.

Diesem Übelstande war Serre bemüht dadurch abzuhelfen, dass er die Schleimhaut der alten Lippe, wo nur irgend möglich, schonte, und die hintere Fläche der neuen Lippe damit bekleidete. Es wird hierbei vorausgesetzt, dass die Schleimhaut an der Degeneration der Lippe keinen Antheil genommen habe, aber die Zusammenheilung des transplantirten Hautlappens gelingt auch nicht jedesmal so wie man es wünscht. Überdies ist ja aber der Lippenkrebs nicht die einzige Indication zur Chiloplastik, und wenn auch in manchen von diesen Fällen die Schleimhaut geschont werden kann, so giebt es andremale Fälle, wo kein Rudiment der Lippe, also auch keine Schleimhaut, die man schonen könnte, vorhanden ist. —

Von einem andern grossen Übelstande, der Unbeweglichkeit neugebildeter Lippen, muss man vollends absehen. Nur wo die alte Lippe theilweise noch vorhanden ist, kann möglicherweise die neugebildete Lippe zu einigen kleinen Bewegungen veranlasst werden. Eine durch Chiloplastik künstlich gebildete Lippe verschafft indessen dem Kranken doch den Nutzen, dass sie die schreckliche Entstellung des Gesichts verbessert, den unwillkührlichen Abfluss des Speichels verhindert, das Schwarzwerden und Ausbrechen der Zähne verhütet, und in manchen Fällen sich dem Vorfallen der Zunge entgegensetzt. Diese Vortheile werden sicher durch die Chiloplastik, selbst wenn sie sonst nicht allen

Anforderungen genügt, erreicht, andremale wird wohl selbst die Sprache durch sie verbessert, und das Kauen erleichtert.

## §. 373.

### *Dieffenbachs Operationsmethoden.*

Die Chiloplastik, wenn weiter nichts als das bisher Erwähnte für sie geschehen wäre, würde noch auf einer ziemlich niedrigen Stufe stehen. Aber so wie die Pflanze unter der Hand des Gärtners gedeiht, so ist auch die Chiloplastik, wie alle andern plastischen Operationen, deren Dieffenbach sich angenommen hat, um ein Beträchtliches gefördert worden. Dies that er bei der Chiloplastik auf doppelte Weise, einmal, indem er die von ihm in die Chirurgie überhaupt wieder eingeführten Seitenincisionen auch hier anwendete, und mit der von ihm gewohnten Kühnheit ausführte, so dass nicht nur die äussere Haut, sondern die Wangen in ihrer ganzen Dicke durchschnitten wurden, das andre Mal, indem er die von ihm für die Blepharoplastik erfundene Methode einen Lappen seitlich zu verlegen auch auf die Chiloplastik übertrug, und die neue Lippe nicht bloss aus Haut, sondern aus Stücken der Wange, mit allen sie constituirenden Theilen wieder zu bilden vorschlug. Die erstere dieser beiden Operationsmethoden beschreibt Rost in seiner Dissertation (*de chilo- et stomatoplastice. Berol. 1836. 8. pag. 22.*).

## §. 374.

J. K., 49 Jahr alt, ward mit einem grossen Carcinom der Unterlippe in der Charité zu Berlin aufgenommen. Dasselbe betraf, ausser der Unterlippe, das Kinn, und zu beiden Seiten desselben die Wangen, und stellte eine, mehrere Finger dicke, vorragende, ungleiche, knotige, warzige und rissige Geschwulst vor. Einzelne Knoten waren blass, andere roth, glatt, noch andere waren mit Schuppen und Krusten bedeckt, in den Furchen aber war zähe übelriechende Jauche enthalten. Die Geschwulst adhärirte fest an der Maxille, das Zahnfleisch war eben so entartet, aber man konnte noch keine Anschwellung der Lymphdrüsen, der Parotis oder Submaxillardrüsen entdecken, und es gründete sich hierauf einige Hoffnung auf den glücklichen Erfolg der Operation.

Dieffenbach begann damit, alle degenerirten Massen zu entfernen und zwar geschah dies in der Art, dass zwei Schnitte von den Mundwinkeln über die Wangen und das Kinn bis unter dasselbe herabgeführt wurden, wo sie sich im spitzen Winkel trafen. Alle degenerirten Massen wurden nun von der Maxille, mit der sie innig zusammenhingen, gelöst. Die Blutung war sehr bedeutend, da alle Gefässe erweitert zu sein schienen, aber auch aus dem Parenchym vieles Blut vordrang. Das degenerirte Periosteum wurde möglichst rein abgelöst, und die den Wundrändern zunächst befindliche Mundschleimhaut noch ein Stück weit abgetragen, da sie weiterhin als die äussere Haut degenerirt war. Der untere Rand der Maxille am Kinn musste sogar einen Finger breit resecirt werden. — Der Substanzverlust der Weichtheile am Kinn betrug mehr als eine Hand breit. Um daher die Gesichtshaut so viel als nöthig war zu erschlaffen, wurde die Oberlippe vom Oberkiefer bis zum Masseter hin abgelöst. Wenn man nun auch die Haut nach der Mitte hin, so stark als möglich zusammenzog, so fehlte immer noch die Haut in der Breite von 3 Zollen. Die Spalte unterhalb des Kinns ward durch Nähte vereinigt. Dies verursachte natürlich grosse Spannung der Wangenhaut, und es war deshalb nöthig, auf den Wangen fingerlange Seitenincisionen zu machen, die vom os zygomaticum zum Maxillarrande herabstiegen, und nicht bloss durch die Haut, sondern auch durch den musculus buccinator und die Schleimhaut des Mundes hindurchdrangen. Diese Seitenaperturen waren so gross, dass man 3 bis 4 Finger durch sie hindurch hätte stecken können, und sie gestatteten nunmehr, dass mittelst langer Insectennadeln die Wundränder in der Mittellinie einander genähert werden konnten. Die Seitenöffnungen wurden hierauf, damit die Luft von der Mundhöhle abgehalten würde, mit Charpie bedeckt, der Kranke vom Blut gereinigt und zu Bett gebracht. Die Behandlung war antiphlogistisch, eine Eisblase ward auf die untere Hälfte des Gesichts gelegt.

## §. 375.

Am folgenden Tage befand sich der Kranke recht wohl, es entstand starke Geschwulst und Röthe, ausserdem ereignete sich nichts Aussergewöhnliches, die Wundränder schienen verklebt zu sein (30 Blutegel). Am Tage darauf setzte sich die Geschwulst, die Nadeln unter dem Kinn wurden entfernt. Die Vereinigung an dieser Stelle war schon so vollkommen, dass es nicht nöthig war Heftpflaster aufzulegen. Die Ränder der Seitenaperturen waren geschwollen und von einigem sphacelirten Zellgewebe bedeckt.

Nach 8 Tagen befand sich der Kranke vollkommen wohl. Zwei Drittheile der Wunde waren durch prima intentio geheilt. Die oberen Ränder der Spalte eiterten und wurden durch Heftpflaster einander genähert gehalten. Die Seitenaperturen granulirten stark, die rechte war sogar nicht mehr perforirend, so sehr hatte sich die Öffnung schon ausgefüllt, aus der linken floss der Speichel noch aus. — Um die Entzündung und Eiterung der mittelsten Wunde zu beschränken, wurde Aqua saturnina und Infus. chamomill. angeordnet. Der Kranke wollte nicht länger im Bett bleiben. Nach und nach heilte auch die mittelste Wunde durch Granulation, und die Seitenwunden waren beinahe schon verschlossen, als neue scirrhöse Degeneration bemerkt wurde. Die Haut in der Umgebung wurde bräunlich, alle Symptome verschlimmerten sich, es ward das Glüheisen applicirt, innerlich das Decoct Zittmanni gegeben, und der Kranke so aus der Charité entlassen.

## §. 376.

Die zweite Dieffenbachsche Operationsmethode unterscheidet sich von dieser sehr wesentlich. Hier wurden die seitlichen Wangenpartien nur herbeigezogen, und dieser Act durch die sehr grossen Seiteníncisionen um ein Beträchtliches begünstigt. Die nun zu beschreibende Operationsmethode dagegen ist eine Lippenbildung, und zwar nicht bloss von Haut, sondern auch von andern die Lippen und Wangen bildenden Theilen von Zellgewebe, Muskeln und Schleimhaut.

Gleichzeitig wie Dieffenbach auf die Idee kam das fehlende Augenlid aus der Haut der Schläfe zu ersetzen, beschloss er auch fehlende Lippen nach derselben Methode zu bilden, und die an die Stelle des Defectes tretende Narbe dazu zu benutzen, die neugebildete Lippe glatt ausgespannt zu erhalten.

Dieffenbach führt zu diesem Zwecke, nachdem die Abtragung der degenerirten Unterlippe oder die Anfrischung der Narbenränder geschehen ist, auf jeder Seite beim Mundwinkel beginnend, einen $1\frac{1}{2}$—2 Zoll langen horizontalen Schnitt durch die Wangen *a*, *b*, welche somit den Mund um ein sehr Beträchtliches erweitern. Die Länge dieser Schnitte muss sich nach der Breite des Mundes richten, und beide Schnitte zusammengerechnet müssen die Breite des Mundes oder der noch vorhandenen Oberlippe noch etwas übertreffen.

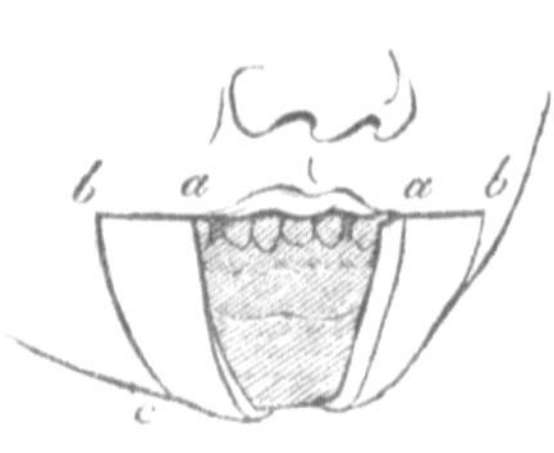


Von den Endpunkten dieser Schnitte an führt man

nach unten, doch etwas mehr nach vorn, nach dem Kinn zu, senkrechte Schnitte, *b*, *c* welche ebenfalls die Wangen vollkommen durchdringen, und bis an den Rand der Maxille, wenn es nöthig sein sollte, auch noch tiefer herabreichen. Durch den ersten Schnitt zur Abtragung des Narbenrandes, durch den horizontalen und den senkrechten Schnitt wird also zu jeder Seite des Lippendefectes ein Lappen gebildet, der ein verschobenes Viereck vorstellt, und welcher am Rande des Unterkiefers mit den übrigen Weichtheilen eine mehr als 1 Zoll breite Verbindung behält. Um ihn verschiebbarer zu machen, dürfte es von Nutzen sein, die Schleimhaut des Lappens, wo sie zum Zahnfleische übergeht, zu durchschneiden, überhaupt ihn noch ein Stück weit zurückzupräpariren.

## §. 377.

Es ist nicht zu leugnen, dass die Bildung zweier solcher Lappen aus der ganzen Dicke der Wangen eine bedeutende Verletzung verursacht, denn wenn der äussere Schnitt auch nur bis nahe an den Rand der Kinnlade herabgeführt wird, so ist die Verletzung der arteria maxillaris interna, in der Gegend wo sie sich eben um den Rand der Maxille herumbegeben hat, und wo die arteria coronaria labii inferioris noch nicht von ihr abgegangen ist, unvermeidlich. Dies ist jedoch noch zu übersehen, die Unterbindung der Arterie würde mit keinen Schwierigkeiten verbunden sein, und der Lappen wird, da ihm eine hinreichend, mehr als zollbreite Brücke gelassen wird, in keine Gefahr gerathen, wegen Mangel an Blutzufluss abzusterben. Bedenklicher wäre wohl die Durchschneidung des ductus Stenonianus, welche bei der Herabführung des senkrechten Schnittes gleich anfänglich stattfinden muss, und in deren Folge wenigstens einige Zeit lang eine Speichelfistel zurückbleiben könnte.

§. 378.

Sind die Lappen auf diese Weise gebildet, so umsäumt man zuerst ihren obern, den horizontalen Rand mit der Schleimhaut, das heisst man legt mehrere Knopfnäthe an, welche die Schleimhaut und die äussere Haut durchdringen, und beide einander nähern, so dass ein Ersatz für die rothe Lippenhaut geschafft wird; dann drängt man beide Lappen, ohne dass eine Umdrehung zu geschehen braucht, nach der Mitte hin, und vereinigt sie in der Mittellinie durch 5—6 umschlungene Nähte, und, weil sich die beiden vereinigten Lappen nach dem Kinn zurückziehen würden, an den Mundwinkeln bei *a, a* mit der Oberlippe ebenfalls durch eine umschlungene Naht. Damit dies aber geschehen könne, wurde gleich anfangs empfohlen, die horizontalen Schnitte etwas breiter über die Wange fortzuführen, als die Breite der Lippe auf jeder Seite beträgt.

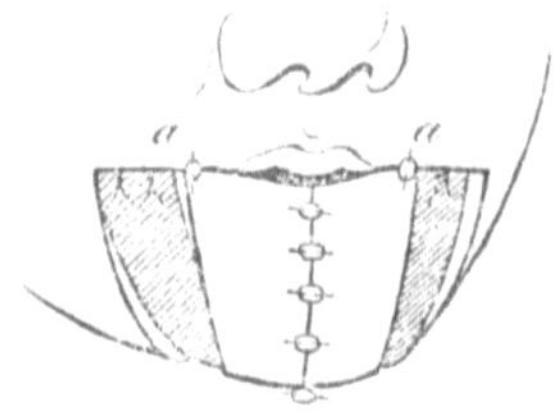

Auf diese Weise würde die Lippe sehr vollkommen wiederhergestellt sein, denn sie ist von ihrer hintern Fläche mit wahrer gesunder Schleimhaut überzogen, und die Verwachsung derselben mit dem Zahnfleische ist somit gar nicht zu befürchten.

Es ist einleuchtend, dass nun auf beiden Wangen ein dreieckiges Loch, welches in die Mundhöhle führt, vorhanden sein muss, aus welchem der Speichel ausfliessen kann, und welches anfänglich nach der Operation noch eine Entstellung des Gesichts abgiebt. Aber man darf mit Zuversicht erwarten, dass die vollkommne Schliessung desselben durch Granulation, und durch die Nachgiebigkeit der Weichtheile der Wange erfolgen werde. Der Analogie nach wird dies eben so geschehen wie bei den Seitenaperturen im Gaumen nach der Staphyloraphie, die sich doch jedesmal ohne Schwierigkeit schliessen. So unbezweifelt es ist, dass Wunden überhaupt leichter heilen als Geschwüre, so ist es auch offenbar, dass Perforationen von Höhlen des menschlichen Körpers sich leichter schliessen, wenn sie auf mechanische Weise entstanden sind, als wenn Geschwüre zu ihnen die Veranlassung gaben, am günstigsten aber ist die Prognose, wenn die Verwundung nicht zufällig geschah, sondern durch einen operativen Act angelegt wurde. Es wäre freilich sehr schlimm, wenn bei dieser Dieffenbachschen Methode der Chiloplastik einer der Lappen oder beide durch Brand zerstört würden. Man würde dann den Kranken in eine noch viel schlimmere Lage, als in der er sich schon vor der Operation befand, versetzt haben. Aber dass dies geschehen werde ist sehr wenig wahrscheinlich, denn man lässt dem Lappen ja eine sehr breite Basis in seiner ganzen Dicke. Ein solcher Lappen steht nicht, wie das sonst häufig der Fall ist, nur durch eine schmale Brücke von Haut mit dem Körper in Verbindung, und diese erfährt nicht einmal eine nachtheilige gewaltsame Drehung. Die Befürchtung, dass die Operation aus diesem Grunde missglücken könne, ist also nicht nöthig. Eben so steht mit ziemlicher Gewissheit zu hoffen, dass die beiden nach der Mitte hin verschobenen Lappen sich in der Mittellinie durch prima intentio vereinigen werden, denn das, was deren Gelingen am häufigsten stört, die zu heftige entzündliche Reaction in dem Hautrande, mit welchem der transplantirte Hautlappen in Verbindung gesetzt wird, findet hier nicht statt, weil zwei Schnittflächen, welche beide transplantirten Lappen angehören, agglutiniren sollen, und dies geschieht gewöhnlich sehr leicht, denn der in den transplantirten Lappen vorhandene geringere Vegetationsprocess ist dem Gelingen der prima intentio gerade sehr günstig.

## §. 379.

Es ist daher am meisten zu fürchten, dass der glückliche Erfolg dieser Operation dadurch gestört werde, dass die Anheilung der Ecken beider Lappen an den Mundwinkeln (bei *a, a*) nicht vollständig erfolgen möchte, und der Kranke muss, damit dies geschehen könne, den Mund nicht zu öffnen versuchen; man wird ausserdem bedacht sein müssen, die neugebildete Unterlippe durch einen zweckmässigen Heftpflasterverband nach oben gedrängt zu erhalten, bis die Vereinigung mit der Oberlippe an den Mundwinkeln vollkommen fest gelungen ist. Wenn nun ja der ungünstigere Fall einträte, dass die Heilung eines Mundwinkels nicht erfolgte, so wird man gut thun, seine Anheftung bald zu wiederholen, ehe der Lappen sich zurückziehen und einschrumpfen kann. Es würde, nachdem dies alles nach Wunsch beendigt ist, übrig sein, die beiden Öffnungen in den Wangen zur Schliessung zu bringen. Die Natur ist hier zu ausserordentlich thätig, und man würde nur nöthig haben durch Betupfen mit Höllenstein oder durch Anlegung von kleinern Seitenincisionen das Seinige beizutragen.

Wir können leider nicht die Nützlichkeit dieser Operationsmethode durch die Erzählung eines Falles beweisen, und nur auf ihre Zweckmässigkeit hinweisend zu ihrer Anwendung aufmuntern.

In Fällen, wo sämmtliche den Unterkiefer bedeckende Weichtheile entfernt worden sind, bewirkt Dieffenbach die Annäherung der Ränder durch die Resection des Kinns, da der auf eine grosse Strecke entblösste Knochen absterben würde.

## §. 380.

### *Blasius Operationsmethode.*

Blasius hat (*in seiner klinischen Zeitschrift für Chirurgie und Augenheilkunde. Halle 1836. Bd. 1. Heft 3. pag. 387.*) ein neues Verfahren der Lippenbildung bekannt gemacht, welches einige Aehnlichkeit mit dem so eben beschriebenen von Dieffenbach besitzt, und als eine der vorzüglichern Methoden der Lippenbildung erwähnt zu werden verdient. Diese Operationsmethode unterscheidet sich von der vorigen nicht nur durch verschiedene Anordnung der Lappen, sondern auch vorzüglich deshalb, weil hier nur die Haut, bei Dieffenbach dagegen auch die übrigen die Wangen bildenden Theile transplantirt werden. Blasius musste bei einem 55 Jahr alten Mann die ganze Unterlippe bis über die Mundwinkel hinaus, und die weichen Theile des Kinnes exstirpiren. Er hatte zu diesem Zwecke den Schnitt *a* auf der rechten Seite etwas über dem Mundwinkel in der Oberlippe begonnen, ihn um die Degeneration herum, und in einem grossen Bogen bis ½ Zoll unter das Kinn, und etwa eben so viel jenseits der Mittellinie geführt, bis zu *b*, dann einen gleichen Schnitt auf der linken Seite gemacht, der jedoch weniger gebogen war, und mit dem ersteren unter dem Kinn, und an der linken Seite desselben in einem Winkel zusammenstiess, darauf die umschnittenen degenerirten Theile vom Kiefer getrennt, wobei dieser an ein Paar Stellen ganz blos gelegt, und an einer Stelle, wo er etwas missfarbig aussah, abgeschabt wurde. Die ansehnliche Blutung bei dieser Exstirpation und im ferneren Verlaufe der Operation stillte er, soweit sie aus sprützenden Arterien kam, durch Torsion, um in der Wunde keine Ligaturfäden zu haben, welche die schnelle Vereinigung beeinträchtigt haben würden. Nunmehr führte Blasius von dem rechtseitigen Wundrande, etwa ½ Zoll über dem Kiefer-

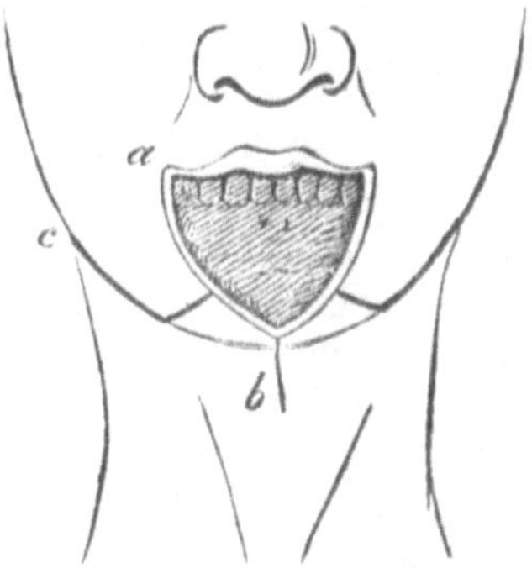

rande beginnend, eine neue Incision, die von jenem unter einem rechten Winkel einen guten Daumen breit abwärts ging, dann in einem Bogen zum Kieferrande wieder aufstieg, und längs diesem bis auf den Masseter (bis zu *c*) verlief. Den so umschnittenen zungenförmigen Lappen aus der Wange löste er vom Unterkiefer ab, und verfuhr dann eben so auf der linken Seite, wo er jedoch den Schnitt entfernter vom Kieferrande anfing, den Lappen also kürzer machte.

## §. 381.

Diese beiden Lappen wurden mit ihren schmalen Enden (bei *a a*) durch umwundene Nähte vereinigt, und stellten die eigentliche Unterlippe dar. Ihre Vereinigungslinie fiel links von der Mittellinie des Kiefers. Zur Ergänzung des nun noch vorhandenen Defectes wurden die beiden Ecken (*b b*), welche die Weichgebilde jetzt zu den Seiten des Kinnes bildeten, abpräparirt, sowohl nach den Kieferwinkeln als auch nach dem Kinn hin ein Stück weit gelöst, und endlich jene Ecken so herauf und gegeneinander gezogen, dass sie sich an der Vereinigungslinie der neuen Unterlippe berührten, und der untere Rand der letzteren mit der heraufgezogenen Haut überall in Verbindung kam. In dieser Lage wurden die Wundränder bei abwärts geneigtem Kopfe sorgfältig, theils durch umwundene, theils durch Knopfnähte vereinigt.

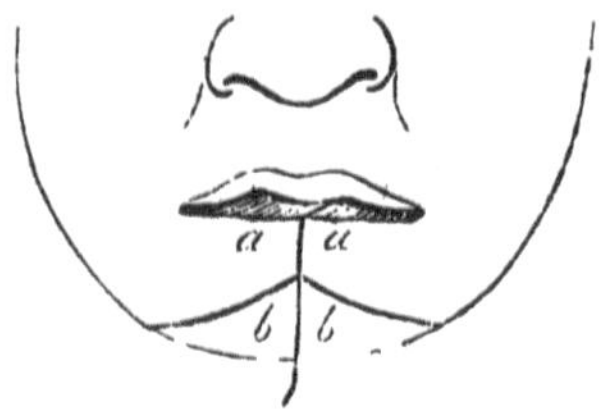


Ein Verband wurde nicht weiter angelegt, nur der wunde Rand der neuen Lippe mit einem in kaltes Wasser getauchten Läppchen bedeckt, dessen Rand der Operirte leicht zwischen seinen Zähnen fest hielt, und der Kopf mittelst der Köhlerschen Mütze in vorwärts geneigter Stellung erhalten. Unter fleissiger Anwendung von kalten Umschlägen heilte die Wunde grösstentheils per primam intentionem, nur an der Stelle, wo die vier Lappen zusammen kamen, und an ein Paar andern Punkten trat Eiterung ein, die jedoch meistentheils nur oberflächlich war, und gut vernarbte. Der freie Lippenrand heilte durch Eiterung, und es bildete sich, wie nach der bogenförmigen Abtragung desselben beim Lippenkrebs, eine schmale, die Schleim- und äussere Haut vereinigende Narbe. Die neue Lippe hatte eine sehr gute Lage; sie hatte sich zwar aus der Stellung, die sie unmittelbar nach der Operation einnahm, ein wenig heruntergezogen, so dass sie die Zähne der untern Reihe nicht vollständig bedeckte, doch schloss sie mit der Oberlippe, wenn diese auch ganz ruhig lag, und durchaus nicht herabgezogen wurde, vollkommen gut zusammen.

## §. 382.

### *Blasius Vorschlag zur Bildung der Oberlippe.*

Auf ähnliche Weise gedenkt Blasius in einem vorkommenden Falle die Oberlippe zu bilden. Es würde dann von der Nase aus längs dem Rande des Defectes, am Mundwinkel bei der Unterlippe vorbei, gegen den untern Kieferrand hin ein Schnitt durch die Weichtheile zu führen sein, entweder, wenn die ganze Oberlippe fehlt, auf beiden Seiten, oder wenn nur eine Hälfte der Lippe fehlt, nur auf einer Seite, und von der Länge, welche der Defect in der Quere hat. Ein zweiter paralleler Schnitt muss von der Höhe des Mundwinkels an abwärts, und um die Breite der Oberlippe von dem ersteren entfernt nach aussen verlaufen, ein dritter querer Schnitt die Endpunkte der beiden ersteren verbinden. Der auf diese Weise an einer oder beiden Seiten der Wange excidirte Lappen wird nach dem untern Nasenrande so hingelegt, dass sein vorderer Rand nach oben kommt, dort angeheftet und an seinem schmalen Ende mit dem Lappen der andern Seite, oder wo dieser nicht gebildet wurde, mit dem entgegengesetzten Rand des Defectes vereinigt, und die vor dem Unterkiefer liegende Wangenwunde, deren Ränder durch die Translocation des Lappens an einander kommen, durch die umwundene Naht geschlossen.

Wir müssen diesen Entwurf zu einer Chiloplastik der Oberlippe dankbar anerkennen, und es freilich der Erfahrung überlassen zu beweisen, in wiefern er brauchbar sei, oder der Verbesserungen bedürfe. Auf ähnliche Weise lassen sich gewiss auch die andern Methoden der Chiloplastik, die sich fast alle nur mit dem Ersatze der Unterlippe beschäftigen, mit grösseren oder kleineren Abänderungen auf die Wiederherstellung der Oberlippe übertragen. Aber die Mehrzahl von Fällen, in welchen Chiloplastik geübt wurde, betraf die Unterlippe, deren Defect bei weitem häufiger vorkommt, und es ist somit ganz natürlich, dass die Chiloplastik der Unterlippe zu einer grössern Vollkommenheit gelangt ist, als die der oberen. Wohl mag die grössere Schwierigkeit, Masse für den Ersatz der letzteren zu gewinnen, manchen Operateur von deren Ausübung abgehalten haben, und es ist zu erwarten, dass die grössere Bekanntschaft mit der plastischen Chirurgie die Wundärzte auch für diesen Ersatz erfinderisch machen wird.

## §. 383.

*v. Ammons Methode der Lippenverbesserung.*

Eine nicht sehr selten vorkommende Erscheinung ist es, dass die Lippen in Folge von Salivation mit dem Zahnfleische und dem Kiefer fast verwachsen sind. Wir werden auf diese Deformität später bei der Mundbildung wieder zu sprechen kommen, und wollten hier nur darauf aufmerksam machen, dass mit diesem Zustande öfters die partielle Zerstörung der Lippen verbunden ist. Die Lippen haben bisweilen durch Verschwärung einen theilweisen Verlust ihrer Substanz erlitten, das heisst es ist nicht gerade eine Lücke in ihnen vorhanden, aber sie sind der Breite nach zu kurz geworden, und liegen daher sehr fest und spannend am Kiefer an. Dieser Zustand der Lippen ist mit dem Eingesunkensein der Nase zu vergleichen, während der totale Defect der Lippe dem Mangel der Nase entspricht. Die Verwachsung der Lippen mit den Kiefern ist bei so inniger Berührung die natürliche Folge, welche, wenn sie auch nicht gleich anfangs nach der Salivation eintrat, später doch geschehen musste. Die blosse Durchschneidung der die Lippen am Kiefer befestigten Pseudoligamente ist daher ohne allen bleibenden Nutzen, denn die Verwachsung erfolgt sehr schnell wieder, und es ist in einem solchen Falle eine Operation indicirt, die sich zur wahren Chiloplastik eben so verhält, wie der Aufbau eingesunkener Nasen zur wahren Rhinoplastik.

## §. 384.

In zwei Fällen, wo die so eben beschriebene Verstümmelung der Lippen vorhanden war, und zwar nur die Oberlippe betraf, verrichtete von Ammon eine Operation, die von ihm chiloplastica angularis genannt, von Baumgarten (*Diss. de chiloplastica et stomatopoësi. Lips. 1837. 8. pag. 46.*) beschrieben worden, und welche ganz geeignet ist dieses Übel gründlich und für die Dauer zu heben, sich auch leicht, wenn es nöthig sein sollte, auf die Unterlippe übertragen lassen würde. Er ging nämlich von dem Gesichtspuncte aus, dass die Verwachsung der Lippe mit dem Kiefer deshalb immer wieder erfolgte, weil die Lippe zu straff und spannend am Kiefer anlag, und er beschloss daher zu beiden Seiten ein Stück Haut in die Lippen einzupflanzen, welches die Form hatte, die die Nähterinnen einen

Zwickel nennen. Dadurch wurde die Lippe in ihrer ganzen Breite vergrössert und erschlafft, so dass sie nicht mehr straff und gespannt am Kiefer angedrückt war. Ausserdem wurde aber die Lippe von beiden Seiten her nach der Mittellinie hingedrängt. Es lag daher nun nicht mehr dieselbe Lippenpartie derselben Kiefergegend gegenüber, mit welcher sie früher verwachsen war, und dieser Umstand schien nicht ganz unwichtig zu sein, zur Verhütung der Wiederverwachsung beizutragen.

## §. 385.

v. Ammon verrichtete die von ihm zu diesem Zwecke erfundene Operation auf folgende Weise. Er begann damit die Lippen vom Kiefer loszutrennen, und alle Verwachsungen, die gewöhnlich aus sehnigen Strängen bestehen, mittelst des Bistouris zu lösen. Dann durchschnitt er die Oberlippe in der Nähe der Mundwinkel in ihrer ganzen Dicke, indem er ein Bistouri unter die Lippe einführte, die Lippe durchstach, und beim Herausziehen des Messers den Schnitt bis an den Lippenrand verlängerte. Sogleich, wenn dieses geschehen ist, entsteht ein sehr starkes Klaffen der Wundränder, welches natürlich nach dem Lippenrand zu am meisten zu bemerken ist, und der nunmehr in der Lippe vorhandene Defect stellt also ein gleichschenkliges Dreieck vor, dessen schmale Basis der Unterlippe zugekehrt ist, und dessen beide Schenkel durch die Wundränder gebildet werden. Wenn man die Operation nur auf einer Seite der Lippe verrichten wollte, so würde man leicht eine schiefe Stellung der Lippe bewirken, und man thut daher wohl, sie gleichzeitig auch in der Nähe des andern Mundwinkels vorzunehmen. Man darf sich nun aber nicht damit begnügen, den Schnitt durch die Lippe geführt zu haben. Es ist vielmehr sehr anzuempfehlen, ihn noch einen halben Zoll weiter durch die Wange nach aufwärts zu führen, damit man das zum Ersatz aus der Gesichtshaut zu entlehnende Stück nicht zu nahe am Munde herauszuschneiden braucht, weil sonst die an seine Stelle tretende Narbe leicht aufs Neue eine nachtheilige Spannung auf die Lippe ausüben könnte.

## §. 386.

Wenn man bis so weit gelangt ist, zeichnet man sich mit schwarzer Farbe die Form des Lappens auf der Wange vor, der ein eben so grosses, oder noch etwas grösseres gleichschenkliges Dreieck sein muss, als die klaffende Wunde der Lippe es ist, nur mit dem Unterschiede, dass es, statt in eine Spitze bei *a d*, in einen schmalen Hals, um welchen die Um-

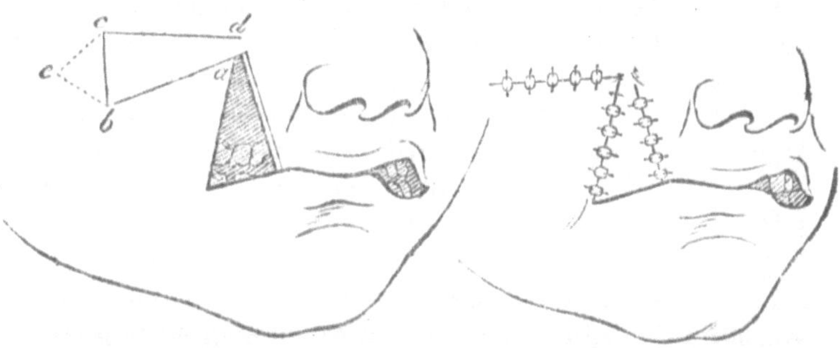


drehung geschehen soll, auslaufen muss. Die Seite des Lappens *b a* endigt sich bei *a*, gerade am äussersten Punkte des die Lippe spaltenden Schnittes, der Endpunkt *d* des andern Schnittes *c d* muss 2—3 Linien davon entfernt bleiben. An der schmalen Seite *b c* giebt man dem Lappen noch eine Spitze *c e b*, die man zwar später nach der Loslösung des Lappens wegschneidet, wodurch man sich aber die genaue Vereinigung der Wunde sehr erleichtert. Wenn man die Vorzeichnung dieses Lappens vollendet, und genau gemessen hat, ob er lang und breit genug sei, um den Lippenspalt auszufüllen, so umschneidet man ihn, präparirt ihn los, und legt ihn in den

Lippenspalt herab, indem man ihn um seinen Stiel dreht. Dies ist sehr leicht auszuführen, weil bloss eine Drehung um einen rechten Winkel nöthig ist. Man beginnt mit der Vereinigung nicht eher, als wenn die Blutung vollkommen gestillt ist, und fängt dann mit den Heften zunächst am Lippenrande an. Wenn sich die umschlungenen Nähte in der Nähe der Umdrehungsstelle zu nahe kommen sollten, verrichten dort auch einige Knopfnähte, weil sie nicht viel zu halten haben, den Dienst. Ganz zuletzt vereinigt man auch die horizontale Wunde auf der Wange mittelst umschlungener Nähte, und dies ist bei einem so unbedeutenden Hautdefecte sehr leicht ausführbar. Nach einigen Tagen entfernt man die Hefte, diejenigen aber, welche dem freien Lippenrande zunächst sind, muss man am längsten liegen lassen, damit nicht etwa eine kleine Fissur der Lippe zurückbleibe.

Man wird, wenn man in geeigneten Fällen diese Operation wiederholen will, die Freude haben zu bemerken, dass die Verwachsung der Lippe mit dem Kiefer nicht wieder erfolgt, und die Erfindung dieser Operation desto dankbarer anerkennen, wenn man bedenkt, dass die bisher empfohlenen Mittel, welche vorzüglich in dem Dazwischenlegen von Bleiplatten oder anderer fremder Körper bestanden, die die Wiederverwachsung hindern sollten, entweder von den Kranken nicht ertragen werden, oder wenn dies auch geschieht, doch fast immer ohne Erfolg blieben.

## IV. Abtheilung.

# Von der Mundbildung, Stomatoplastik *).

### §. 387.

Es bedarf wohl keiner Entschuldigung, dass wir die Lippenbildung und die Mundbildung als zwei ganz verschiedene Operationen in besonderen Kapiteln abhandeln. Die Lippen, das Positive, und der Mund, das Negative, sind, obwohl einander e diametro entgegengesetzt, doch mit einander so nahe verwandt, wie Berg und Thal, und es darf uns daher nicht eben Wunder nehmen, dass man häufig Verwechslungen beider Begriffe antrifft. Wir wollen indessen nicht dazu beitragen, diese Verwirrung zu vermehren, und handeln daher die Operationen, welche man zur Eröffnung des abnorm verschlossenen Mundes erfunden hat, besonders ab.

Eher müssen wir fürchten, den Einwurf zu hören, warum wir denn nicht auch die Operationen, welche für die Eröffnung andrer abnorm verschlossener Höhlen sorgen, in die plastische Chirurgie aufgenommen haben. Indessen glauben wir diesen Einwurf vollkommen abweisen zu dürfen. Es ist nämlich nicht sowohl der Operationszweck, sondern vielmehr das Operationsverfahren, welcher der Mundbildung den eigenthümlichen Charakter der plastischen Operationen aufdrückt, und eben jene genaue Verwandtschaft mit der Lippenbildung berechtigt sie zu dem Anspruche auf eine kleine Stelle in diesem Handbuche.

### §. 388.

Die Verwachsung des Mundes ist eine der schrecklichsten Verunstaltungen des menschlichen Gesichtes, und bleibt gar nicht selten nach syphilitischen und

---

*) Von τὸ στόμα, der Mund, und πλάσσειν.

phagedänischen Geschwüren, bisweilen auch nach starken Mercurialcuren, oder herpes rodens zurück. Der Kranke hat statt des Mundes nur ein Loch, so gross dass er einen Finger durchstecken kann. Nach und nach verkleinert sich diese Öffnung immer mehr, bis man nur mit Mühe einen Federkiel einführen kann, um flüssige Nahrungsmittel einzuflössen. Solche Elende müssen bisweilen Hungers sterben, andere fristen kümmerlich ihr Leben, stopfen die Speisen in kleinen Stückchen mit den Fingern in das Mundloch und saugen die Getränke durch einen Federkiel ein. Gewöhnlich sind die das Mundloch umgebenden Partien verhärtet, die Zermalmung der Speisen dadurch sehr erschwert, und die Verdauung natürlich gestört. Eine grosse Unbequemlichkeit für den Kranken ist ausserdem die Ablagerung einer grossen Menge Weinstein an die Zähne. Ein verpestender Geruch dringt aus dem kleinen Mundloche mit starkem Luftstrome hervor, besonders dann, wenn die etwa gleichzeitig eingesunkene Nase mit verschlossenen Nasenlöchern die Athmung durch dieses Loch allein nur gestattet.

Dieffenbach (*Erfahr. Bd. III. pag. 66.*) macht folgende Eintheilung der verschiedenen Formen der Verschliessung des Mundes. 1) Sie besteht entweder in der Verwachsung der innern Oberfläche der Lippen und Wangen mit den Kiefern, wobei die äussere Lippen mehr oder weniger unversehrt sind. Oder 2) in der Verwachsung des Mundes und Verwandlung der Mundspalte in ein rundes Loch, oder endlich 3) in der Zerstörung der äussern Lippen mit bedeutendem Substanzverluste in weitem Umkreise, so dass die Zähne entblösst daliegen, und die Kiefer nicht von einander geöffnet werden können. Alle diese drei Formen von Verwachsung des Mundes sind fast immer die Folgen übertriebener, schlecht geleiteter Mercurialcuren.

Bei der ersten Form beschränkt sich die Atresie

auf die innern Gebilde des Mundes. Die innere Oberfläche der Wangen hängt mit den Kiefern zusammen. Dieses Übel entsteht dann, wenn nicht nur die innere Fläche der Wangen, sondern auch der Schleimhautüberzug der Kiefer geschwürig war, aber fast niemals, wenn Geschwüre nur die innere Auskleidung der Wangen bedeckten. Diese Form kommt nicht selten schon bei Kindern vor, welche viel Calomel erhalten haben.

§. 389.

Die zweite Form, die theilweise Verwachsung beider Lippen mit einander, kommt bisweilen rein, ohne Complication mit andern Zuständen, und zwar besonders in Folge heftiger Verbrennungen oder des herpes exedens vor, gesellt sich aber auch öfters zu der ersten. Auch die Lippen werden dann durch Geschwüre zerstört, und mit der eintretenden Heilung wächst der Mund zu. Der seltnere Fall ist es, dass die Ober- und Unterlippe mit einander zusammenkleben und verwachsen, wo dann ein Narbenspalt zurückbleibt. Öfter geschieht es, dass die Mundöffnung allmälig kleiner und runder wird, und sich zuletzt in ein kleines, cirkelrundes Loch mit knorpelhartem Ringe verwandelt. Ist ausserdem noch Complication mit der ersten Form vorhanden, so ist der Zustand noch um vieles schlimmer.

Bei der dritten Hauptart der Verschliessung des Mundes fehlen die äussern Lippen ganz oder zum Theil, die Zähne nebst einem Theile der Kinnlade liegen blos da, und sind entweder durch eine Ringnarbe der grossen Öffnung, oder durch gleichzeitige innere Verwachsungen zusammengebunden. Bisweilen befindet sich die Öffnung, welche die Stelle des Mundes vertritt, in der Wange, während die andere Wange durch den Vernarbungsprocess der Ränder der Öffnung über die Stelle hinweggezogen ist, an welcher sich früher der Mund befand. Dieser Fall ist der seltenste.

## §. 390.

Ehe wir Dieffenbach weiter folgen, und anhören wollen, welche Operationsweisen er bei diesen verschiedenen Zuständen von Verwachsung des Mundes empfiehlt, scheint es nöthig zu sein, das anzudeuten, was man früher gegen diese Übel anzuwenden pflegte. Man hat häufig Versuche gemacht, die kleine Öffnung unblutig durch Einlegen von Bougies, Pressschwämmen, Platten u. s. w. zu erweitern. Aber diese Körper verursachen die grösste Unbequemlichkeit, bewirken starke Reizung, Excoriation an den Rändern der Öffnung, sie können nichts nützen, weil die Härte der Theile in der Umgebung der Öffnung zu grossen Widerstand leistet, und wenn man sie weglässt, verkleinert sich die Öffnung desto schneller wieder. Die blutige Erweiterung der Öffnung ist ohne Nutzen, weil die Wiederverwachsung sehr schnell erfolgt. Man hat deshalb fremde Körper, z. B. Bleihaken, in die Mundwinkel gelegt; aber die besonders aus den Ecken stark hervorwuchernden Granulationen machten jedesmal die Wegnahme von dergleichen Instrumenten nothwendig, und beschränkten den Raum aufs Neue.

Krüger-Hansen (*in Gräfe und v. Walthers Journal. 1823. Bd. 4. p. 543.*) erzählt, dass er bei einem Mädchen, dessen linke Mundhälfte in Folge der Blattern zugewachsen war, so dass sie nur mit einem kleinen Theelöffel Speisen in den Mund bringen konnte, auf folgende Weise verfuhr. Von der Ausschneidung eines spitzigen Fleischwinkels erwartete er nichts, und fürchtete, dass ungeachtet der Zwischenlegung fremder Körper die Zusammenheilung vom Winkel her wieder erfolgen würde. Er stiess daher an der Stelle, wo sich der Mundwinkel befinden sollte, einen Troikart ein, legte in den Stichcanal einen Bleidraht, und liess denselben so lange geschlossen liegen, bis die Öffnung vollkommen vernarbt war, wozu er durch Bestreichen mit Bleiwasser, worin Höllenstein aufgelöst war, beizutragen suchte. Dann erst schnitt er den überflüssigen Fleischwinkel hinweg. Die Heilung machte beim blossen Bedecken mit Wasserläppchen keine Schwierigkeit, doch war keine gehörige Form der Lippe zu erreichen, denn die Mundöffnung war von Narben umgeben. Diese Methode ist eigentlich die Übertragung der von Rudtorffer zur Verhütung des Wiederverwachsens getrennter Finger, welche verwachsen waren. Nach Dieffenbachs Erfahrungen gelingt es entweder gar nicht, oder erst nach einem halben Jahre das Loch zum Verschwielen zu bringen. Bisweilen wandert der Drahtring sogar oder durchschneidet die Brücke. Er sah sich deshalb nach einem sicheren und rascher zum Ziele führenden Heilverfahren um, und dieses fand er in der *Überpflanzung der Schleimhaut über die Ränder der neugebildeten Mundspalte.*

Die erste Andeutung dieser Methode giebt Dieffenbach in Rusts Magazin *(1827)*, ausführlicher beschreibt er dieselbe im 1sten Bande seiner Erfahrungen *(pag. 44)*. Sie eignet sich für die seltnen Fälle, wo beide Lippen miteinander verwachsen sind und die wir oben, Dieffenbachs Eintheilung folgend, als die zweite Form der Verengung des Mundes beschrieben haben.

In einem Falle von Verengerung des Mundes, welche durch herpes exedens entstanden war, stach Dieffenbach das spitzige Blatt einer scharfen Scheere auf der rechten Seite in den obern Winkeln der Öffnung ein, schob es eine Strecke weit zwischen den Weichtheilen der Wange und Schleimhaut fort, und durchschnitt nun die erstere. Dieffenbach konnte nun den Finger in die Öffnung einführen, drückte damit die Stelle der rechten Wange hervor, schob das Scheerenblatt immer weiter auf der Zellgewebsseite der Schleimhaut fort, und durchschnitt die Wangenhaut bis zu der Stelle, wo er den Mundwinkel zu bilden gedachte. Ein gleicher, mit dem ersten parallel laufender Schnitt wurde vom untern Winkel der Mundöffnung aus geführt, und in der Gegend des Mundwinkels mit dem ersten durch einen kurzen kreisförmigen Schnitt vereinigt. Der zwischen beiden Schnitten liegende Hautstreifen ward nun entfernt, und die Operation ganz auf dieselbe Weise auf der linken Seite der Wange wiederholt. Der Kranke war nun schon im Stande, durch Herabziehen des Unterkiefers die Wundränder weit von einander zu entfernen, und die geschonte Schleimhaut gewann dadurch eine so starke Ausdehnung, dass sie wie eine Schwimmhaut vor dem Munde des Kranken ausgespannt war. Sie wurde nun noch einige Linien weit rings herum an der Wangenhaut getrennt, und dann in der Mitte von einander geschnitten.

Nach vollkommner Stillung der Blutung und Reinigung der Wunde wurde die Schleimhaut stark vorgezogen, und rings um den ganzen Mund herum theils mit Knopfnähten, theils mit Insectennadeln angeheftet. Auch in den Mundwinkeln wurde die, eine kleine Strecke weit undurchschnittene Schleimhaut über die Haut vorgezogen und befestigt, wie man den Rand eines Schuhes mit der innern Auskleidung des Schuhes übersäumt. Die Nachbehandlung bestand in der Anwendung kalter Umschläge. Am 2ten bis 4ten Tage wurden die Nähte nach und nach entfernt, und die Heilung war vollständig gelungen. Der Kranke hatte nicht bloss eine Öffnung, sondern wirklich einen Mund mit rothen Lippen.

In einem zweiten Falle verfuhr Dieffenbach auf dieselbe Weise (*ebendaselbst p. 47.*).

Seit jener Zeit hat Dieffenbach diese Operationsmethode öfter und zwar immer mit dem glänzendsten Erfolge ausgeführt, mehrmals dieselbe bei einem verwachsenen Mundwinkel, oder nach der Exstirpation des Lippenkrebses, wenn diese einen

Mundwinkel einnahm, mit eben dem glücklichen Erfolge gemacht.

## §. 391.

Bei der ersten Form der Verwachsung, wo die Lippen mit den Kiefern adhäriren, fasst man einen Theil der Lippe, wo die grösste Verwachsung vorhanden ist, zieht ihn stark an, durchschneidet die spannenden Narbenstränge und falschen Adhäsionen, und setzt dies Lostrennen so lange fort, als sich noch falsche Verbindungen vorfinden. Mehr in der Tiefe nach hinten bedient man sich besser der Scheere. Man lässt von Zeit zu Zeit den Unterkiefer herabziehen, und den Mund fleissig mit Wasser ausspülen. Die Heilung erfolgt dann, wenn das Gebundensein der Kiefer nur von Narbensträngen bewirkt wurde, in wenigen Tagen.

Bestand jedoch Verwachsung ganzer Flächen, so sieht man sich nach einer unversehrten Schleimhautpartie um, trennt diese von der Dicke einer gewöhnlichen Pappe los, und zieht sie nach dem Theil der Wange herüber, wo die Zahnreihen an einander stossen, und festigt sie da mit Knopfnähten. Die hinteren Nähte kann man auch mit einem fein geöhrten Haken anlegen. Der längliche Lappen bildet so eine Art von Brücke, welche über die breite Wundfläche fortgeführt die Wiederverwachsung der Weichtheile mit dem Ober- und Unterkiefer hindert.

Dieffenbach beweist die Nützlichkeit dieses Verfahrens durch die Aufzählung von sieben interessanten Fällen, welche mit Ausnahme eines einzigen, wo der Tod in Folge von Mercurialcachexie eintrat, glücklich endeten. Für die Fälle, wo ausserdem ein Defect der Lippe vorhanden ist, verweisen wir auf das Capitel von der Chiloplastik.

Bei der dritten Form der Verschliessung des Mundes, wo nämlich die äusseren Lippen theilweise fehlen, und die kleine Öffnung des Mundes sich auf der Wange befindet, ist ein mehr der Lippenbildung als der Wangenbildung verwandtes Verfahren nothwendig, welches je nach der Beschaffenheit des individuellen Falles vom Operateur geschaffen, aber nicht in allgemeinen Regeln abgefasst werden kann. Nur den Rath können wir ertheilen, dass man sich bemühen muss sich selbst möglichst klar bewusst zu werden, welches die Erfordernisse sind. Darauf baue man seinen Operationsplan, und theile sie, wenn sie à un temps zu verletzend sein sollte, lieber in mehrere Operationen ein.

## §. 392.

Wir lassen nur ein Beispiel folgen, welches Dieffenbachs grosses Talent für die schrecklichsten Entstellungen stets die passende Operationsmethode zu ersinnen in ein glänzendes Licht zu stellen vermag.

Herr F. E., ein 19 Jahr alter Buchhändler (*Dieffenbachs Erfahrungen Bd. III. pag. 110.*), hatte von der Stirn bis zur Nasenspitze eine angenehme Gesichtsbildung: Die untere Hälfte des Gesichts aber bot eine erschreckliche Entstellung dar. Er hatte keinen Mund und keine Lippen, sondern an der Stelle des Mundes befand sich glatte Wangenhaut, und statt der Mundöffnung war auf der rechten Wange ein ovales Loch von der Grösse eines Hühnereies vorhanden, der Rand dieser Öffnung war flach und mit dem Zahnfleische in knorplige Masse verwandelt. Einige Backenzähne waren in ihr sichtbar, das Zahnfleisch mit dürrer Narbenmasse bedeckt. Die Zähne des Oberkiefers standen fest auf denen des Unterkiefers. Nach oben war die Haut bis zur Höhe der Nasenspitze durch frühere Krankheitsprocesse zerstört, und durch eine dünne, harte, rothe, dicht auf dem Knochen aufliegende Narbenmasse wieder ersetzt. Eine noch grössere Zerstörung hatte in den Weichtheilen des Unterkiefers, unterhalb der Öffnung stattgefunden; eine drei Finger breite Narbenvertiefung erstreckte sich nach unten keilförmig zulaufend bis an den Rand des Unterkiefers. Die festen Narben und die Verwachsung der Wangen mit den Kiefern verhinderten die Entfernung des Unterkiefers vom Oberkiefer. Nicht ein Haar breit konnten die Zähne von einander entfernt werden. Der Unglückliche sog nur einige Flüssigkeiten durch die Zahnlücken ein, denn es war nicht möglich ihm auch nur durch einen Rabenfederkiel Nahrung beizubringen.

## §. 393.

Der Operationsplan, der sich Dieffenbach beim ersten Anblick des Kranken aufdrängte, bestand in Folgendem: 1) in Ausschneidung der obern flachen Narbe in Form eines umgekehrten V (Λ), 2) in Ausschneidung der flachen Narben der Seite des Unterkiefers, unterhalb des Loches in Gestalt eines V, 3) in Lostrennung der Wange von den Kiefern, 4) in der Bildung eines regelmässigen Mundes in der Wangenhaut und Verpflanzung der innern Schleimhaut an die Ränder dieser Öffnung, und 5) in Vereinigung der keilförmigen Wunden, welche ihre Basen in der alten verknorpelten Öffnung hatten.

Die Operation war eine der blutigsten, die man sich nur denken kann. Dieffenbach begann damit, den Rändern der gedachten Wangenöffnung eine solche Gestalt zu geben, welche eine Vereinigung möglich machte. Durch zwei Einschnitte, welche nach oben zu in einen spitzen Winkel zusammentrafen, bildete er eine Pyramide und trennte dann die knorpelharte Masse vom Zahnfleisch ab. Nun schritt er zur Ausschneidung der Narbenmasse auf dem Unterkiefer, welche die Umgebung der untern Hälfte der Waugenöffnung bildete. Zwei Schnitte, welche sich auf dem untern Rande des Unterkiefers zu einer Spitze vereinigten, schlossen hier alle Narbenmasse in sich, und gaben jetzt die Hoffnung zu einer möglichen Vereinigung. Diese beiden Pyramidalwunden standen nun mit ihren Basen auf einander. Jetzt begann Dieffenbach von diesen Lücken aus die Trennung der Weichtheile vom Ober- und Unterkiefer, und zwar erst auf der rechten Seite bis in die Gegend des Masseter. Nach der linken Seite hin war es nicht eher möglich, bis die neue Mundspalte gebildet war. Dies bewirkte er, indem er mit der Scheere einen Streifen aus der Wangenhaut ausschnitt, der die Stelle einnahm, an welcher sich früher der Mund befunden hatte. Von dieser Öffnung aus setzte er nun die weitere Lostrennung der mit dem Ober- und Unterkiefer verwachsenen Wange fort. Leider zeigten sich nirgends an der innern Wange Überbleibsel der Schleimhaut, theils um damit die Ränder der Lippe umsäumen zu können, theils um sie zu natürlichen Lippen zu gestalten, theils aber auch um einer neuen Verwachsung vorzubeugen. Nachdem so mehrere Narben im Munde getrennt waren, konnte man den Unterkiefer ohne Beschwerde weit herabziehen, und das Innere des Mundes von allen Concrementen reinigen.

## §. 394.

Dieffenbach kehrte nun zu der Öffnung in der Wange zurück. Er näherte zuerst die Ränder der oberen Wunde durch Insectennadeln so sehr, als dies durch das Zusammenziehen der Fäden nur möglich war, brachte dann durch zwei Nadeln die Wundränder am Unterkiefer einander ebenfalls bedeutend näher. Stärkeres Anziehen wäre fruchtlos gewesen. Deshalb machte er nun in der Gegend des vordern Randes des Masseter eine fast fingerlange Incision, welche die Durchführung zweier Finger in die Mundhöhle gestattete. Die Blutung dabei war ausserordentlich stark, doch stillte sie sich bald durch kaltes Wasser. Jetzt versuchte Dieffenbach die Vereinigung, und es gelang ihm durch Anlegung einer bedeutenden Anzahl von Insectennadeln die Ränder der Pyramidalwunden genau mit einander zu vereinigen.

Der arme junge Mensch ertrug diese fürchterliche Operation mit beispiellosem Muthe; einiges Stöhnen und Ächzen waren die einzigen Äusserungen des Schmerzes, welche er mitunter vernehmen liess. Dann wurde er zu Bett gebracht, und eine kühlende innere Behandlung angeordnet, das Gesicht mit einer Eisblase bedeckt und dem Kranken eine Spritze gegeben, mit der er sich häufig kaltes Wasser in den Mund spritzen sollte. Das Wundfieber war gering, und der Patient schätzte sich glücklich, kaltes Wasser mit vollen Zügen einziehen zu können. Die Anschwellung der Weichtheile erfolgte nicht stärker als zu erwarten und zu wünschen war. Schon am 2ten Tage waren die Wundränder verklebt, die Seitenöffnungen begannen zu eitern.

Am dritten Tage wurden die Nadelstifte entfernt; die Vereinigung war zwar nur zur Hälfte gelungen, weil aber gar keine Spannung vorhanden war, liessen sich die Wundränder durch Heftpflaster in Berührung erhalten.

Binnen sechs Wochen veränderte sich der Zustand folgendermaassen.

Die Wundränder der ehemaligen Wangenöffnung heilten durch Eiterung allmälig zusammen, und der seitliche Einschnitt in der linken Wange schloss sich ebenfalls vollkommen. Die rechte Öffnung hatte sich in ein rundliches Loch verwandelt, aus welchem etwas Schleim und Speichel abfloss. Der neue Mund war noch offen, der Rand überhäutet und die Ränder bedeckt. Die Entstellung war also durch die Operation sehr vermindert. Der Hauptübelstand war der, dass die ringförmige Narbe des neuen Mundes denselben wieder so sehr zusammengezogen hatte, dass die Zähne nur eine Linie von einander entfernt werden konnten. Dieses Zusammengezogensein des

Mundes wurde vorzüglich durch die Narbe des linken Mundwinkels hervorgebracht. Um diesem Übelstande abzuhelfen, durchschnitt Dieffenbach mit der Scheere die neuen innern Verwachsungen, und bildete dann durch zwei vom Winkel auslaufende horizontale Parallelschnitte einen 1 Zoll langen Hautlappen, welchen er nach innen umkrämpte, und durch zwei Lederstücken und eine Insectennadel nach der bei der Nasenbildung angegebenen Methode die Flügelränder zu umsäumen, befestigte. Abermals wurde eine kalte Behandlung angewendet, und binnen einigen Wochen war durch Anwachsen des nach Innen umgeschlagenen Lappens die neue Verwachsung des Mundwinkels verhindert.

## §. 395.

Durch mehrmals wiederholte kleine blutige Operationen an dem Rande der freilich sehr unvollkommenen Lippen, denen die rothe Substanz fehlte, durch neues Lostrennen und Anziehen derselben, gelang es ihre Gestalt noch mehr zu verbessern. Ebenso wurde auch bald darauf eine völlige Schliessung der Wangenfistel durch Ätzen und Schneiden bewirkt. Der Kranke konnte nach der Heilung den Mund wenigstens so weit öffnen, um sich leidlich zu ernähren, und es stand zu erwarten, dass erschlaffende Mittel die Narben noch mehr erweichen würden.

Wer dieser Operationsbeschreibung aufmerksam gefolgt ist, und sich eine deutliche Vorstellung der vorhandenen Entstellung und der Operation gemacht hat, wird verstehen, dass es zu keinem glücklichen Resultate geführt haben würde, wenn Dieffenbach so verfahren wäre, dass er die Ränder der Wangenöffnung angefrischt und in ein liegendes Oval mit zwei scharfen Spitzen verwandelt hätte, und dann vom linken Mundwinkel aus, den neuen Mund gebildet haben würde. — Dies wäre deshalb unausführbar gewesen, weil gerade von oben nach unten der Mangel der Weichtheile am grössten war. Die Wundränder hätten nicht zusammengebracht werden können, und hätte man dies durch obere und untere Schnitte auch bewerkstelligt, so würden die vielen Narben die falsche Anchylose des Unterkiefers nur noch vermehrt, die Entstellung zwar verbessert, jenen Hauptübelständen aber nicht abgeholfen haben.

Die blosse Einschneidung der Wangenhaut ohne Umsäumung des Wundrandes mit Schleimhaut würde fruchtlos gewesen sein, weil dadurch der Wiederverwachsung des Mundes kein Hinderniss entgegengestellt worden wäre. Die Transplantation eines Hautlappens auf die Wangenöffnung wäre auch ausführbar gewesen, aber sie war deshalb hier nicht angezeigt, weil man dadurch neue Narben erzeugt haben, und die falsche Anchylose des Unterkiefers nach der Zusammenschrumpfung des eingeheilten Lappens ebenso stark zurückgeblieben sein würde.

Eine dieser ähnliche Operationsgeschichte, ebenfalls von Dieffenbach, erzählt Rost in seiner Dissertatio de chilo- et stomatoplastice. Doch wir können ja nicht Alles wiedergeben und weisen daher nur darauf hin.

## §. 396.

Werneck *(in v. Gräfe und v. Walthers Journal Bd. 14. p. 202.)* machte bekannt, dass er schon früher bei Verwachsungen des Mundes die Schleimhaut transplantirt habe, allein er veröffentlichte sein Verfahren erst, nachdem Dieffenbach seine Methode, neue Lippen mit Schleimhaut zu umsäumen, beschrieben hatte. Wernecks Verfahren passt nur für die Fälle, wo die Mundschleimhaut noch in ihrer Integrität besteht, und nicht durch schwielige Metamorphose verändert ist.

Anton Vital, ein 35 Jahr alter Invalide, hatte in Folge von syphilitischem Herpes so bedeutende Verwachsungen des Mundes zurückbehalten, dass er nur einen kleinen Kochlöffel in das kleine callöse Loch einbringen konnte. Alle Bemühungen, durch Pressschwamm und ovale Bleiröhren, die Verwachsung der Mundspalte zu verhüten, waren ohne Erfolg geblieben. Im Jahr 1817 verrichtete Werneck die Operation, indem er mit einem Knopfbistouri das Mundloch zu beiden Seiten so weit einkerbte, um mit dem Zeigefinger der linken Hand in die Mundhöhle zu gelangen. Die ganze innere Fläche war, so weit als die Verwachsung ging, sehr hart und schwielig, doch die ringförmigen Bündel des Schliessmuskels waren weder in ihrer Structur verändert, noch hatte ihre Kraft gelitten, und man fühlte deutlich, dass die Verwachsung aus zwei Lamellen bestand, welche man verschieben konnte. Werneck liess den Unterkiefer so viel als möglich anspannen, und schnitt mit einem gewölbten Skalpel, den kreisförmigen, viel dicker als die Narbe anzufühlenden Muskelbündeln folgend, und eine Ellipse beschreibend, die äussere Lamelle der Narbe von aussen nach innen auf, bis auf die unterste Lamelle. Dies geschah auf der linken, dann auch auf der rechten Seite, zuletzt wurden beide Schnitte oberhalb und unterhalb vereinigt. Nun präparirte Werneck die innere Fläche des orbicularis oris von der Schleimhaut über 3 Linien los, während die äussere Haut durch einen Assistenten zurückgehalten wurde, und dehnte die losgetrennte Schleimhaut so viel als möglich aus, was sich auch so vollkommen bewerkstelligen liess, dass hinlänglich Haut zur Bedeckung der Wundfläche vorhanden war. Werneck schnitt nun das ganze Nebenstück mittelst einer Scheere heraus, und schritt zur Annäherung der Schleimhaut an die Hautränder, welche durch die unterbrochene Naht bewirkt ward, nur in dem Mundwinkel geschah die Einsäumung mittelst der Kürschnernaht. Vier Stunden nach der Operation, als schon plastische Lymphe ausgeschwitzt war, belegte Werneck alle Nähte mit Goldschlägerhäutchen. Patient wurde nur mit Suppe genährt, und beobachtete die Rückenlage. Nach 48 Stunden wurden die vier mittleren Hefte gelöst, die Stichcanäle an den Mundwinkeln eiterten etwas, die übrigen Nähte wurden in den folgenden Tagen entfernt, überall war die Vereinigung gelungen. Dem Kranken wurde alles Sprechen untersagt, und die Ernährung durch kräftige Suppe, welche mittelst einer Schaale mit einer Schnauze eingeflösst wurde, bis zum 10ten Tage, wo die Heilung vollständig gelungen war, fortgesetzt. — Patient konnte nun und in der Folge den Mund beliebig weit öffnen.

## §. 397.

In einem zweiten Falle, bei einem 16jährigen Mädchen, waren beide Mundwinkel mit festen Narben so innig verwachsen, dass fast gar kein narbiges Mittelstück vorhanden war. Der mittlere Theil der Ober- und Unterlippe dagegen war so durch frühere Ulceration zerstört, dass man die oberen und unteren Schneidezähne bis zu ihrer Wurzel erblicken konnte. Ausserdem bestand noch Verwachsung des untern Theiles des Mundloches mit dem Zahnfleische, und die Bewegungen des Unterkiefers waren dadurch bedeutend erschwert, das Kauen daher sehr mühsam. Durch 2 Querschnitte wurde das Mundloch auf seine frühere Grösse, je noch um 1 Linie mehr, erweitert, dann die Verwachsung mit dem Zahnfleische getrennt. Jetzt erst entdeckte Werneck, dass auch die übrige Schleimhaut der Lippen schwielig, mit Narben durchwebt, und zur Überpflanzung untauglich war. Er trennte daher von beiden Seiten die den Backenzähnen entsprechende Wangenschleimhaut los, und benutzte sie zur Umkleidung der blutigen Mundwinkel. — Die Anheilung erfolgte vollkommen. Die Kranke hatte zwar keinen Mund mit rothen Lippen, und die Spannung verhinderte sie noch alle Bewegung zu machen, aber sie konnte doch essen, trinken, ganz verständlich sprechen, und ihr Gemüthszustand verwandelte sich auffallend zu ihrem Vortheil.

## §. 398.

In einem dritten Falle bediente sich Werneck eines andern Verfahrens. Ein Officiersbursche hatte sich durch einen Musketenschuss das Leben nehmen wollen, hatte sich aber nur das Gesicht, jedoch auf eine schreckliche Weise, verletzt, so dass es eigentlich in zwei grosse Lappen zerrissen war. Wir übergehen hier die nähere Beschreibung aller Wunden, und erwähnen nur, dass nach vollendeter Vernarbung mehrere Versuche gemacht worden waren, die verengerte, und täglich noch mehr verwachsende Mundspalte nach der Methode von Rudtorffer zu erweitern, die aber nach monatlanger Mühe scheiterten. Werneck verrichtete daher die Operation auf folgende Weise.

Nachdem er sich von dem Verlaufe der arteria transversa faciei und der Ausmündung des ductus Stenonianus überzeugt hatte, was deshalb nöthig war, weil eine grosse Partie der rechten Wange durch den Schuss verloren gegangen, und die ohnehin harte, sehr irregulär vernarbte Schleimhaut durch das Einlegen des Bleidrahtes noch härter, sogar callös geworden war, durchstach er dem linken Mundwinkel gerade gegenüber, 8 Linien von der Verwachsung entfernt, mit einem sehr schmalen, aber langen Messer die Wange, und führte den ersten Schnitt nach auf- und auswärts, dann stach er um 2 Linien tiefer, gerade unter dem ersten Einstichspunkte, die Wange wieder durch, und führte den zweiten Schnitt schief nach unten und auswärts, so dass hierdurch ein schmaler, ein Dreieck vorstellender Lappen gebildet wurde, dessen Basis 5 Linien betragen mochte.

Nach der Ausschneidung dieses Dreiecks, und nach vollendeter Blutstillung, sonderte Werneck mittelst Skalpel und Scheere die Schleimhaut und Muskelpartie des Lappens ab, und machte diejenige Partie der innern Wangenfläche wund, auf welche der Lappen angeheftet werden sollte. Hierauf wurde der Lappen nach innen umgeschlagen, um nur erst vorläufig zu messen, an welcher Stelle die Wange durchstochen werden müsste, dann durchstach er den Lappen mit zwei geraden Nadeln, die nur an einen Faden gefädelt waren, so dass beide Einstiche in die Längenachse des Lappens fielen, und ein Raum von drei Linien zwischen ihnen blieb. Dann führte er die hinterste, nachher die vorderste Nadel durch die Wange hindurch, zog die Fadenenden gleichmässig an, und knüpfte sie über einer Charpie-Compresse. Schon am 3ten Tage wurde die Schleife gelöst, die Vereinigung war gelungen, und der oft stattgefundenen Wiederverwachsung des Mundwinkels ein unbesiegbares Hinderniss entgegengesetzt. Auch die Mundränder, die Schenkel des Dreiecks vernarbten schnell, blieben aber bewegungslos.

V. Abtheilung.

## Von der Meloplastik *) oder Wangenbildung.

### §. 399.

Für die Bildung fehlender Wangen oder für die Verschliessung grösserer in ihnen vorhandener Öffnungen lassen sich viel weniger als für den Ersatz anderer fehlender oder verstümmelter Theile allgemeine Regeln aufstellen, weil die jedesmal vorhandene Form der Zerstörung gebieten muss, welche Methode des Ersatzes zu wählen sei. Wir wollen daher unsern Lesern das bieten, was wir in den verschiedenen Schriftstellern darüber auffinden konnten.

### §. 400.

Der erste Versuch, eine fehlende Wange zu ersetzen, wurde in Deutschland gemacht, und zwar von Gräfe. *(Gräfe und v. Walth. Journ. Bd. 2. p. 14.)* Nach mannigfachen syphilitischen und gichtischen Leiden hatte Herr J. B. einen Defect der rechten Wange zurückbehalten. Ein grosses Loch auf der rechten Seite des Nasenrückens und der Wange erlaubte in die Nase und Highmorshöhle zu blicken, das rechte Thränenbein, der Nasenfortsatz des rechten Oberkieferknochens fehlten ganz, vieler anderer Zerstörungen, welche hier nicht in Betracht kommen, nicht zu erwähnen. — Die Sprache hatte durch jenen Verlust so gelitten, dass man bei unbedeckter Öffnung kein Wort, das der Kranke sprach, verstehen konnte. Die Wangenhaut glaubte Gräfe deshalb nicht zum Ersatze wählen zu dürfen, weil sie tiefer an der Backe mit den unterliegenden Weichgebilden zu innig verbunden ist. Die Nackenhaut lag zu entfernt, es blieb daher nur die Wahl zwischen

*) τὸ μῆλον, die Wange, und πλάσσειν, oft auch Genioplastik genannt, von ἡ γενειὰς, was aber eigentlich das Kinn bedeutet.

der Stirn- und der Armhaut, allein die letztere war zu dünn und zart, um einen günstigen Erfolg zu versprechen.

Nach genauer Vorzeichnung der Incisionen zur Verwundung der Ränder der Öffnung unternahm Gräfe die genaue Ausmessung und Anfertigung des Maasses, welches er in allen Richtungen um 2 Linien reichlicher bildete als der Defect war. Dasselbe wurde auf die Stirn, etwas nach der linken Seite gelegt, um das ausgeschnittene Hautstück besser rechts beugen zu können; selbst die Stichpunkte wurden markirt. Die Loslösung und Anheftung des Lappens hatte nichts Bemerkenswerthes, zwei stark blutende Arterien in der Nähe der Nasenwurzel mussten unterbunden werden. Die Befestigung des Lappens geschah mit Hülfe von 8 Ligaturstäbchen. Die Sprache hatte sogleich nach der Operation nichts gewonnen, weil der die Öffnung bedeckende Lappen noch zu weich war. Er adhärirte nach einigen Tagen überall, mit Ausnahme einer kleinen Stelle am untern Winkel. Die anfängliche Geschwulst des Lappens setzte sich wieder. Nach 5—6 Wochen wurde die Trennung der Hautbrücke vorgenommen, und zwei Arterien sprützten aus der obern Wundfläche, so dass sie unterbunden werden mussten, die untere Wundfläche hingegen blutete nur parenchymatös, und der Hautlappen verlor seine rothe Färbung.

Als der Kranke nach mehreren Monaten vollkommen geheilt entlassen wurde, war nicht allein sein Aussehen sehr bedeutend verbessert, sondern er konnte auch wieder riechen, nur die Stimme war noch durch Zerstörungen am Gaumen gestört aber doch wieder verständlich.

## §. 401.

Die Schwierigkeit, Substanz für den Ersatz der Wange zu gewinnen, veranlasste Roux zu einem sehr sinnreichen Mittel seine Zuflucht zu nehmen, dessen wir bereits im allgemeinen Theile der Operationslehre gedacht haben, und welches darin bestand, dass er einen schon einmal transplantirten, also aus grösserer Ferne entlehnten Hautlappen zum Ersatz der Wange benutzte. *(Blandin p. 162, ausführlicher bei C. A. Maisonabe, clinique sur les difformités dans l'espèce humaine. Paris 1834. 8. Tome II. p. 97.)*

Eine Frau hatte die linke Hälfte der Oberlippe, den Nasenflügel derselben Seite und einen Theil der Wange verloren. Die Öffnung communicirte mit der linken Nasenhälfte und mit dem sinus maxillaris, denn es waren auch knöcherne Theile verloren gegangen, und die weite Öffnung gestattete fortwährend den Vorfall der Zunge aus der Mundhöhle. Sieben Operationen waren nöthig um das Gesicht der Kranken nach und nach wieder zu verbessern. Bei der ersten Operation wurde ein Lappen aus der Unterlippe gelöst, bis zum Niveau der Oberlippe in die Höhe gehoben, und mit dem Reste der Oberlippe vereinigt, so dass sie also neu gebildet war. Das Gesicht war dadurch schon um Vieles verbessert, und nur eine runde Öffnung an der äussern Seite der Nase war noch vorhanden, welche in die Nasenhöhle und den sinus maxillaris führte. Zweimal wurden, jedoch vergebens, Versuche gemacht die Haut der Umgebung vom Grunde zu lösen und herbeizuziehen. Eben so misslang ein Versuch ein Stück Haut von der Oberlippe in die Öffnung zu verpflanzen, denn die Anheilung erfolgte nicht. — Später wurde noch eine Operation des Ersatzes aus der Hohlhand gemacht, der ebenfalls misslang, weil die Schwere der Hand Zerrung des Lappens bewirkte.

Die Kranke ertrug einen Obturator, welchen Roux zur Schliessung der Öffnung verfertigen liess, nicht, er kam daher auf die Idee, den auf der Oberlippe verpflanzten Lappen noch einmal zu lösen und zur Schliessung der Öffnung zu benutzen, wobei er bis nahe an die Orbita verpflanzt werden musste. Diesmal gelang die Anheilung, und die Oberlippe ward nun noch einmal wie früher aus der Unterlippe gebildet.

Labat erwähnt (*Rhinoplastie p. 332*) ein Verfahren von Lallemand, wobei keine Umdrehung des Lappens stattfindet.

## §. 402.

Neuerlich hat Nichet (*Gazette medicale de Paris. Juillet. 1836. No. 29.*) eine Operation zur Schliessung einer alten Perforation des Mundes bekannt gemacht.

Ein Mann von 25 Jahren, der sich mit einer Pistole, die er unter dem Kinn angesetzt hatte, vor einem Jahre verwundet hatte, trug eine dreieckige Öffnung hinter oder unter dem Kinn an sich, deren jede Seite etwa einen Zoll lang war. Der vordere Rand schlug sich so nach innen um, dass das Barthaar die Zunge reizte. Die übrigen Ränder waren dick, wulstig, vom Speichel feucht und empfindlich. Die Zunge, durch Narbenbänder festgehalten, war nur 7 — 8 Linien an ihrer Spitze frei. Nur bei der Rückenlage floss kein Speichel ab. — Ausser den genannten Übelständen waren Dyspepsie, Abmagerung, gestörte Mastication, und Schlucken, welches mit dem Finger unterstützt werden musste, und Störung der Aussprache die Folgen des Defectes.

Nichet bildete aus dem Wulst des andern Randes einen 2 Zoll langen, 18 Linien breiten Lappen, der vorn am Kinn haftete, trug die narbigen Ränder ab, und befestigte ihn mit 7 Nähten und Heftpflastern. Die Anheilung des Lappens erfolgte theils durch prima intentio, theils durch Eiterung, und am 21sten Tage war sie vollendet, die Narbe kaum bemerkbar, nur die Aussprache noch gestört.

In neuester Zeit hat auch Dieffenbach enorme Defecte der Wangen theils durch seitliches Heranziehen aller benachbarten Gebilde, theils durch wirkliche Überpflanzung gehoben. Die einzelnen Fälle wird derselbe in der 5ten Abtheilung seiner chirurgischen Erfahrungen mittheilen.

## VI. Abtheilung.

## Über die Heilung der Thränensackfistel durch Hautüberpflanzung.

### §. 403.

Die grosse Menge der zur Heilung von Thränenfisteln empfohlenen Operationsmethoden beweist das Ungewisse des Gelingens dieser Operation. So leicht es auch ist von der Öffnung im Thränensacke aus ein Röhrchen oder ein anderes Werkzeug zur Erweiterung des Nasencanales einzuführen, so ist doch dieses Verfahren oft nicht von dauerndem Erfolge. Oft wird das Gelingen der Operation dadurch vereitelt, dass die in dem Thränensack gemachte Öffnung zurückbleibt, aus welcher ein Theil der Thränen fortwährend abfliesst, und das oft aller innern und äussern Behandlung trotzt. In manchen Fällen gelingt es zwar durch Ätzen, Scarificiren, ableitende oder allgemeine Mittel, durch welche die Grundursache der Krankheit gehoben wurde, die Fistelöffnung zur Schliessung zu bringen, andre Male aber bekleiden sich die sacrificirten Ränder immer aufs Neue mit Narbenmasse, oder die Heilung der über die Öffnung herbeigezogenen und durch Nähte vereinigten Haut kam nicht zu Stande.

Dieffenbach bediente sich daher *(Erfahrg. Bd. II. pag. 121.)* der Hautüberpflanzung zur Schliessung einer solchen Fistelöffnung. Frau v. G. war vor 6 Jahren an einer Thränenfistel operirt worden, die Erweiterung des Nasencanales war zwar gehörig gelungen, die Schliessung der Fistelöffnung hatte aber durchaus nicht bewirkt werden können. Der Zustand der Kranken war somit um Vieles verschlimmert, da die Thränen unaufhaltsam aus der eine Linse grossen Öffnung des Thränensackes abflossen. Mannichfache Versuche zur Beseitigung des Übels waren ohne Erfolg geblieben. Der Umkreis der Öffnung war roth und verschwielt, das andere Augenlid und die Wange durch die abfliessende Thränenfeuchtigkeit stets geröthet. Der Nasencanal hatte sich wieder geschlossen. Dieffenbach durchbohrte ihn daher mit einer stumpfen Sonde, und legte einen Bleidraht ein, dessen unteres Ende zum Nasenloche heraus befördert wurde. Sechs Wochen später, nachdem der Draht entfernt worden war, verrichtete Dieffenbach die Operation auf folgende Weise. Er löste zuerst am innern Augenwinkel einen halbmondförmigen, einige Linien breiten Hautstreifen im Umkreise des Loches mittelst eines feinen spitzen Scalpells, machte dann auf der entgegengesetzten Seite der Öffnung eine halbkreisförmige Incision, und bildete auf diese Weise einen ovalen Hautlappen von 3 Linien Breite und 4 Linien Länge, der an seiner obern und untern Spitze mit der Nasenhaut zusammenhing, und besonders durch die untere etwas breitere Brücke ernährt wurde. Diesen Lappen nun zog Dieffenbach über die Öffnung hinüber, auf die Weise, dass sein hinterer Wundrand mit der entgegengesetzten Seite des Loches in Berührung kam, wo er nun mittelst vier feiner umschlungener Insectennadeln vereinigt wurde. Durch das Hinüberziehen des Hautlappens entstand eine ziemlich grosse klaffende Wunde an dem obern Seitentheile der Nase, welche zur Vermeidung aller Spannung unvereinigt gelassen wurde. Es wurden nun kalte Umschläge gemacht. Es quollen keine Thränen mehr aus der eng vereinigten Spalte, und eben so wenig an der entgegengesetzten Seite unter dem Lappen, den Dieffenbach absichtlich durch einen schmalen Streifen Zellgewebe in seiner Mitte mit dem Boden in Verbindung erhalten hatte, wodurch das Abfliessen der Thränen auf dieser Seite unmöglich gemacht war. Der Verbindungsstreifen am obern Ende hatte weniger den

Zweck für die Ernährung des Lappens zu sorgen, als vielmehr ihn gespannt zu erhalten.

Am Tage nach der Operation war der Lappen angeschwollen und ebenso wie die Umgegend geröthet. Am dritten Tage hatte die Geschwulst bedeutend zugenommen, und sich auch über das obere Augenlid verbreitet, aber es zeigte sich keine Thränenflüssigkeit in der Wunde. Es wurden einige Nadeln ausgezogen. Die Wunde an der Seite eiterte. Durch hinzugekommenes Erysipelas trat eine bedeutende Verschlimmerung ein, aber die Vereinigung kam trotz dem gut zu Stande. Die Entzündung liess zwar sehr langsam nach, und die völlige Heilung erfolgte erst in der dritten Woche, wo sich auch die Wunde in der Nase schloss. Die Kranke blieb geheilt und bekam keinen Rückfall wieder. Diese Operationsmethode hat Dieffenbach in neuerer Zeit mehrmals mit dem grössten Glück wiederholt.

---

## VII. Abtheilung.

# Ausfüllung der Augenhöhle nach der Exstirpation des Augapfels.

### §. 404.

Um den widerwärtigen Anblick der eingesunkenen Augenlider nach der Exstirpation des Bulbus zu verbessern, wo man nicht wie bei theilweiser Zerstörung des Auges ein künstliches Auge tragen lassen kann, schlägt Dieffenbach folgende Operation vor. Man beginne mit der Spaltung der äussern Augencommissur, und löse die Haut an ihrer untern Fläche, um die Augenlider nach oben und unten zurückschlagen zu können. Nun bilde man einen Hautlappen an der Übergangsstelle der Schläfen in die Wangengegend. Er muss 1½ Zoll oder mehr im Durchmesser, und einen Hals oder Brücke haben, welche nach oben zu die Verbindung vermittelt. Man legt ihn nun in die Augenhöhle, und befestigt ihn mit 5—6 Knopfnähten ringsum an den Augenlidern, und schneidet immer nur ein Fadenende ab. Dann zieht man die Augenlider über dem Lappen zusammen, und erhält sie mittelst Heftpflaster in dieser Stellung. Die Wunde in der Schläfengegend lässt sich leicht schliessen.

An den Fadenenden zieht man später die Suturen aus, und braucht daher die Augenlider nicht wieder weit aufzuheben. Später exstirpirt man die Hautbrücke, und vereinigt die Wunde durch die Naht.

VIII. Abtheilung.

## Von der Staphyloplastik*) oder dem Ersatze des fehlenden Gaumensegels.

### §. 405.

Dass wir die Staphyloraphie an dieser Stelle nicht abhandeln und nur von dem Ersatze des gänzlich fehlenden Gaumensegels mit wenig Worten reden, hat seinen Grund zum Theil darin, dass streng genommen die Naht des gespaltenen Gaumens eben so wenig als die Hasenschartennaht eine plastische Operation ist. Wir besitzen überdies in Schwerdts Werk über die Gaumennaht eine, freilich nicht mehr bis auf die neueste Zeit reichende Abhandlung über diesen Gegenstand, auf welche wir, als auf eine sehr verdienstliche Zusammenstellung, hinweisen. Man kann nur einwerfen, dass wir, besonders bei der Chiloplastik, manche andre Operationsmethode zu den plastischen Operationen gerechnet haben, welche auch nur in der seitlichen Herbeiziehung der Weichtheile zur Bedeckung eines Defectes bestand, und dass die Gaumennaht mit ihnen dasselbe Recht gehabt habe, hier abgehandelt zu werden. Wir können diesen Einwurf nicht ganz zurückweisen, und uns nur damit entschuldigen, dass es uns zu weit geführt haben würde, wenn wir diese so wichtige Operation mit der ihr gebührenden Ausführlichkeit hätten beschreiben wollen.

Wir können uns daher nur darauf beschränken, dasjenige zu erwähnen, was man zum Ersatze des gänzlich fehlenden Gaumensegels versucht hat, also von der wahren Staphyloplastik oder Palatoplastik zu reden.

### §. 406.

Die Schwierigkeit der Gaumennaht bei gespaltenem Gaumensegel erweckt keine grosse Hoffnungen

*) ἡ σταφυλή, das Zäpfchen.

für das Gelingen des organischen Wiederersatzes des ganz verlornen weichen Gaumens. Dennoch hielt ihn Dieffenbach nicht für unmöglich, und wagte eine Operation dieser Art bei einem Mädchen, deren eingesunkene Nase er durch Aufbau bereits restaurirt hatte.

Bei weit geöffnetem Munde blickte man sogleich auf die hintere Wand des Schlundes. Von einer Abgrenzung zwischen Mund- und Rachenhöhle war hier nicht die Rede. Auf der linken Seite befand sich ein runder Narbenstrang, welcher von der linken Mandel zum knöchernen Gaumenrande aufstieg, und die Grenze zwischen Mund- und Rachenhöhle andeutete. Auf der rechten Seite war davon nichts zu sehen, und nur eine glatte Fläche vorhanden. Auch der knöcherne Gaumen hatte an seinem hintern Theile einen Defect erlitten.

§. 407.

Dieffenbach machte zuerst an der rechten innern Seite der Wange mittelst eines stark auf die Fläche gebogenen lancettförmigen Messers einen Einschnitt, der bei der untersten Grenze des Gaumenknochens anfing, und unten an der linken Mandel endigte. Der andere Wundrand wurde hierauf etwas angezogen, und einen halben Zoll weit vom Grunde getrennt.

Dann fasste Dieffenbach den Narbenstrang an der linken Seite der Wange, ging mit dem gebogenen Messer hinter demselben herum, trennte zuerst die Narbe und dann einen 1 Zoll grossen Streifen der Weichgebilde aus der Wange. Nun wurde der bogenförmige Knochenrand der Gaumendecke blutig gemacht, und an seiner rechten Grenze zweimal mit einem spitzigen Instrumente durchbohrt, um Ligaturen durch diese Öffnungen ziehen zu können, durch welche der Hautlappen gespannt und nach der rechten Seite herübergezogen werden sollte. Zu diesem Zwecke leitete Dieffenbach Bleidrähte von vorn nach hinten durch, fasste sie mit der Pincette, zog sie zum Munde heraus, schraubte nun erst Gaumennadeln auf ihre Enden auf, und führte sie von hinten nach vorn, 3 Linien vom Wundrande entfernt, durch den Lappen. Indem er die oberste Ligatur durch das Zudrehen des Bleidrahtes anspannte, wurde die Anlegung der 2ten Sutur sehr erleichtert. Noch zwei Drähte wurden angelegt, und zuerst durch den Rand der rechten Wangenwunde, dann durch den angespannten Lappen durchgeführt, und nun alle vier Suturen abwechselnd fester zugedreht. Als die Anspannung des Lappens schon bedeutend war, die klaffende Spalte aber immer noch ein Drittheil der ganzen Breite des Gaumens betrug, machte Dieffenbach eine lange Incision durch den Wangenlappen an der Stelle, wo er sich von der Wange erhob, und verlängerte sie schräg aufwärts bis zum Bande des knöchernen Gaumens. Augenblicklich entstand starke Erschlaffung des Lappens, so dass Dieffenbach, bei fortgesetzter Zudrehung der Drähte und wiederholter Vergrösserung der Hülfsöffnung, im Stande war den Wundrand vollkommen nach der rechten Seite hinüberzuziehen.

Mit der untern Hälfte berührte er die Weichtheile der rechten Seite, mit der obern aber den blutig gemachten Rand des Gaumenknochens. Um ein geringes Klaffen des obern Theiles der Wunde zu beseitigen, wurde hier noch eine feine Bleiligatur angelegt, und auf der einen Seite durch den weichen Überzug des harten Gaumens, auf der andern durch den Gaumenlappen durchgeführt. Die Spalte war nun vollkommen geschlossen.

Bei dem Hineinblicken in den Mund sah man jetzt eine an beiden Seiten anliegende Scheidewand mit ihrer künstlichen Öffnung in der Mitte zwischen Mund- und Rachenhöhle. Der untere Rand senkte sich so stark gegen die Zunge herab, dass im Falle des Gelingens eine Verschliessung der Mundhöhle, das Bedingniss einer reinen Sprache zu hoffen stand.

### §. 408.

Der Kranken wurde alles Sprechen untersagt, nur der Genuss von Fleichbrühe und Gefrornem erlaubt, und fleissig kalte Einspritzungen gemacht um die Masse von Schleim wegzuschaffen.

Am ersten Tage ging Alles nach Wunsch, das Befinden war gut, der Lappen schien sich in allen Punkten vereinigt zu haben. Am 4ten Tage war jedoch eine längliche Spalte in der Mitte des Randes entstanden. Am untern Theile des Lappens war noch eine Anheftung, aber auch diese lies am 6ten Tage wieder los, und der Lappen zog sich nach der linken Seite wieder stark zurück. Nur an der obern Grenze war eine Vereinigung des Lappens zu Stande gekommen, doch dadurch für die Kranke nicht viel gewonnen worden.

### §. 409.

Schwerdt (*die Gaumennaht p. 47.*) schlägt vor, den Schnitt mittelst eines langen, in der Fläche winklig gebogenen Messers hart hinter dem letzten Backzahne der rechten Seite in schräger Richtung von oben nach unten zu führen, dann den Rand mit einem Häkchen zu fassen, ihn von der Grundfläche auf 3—4 Linien von vorn nach hinten loszutrennen, und mit der Gaumenhälfte derselben Seite durch Hefte zu vereinigen. Damit die Ränder genau an einander liegen, soll man den Gaumenrand oben etwas einkerben, damit er sich nach oben etwas umstülpen könne. Wäre die Verwachsung genau geschehen, so soll man den Wangenlappen von seiner Grundfläche lostrennen, mit der andern Gaumenhälfte verbinden, und später für die Verschliessung der obern Sorge tragen. Schwerdt glaubt, dass auf diese Weise die Verwachsung leichter geschehen werde, als wenn der Lappen auf die entgegengesetzte Seite hinübergeführt wird, in welchem Falle mehr Spannung Statt hat. Um noch sicherer zu gehen, könnte man noch Dieffenbachs Vorschlag die Ligaturen zuerst in den Wundrändern verschwielen lassen, und dann erst zur Einigung schreiten.

## IX. Abtheilung.

## Von der Otoplastik *) oder Ohrbildung.

### §. 410.

Das 20ste Capitel des zweiten Buches von Tagliacozzis Chirurgia curtorum, worin er von der Ohrbildung spricht, ist deshalb von besonderem Interesse für uns, weil er zum Ersatze des Ohres die Haut nicht vom Arme, sondern aus der Gegend hinter dem Ohr zu entlehnen anräth, und wir also dies als einen Versuch nach der indischen Methode zu transplantiren ansehen dürfen. Er macht hierbei selbst auf die Vortheile aufmerksam, welche damit verbunden sind, wenn man die Ersatzhaut aus einer dem Defecte benachbarten Stelle hernehmen kann, und es scheint hieraus hervorzugehen, dass er, wenn er die indische Methode des Nasenersatzes gekannt hätte, sie vielleicht seiner viel mühsamern Methode des Ersatzes aus der Armhaut vorgezogen haben würde. „Non enim mediocre hinc capimus commodum, quod quamprimum ab molestiis convalescat tradux, et gemino lactatus ubere insigne robur acquirat. Unde nec decrescere potest, et operis spem evertere."

### §. 411.

Der Verlust des äussern Ohres ist meistens die Folge von Verwundungen; manchmal auch von Verbrennungen. Andere Ursachen, welche die Zerstörung der Nase oder der Lippen bewirken können, lassen die Ohren unangetastet, und Verstümmlungen an ihnen sind daher viel seltner. Der Mangel eines kleinen Stücks der Ohrmuschel ist durch die Haare leicht zu verdecken, und selbst wenn die Armuth an denselben dies nicht gestattet, so gewährt eine

---

*) τὸ οὖς, ὠτὸς, das Ohr.

Difformität des Ohres keinen so widrigen Anblick als die der Nase und der Lippe. Defecte an ihnen kommen überhaupt selten vor, und das Ohrabschneiden dürfe bei uns schwerlich jemals als Strafe eingeführt werden. Es ist daher vorauszusehen, dass die Chirurgie jederzeit weniger Gelegenheit haben werde, Ohren zu restauriren, als Nasen und andere Theile zu ersetzen. Wenn aber beim gänzlichen Mangel der Ohrmuschel, die doch unstreitig zum Auffangen der Schallstrahlen dient, das Gehör leiden sollte, wo also nicht die Eitelkeit, sondern die Noth dem Kranken die Otoplastik wünschenswerth machen könnte, da tritt wieder das Hinderniss in den Weg, dass es wenigstens bei dem jetzigen Stande der Kunst sehr schwierig sein dürfte, eine diesen Dienst nur einigermaassen verrichtende ganze Ohrmuschel aus Haut zu bilden, während es allerdings möglich ist, einen kleinen Theil des Ohres organisch zu ersetzen. So wenig wir eine hölzerne oder metallene lakirte Nase für einen hinreichenden Ersatz des Nasendefectes halten, so sind wir doch der Meinung, dass eine nach dem Muster eines natürlichen Ohres geformte und passend gefärbte Ohrmuschel aus Blech hier der plastischen Chirurgie den Rang ablaufen würde. Das Hinderniss, welches diesmal die Chirurgie abhält, die aufgestellte Aufgabe zu lösen, liegt in der Contraction der Haut, und in der Unmöglichkeit einer zu bildenden Ohrmuschel einen Knorpel zu geben.

## §. 412.

Zum Wiederersatze der Ohren nahm Tagliacozzi die Haut nicht vom Arme, sondern aus der Gegend hinter dem Ohr. Dies erfordert weniger Mühe, Sorgfalt und Zeitaufwand, denn es wird hier alles mehr auf einmal gemacht, und die Haut nach der Lösung sogleich am Ohr angeheftet. Zu diesem veränderten Verfahren wurde er sowohl durch die Beschaffenheit des Ortes, wo die Transplantation geschieht, als auch durch die geringere Grösse des Lappens und einige besondere Umstände geleitet.

Die Loslösung des Hautlappens hinter dem Ohre kann leicht die Verletzung eines grösseren Astes der arteria auricularis posterior, der dort verläuft, herbeiführen. Die Gefahr derselben schlägt Tagliacozzi sehr hoch an, wie wir vom Arm her wissen. Indessen theilen wir diese Furcht nicht mit ihm.

Die Operation besteht in der Lösung des Lappens und in der Vereinigung desselben mit dem wundgemachten Stumpfe. Der Umfang des Lappens wird durch die Grösse des Defectes bestimmt. Man soll hierbei das Ohr nach dem unbehaarten Theile der Haut hinter dem Ohr anziehen, und sich mit Dinte die Linie bezeichnen, welche die Breite des Ohres begreift. Der Schnitt wird nicht in gleicher Höhe mit dem Defecte, sondern etwas höher geführt, weil man dem Lappen wegen der Zusammenschrumpfung etwas zugeben muss. Bei seiner Loslösung soll das Messer bis auf das Periostium eingestossen, dieses jedoch nicht verletzt werden. Ist eine bedeutende Arterie verletzt worden, so comprimirt man sie, und verbindet mit verkohlter Charpie (Zunder). Während dies ein Assistent besorgt, klopft der Operateur das Ohr, und frischt die Narbe an, ohne jedoch den Knorpel zu verletzen. Dann heftet man den Lappen so genau als möglich an.

Man soll möglichst viel Sorgfalt auf die Anlegung der Binden und kleiner Kissen zwischen Ohr und Mutterboden verwenden, um dadurch die Anheilung des Hautlappens recht genau zu bewerkstelligen. Tagliacozzi beschreibt, wie man die Nähte mit austrocknendem Pulver bestreuen soll, damit die Stichcanäle nicht zu weit werden und durcheitern, aber man vermisst die Anweisung zur nachträglichen Loslösung des Tradux vom Mutterboden. Er sagt im Gegentheil, es sei hier nicht nöthig, wie bei der Rhinoplastik den Tradux zu verbessern (incidere, effingere, curare).

## §. 413.

Es ist uns nicht bekannt, dass irgend Jemand, ausser Dieffenbach, in neuerer Zeit die Bildung des äusseren Ohres versucht habe.

Sie hat grosse Schwierigkeiten, denn die verschiedenen Erhabenheiten und Vertiefungen der Ohrmuschel nachzubilden, dürfte wohl nie gelingen. Ein transplantirter Lappen wird sich stets zusammenziehen, und nicht so ausgebreitet erhalten werden können, dass er die von allen Seiten freie Ohrmuschel vorstellte. Anders verhält es sich, wenn nur ein Theil des Ohres fehlt, besonders eignet sich das Ohrläppchen dazu. Seine Schlaffheit, besonders seine Dicke, lassen erwarten, dass es durch einen Hautlappen möglichst ähnlich ersetzt werden könne. — Dieffenbach empfiehlt zu diesem Zwecke eine Incision in der Gegend des processus mastoideus zu machen, die Haut eine Linie weit zu trennen, und mit dem wundgemachten Ohre durch Insectennadeln in Verbindung zu setzen. Erst wenn die Zusammenheilung erfolgt ist, löst man ein möglichst grosses Hautstück ab, verbindet die Wunde auf dem processus mastoideus, und bedeckt die hintere wunde Fläche des noch sehr grossen Ohrläppchens mit Cerat. Durch Zusammenschrumpfen und freiwilliges Abrunden wird es die Form erhalten, durch welche es sich von einem natürlichen wenig unterscheiden lassen wird.

## §. 414.

Den Ersatz des obern Theils des Ohrs verrichtete Dieffenbach auf ganz ähnliche Weise bei einem Manne, welchem der obere Theil von der Höhe $\frac{1}{2}$ Zolls und $1\frac{1}{2}$ Zoll Breite abgehauen worden war. Zuerst wurde der Narbenrand des Ohres einen Strohhalm breit abgetragen', dann ein 2 Zoll langer mit dem blutigen Rande des Ohres parallel laufender Schnitt durch die Kopfbedeckung geführt, und an dessen beiden Enden zwei ½ Zoll lange Schnitte gemacht, so dass ein schmaler, länglich viereckiger Lappen gebildet ward, welcher mit dem Ohr durch Nähte verbunden werden konnte. Ein geöltes, unter dem Hautlappen hingezogenes Band verhinderte die Wiederanheilung des Lappens auf seinem Boden. Die Vereinigung erfolgte ohne Schwierigkeit. — Nach 3 Wochen nahm Dieffenbach die Excision eines halbmondförmigen Hautstückes aus der Kopfhaut vor, welches ein Drittheil mehr betrug als der Defect. Der Lappen erblasste anfangs, erholte sich aber schnell wieder, und bedeckte sich nach und nach auf seiner hinteren Fläche mit Narbe. — Schon nach 8 Tagen empfand der Kranke das Stechen mit der Nadel, und der anfänglich dunkelrothe Lappen nahm die Farbe des übrigen Ohres an.

Seitdem hat Dieffenbach mehrmals ein neues Ohrläppchen aus der benachbarten Haut, und zwar durch die Methode des Verdrängens gebildet, besonders in solchen Fällen, wo durch Verbrennungen oder scrophulöse Geschwüre der untere Theil des Ohrs mit der Wangenhaut zu einer glatten Fläche verschmolzen war.

X. Abtheilung.

## Von der Bronchoplastik*) oder der Verschliessung von Luftröhrenfisteln durch Transplantation.

### §. 415.

So nannte Velpeau, und mehrere französische Schriftsteller, die seiner Operation Erwähnung thun, diejenige plastische Operation, welche zur Verschliessung veralteter, mit Substanzverlust verbundener, in die Trachea eindringender Fisteln bestimmt ist. Sie ist durch das häufige Misslingen der Versuche, solche Fisteln nach der Anfrischung der Ränder durch Heftung zur Heilung zu bringen, hervorgerufen worden, und stützt sich auf die Methode, einen aufgerollten Lappen in die Fistel einzuheilen, welche wir schon im allgemeinen operativen Theil erwähnt haben, wo wir auf die diesem Verfahren aller Wahrscheinlichkeit nach entgegenstehenden Hindernisse und Schwierigkeiten aufmerksam machten.

Wir haben indess kein Recht, Velpeaus Operationsbeschreibung verdächtig zu machen, und verweisen auf die bereits oben pag. 225 befindliche Erzählung von Velpeaus Falle.

---

*) ὁ βρόγχος, die Luftröhre.

## XI. Abtheilung.

## Transplantation zur Verhütung der Recidive des Krebses.

### §. 416.

Martinet de la Creuse hat neuerdings (*Gazette médicale. 1834. No. 42.*) die Behauptung aufgestellt, dass die Recidive des Krebses dadurch zu verhüten sei, dass man die Heilung der Wunde nicht allein dem Eiterungs- und Granulationsprozesse überlässt, sondern die Bedeckung der Stelle, an welcher sich das Carcinom befand, möglichst schnell durch Transplantation eines Hautlappens bewirkt. Wenn Martinets Behauptung sich als wahr erweisen sollte, woran wir indessen noch zweifeln, und was nur durch die vorurtheilfreieste Beobachtung und lange Erfahrung entschieden werden kann, so wäre seine Entdeckung ohne Widerrede einer der grössten Fortschritte, welchen die Chirurgie in neuerer Zeit gemacht hat. — Schon von jeher verstanden es die Wundärzte recht gut, dass es vortheilhaft war, so viel gesunde Haut als möglich in der Umgebung eines Carcinoms zu schonen, und zur Bedeckung der Wunde zu benutzen, und man verrichtete deshalb immer lieber die Exstirpation, als die Amputation der kranken Mamma. Aber man that dies nicht direct aus dem Grunde, weil man der Recidive des Krebses Einhalt thun wollte, sondern um den Operirten die Zeit der Heilung abzukürzen, und weil man wusste, dass in einer breiten, callösen Narbe, die nach der Exstirpation eines Krebses zurückbleibt, sich gern die ersten scirrhösen Punkte, mit welchen die Recidive anfängt, zeigen, und somit die Erreichung einer schmalen und weichen Narbe wünschenswerth sei.

## §. 418.

Die, jedoch noch nicht hinlänglich bestätigte, Beobachtung nun, dass die Carcinome, welche die Hinwegnahme einer grossen Hautpartie erfordern, am leichtesten recidiv werden, veranlasste Martinet de la Creuse zu dem Versuche, die nach der Exstirpation des Krebses zurückbleibende Wunde durch Hauttransplantation möglichst schnell zu heilen.

Wir geben unsern Lesern einen Auszug der vier Beobachtungen, auf welche Martinet seine Behauptung gegründet hat, weil wir uns nicht erinnern können, sie schon irgendwo in einem deutschen Journale ausführlich erwähnt gefunden zu haben.

## §. 418.

*Martinets erste Beobachtung.*

Der eine Kranke trug seit 6 Jahren ein pilzähnliches Gewächs auf dem linken Nasenflügel. Es hatte als eine kleine Warze begonnen, sich dann gespalten, Krusten gebildet, und genässt. Später hatte es angefangen zu schmerzen, zu wachsen, und stellte eine zweilappige Fungosität vor. Die benachbarten Theile waren gesund, die Nase sonderte viel Schleim ab, der Rand des Nasenloches war jedoch nicht in der Geschwulst begriffen. Das Allgemeinbefinden war gut, das Übel schien somit local zu sein, alle angewandten Mittel aber das Leiden nur beschleunigt zu haben.

Martinet exstirpirte die Geschwulst mit Schonung des Knorpels und des Randes der Nase, legte einen Verband an, und fand nach 3 Tagen die Eiterung noch nicht begonnen. Nach 9 Tagen hatte sich ein neues pilzähnliches Gewächs gebildet, grösser und schmerzhafter als das erste, welches wieder exstirpirt wurde. Ein aufgetragenes Ätzmittel von Arsenik verursachte grosse Aufregung und Delirium, Geschwulst des Kopfes, und der Schorf musste mit dem Messer entfernt werden. Kühlende Mittel machten jedoch die Erscheinungen wieder verschwinden.

Martinet dachte nun, da nach mehreren Monaten immer noch keine Vernarbung zu Stande gekommen war und die Eiterung fortdauerte auf ein anderes Mittel um Recidive zu verhüten. Er nahm einen hinreichend grossen Hautlappen aus der Wange, um die Wunde zu bedecken, und befestigte ihn mit zwei Heften. Ein umwickelter elastischer Katheter ward in die Nase gelegt, und der Verband mit Compressen und Heftpflaster besorgt. Am 18ten Tage war die Vereinigung vollendet, die Hautbrücke konnte getrennt werden, und am 35sten Tage war der Kranke völlig und fast ohne Entstellung geheilt. Sechs Jahre waren, als Martinet den Fall bekannt machte, verflossen, ohne dass das Übel wiedergekehrt war.

## §. 419.

*Martinets zweite Beobachtung.*

Eine 44 Jahr alte Frau, welche nie geboren hatte, aber bis zum 40sten Jahre regelmässig menstruirt gewesen war, hatte seit 2 Jahren Scirrhen in der rechten Brust bekommen, die sich bereits, weil sie mit reizenden Mitteln behandelt worden waren, zum offenen Krebse umgewandelt hatten. Die Venen und Lymphgefässe in der Umgebung waren schon indurirt, und drei grosse Knoten in der Achselhöhle zu fühlen. Martinet machte (30. März 1830) die Exstirpation des Krebses und der Achseldrüsen auf gewöhnliche Weise. Schon während der Heilung zeigten sich einige verdächtige Stellen, und nach 5 Monaten kehrte das Übel wieder. Die Kranke war in Verzweiflung und bat dringend um Hülfe.

Martinet machte zwei halbmondförmige Einschnitte in der Entfernung von zwei Zoll von der Narbe, umschrieb mit ihnen alle verdächtigen Stellen, und legte die Rippen und ihre Knorpel bloss. Die alte Narbe wurde nun entfernt, und das glühende Eisen auf die Stellen, welchen nicht zu trauen war, applicirt. Nach 6 Tagen fielen die Brandschorfe ab, und Granulationen begannen sich zu bilden. Jetzt trennte er einen Hautlappen von der Grösse der Wunde aus der Seite, liess ihm einen 1 Zoll breiten Stiel, welcher nur eine geringe Drehung erfuhr, und befestigte ihn mit vielen Heften auf der Wunde. Ein Band diente als Setaceum, um den Abfluss des Eiters zu befördern, und den Granulationsprocess zu heben. Am 8ten Tage war der Lappen grösstentheils aufgeheilt, nur nicht an den Stellen, wo Härten auf dem Grunde der Wunde waren, aber das Setaceum brachte nach abermals 8 Tagen auch hier völlige Vereinigung zu Stande. Am 26sten Tage konnte die Hautbrücke durchschnitten und an ihre Stelle wieder eingepflanzt werden. Die Heilung der Wunde in der Seite war mit Fleiss aufgehalten worden, um die Anheilung des Lappens zu beschleunigen. Die Kranke starb 2½ Jahr nach der Operation, ohne dass das Krebsgeschwür wiedergekommen war, an einer andern Krankheit.

## §. 420.

*Martinets dritte Beobachtung.*

Eine Dame von 29 Jahren hatte eine Contusion der linken Brust erlitten, welche anfangs starke schmerzhafte Anschwellung zur Folge hatte. Nach 3 Jahren, wo sie sich in Martinets Behandlung begab, bestand eine harte Geschwulst, von der Grösse eines Eies, in der Brust, welche mit der Haut adhärirte, gegen die unterliegenden Theile aber verschiebbar war. Drüsenanschwellungen in der Umgebung waren nicht zu bemerken, aber das Allgemeinbefinden hatte bereits sehr gelitten, Abmagerung und hektisches Fieber erregten natürlich grosse Besorgniss.

Um eine breite Narbe zu vermeiden, machte Martinet eine fünf Zoll lange, gebogene Incision am unteren Rande der Brust, und gelangte so zur Geschwulst, die sich von den benachbarten Theilen leicht trennen liess. Die Wunde wurde mit Charpie ausgefüllt und heilte durch Granulation, aber die Kranke empfand immer ein Ameisenkriechen in der Brust. Die verdünnte Hautstelle, welche die Geschwulst bedeckt hatte, und welche geschont worden war, wurde runzlich, braun, bläulich, und ging in ein jauchendes Geschwür über, dessen Ränder sich nach aussen umschlugen, und welches der Eingang zu einer tiefen Höhle blieb.

Bei der zweiten Operation exstirpirte Martinet alle degenerirten Theile, und besorgte den Verband wie zuvor. Als die Wunde aber anfing reiner zu werden, ihr Grund durch die sich hebenden Granulationen ausgefüllt wurde, und sich auf ihrer Mitte schon wieder eine verdächtige Stelle zeigte, ätzte er diese mit Kali causticum, und pflanzte einige Tage nachher, als sich der Schorf abgestossen hatte, einen Hautlappen von der Seite der Brust auf die Wunde. Eine Öffnung wurde für den Abfluss des Eiters gelassen und ein Compressionsverband angelegt. — Am 20sten Tage war die Heilung vollendet.

Die Dame befindet sich seit 3 Jahren vollkommen wohl, und eine Recidive ist nicht im entferntesten zu bemerken.

## §. 421.

### *Martinets vierte Beobachtung.*

Ein Bediente von 40 Jahren hatte seit 3 Jahren eine harte knotige Geschwulst in der linken Wange. Sie hing mit der äussern Haut fest zusammen und schien sich bis zur Parotis, und nach innen sogar bis auf die seitlichen Partien des Halses fortzusetzen. Beim Druck war sie schmerzhaft, zog man sie von der Kinnlade ab, so konnte diese alle Bewegungen machen, aber wenn man wieder nachliess, nahm sie ihre Stelle zwischen Ober- und Unterkiefer, wo gerade mehrere Zähne fehlten, wieder ein. Das Ausselm des Kranken war so schrecklich, dass er keinen Dienst mehr finden konnte.

Martinet exstirpirte die Geschwulst in ihrer Totalität, konnte jedoch nicht, wie er gern wollte, die innere Wand der Wange, die Mundschleimhaut schonen. Sie hing so fest mit der Geschwulst zusammen, dass er sie auch mitfortnehmen musste, und man konnte nun durch ein grosses Loch, durch welches die Zunge fortwährend vorzufallen strebte, in die Mundhöhle blicken. Die Operation wurde dadurch sehr erschwert, dass sich ein Fortsatz von ihr nach den musculis pterygoideis hin erstreckte, und durch ein sehniges Band am Querfortsatze des dritten Halswirbels befestigt war. (?) Um die Wunde vereinigen zu können, ohne ein Ectropium zu bewirken, machte Martinet oberhalb und unterhalb Hautincisionen, und heftete sie durch die Zapfennaht, (suture enchevillée) und Heftpflasterverband. Viele Arterien hatten unterbunden werden müssen, doch war der Blutverlust verhältnissmässig gering.

§. 422.

Die exstirpirte Geschwulst war hart, speckig, stellenweise erweicht, gelb, breiartig, an andern Stellen zeigte sie gehirnartige Masse. Eine sehr heftige Nachblutung erfolgte nach einigen Stunden, der Kranke bekam Krämpfe, und erbrach eine Menge verschlucktes Blut. Der Verband wurde neu angelegt, und, um einen Gegendruck zu bewirken, eine dünne Bleiplatte zwischen die Kiefer und die Wange gebracht. Die Eiterung kam in Gang, ohne dass erste Vereinigung erreicht worden wäre, die Ränder wurden aber fortwährend einander genähert erhalten. Die Heilung schritt sehr langsam fort, war aber nach zwei Monaten ziemlich vollendet, als Patient aufs neue Schmerz und Kältegefühl in der Wange empfand, dies nahm zu, die Narbe schwoll, im Innern des Mundes bildeten sich Excrescenzen, welche die Bewegung der Zunge und das Schlingen hinderten, die Narbe trennte sich wieder, der Speichel und schlechter Eiter flossen fortwährend aus, und der Anblick war schreckenerregend.

## §. 423.

Es war schwierig eine Stelle zu finden, aus welcher sich Haut zum Ersatze hernehmen liess. Nach vielfacher Überlegung verrichtete Martinet die Operation auf folgende Art. Theils mit dem Messer, theils mit dem glühenden Eisen entfernte und zerstörte er alle degenerirten Partien des Geschwürs, und löste, nachdem sich die Brandschorfe losgestossen hatten, einen Lappen mit einem krummen Stiele aus dem abrasirten Hinterkopfe. Der Stiel des Lappens sass auf dem processus mastoideus auf, der eine Schnitt ward aber, um die Umdrehung zu erleichtern, bis an das Ohrläppchen verlängert. Der losgelöste Hautlappen ward auf der Wange befestigt, besonders sein oberer Rand vielmals geheftet, am untern Rande aber zwei Öffnungen gelassen. — Der Kranke befand sich in den folgenden Tagen leidlich, es erfolgten keine Kopferscheinungen. Am 12ten Tage war der obere Rand des Lappens völlig, der untere an mehreren Stellen vereinigt. Als alle Geschwulst nachgelassen hatte, wurden die nicht vereinigten Stellen angefrischt, und mit umschlungenen Nähten geheftet. Nur an der, der Parotis entsprechenden Stelle blieb ein paar Monate lang eine Speichelfistel zurück, aber diese wurde durch einen sinnreichen Verband, welcher den Speichel in den Mund leitete, zur Schliessung gebracht. Es blieb nur eine lineäre Narbe zurück, welche aber durch einen künstlichen Backenbart verdeckt ward. Der Hautdefect am Kopfe heilte wie alle Wunden mit Substanzverlust, und stellt eine zollbreite Narbe vor.

Drei Jahre sind vergangen, ohne dass eine Recidive zu bemerken ist.

## §. 424.

Man sieht, dass Martinet mit seiner Diagnose des Carcinoms nicht sehr scrupulös war. Denn nur der zweite und dritte Fall betrifft wahre Scirrhen der

Brust, der erste Fall dagegen ein aus einer verdächtigen Warze entstandenes Geschwür der Nase, und der vierte Fall bestand in einer harten knotigen Geschwulst der Wange, die bei der Berührung schmerzte, und bei der anatomischen Untersuchung sich vielmehr als tuberculös, weniger als scirrhös erwies.

Wiewohl nun im ersten Falle nach 6, im dritten und vierten nach 3 Jahren kein Recidiv erfolgt war, so war doch die zweite Kranke nach 2½ Jahren, zwar ohne Recidive, an einer andern Krankheit gestorben, die aber nicht genannt wird. — Blandin, aus dessen Autoplastie wir diese Krankengeschichten in Ermangelung des Originals geschöpft haben, bereichert diese Erfahrungen durch eine ihm eigne günstige Beobachtung, wo er so glücklich war, die Recidive des Nasenkrebses bei einem 62 Jahr alten Manne durch Transplantation zu verhüten, und manche andre, in den verschiedenen Schriften über plastische Operationen zerstreute Beobachtung, dürfte gewiss noch zu Gunsten von Martinets Behauptung benutzt werden können, wiewohl es eben so viele geben dürfte, die dagegen sprechen würden. v. Ammons oben bei der Blepharoplastik erwähnte Operation an der Büttner, bei welcher das durch Carcinom zerstörte untere Augenlid nach der Dieffenbachschen Methode wiedergebildet wurde, und wo keine Recidive erfolgte, darf als ein laut zu Gunsten Martinets sprechender Beweis angeführt werden.

Martinet machte die Transplantation immer erst einige Zeit nach der Exstirpation der kranken Masse, wenn die Eiterung und der Granulationsprozess bereits im Gange war, Blandin hingegen räth den Ersatz lieber sogleich nach der Krebsoperation vorzunehmen. Martinet erklärt sich das Gelingen seiner Operationsmethode dadurch, dass die Umgebungen der Wunde weniger gewaltsam gezerrt zu werden brauchen. Blandin glaubt den günstigen Erfolg dem Umstande zuschreiben zu müssen, dass der aufgeheilte Lappen, indem er sich aus den unterliegenden Theilen seine Nahrung verschaffen muss, deren zu grosse Activität vermindere, und die Entwickelung von Pseudoorganisationen verhüte. Wir können uns mit diesen Erklärungsweisen nicht recht vertraut machen, und glauben, wenn sich die Sache als gegründet bewähren sollte, vielmehr die Abhaltung der atmosphärischen Luft von der Wunde während des Granulationsprocesses, und die Verhütung einer harten Narbe, die gewöhnlich der Sitz der neuen scirrhösen Härten ist, für den Grund jener Erscheinung ansehen zu müssen.

## §. 425.

Mag die Erfindung Martinets de la Creuse sich bei genauerer Prüfung als nützlich und brauchbar bewähren oder nicht, so viel scheint sie doch werth zu sein, dass man ihr Aufmerksamkeit schenkt und Versuche mit ihr anstellt. Sollte sich seine Behauptung selbst nur als halbwahr erweisen, und die Transplantation von Haut nach der Operation des Krebses zwar nicht jedesmal, aber doch oft die Recidive verhüten, so würden wir schon Ursache haben uns zu freuen, durch ihn ein Mittel empfangen zu haben, welches diesem grässlichen Übel einigermaassen Einhalt thut.

Wir würden schon aus andern Gründen nach der Exstirpation von Krebs der Lippe die Chiloplastik, nach dem der Nase die Rhinoplastik verrichten u. s. w., sobald diese irgend ausführbar sein wird, aber wir fühlen uns durch Martinets Behauptungen auch dazu aufgefordert, in allen uns vorkommenden Fällen von Brustkrebs die Transplantation eines Hautlappens vorzunehmen. Dies kann sehr leicht geschehen, ohne dass die Operation bedeutend blutiger wird, wenn man der Wunde, anstatt eine ovale, gleich von Anfang an die Form eines gleichschenkligen Dreiecks giebt, und dann aus der der Wunde benachbarten

Haut einen Lappen bildet, den man seitlich verschiebt, ohne ihn stark um seinen Stiel drehen, oder über andre Haut hinwegheben zu müssen. Sogar dann, wenn die den Krebs bedeckende Haut noch gesund und reichlich vorhanden sein sollte, würden wir vorziehn, die Wunde an eine andre Stelle zu verlegen, und dort, wo sich das Carcinom befand, durch Aufheilung eines Hautlappens Eiterung und Narbenbildung zu verhüten. Man wird, wenn man dies beabsichtigt, besonders darauf bedacht sein müssen, die Schnitte, so wie es bei plastischen Operationen überhaupt nöthig ist, scharf durch die Haut zu führen, wie es bei Exstirpationen nicht immer geschieht, damit man später, nach der Verschiebung des Lappens, seine Ränder durch umschlungene Nähte befestigen, und auf die erste Vereinigung rechnen könne. Wir ersparen uns die speciellere Beschreibung der Operation, wie wir im Sinne haben sie auszuführen, indem wir auf die im allgemeinen operativen Theile erwähnte Methode der seitlichen Verschiebung hinweisen. — Die Operation würde nach denselben Grundsätzen wie die Dieffenbachsche Blepharoplastik oder Chiloplastik sehr leicht auszuführen sein. — In der Nachbehandlung würde man von der nach Brustamputationen gewöhnlichen Behandlungsweise in so fern abweichen müssen, als es nöthig sein würde kalte Umschläge zu machen, um die Aufheilung des transplantirten Lappens zu bewirken, die in einer grossen Flächenausdehnung ohnehin nicht so leicht als die prima intentio von Wundrändern geschieht. Es würde aber keinen Nachtheil bringen, wenn auch an einigen Stellen Eiterung erfolgt, denn Einsprützungen und ein leicht drückender Verband vermitteln die nachträgliche Anheilung solcher Stellen.

## XII. Abtheilung.

## Von der Posthioplastik*), der Wiederbildung der fehlenden Vorhaut.

### §. 426.

Schon zu den Zeiten der römischen Kaiser sollen sich die Juden, um sich den Verfolgungen zu entziehen, das Präputium durch eine Operation haben wieder bilden lassen, und Celsus (*Med. lib. VII. cap.* 25.) beschreibt zwei Operationsmethoden dafür, eine für den angebornen, die andere für den erworbenen Mangel der Vorhaut.

Die Operation der von Natur zu kurzen Vorhaut soll man so verrichten, dass man die Vorhaut erfasst, anspannt bis sie die Eichel bedeckt, und vorn zubindet. Dann soll man einen Schnitt rings um das Glied nahe an der Wurzel desselben durch die Haut führen, wodurch der Penis entblösst wird, sich aber dabei hüten, die Urethra nicht zu verletzen. Dadurch entsteht, weil die Haut des Penis durch die Ligatur stark nach vorn gezogen wird, ein beträchtliches Klaffen der ringförmigen Hautwunde, die man verbindet, und durch Granulation heilen lässt, damit eine breite Narbe entstehe. Die Ligatur muss so lange liegen bleiben, bis die Heilung vollendet ist, und darf nur dem Urine einen engen Ausweg gestatten. Bei solchen, die durch die Beschneidung die Vorhaut ganz verloren haben, soll man die Haut in der Nähe der Eichel ringförmig durchschneiden, und vom Penis zurückpräpariren. Dieser letztere Act ist weniger schmerzhaft, weil man die Haut, wenn sie durchschnitten ist, schon mit der Hand über den Penis zurückschieben kann. Wenn diese Los-

*) τὸ πόσθιον, die Vorhaut. Fälschlich von Labat u. A. Postépastique genannt.

lösung geschehen ist, zieht man die Haut wieder stark nach vorn, macht kräftig kalte Umschläge und legt ein Pflaster auf um die Entzündung zu unterdrücken. Der Kranke muss dabei strenge Diät beobachten. — Wenn die Entzündung nachgelassen hat, legt man einen Verband von der Wurzel des Penis nach der Eichel hin an, und drängt die Haut über die Eichel vor, damit zwar der hintere Theil aufheile, der vordere aber nicht adhärire.

§. 427.

Tagliacozzi erwähnt diese Chirurgia curtorum nicht, aber Jessenius a Jessen (*Institut. chir. Witeberg. 1601. 8. Sect. 4. cap. 4.*) beschreibt eine Operationsmethode, das zu kurze Präputium zu verlängern. Seine Worte sind ungefähr diese. Wenn das Präputium zu kurz ist um die Eichel zu bedecken, so soll man es umstülpen, und seine innere Membran ringförmig einschneiden, sich aber dabei sehr sorgfältig vor der Verletzung einer zwischen beiden Platten etwa verlaufenden Arterie oder Vene hüten. Dann soll man, um der Verwachsung vorzubeugen, ein austrocknendes Pflaster zwischen die Eichel und Vorhaut legen, und diese so stark nach unten ausdehnen, bis sie die Eichel bedeckt, sodann einen Katheter einbringen, und den Verband bis zur vollendeten Vernarbung des Schnittes erneuern. Diese Operation, so sagt Jessenius, wird bei den Juden, wenn sie sich taufen lassen, und wieder eine Vorhaut zu besitzen wünschen, gemacht, weshalb man sie recutiti *) nennt.

§. 428.

J. L. Petit hat einen Versuch gemacht das fehlende Präputium zu ersetzen, es soll aber, wie Labat

*) Mit diesem Worte bezeichnen manche ältere Schriftsteller diejenigen, deren Vorhaut beschnitten ist, andre brauchen es, und dies zwar wohl mit mehr Recht, für die, welche sich die Vorhaut wieder bilden liessen.

behauptet, nur ein strangartiger Ring (bourrelet) geworden sein.

Es ist uns nicht bekannt ob wirklich der gänzliche Mangel der Vorhaut als Bildungsfehler vorkommt. Nicht so selten ist es dagegen, dass bei Hypospadiäen das frenulum praeputii fehlt, und die für die Vorhaut bestimmte Hautfalte als ein kleiner Hautklumpen auf dem Rücken der Eichel sitzt. In diesem letzteren Falle, besonders wenn sich die Urethra bis vorn an die Eichel erstreckt, kann es die Aufgabe der Kunst sein, um die Urethra bis vorn zu schliessen, diese für das Präputium bestimmte Hautfalte zu entwickeln, nach unten zu ziehen, und an der untern Fläche des Penis, dort wo sich das frenulum praeputii befinden sollte, zusammenzuheilen.

## §. 429.

Wie sehr man sich daran gewöhnen kann ohne Vorhaut zu sein, sieht man bei den Juden und den häufigen Fällen, dass die Eichel unbedeckt getragen wird. Es wird daher wohl nicht leicht von denen, die die Vorhaut durch die Beschneidung verloren, oder von solchen, deren Vorhaut zu kurz ist, nur aus Eitelkeit die Wiederbildung der Vorhaut verlangt werden. Da hingegen können die verschiedensten Formen syphilitischer Krankheiten die Vorhaut theilweise oder gänzlich zerstören, und den Kranken, deren Eichel die Berührung der Luft unangenehm empfindet, den Wiederbesitz einer Vorhaut wünschenswerth machen.

Bisweilen ist die Vorhaut nicht sowohl zerstört, sondern degenerirt, und es steht nicht zu erwarten, dass eine Rückbildung der in ihr vorhandenen Induration erfolgen werde. Manchmal auch ist eine solche Vorhaut mit der Eichel verwachsen und die Nothwendigkeit durch eine Operation Hülfe zu leisten dann um so grösser, weil sonst die Ausübung des Coitus unmöglich, oder doch sehr schmerzhaft ist.

## §. 30.

Alle die zur Beseitigung der Phimosis empfohlenen Operationsmethoden eignen sich nicht für die Fälle, wo eine völlige Verwachsung der innern Lamelle der Vorhaut mit der Eichel Statt findet, wie dies nicht selten die Folge von langwierigen Eicheltrippern ist. Dadurch wird aber die Erection des Gliedes schmerzhaft gemacht. In einem solchen Falle liess Dieffenbach *(Erfahrg. Bd. I. pag. 57.)* die äussere Lamelle der Vorhaut stark zurückziehen, trennte dann die innere Lamelle durch kurze Scheerenschnitte bis zur Mitte der Eichel, und spaltete, um sich die fernere Ablösung zu erleichtern, die Vorhaut nach oben. Nun konnte der ganze Kopf des Gliedes sammt der Eichelkrone frei gemacht werden. Zuletzt wurden noch die doppelten Lamellen der Vorhaut zur Linken und Rechten vollkommen durchschnitten. Nach vollendeter Blutstillung wurde die Eichel mit einem Ölläppchen bedeckt, und die gespaltene Vorhaut darüber vorgezogen, kalte Umschläge gemacht, und der Kranke antiphlogistisch behandelt. Trotz dem erfolgte wieder die Verwachsung der Vorhaut mit der Eichel, und der Kranke befand sich in dem nämlichen Zustande wie früher. Dieffenbach musste daher die ganze Vorhaut nochmals trennen, und durch einen kreisförmig um die Eichel geführten Schnitt entfernen. Die Behandlung war wie früher antiphlogistisch. Die eiternde Oberfläche der Eichel fing nach 8 Tagen an sich mit Epidermis zu überziehen, die Cutis folgte dem allgemeinen Gesetze der Hautverlängerung an freiliegenden Wundrändern, und bald wurde davon die Eichelkrone ausgefüllt, dann rankte die Haut über den Rand der Eichel hinüber, und schmolz mit der Oberfläche der Eichel in eine Narbenmasse zusammen.

Dieser Fall verdient wohl nicht ganz mit Recht eine plastische Operation genannt zu werden, denn die Operation bestand eigentlich nur in der Amputation der Vorhaut, und die Natur trug, so viel in ihren Kräften stand, zur Wiederbildung einer Art von Präputium bei.

## §. 431.

In einem andern Falle hingegen (*Ebendaselbst Bd. I. pag. 59.*) war die Kunst zum Wiederersatze der Vorhaut thätiger, und diese Operation verdient daher wirklich den Namen einer Posthioplastik.

Bei einem Manne, dessen Vorhaut ebenfalls mit der Eichel verwachsen war, trennte Dieffenbach beide von einander, machte dann die Circumcision der entarteten, verdickten Vorhaut, und trug noch so viel von ihr ab, dass die Eichel bis an die corona glandis ganz entblösst war. Wenn man nun die Haut des Penis nach vorn über die Eichel zog, so berührten sich wieder zwei Wundflächen. Um diesem zu begegnen, trennte Dieffenbach die Haut des Penis noch $\frac{2}{3}$ Zoll hinter der Eichelkrone hinaus ringförmig um das Glied zurück, stülpte sie dann nach innen um, und schob sie nun bis über die Eichelkrone vor. Dem Wundrande war somit Gelegenheit gegeben sich hinter der Eichelkrone anzusetzen. Die Theile wurden in dieser Lage durch baumwollne, durch Heftpflaster gezogene Fäden erhalten, wodurch das Abgleiten besser als durch Heftpflasterstreifen verhütet ward, und die Behandlung bestand in kalten Umschlägen und Diät. Die Anschwellung war nicht so bedeutend, dass sie die Lösung des Verbandes erfordert hätte, die kalten Umschläge wurden vier Tage lang fortgesetzt, nachher aber wurde mit warmem Bleiwasser fomentirt, und unter die Vorhaut injicirt. Erst nach 14 Tagen ward der Verband abgenommen, und der Hautrand war hinter der Eichelkrone angewachsen. Der Kranke war nicht wenig erfreut, sich von seinem Übel, das ihn mehr geistig beunruhigte, als körperlich beschwerte, befreit zu sehen.

§. 432.

Ermuntert durch diesen ersten glücklichen Versuch unternahm Dieffenbach dieselbe Operation bei einem 26jährigen Schullehrer, dessen verengerte Vorhaut, in Folge eines vieljährigen Eicheltrippers, zuerst verdickt und entartet, und hierauf mit der Eichel verwachsen war. Die Besorgniss, den Beischlaf nicht vollziehen zu können, trieb den jungen Mann an, sich der Operation zu unterwerfen. Die Theile eigneten sich ganz vorzüglich zur Bildung eines neuen Präputiums, da dessen äussere Fläche fast einen halben Zoll über die Eichelspitze hinausragte, und dabei ungemein weit und schlaff war. Erst bei starker Zurückziehung wurde die Spitze der Eichel sichtbar. Dieffenbach trug, um recht viel Haut zu ersparen, nur den äussersten Ring der Vorhaut ab, zog die äussere Lamelle über das Glied zurück, durchschnitt das, sie mit der untern Platte verbindende, laxe Zellgewebe bis $\frac{1}{8}$ Zoll hinterwärts der Eichelkrone; dann spaltete er die innere Lamelle auf der Mitte der Eichel, und entfernte dieselbe durch viele kleine Scheerenschnitte, wobei er den Lappen mit der Pincette spannte, von der Eichel und ihrem Anheftungspunkte an der corona glandis. Diese Platte war ungemein verdickt und entartet, sie hatte die Dicke einer dünnen Pappe. Mit Leichtigkeit konnte er nun die äussere Lamelle der Vorhaut nach innen umschlagen, und ihren Wundrand bis hinter die Eichelkrone hinaufschieben. Diese Lage der Häute auf einander unterhielt er, wie in dem vorigen Falle, durch das spiralförmige Umwickeln des vordern Theiles des Gliedes mit einem langen Pflasterfaden. Die Behandlung bestand in kalten Umschlägen und Diät.

Nach Abnahme der in den ersten Tagen ziemlich heftigen Entzündung trat Eiterung auf der wunden Oberfläche der Eichel ein. Um neue Excoriationen an der neuen innern Platte der Vorhaut zu vermeiden, musste der Kranke stündlich lauen Fliederthee mit Bleiwasser unter dieselbe sprützen. Am zwölften Tage konnten die Fäden durchgeschnitten werden, da die Heilung nach Wunsch ausgefallen war. Die völlige Überhäutung der Eichel erfolgte erst acht Tage später. Nun wagte es Dieffenbach die Vorhaut ganz zurückzuziehen, und fand sie aufs Genauste hinter der Eichelkrone angewachsen. Als Dieffenbach den jungen Mann nach längerer Zeit wieder sah, war die Vorhaut noch mehr verlängert, und einer natürlichen so ähnlich, dass man durchaus keinen Unterschied bemerken konnte. Besonders auffallend war die Verfeinerung der jetzt innern, der Eichel zugekehrten Fläche, welche geröthet und feucht erschien, so dass also eine Absonderung, wie sie unter der Vorhaut sonst Statt fand, geschehen musste. (Wir haben uns bereits weiter oben auf diese Beobachtung, so weit sie physiologisch interessant ist, bezogen.) Dieffenbachs neue Erfahrungen sprechen sich sehr günstig für die seit jener Zeit oft mit Glück wiederholte Operationsmethode aus.

Svitzer in Copenhagen operirte mehrmals mit Erfolg nach dieser Dieffenbachschen Operationsmethode, und sicherte dabei die Fixirung der nach innen umgestülpten Vorhaut hinter der Corona glandis dadurch noch mehr, dass er die Eichel mit einem feinen Läppchen umgab, und dann erst die äussere Lamelle umstülpte.

## XIII. Abtheilung.

# Von der Oscheoplastik *), der Bildung des Hodensackes.

### §. 433.

Die Verpflanzung von Hautstücken an die Stelle des degenerirten Hodensackes, welcher exstirpirt werden musste, oder zur Bedeckung der auf andere Weise entblössten Hoden, ist eine sehr wichtige plastische Operation, denn es handelt sich hier um die Erhaltung so edler, für die thierische Ökonomie so wichtiger Theile, als es die Hoden doch unbezweifelt sind.

Diese Operation ist bisher noch so selten verrichtet worden, dass wir, anstatt allgemeine Operationsmethoden aufzustellen, die wenigen Fälle in concreto folgen lassen, die wir davon kennen.

### §. 434.

In dem ersten vorzüglich wichtigen Falle von Delpech war der Hodersack durch Elephantiasis zu einer enormen Grösse degenerirt, und der plastische Theil der Operation bestand eigentlich darin, dass bei der Exstirpation der Geschwulst von dem übermässig vergrösserten Scrotum noch so viel gesunde Haut zurückgelassen wurde, als zur Bedeckung der Hoden und des Penis nothwendig war. Von den drei ersparten Hautlappen dienten daher zwei zum Ersatz des Scrotum und einer als häutige Bedeckung des Penis, der, so wie die Hoden selbst, aus der Tiefe der entarteten Masse herausgeschält werden musste. Die natürliche Haut des Scrotum ist, wie man bei jedem Scrotalbruche sieht, ausserordentlich dehnbar, so dass man, selbst bei grössern Defecten

*) ἡ ὄσχη oder ὁ ὄσχος, auch ὤσχος, der Beutel, vorzüglich der Hodensack.

im Scrotum, nicht leicht seine Zuflucht zur Transplantation eines Hautlappens aus der Ferne zu nehmen braucht, sondern die eigne Haut des Scrotums herbeiziehen kann. Sollten nun Fälle, z. B. von zufällig entstandenen, gebissenen und gerissenen Wunden mit Substanzverlust u. s. w., die Bildung eines neuen Scroti erfordern, so würde man freilich noch eine andere Operationsmethode ersinnen müssen als die, deren Delpech sich bediente, welcher aus dem entarteten Scrotum selbst noch so viel gesunde Haut lösen konnte, als zum Ersatze desselben nöthig war. — In so fern der letzte Theil seiner Operation nämlich die Bedeckung des Penis mit Haut von der Oscheoplastik ganz verschieden war, könnte man durch die Erfindung eines Namens dafür die Chirurgie noch bereichern.

## §. 435.

Authier, ein 35 Jahr alter Mann aus Perpignan, von kräftiger Constitution, und von gesunden Ältern erzeugt, Vater mehrerer gesunder Kinder, war bereits in seinem 14ten Jahre als Soldat mit in Portugal gewesen. Nach 4 Jahren wurde er Fleischer, und bekam eine Gonorrhoe, die nach dem Gebrauche von Mercurialien wich. Als er 25 Jahr alt war, nahm er wieder Dienste in der Gensd'armerie. Zwei Jahre darauf zeigte sich an der Vorhaut ein kleines Geschwür, welches mit einem Causticum betupft wurde, was jedoch grosse Schmerzen und heftige Entzündung verursachte. Authier ging deshalb auf Urlaub, und unterzog sich einer antisyphilitischen Behandlung mit Mercurialeinreibungen, aber wiewohl nach drei Monaten das Geschwür noch nicht ganz geheilt war, ging er doch wieder zu seinem Corps, wo er viel reiten musste, was die Schmerzen und die Entzündung aufs Neue vermehrte. Es entstand grössere Anschwellung, diese erstreckte sich in Zeit von 2 Monaten über die ganze Vorhaut, aber die

Schmerzhaftigkeit liess nach, das Zellgebe unter der Haut verhärtete sich, wurde tuberculös und rissig. Die Haut des Scrotums, besonders an dessen unterem Theile, veränderte ihre Structur, sie wurde braun, fest, knotig, rissig, aber die Geschwulst war noch teigig, später erst wurde sie hart und schwer. Dadurch wurde das Scrotum und die Scheide des Penis nach unten gezogen, und jemehr dies geschah, desto mehr verschwand der Penis, und versteckte sich in der allgemeinen grossen Geschwulst. Immer weniger konnte man die Hoden, welche auch stark herabgezogen waren, durch die Geschwulst des Hodensacks durchfühlen. Authier konnte daher nicht mehr reiten, auch keine andere Beschäftigung verrichten. Das Wachsthum der Geschwulst schritt vielmehr sehr rasch vorwärts, und diese unterschied sich in drei Hauptabtheilungen, zwei seitliche und eine vordere, die eine Art von Nabel hatte, welche die Öffnung der Urethra war. In den folgenden Jahren wuchs die Geschwulst langsamer, und 7 Jahre nach dem Anfange der Krankheit begab sich Authier in das Hospital von Perpignan, von wo man ihn nach Montpellier schickte.

§. 436.

Die Haut des Penis und das Scrotum waren durch Elephanthiasis entartet, aber keine andere Partie des Körpers war davon ergriffen. Die Geschwulst hatte eine birnförmige Gestalt, war in drei grosse Lappen getheilt, und erstreckte sich bis unter die Waden herab. Nach hinten machte sie eine bedeutende Vorragung, und sass mittelst eines Stieles am Perinäum und Hypogastrium fest, der die ganze Scham- und Leistengegend bis zum After einnahm, und 18 Zoll im Umfange hatte. Wir übergehen hier die ausführlichere Beschreibung der Geschwulst und der Beschaffenheit der Haut an verschiedenen Stellen, und erwähnen nur noch, dass der Kranke die Empfindung von Druck auf die Hoden hatte, wenn man die Geschwulst an den Seiten, ungefähr eine halbe Elle von den Bauchringen entfernt, zusammendrückte, und dass an der untersten Stelle der Geschwulst das entartete Präputium als ein blumenkohlartiger Auswuchs vorhanden war, aus welchem der Urin ausfloss. Der Kranke war natürlich beim Gehen und Stehen sehr behindert, aber alle übrigen Functionen, die der Ernährung und Respiration waren ungestört, und die Haut des übrigen Körpers war natürlich, weich und sehr weiss.

## §. 437.

Delpech sah den Kranken zuerst am 1sten August 1820, und entwarf sogleich den Plan, aus der gesunden Haut am Stiele der Geschwulst 3 Lappen zur Bedeckung der Geschlechtstheile zu bilden, wenn diese sich aus der kranken Masse würden herauslösen lassen. Zu dem Schlusse, dass sie noch gesund wären, berechtigte der Umstand, dass ihre Functionen nicht gestört waren, und es stand daher zu hoffen, dass sie sich dann mit gesunder Haut bekleiden lassen, und mit dieser durch prima intentio verwachsen würden.

Am 1. September verrichtete Delpech die Operation. Der Kranke wurde horizontal gelagert, und durch Assistenten festgehalten. Die Beine wurden gebogen und stark abducirt, die Geschwulst selbst aber auf ein Tischtuch gelegt, welches zwei Assistenten hielten, so dafs man sie beliebig heben und niedersenken konnte. Delpech begann nun damit, sich mit Dinte die Schnitte vorzuzeichnen. Die beiden Hauptschnitte mussten in der Inguinalgegend anfangen, von da nach unten herabsteigen, einen grossen Bogen beschreiben, dessen Concavität nach oben gekehrt war, also die seitlichen Partien des Stieles der Geschwulst umfassen, sich in der Nähe des Anus endigen, und sich da gegenseitig unter einem spitzen Winkel treffen. Ausserdem mussten noch drei Schnitte geführt werden, von denen zwei einen Bogen beschrieben, dessen Concavität nach aussen gerichtet war. Sie fingen unter dem vorderen Fünftel der seitlichen Incision an, und endigten beide 4 Zoll tiefer an dem Punkte, wo eine senkrecht gezogene Linie diesen Bogenabschnitt als eine Sehne getroffen haben würde. Der dritte Schnitt musste horizontal geführt werden, und die Endpunkte dieser beiden Bogenschnitte vereinigen. Es sollten also drei Lappen gebildet werden, ein vorderer *a*, und zwei seitliche *b b*. Jener hatte die Form eines Fünfeckes, dessen Basis eine sechste Seite abgegeben habe würde.

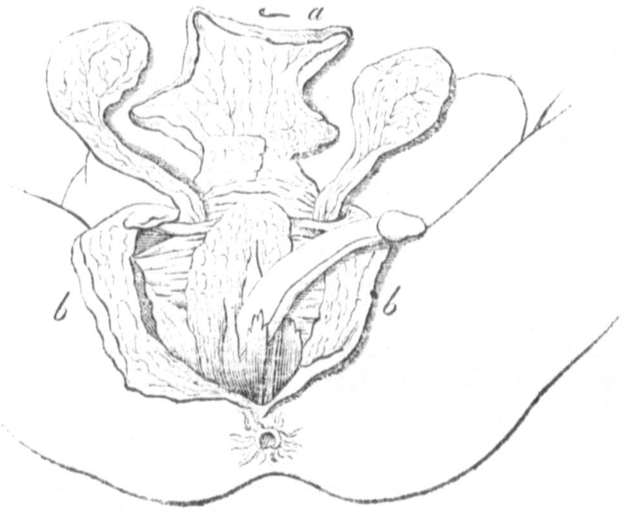


## §. 438.

Die vorgezeichneten Schnitte wurden mit einem convexen Bistouri geführt, die seitlichen Lappen bis zum Arcus ossium pubis losgetrennt, und die fascia lata an der Basis jedes Lappens blosgelegt, weil alles Zellgewebe des Perinäum, und selbst zum Theil das vom Schenkel bis auf einen gewissen Punkt in die Degeneration des Scrotum hereingezogen war. Der dritte Lappen wurde ebenfalls bis an seine Basis, das heisst bis zur Höhe der Schenkelbögen, und des os pubis zurückpräparirt. Delpech hütete sich, hierbei mehr als die Haut zu trennen, und liess ihr nur so viel Zellgewebe, als gesund war. Bei den seitlichen Lappen war dies leicht, nicht so hingegen bei dem vordern, weil sich da die Degeneration bis auf das Gewebe der Cutis erstreckte. An der Basis der Lappen mussten mehrere Unterbindungen gemacht werden.

Nun geschah unter dem vordern Ende des rechten seitlichen Lappens, dem Bauchringe entsprechend, ein Schnitt durch das Zellgewebe in der Richtung des Inguinalcanals, der mehrere Zoll verlängert ward. In der Tiefe von 2 Zoll traf Delpech auf ein Gefässbündel, welches er schnell nach unten verfolgte, und nachdem er es für die arteria pudenda externa erkannt hatte, durchschnitt. Dasselbe geschah auch sogleich auf der linken Seite. In viel grösserer Tiefe fand nun Delpech den linken funiculus spermaticus, den er sogleich an seiner muskulösen Einhüllung erkannte. Der Cremaster erschien dick, roth, und stärker als gewöhnlich, er umgab einen dickern Cylinder als der funiculus spermaticus es im gesunden Zustande ist. Allerdings war es zu vermuthen, dass er durch die Last der Geschwulst gedehnt worden sein müsste, und dass die Hoden ziemlich tief zu suchen sein würden. Delpech war bereits vier Zoll tief in die Masse der Geschwulst in einer Linie, die man sich von der linken Weiche nach dem rechten Schenkel gezogen denken muss, eingedrungen, und die Masse war immer noch fest, speckig, zum Theil fibrös; davon unterschied sich daher auffallend das laxe, durchscheinende, leicht zerreissbare Gewebe des funiculus spermaticus, der in einer Art von cylindrischer Höhle der Geschwulst zu liegen schien, und es stand daher zu hoffen, dass der Hode sich eben so leicht würde ausschälen lassen.

Der linke Zeigefinger diente nunmehr als Leiter, um den Hoden aufzufinden. Dieser lag einen Fuss weit vom Bauchringe entfernt, war nur wenig vergrössert, weich, weiss, aber an seiner hintern Seite fester adhärirend als es der funiculus spermaticus war. Dennoch besassen die Häute des Hoden nicht die krankhafte Structur der Geschwulst, und jene Verwachsung schien daher nur durch Entzündung entstanden zu sein. Der Hode besass seine natürliche hohe Empfindlichkeit, deshalb verursachte dieser Operationsact dem Kranken grosse Schmerzen. Er war nun ganz frei, und wurde auf den Unterleib zurückgelegt. Dasselbe geschah nun auch auf der andern Seite, wo es jedoch leichter ausführbar war.

§. 439.

Nun wollte Delpech die corpora cavernosa aufsuchen, und machte deshalb mehrere Querschnitte in der Schamgegend durch die kranke Masse, aber die grosse Festigkeit derselben hinderte dieses Vorhaben. Er ergriff daher seine Zuflucht zu einem andern Mittel. Er führte nämlich den linken Zeigefinger in den Sinus an der tiefsten Stelle der Geschwulst, wo der Urin ausfloss. Er diente für die nach oben zu führenden Schnitte als Leiter, um bis zur Eichel zu gelangen. Der Finger entdeckte sie in der Entfernung von 1 Fuss, und der Schnitt, welcher sie blos legte, ward sogleich höher hinauf fortgeführt bis zur Schamgegend, und die corpora cavernosa wurden somit von der Eichel nach der Wurzel der Ruthe hin freigemacht. Diese Sorgfalt war nothwendig, weil man sich bei der Dichtheit der Masse, in welcher die Ruthe vergraben war, sogleich verirrt haben würde, wenn man einen Augenblick das fibröse Gewebe der corpora cavernosa aus den Augen verloren, und eine Schicht Zellgewebe auf der Ruthe zurückgelassen haben würde. Die Anheftung der hintern Seite des Gliedes an die kranke

Masse war nicht so fest, die Trennung konnte daher schneller geschehen, und eine Schicht gesundes Zellgewebe am Glied gelassen werden. Es wurde nun zu den Hoden auf den Bauch gelegt, und zur Trennung des Stieles geschritten. Delpech hatte Ursache genug misstrauisch gegen die Beschaffenheit der Entartung zu sein, um Nichts zurück zu lassen, und diese Trennung von dem Perinäum mit grosser Sorgfalt zu machen. Zuerst wurde der linke aufsteigende Ast des os pubis entdeckt, dann das linke corpus cavernosum, nach und nach der Canal der Urethra mit ihrem Bulbus und der pars membranosa, die musculi ischio- und bulbo-cavernosi, der sphincter ani, das rechte corpus cavernosum und der rechte Ast des Schambogens, wo der Schnitt sich endigte. Die ganze Geschwulst war nunmehr gelöst, mehrere Arterien mussten unterbunden werden, namentlich die arteria septi scroti, die dorsales penis, transversa perinaei, mehrere Äste der haemorrhoidalis u. s. w., und weil ihre Anzahl zu gross war, wurden die Fäden nahe am Knoten abgeschnitten.

## §. 440.

Die Hoden wurden nun nach dem Perinäum herabgelegt, weil aber ihre funiculi spermatici zu lang geworden waren, mussten sie im Zickzack gelegt werden, um in dem kleinen Raume Platz zu finden. Die beiden seitlichen Lappen wurden über die Hoden herübergezogen, und die hinteren 4 Fünftel durch Knopfnähte, von denen eine immer 1 Zoll

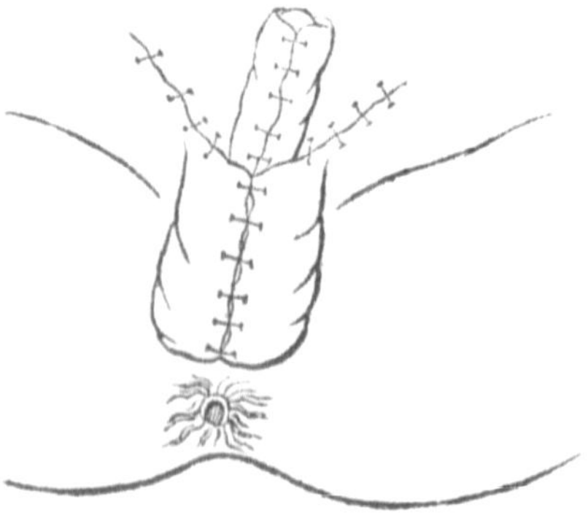

weit von der andern entfernt war, in der Mitte vereinigt. Am männlichen Gliede angekommen, wurde damit aufgehört, und der fünfeckige Hautlappen um das Glied als eine Scheide herumgeschlagen. Die beiden ersten Seiten dieses Hautlappens, welche von der Inguinalgegend anfingen, wurden anfangs freigelassen, die beiden folgenden Seiten aber in der Mittellinie mit einander zusammengeheftet. Die fünfte, die vordere Seite des Lappens ragte über die Eichel hervor, und stellte den freien Rand des Präputiums vor. Weil die Haut das Bestreben zeigte, sich über die Ruthe nach der Schamgegend hin zurückzuziehen, so wurde das Zellgewebe der Ruthe mit in die Nähte gefasst. Die anfangs freigelassene Seiten des Lappens, zwischen dem Bauchringe und der Wurzel des Gliedes, wurden nun ebenfalls noch durch Knopfnähte mit dem obersten Fünftel der seitlichen Lappen verbunden. Die Operation hatte im Ganzen 57 Minuten gedauert. Der Kranke erhielt 60 Tropfen Laudanum, denn es war Delpech viel daran gelegen, ihn bald schmerzfrei zu machen. Mit Cerat bestrichene Plumasseaux wurden auf die Wundränder gelegt, und der übrige Verband mit Charpie Compressen, und einer T Binde vollbracht. Nur das Glied wurde freigelassen. Die abgelöste Geschwulst wog 54 Pfund, und ungefähr 6 Pfund Flüssigkeiten mochten während der Operation abgeflossen sein.

Der Puls war anfangs klein, die Extremitäten kalt, der Kranke aber bei Bewusstsein. Die allgemeine Wärme kehrte bald wieder, der Puls hob sich; etwas Fleischbrühe wurde wieder ausgebrochen. Der Urin konnte anfangs nicht gelassen werden, doch geschah dies am folgenden Tage. Ein kleiner Theil der das Glied umhüllenden Haut wurde brandig, doch begrenzte sich die Gangrän bald. Die Anschwellung des Hautlappen war mässig, an mehreren Stellen hatten sich die Wundränder vereinigt, an anderen drang etwas Eiter hervor, und die Nähte lösten sich bis zum 7ten Tage sämmtlich. Am längsten dauerte die Eiterung in der rechten Inguinalgegend, aber sie war jederzeit gutartig, und schöne Granulationen erhoben sich vom Grunde. Die Geschwulst der Hautlappen verschwand überall. Ungefähr in der dritten Woche nach der Operation zeigten sich einige Härten am neuen Scrotum, auf welche Kataplasmen gelegt wurden, und es entstand ein Abscess, der eine ziemliche Menge Eiter ergoss. Nach und nach wurden auch die Ligaturen ausgestossen, die Kräfte kehrten wieder, und der Kranke konnte gehen. — Die Narben, besonders die auf der untern Seite des Penis, hatten das Bestreben sich nach innen zu krempen, sie stellten daher eine Rinne vor; aber obwohl sie anfangs etwas hart waren, so erweichten sie sich doch nach und nach. Der Penis erschien für gewöhnlich nur 2 Zoll lang, vergrösserte sich aber bei Erectionen nun alle Tage mehr. Die Hoden konnte man wie im natürlichen Zustande fühlen und der Inguinalgegend nähern.

Zu Ende des Monats November war die Heilung vollendet. Delpech behielt den Kranken, um ihn noch beobachten zu können, bis zum Februar im Hospitale zu Montpellier, entliess ihn dann aber, weil er zu seiner Familie zurückzukehren wünschte, und besonders weil er die ihm geschenkte grössere Freiheit missbrauchte, und sich den Trunk angewöhnte.

Alle Wunden waren zu dieser Zeit in feste, lineäre, weiche und verschiebbare Narbe verwandelt. Die vom Anus nach dem Penis aufsteigende, in der Mitte des Scrotum verlaufende Narbe war etwas eingezogen, der Länge nach verkürzt, und die die Hoden bedeckende Haut daher der Quere nach gerunzelt. Die nach der linken Weiche aufsteigende Narbe war fein und weich, die auf der rechten Seite dagegen etwas tiefer und härter, und zog das

Glied etwas nach dieser Seite. Das Glied war eng von der es umgebenden Haut umschlossen, diese aber war nicht verschiebbar, und ein Präputium nicht vorhanden, aber die anfangs entzündete Eichel war mit Epidermis überzogen. Das Glied erigirte sich wie im gesunden Zustande, und wurde dann etwas nach rechts gezogen, jedoch ohne dass der Kranke dabei Schmerz empfand. Sowohl die Hoden als der Penis verrichteten wieder ihre natürlichen Functionen, ohne dass etwa übertriebene Salacität zu bemerken gewesen wäre. Die Hoden waren ausserordentlich empfindlich, wie schon damals bei der Operation, und sie konnten, weil sie mit der Narbe in der Mittellinie des Scrotum verwachsen waren, nicht verschoben, und nach innen oder aussen gedrängt werden, sondern sie lagen fest in der Tiefe einer Hautfalte, wohl aber wurden sie durch den Cremaster nach dem Bauchringe hin gehoben, und senkten sich dann wieder herab, ein Beweis, dass die funiculi spermatici nicht degenerirt waren. Das Allgemeinbefinden des Kranken war vollkommen gut, nur hatte er seine Kräfte noch nicht ganz wieder erlangt. Leider starb Authier schon 2—3 Wochen nach der Rückkehr in seine Heimath sehr plötzlich in Folge von innern Desorganisationen, besonders einem Abscess der Leber, die sich wahrscheinlich in Folge der Entfernung des elephantiasisartigen Scrotum gebildet hatten.

## §. 441.

Eine Operation, die ebenfalls im Capitel der Oscheoplastik aufgeführt zu werden verdient, verrichtete Dieffenbach *(Erfahrg. Bd. II. pag. 137.)*. Indess wurde auch in diesem Falle nur die Haut des Scrotum selbst, die sich nur widernatürlich zurückgezogen hatte, so dass der Hode entblösst dalag, wieder über denselben herbeigezogen und aufgeheilt.

Herr Professor S., ein 30jähriger schlanker Mann von schwächlicher Constitution, hatte mehrmals Unterleibsbeschwerden, und Leberentzündung erlitten. Dadurch entstandene Eitersenkungen erstreckten sich durch die Bauchbedeckungen bis zum Scrotum, und erregten dort Entzündung und Brand, so dass es zur Hälfte verloren ging, und der rechte Testikel entblösst dalag. Nach und nach erholte sich der Kranke, die Fistelgänge heilten, aber der Hode blieb fortwährend Gegenstand der chirurgischen Behandlung. Der Kranke begab sich deshalb nach Berlin. Mehrere bedeutende Nervenstränge befanden sich auf den Bauchbedeckungen, und erstreckten sich bis zur Inguinalgegend. — Die Scrotalhaut der rechten Seite bildete eine Doppelfalte, und schlug sich über den mit Granulationen bedeckten Testikel herab. Der ehemalige Wundrand des Scrotum hatte sich, wahrscheinlich durch falsche Kunsthülfe irre geleitet, nicht über den Hoden fort verlängert, sondern war rings um den Saamenstrang dicht über dem Hoden, adhärent geworden. Demungeachtet hatte das Scrotum an Umfang sehr zugenommen, und sich mit einer Doppelfalte über den Hoden gelegt. Zwar begann der Vernarbungsprocess auf den die Hoden überziehenden Granulationen, aber es war zu fürchten, dass dieser seiner eigentlichen Hülle beraubt, dennoch erkranken, und zuletzt die Castration nöthig werden möchte.

## §. 442.

Dieffenbach löste daher die Scrotalhaut vom Saamenstrange los, und trug den gelösten Hautrand ½ Zoll breit ab, machte dann den Saamenstrang so weit frei, bis es möglich war, den Hoden mit dem Scrotum zu bedecken, und vereinigte die Wundränder der Scrotalhaut durch 4 blutige Hefte und Heftpflaster. Eine vollkommene Aufheilung der Haut auf der Fläche der Hoden war gar nicht zu erwarten. Dieffenbach beabsichtigte auch nur die vorläufige theilweise Vereinigung der Ränder des Scrotum zur Bedeckung des Hoden, dessen Verwachsung mit der innern Oberfläche des Scrotum nur durch den Eiterungsprocess geschehen konnte. Die Scrotalhaut schwoll stark an, und an einigen Stellen folgte Vereinigung der Wundlefzen, doch reichte sie hin, das Hervortreten des Hoden zu verhüten. Noch einige Zeit lang floss Eiter zu den Öffnungen aus, aber sie vereinigten sich, und nach 4 Wochen erfolgte vollkommene Heilung.

## §. 443.

Eine Transplantation andrer, nicht ursprünglich dem Scrotum angehörender Haut, vom Schenkel oder dem Bauche, geschah also in beiden erwähnten Fällen nicht. Dagegen erzählt Labat (*Rhinoplastie pag. 336.*), dass er eine solche Operation verrichtet habe. Ebendaselbst erwähnt Labat 2 Operationsmethoden von Clot-Bey, von denen die eine von der Delpechschen Operationsmethode nicht wesentlich verschieden ist, die andere hingegen sich dadurch unterscheidet, dass die Haut zur Umhüllung des Penis nicht aus der regio pubis genommen, sondern die ausgedehnte ehemalige Haut des Penis dazu verwendet werden soll, die, weil sie unbehaart sei, sich besser dazu eigne.

Seerig (*Rusts Magazin Bd. 47. Heft 1.*) verrichtete die Oscheoplastik auf ganz ähnliche Weise wie Delpech.

---

## XIV. Abtheilung.

# Von den Operationen zur Beseitigung des Gebärmutter- und Scheidenvorfalles. Episiorhaphie. Elytrorhaphie. Kolpodesmorhaphie *).

### §. 444.

*Episiorhaphie.*

Um die Leiden, welche das Tragen von Mutterkränzen oder andere Vorrichtungen zur Zurückhaltung von Vorfällen der Gebärmutter mit sich führen, zu umgehen, besonders aber für die Fälle, wo der Vorfall schon lange Zeit Statt fand, wo ein weites Becken vorhanden ist, und die Kranken sehr empfindlich sind, hat Fricke ein eigenes Verfahren erfunden, den Vorfall unmöglich zu machen.

Bisweilen wirkt jeder fremde in die Scheide gebrachte Körper reizend, selbst nicht der weichste Körper, z. B. ein Schwamm, wird vertragen, denn mit der von ihm ausgeübten Reizung vermehrt sich auch der Schleimausfluss oder es entstehen sogar Geschwüre. Die Kranken müssen alle Vorrichtungen zur Zurückhaltung des Vorfalles entfernen, besonders wenn sie der arbeitenden Klasse angehören. Sehr bald werden sie zu aller Arbeit unfähig, die vorgefallene Partie degenerirt, das Gemüth der Kranken wird mitergriffen, die Kräfte werden aufgerieben, und sie verfallen in hektisches Fieber und Colliquationen.

---

*) τὸ ἐπίσιον oder ἐπείσιον wird, obwohl nicht von bessern Schriftstellern, in der Bedeutung für die Schaamgegend überhaupt gebraucht. τὸ ἔλυτρον hat nur die Bedeutung von Hülle, Bedeckung, involucrum. Wie die Franzosen darauf kommen es für Scheide, vulva, zu gebrauchen, wissen wir nicht. — κόλπος bedeutet eigentlich den Busen, auch den Schooss, aber niemals die weiblichen Geschlechtstheile. ὁ δεσμὸς heisst das Band, Kolpodesmorhaphie soll also wohl Schaambändchennaht ausdrücken.

## §. 445.

In solchen Fällen ist noch ein Heilmittel in der theilweisen Zusammenheilung der Schaamlefzen gegeben, um das Vortreten der Mutterscheide und der Gebärmutter zu verhindern. Es eignen sich für diese Operation vorzüglich die Kranken, wo die Vorfälle der Mutterscheide und Gebärmutter zwar zurückgebracht, aber durch kein mechanisches Mittel zurückgehalten werden können. Nur bereits eingetretene Desorganisation der vorgefallenen Theile, die Zerstörung der äussern Schaamlippen, und allgemeine Schwäche würden eine Gegenanzeige abgeben. Die Verwundung bei der Operation ist zu unbedeutend, als dass aus ihr eine Contraindication genommen werden könnte.

Nachdem die Schaamhaare an den Seiten der Schaamlefzen abrasirt worden sind, wird die Kranke wie beim Steinschnitt gelagert, jedoch ohne die Hände und Füsse zu binden. Der Operateur fasst nun mit der einen Hand die grosse Schaamlippe, stösst ein spitzes Bistouri etwa 2 Finger von der obern Vereinigung beider Schaamlippen, einen guten Finger breit von ihrem Rande ein, und führt dasselbe durch die Schaamlippe durch, zieht dann das Messer rasch nach unten bis zum Frenulum, woselbst er dasselbe in einem kleinen Bogen wieder hinausführt, so dass er ein einen Finger breites Stück vom äussern Rande der grossen Schaamlefze losgetrennt hat. Zuletzt schneidet man den obern noch festsitzenden Theil dieses Hautstückes in schräger Richtung völlig ab, und wiederholt dasselbe Verfahren auf der andern Seite. — Fricke empfiehlt nicht zu viel Haut zu schonen, und die Haut vom äussern Rande der Schaamlippe ein paar Finger breit wegzunehmen. Der Schnitt nach unten muss so geführt werden, dass ein Theil des Frenulum mit weggenommen wird, und dass beide Schnitte sich in einem Winkel, etwa einen Finger breit vom Rande des Frenulum entfernt, vereinigen.

Nach vollständig gestillter Blutung und Torsion der sprützenden Arterien unternimmt man die Vereinigung der Wundflächen. Sollte die Scheide und Gebärmutter nicht durch die ruhige Lage allein zurückgehalten werden können, so bringt man einen kleinen, in Öl getauchten Waschschwamm, an welchem man einen Faden befestigt hat, in die Scheide ein, und schliesst dann die Wunde bis zum Frenulum mit 10—12 Heften. Der Verband ist sehr einfach, und die Nachbehandlung erfordert keine besondern Vorschriften. Den Urin nimmt man in den folgenden Tagen mittelst des Katheters weg.

Aus der obern frei gelassenen Öffnung kann, im Falle die Vereinigung vollkommen geschehen ist, das Menstruationsblut und der Vaginalschleim frei ausfliessen, ja der Coitus kann sogar verübt werden. Sollte daher Schwangerschaft erfolgen, so würde ein einfacher Schnitt die Vereinigung wieder trennen um den Durchgang des Kindes zu gestatten. Nicht immer gelingt die Verwachsung der Schaamlefzen bis zum Frenulum. Dies schadet nicht und schon eine mehrere Finger breite Brücke gewährt Schutz gegen den Vorfall. Sollte hingegen die Operation ohne allen Erfolg verrichtet worden sein, so ist ihre Wiederholung mit keinen Schwierigkeiten verbunden. Fricke hat dieses Verfahren in seinen Annalen (*2. Thl. Hamburg 1833. 8. p. 142.*), und ausserdem mehrere Fälle davon an verschiedenen andern Orten (*vergl. das Literaturverzeichniss*) beschrieben.

## §. 446.

Plath (*in Dieffenbach und Fricke's Zeitschrift, Bd. II. Hft. 2. pag. 142.*) beschreibt die Geschichte einer Geburt nach gemachter Episiorhaphie. Sie betrifft eine Frau, bei welcher Fricke wegen Prolapsus des Uterus und der Scheide die Episiorhaphie verrichtet hatte, die aber nur theilweis gelungen war, so dass die Vereinigung sich nicht vollkommen bis zum Frenulum erstreckte, und nur eine mehrere Zoll breite Brücke den Prolapsus verhinderte. Es waren somit 2 Öffnungen, welche in die Vagina führten, vorhanden. Die Frau wurde schwanger, und das Kind wurde durch die hintere Öffnung, welche Fricke, damit keine Ruptur entstehen sollte, um einige Linien erweiterte, geboren.

Koch in München (*v. Gräfe und v. Walthers Journal Bd. 25. p. 667.*) bediente sich zur Ausführung der Episiorhaphie mit Nutzen der Zapfennaht, indem er vier Zoll lange Cylinder von aufgerolltem Heftpflaster in die Fadenschlingen einlegte.

## §. 447.

### *Elytrorhaphie.*

Marshall Hall und Ireland (*Dublin Journ. Jan. 1835.*) suchten denselben Zweck dadurch zu erreichen, dass sie die Scheide durch Ausschneidung eines länglichen Streifens aus ihrer Schleimhaut zu verengern bemüht waren. Die Elytrorhaphie, wie sie und Bérard jeune (*Gaz. méd. de Paris No. 52. 1835.*) diese Operation nennen, wird auf folgende Weise verrichtet. An der seitlichen Partie der mit der Gebärmutter umgestülpten Scheide löst man einen $1\frac{1}{4}$—$1\frac{1}{2}$ Zoll breiten, nach vorn und hinten zugespitzten Streifen aus der ganzen Länge der Scheide von den Schaamlefzen bis zum Gebärmuttermunde. Die Blutung wird durch Torsion gestillt, die Wundränder durch Hefte vereinigt, und die Gebärmutter dann zurück gebracht. Um Verwundungen der Blase oder des Mastdarms zu vermeiden, ist es nöthig, die Lappen von der Seite der Scheide, und nicht vorn oder hinten zu trennen.

Bérard hat die Operation 3 mal an 2 Frauen gemacht, aber sie blieb bei der einen, welche 2 mal operirt wurde, erfolglos, weil die Ränder sich nicht vereinigten.

Auf ganz gleiche Weise verfuhr Dieffenbach in vielen Fällen *(Med. Vereinszeitung No. 31. 1836.)*, nachdem er die Erfahrung gemacht hatte, dass Gebärmuttervorfälle nicht wieder vorfielen, wenn ein Stück der Vaginalschleimhaut durch Brand abgestossen und die Scheide dadurch enger geworden war.

## §. 448.

### *Kolpodesmorhaphie.*

Eines noch verschiedeneren Verfahrens bediente sich Bellini *(il bulletino delle scienze mediche)*.

Eine 40jährige Jüdin hatte einen bedeutenden Scheidenvorfall, so dass sie, den Mastdarm mit sich ziehend, in der Grösse eines Hühnereies an der Vulva über den Damm herabhing.

Bellini setzte die Kranke auf den Rand eines Bettes, ergriff das vordere obere Segment der Geschwulst mit einem Doppelhaken, liess es durch einen Gehülfen stark nach unten gezogen halten, stach nun eine platte, gekrümmte Nadel mit doppeltem Faden, am äussern Rande der fossa navicularis, oder der untern Commissur der Vagina beginnend, durch die Geschwulst, und führte den Faden um dieselbe, indem er grosse Stiche machte, so dass von einem Stich zum andern immer ein Zwischenraum von einigen Linien blieb. Um den Mastdarm nicht zu verletzen diente der in ihn eingeschobene Finger als Leiter. Die beiden nach unten gelegenen Fadenenden wurden angezogen und geknüpft, so dass eine grosse gedrungene Falte der Vaginalschleimhaut in der Schlinge gefasst war. Die Nachbehandlung bestand in Ruhe, kalten Fomenten, Aderlass und Diät. Nach 2—3 Tagen wurden die Fäden fester gezogen. Der Erfolg war ausserordentlich günstig. Ein Theil der Vaginalschleimhaut fiel nach 10 Tagen ab, es bildete sich eine Narbe in der Vagina und kein Vorfall entstand wieder.

### §. 449.

Die den Operationen, von welchen so eben die Rede war, hinsichtlich ihres Zweckes gerade entgegengesetzte Operation, die Eröffnung der abnorm verschlossenen, nämlich ihrer ganzen Länge nach verwachsenen Scheide, ist noch zu selten verrichtet worden, als dass man verschiedene Operationsmethoden zu ihrer Beseitigung hätte erfinden können. Das von Amussat dagegen angewendete Verfahren besitzt aber zu wenig den Charakter der plastischen Chirurgie, als dass wir es hier ausführlich zu erwähnen für nöthig erachtet hätten. (*Vergl. Journ. hebd. No. 8. 1834. und Gaz. méd. de Paris. No. 52. 1835. Schmidt's Jahrb. Bd. 3. pag. 179. u. Bd. 14. pag. 52.*)

XV. Abtheilung.

## Von der Urethroplastik, oder der Verschliessung der perforirenden Harnröhrenfisteln durch plastische Operationen.

### §. 450.

Es darf an dieser Stelle von Niemandem eine vollständige Abhandlung über die Pathologie und chirurgische Behandlung der Harnröhrenfisteln erwartet werden. Wir verweisen hinsichtlich dessen, was die ältere Chirurgie und vorzüglich Desault, Chopart, Berlingheri, Howship u. A. für diese Krankheitsklasse gethan haben, auf deren Schriften und die Lehrbücher der Chirurgie. Nur dasjenige, was seit der grösseren Vervollkommnung der plastischen Chirurgie für diese Krankheit geschehen ist, haben wir hier zu erwähnen uns vorgenommen, und wir folgen hierbei vorzüglich Dieffenbachs vortrefflichem Aufsatze in seiner und Frickes Zeitschrift *(Bd. 2. H. 1. pag. 1.)*.

### §. 451.

Viel leichter als bei der Urinfistel am freien Theile des Penis kommt die Heilung bei denen zwischen dem Scrotum und dem vorderen Theile der Blase zu Stande. Sogar grosse Defecte werden dort durch die dickere Lage von Zellgewebe, und die leicht wiederersetzende Scrotalhaut wieder geschlossen, wenn man nur den Abfluss des Urins durch die Fistel, vermöge eines Katheters, den man längere Zeit liegen lässt, verhütet. Neuerlich hat Comte *(im Journal général de méd. française et étrangère. T. 89. N. 337. Paris 1824. auch in Gr. u. v. W. Journal Bd. 8. p. 500.)* sogar die Selbstheilung von Urinfisteln am Scrotum eines Hämorrhoidarius beschrieben. Ganz anders verhält es sich am freien Theile des Penis. Frische, die Urethra perforirende Wunden heilen zwar auch hier manchmal schnell und vollkommen, aber wenn einmal wirkliche Fisteln zu Stande gekommen sind, so vermögen das corpus cavernosum urethrae und die dünne dasselbe bedeckende Cutis nicht, selbst mässige Defecte wieder auszufüllen. Der abfliessende Urin zerstört mehr als jedes andere Fluidum die Granulationen, so dass zuletzt gar keine plastische Lymphe mehr ausschwitzt.

§. 452.

Die Harnröhrenfisteln sind bisweilen so eng, dass man nur mit einer Schweinsborste in sie eindringen kann, andere Male sind sie so weit, dass sie die Einführung einer geknöpften Sonde gestatten. Manchmal fehlt selbst der grösste Theil vom Umfange der Harnröhre, oder die Spaltung der Harnröhre ist ein angeborner Bildungsfehler, welcher eine sehr ungünstige Prognose für die Heilung abgiebt. Nicht sowohl die grössere oder geringere Weite des Fistelcanales, sondern vielmehr ihre grössere oder geringere Nähe am Scrotum, geben ein Kriterium für ihre Heilbarkeit ab. Aus den haarfeinen Harnröhrenfisteln dringt der Harn nur während des Urinirens als ein Tröpfchen hervor, sind sie weiter, so kommt mehr heraus, und bei noch grössern Öffnungen spritzt er im Strahle hervor, ja bei sehr beträchtlichen Fisteln geht aller Urin durch die Fistelöffnung ab, und der Kranke macht sich dabei um so nässer, je näher die Fistel am Scrotum ist. Der Saame geht ebenfalls bald durch die Fistel, bald durch die Harnröhre ab, ausser bei sehr engen Fisteln, die er nicht zu durchdringen scheint. Dieses Leiden wirkt äusserst nachtheilig auf das Gemüth der Kranken, die wenn sie selbst übrigens ganz gesund sind, doch ihre ganze Glückseligkeit eingebüsst zu haben meinen. Dieffenbach sah niemals feinere Fisteln, wie dies bei grösseren der Fall ist, gerade von aussen nach innen zu gehen, immer verlief der Canal in schräger Richtung von hinten und innen nach vorne und aussen.

Die Länge desselben betrug im höchsten Falle einen Zoll, meistens nur ½ oder ¼ Zoll. Die innere Mündung ist immer viel weiter, als die äussere, und der Canal sogar bisweilen trichterförmig. Kann man die bisweilen sehr kleinen Fistelöffnungen nicht sogleich finden, so lässt man den Kranken auf den Urin drängen, und gleichzeitig die Eichel zusammendrücken, dann zeigt sich nämlich ein Tropfen Urin auf dieser Stelle; oder man legt ein Stückchen Leinwand auf die Gegend, wo ohngefähr die Fistel sein muss, und lässt jenes Manöver machen. Man bemerkt dann einen ganz kleinen feuchten Fleck in der Leinwand, genau an der Stelle wo die Fistel ist. Feine Fisteln haben in der Regel keine verhärteten Wände, daher fühlt man sie nur selten als einen feinen Strang. Bisweilen entstehen Urinverhaltungen und kleine Urinabcsesse in der Fistel.

Die zu enge äussere Fistelöffnung erweitert man durch ein eingelegtes Stück Darmsaite, geht dann mit einer Sonde ein, und wird damit gegen eine andere in die Harnröhre gebrachte Sonde antreffen. Man kann auch, um einen Abdruck der innern Fistelöffnung zu bekommen, mit einem Katheter, an dessen Spitze man einen Ballen Modellirwachs angebracht hat, eingehen, und, indem man den Penis zusammendrückt, sich ein genaues Bild der Öffnung verschaffen. Viel leichter ist die Untersuchung weiterer Öffnungen, wo man bisweilen die hintere Wand der Harnröhre wie rothen Sammet daliegen sieht. Das vordere Ende der Harnröhre trocknet, wenn der Urin lange nicht durchgeflossen ist, endlich aus, indem die Schleimhaut zu secerniren aufhört. Mehrmals brachte Dieffenbach eine käsige Masse mit dem Katheter heraus. Die Schleimhaut indurirt sich dann und wird sehr empfindlich.

### §. 453.

So leicht die Heilung enger Fisteln auf den ersten Blick scheinen mag, so schwierig ist sie dennoch. Das Ätzen und die blutige Naht sind dagegen empfohlen worden. Um zu ätzen, dilatirt man die Fistel mittelst einer eingelegten Darmsaite, bringt dann eine Bougie, die nicht zu dünn sein darf, in die Harnröhre, damit sie das Einfliessen des Ätzmittels in dieselbe verhindere, aber auch nicht zu dick, um die Fistel nicht zu comprimiren. Dann geht man mit einem feinen, in Cantharidentinctur getauchten Pinsel in die Fistel ein, und sucht alle Punkte ihrer Wände damit zu berühren. Man wiederholt dies dreimal binnen 6—8 Stunden, und zieht dann die Bougie aus, bringt einen Katheter in die Blase, und lässt ihn liegen. Am folgenden Tage entfernt man mittelst eines kleinen Schwämmchens die gelöste Oberhaut aus der Fistel, und wiederholt nach einigen Tagen, wenn Eiterung eingetreten ist, die Application des Ätzmittels.

Einige Male verkleinerte wohl Dieffenbach auf diese Weise grössere Öffnungen, aber im Ganzen gelang die Heilung doch selten, und wenn auch die äussere Öffnung geschlossen war, so brach sie, wenn der Urin in starkem Strahle durch die Urethra kam, oder nach dem Beischlafe, wieder auf.

## §. 454.

Öfters versuchte Dieffenbach die Heilung durch die Knopfnaht nach vorhergegangenem Cauterisiren mit Cantharidentinktur zu bewirken. Er führte die Spitze der Nadel so tief als möglich ein, um die innere Öffnung mit in die Naht zu fassen, aber es erfolgte immer starke entzündliche Reizung, einmal auch Urininfiltration in das Zellgewebe, die Fäden durchschnitten die Weichtheile, und mussten entfernt werden. Die Fisteln waren grösser geworden.

Die umschlungene Naht, mittelst einer Insektennadel nach vorausgegangener Cauterisation, hatte denselben ungünstigen Erfolg. Die Anlegung von Knopfnähten oder umschlungenen Nähten nach vorgängiger blutiger Verwundung lieferte Dieffenbach nicht viel glücklichere Resultate. Nur einmal gelang es ihm, eine kleine Fistel in der Nähe der Vorhaut auf letztere Weise zu heilen, indem er nur die tiefern Theile mit der Insektennadel durchstach. Bei grösseren Defekten der Harnröhre ist die Erzeugung von Granulationen zur Schliessung der Öffnung noch viel schwieriger. In einem Falle, wo Dieffenbach die Ränder blutig gemacht und vier Knopfnähte angelegt hatte, erfolgte keine Heilung, und er musste froh sein, dass sich die Öffnung wieder bis auf ihren früheren Standpunkt verkleinerte.

In einem andern Falle legte Dieffenbach umschlungene Nähte an, und machte seitliche Einschnitte, nachdem er die Fistel frisch verwundet, und den unwegsam gewordenen andern Theil der Harnröhre vorläufig durch Einlegen von Bougien wieder erweitert hatte. Es erfolgte starke entzündliche Reaction, welche mehrere Aderlässe erforderte. Die Vereinigung schien anfangs zu Stande gekommen zu sein, aber bald zeigte es sich, dass alle Hoffnung vergebens war. Eben so erfolglos blieb dieselbe Operation in einem zweiten Falle, und in einem andern von Ricord, welchen Dieffenbach *(a. a. O. p. 18.)* erzählt.

Seinen früher gethanen Vorschlag, hinter der Fistel die Harnröhre zu perforiren, und einen Katheter durch diese Öffnung einzulegen, bis die Fistel geheilt sein würde, erklärte Dieffenbach später selbst für unausführbar, weil er seitdem die Schwierigkeit, selbst ganz kleine Fisteln zu heilen, kennen gelernt hatte.

## §. 455.

### *Umschlungene Naht, Seiteneinschnitte und gänzliche Lostrennung der Brücke.*

Bei einem durch Ausschweifungen tiefgesunkenen Handlungsdiener, welcher an Trippern und Chankern, zuletzt aber an allgemeiner Lues gelitten hatte, von welcher er durch die Innunctionscur und das Zittmannsche Decoct geheilt worden war, und der in der Mitte des Gliedes ein Loch in der Urethra hatte, so dass man den dicksten Katheter dadurch einführen konnte, welches durch ein Geschwür, das von aussen nach innen eingedrungen war, entstanden sein sollte, verfuhr Dieffenbach so, dass er die Ränder der Öffnung mit der Hakenpincette fasste, und sie mit dem Scalpell abtrug, so dass die Wunde eine vorn und hinten zugespitzte Gestalt *a* erhielt. Dann fasste er die Ränder nochmals und löste sie 3 bis 4 Linien weit ab, und legte so viele umschlungene Nähte an, als zur Schliessung der Spalte nothwendig waren. Hierauf machte er zu beiden Seiten des Penis Seitenincisionen *b, b* von der doppelten Länge der Naht, und trennte die Brücken durch flache Messerzüge los, wobei die Hautränder durch eine Hakenpincette gehalten und angespannt wurden, so dass man den in der Harnröhre liegenden Katheter beim Aufheben der Brücken sehen konnte.

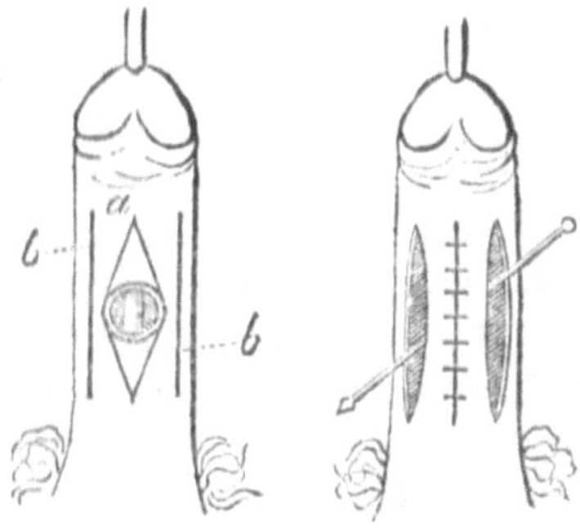


Ungeachtet nächtlicher Erectionen erlitt die Naht keine Störung, denn die Spannung war gehoben, und die Vereinigung war am vierten Tage gelungen. Die unteren Flächen der Brücken adhärirten in der Mittellinie des Gliedes mit demselben, und wichen nicht wieder in ihre alte Stelle zurück. Etwas Urin floss zwar neben den Katheter durch die Seitenöffnung aus, aber die Heilung war am 15ten Tage vollkommen beendigt.

## §. 456.
### *Die Schienennaht.*

Auf die Beobachtung gestützt, dass an der Vorhaut des Penis die Vereinigung der Ränder nicht leicht, wohl aber ihre Aufheilung mit ihrer Grundfläche zu Stande kommt, hat Dieffenbach den Vorschlag zu einer, der Zapfennaht ähnlichen Naht, der Schienennaht gegründet, und hofft, da er sie praktisch noch nicht geprüft hat, dass sie gelingen werde. Er gedenkt nämlich bei grössern Defekten, wo besonders zu beiden Seiten wenig Haut vorhanden ist, die Hautränder dergestalt abzutragen, dass sie vereinigt werden können, und die Trennung des untergelegenen Zellgewebes zu bewirken. Dann sollen die Ränder durch die fortlaufende Naht vereinigt, seitliche Incisionen angelegt, und die Hautbrücke wie bei der vorigen Operation losgetrennt werden. Hierauf soll man zwei lederne Schienen von der Länge der Brücken anlegen, um dadurch beide Brücken mit ihren Wundflächen gegeneinander zu drücken, und in dieser Lage zu erhalten.

Die 3 Linien breiten kleinen Schienen von mässig steifem Leder sind von drei Nadelstichen durchbohrt. Man legt sie auf beiden Seiten auf den innern Rand der Brücken, und drückt sie sammt der Haut mit dem Daumen und Zeigefinger der linken Hand zusammen, führt dann die Nadeln durch die Löcher der Schienen, und zugleich durch beide Brücken, und rollt zuletzt das Spitzenende der Insektennadel auf, nachdem es vorher etwas verkürzt worden. Die Anziehung muss so mässig sein, dass die Brücken bei eintretender Geschwulst nicht absterben. Wenn man bei einem sehr kleinen Penis statt zweier Seitenschnitte nur einen Schnitt auf den Rücken des Penis führen, und die Haut an den Seiten vollkommen lösen wollte, so würde der Erfolg gewiss ungünstig sein, weil der Urin, der neben den Katheter vorbeisickert, nicht ausfliessen könnte.

## §. 457.

*Transplantation von Haut auf Urethrafisteln.*

Mannigfach hat man Versuche gemacht, Hautlappen auf die Fisteln des Penis zu transplantiren. Allein es ist sehr leicht zu begreifen, dass, wenn auch die Aufheilung desselben vollkommen gelingt, der Kranke doch noch eine incomplete Fistel an sich trägt, und der Urin sich später doch wieder einen falschen Weg bahnen muss. Zwar erzählt Blandin (*Autoplastie p. 180.*) eine Beobachtung von Alliot, dem es gelungen sein soll einen aus dem Penis geformten Lappen über die Fistel aufzuheilen. Weil er aber die Unvollkommenheit dieser Operationsmethode fühlte, that Blandin zugleich den Vorschlag, die von Velpeau für die Bronchoplastik angewendete Methode der Aufrollung des Lappens (Roulement du lambeau) auf die Urethroplastik zu übertragen, ohne jedoch durch Aufzählung gelungener Fälle die mehrfach von uns gegen ihre Ausführbarkeit erhobene Bedenklichkeiten zu erledigen.

## §. 458.

Delpech (*chirurg. clinique Tome II. pag. 581.*) bediente sich, jedoch nicht mit günstigem Erfolge, der Haut aus der Inguinalgegend, um sie auf Fisteln der Urethra zu verpflanzen. Ein 22 Jahr alter Mann, von robuster Constitution, hatte als Kind die Gewohnheit gehabt, den Urin in das Bette gehen zu lassen. Drohungen und harte Behandlung brachten ihn zu dem Entschlusse, sich einen Faden um das Glied zu binden, aber am andern Morgen hatte derselbe so tief eingeschnitten, dass die Geschwulst des Gliedes ihn ganz bedeckte, und die Ältern bemerkten es erst zu spät, als der Faden schon einen Theil der corpora cavernosa, und die hintere Wand der Urethra durchschnitten hatte. Ein Narbenring umgab den ganzen Penis nahe am Scrotum, durch die Fistel floss aller Urin ab und benetzte das Scrotum, der Kranke wünschte daher sehnlichst von diesem Übelstande befreit zu werden. Delpech dachte sogleich darauf, ihn vermittelst Transplantation eines Hautstückes zu heilen, und einen Lappen aus der Inguinalgegend zu entlehnen, denn da die Fistel so nahe am Scrotum war, so befand sich der Punct, wo die Aufpflanzung geschehen sollte, weder zu entfernt von dort, noch auch konnte die eine Gegend bewegt werden, ohne dass die andere diese Bewegung mitmachte. Zur Entleerung des Urines wurde ein Katheter liegen gelassen, das Glied nach der linken Seite hin befestigt, und nur die hintere Hälfte des Fistelrandes wund gemacht. Delpech trennte einen Lappen aus der linken Inguinalgegend, drehte ihn um, und befestigte ihn durch drei Knopfnähte, die mit einer Nähnadel und einfachem Faden angelegt wurden. Nur die Spitze des Lappens war mit dem theilweise wundgemachten Fistelrande in Berührung gesetzt; ein elastischer Katheter war schon anfangs eingelegt und befestigt worden, so dass der Urin stets in ein Glas abfliessen, und sich niemals zu einer Menge anhäufen konnte. Der Kranke hielt sich vortrefflich, aber dennoch entstand am 3ten Tage Gangrän des Lappens, und der Urin träufelte durch die Fistel hervor. Trotzdem versuchte Delpech nach Entfernung des Brandigen die Anheftung des Lappens noch einmal, aber Gangrän zerstörte den Lappen vollends bis an seine Basis. Später brachte Betupfen mit Lapis infernalis den Kranken dahin, dass die Fistel sich verkleinerte, und ein Theil des Urines auf natürlichem Wege abging.

Dieffenbach *(in seiner und Frickes Zeitschrift a. a. O. p. 27.)* erzählt von einer Operation, welche Ricord verrichtete, wobei er den Defect der Harnröhre mittelst eines Lappens aus der Scrotalhaut zu schliessen versuchte, die aber, weil der Lappen durch Brand zerstört wurde, ebenfalls misslang.

## §. 459.

Für solche Fisteln der Urethra, welche sich nahe am Scrotum befinden, schlägt Dieffenbach eine Operationsmethode vor, die in der Transplantation der Scrotalhaut durch Verschiebung besteht. Es wird ein elastischer Katheter in die Blase gebracht, und die Ränder der Öffnung abgetragen, so dass eine Querwunde mit zwei spitzen Winkeln entsteht, die bis zur Mitte des Penis hinaufreichen, *x x*. Dann hebt man die Haut des Scrotum nach dem Verlaufe der Ruthe in eine Längenfalte auf und durchschneidet sie, so dass eine mit der ersten Wunde parallele Querwunde entsteht, und trennt diese Hautbrücke *z* von ihrem Grunde los. Nun zieht man sie nach vorn, und heftet sie mit 5 — 6 umschlungenen Nähten mit dem Hautende der Ruthe zusammen. Unter ihr führt man ein 2 Zoll langes Stück elastische Bougie in die Harnröhre, um dem etwa abfliessenden Urin einen Abfluss zu verschaffen.

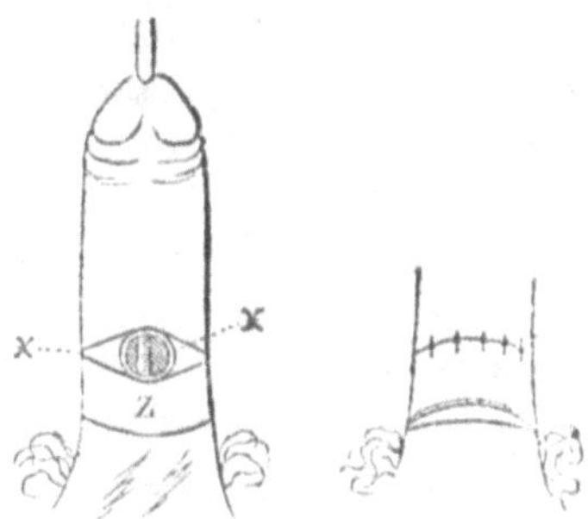


Diese Methode hat gewiss Vorzüge vor der Transplantation eines Hautlappens mit einem Stiel, weil verpflanzte runde Hautlappen zu grosse Neigung haben sich zu einem runden Klümpchen zusammenzuziehen.

## §. 460.

### *Umdrehung der Gesammthaut des Penis um seine Achse.*

Die Verschiebung der Haut des Penis, so dass gesunde Haut über die Öffnung der Fistel zu liegen kommt, lässt sich auf sehr verschiedene Weisen ausführen. In solchen Fällen, wo grosse Defecte der Harnröhre in der Mitte des Gliedes bestanden, und besonders wo die Haut im Umkreise des Defectes zerstört, also das Hinüberziehen der Hautränder nicht möglich war, selbst wenn Seiteneinschnitte und die Lostrennung der Brücken gemacht worden wären, verfuhr Dieffenbach auf folgende Weise.

Die Hautränder wurden rings um die Öffnung abgelöst, ohne jedoch etwas fortzunehmen, dann an der Seite der Wurzel des Penis eine starke Längenfalte gebildet und durchschnitten. Die dadurch entstandene Wunde *a* muss $\frac{2}{3}$ eines Kreises, welcher das Glied umgiebt, betragen. Nun zieht man die äussere Lamelle der Vorhaut etwas zurück, hebt die Hautdecken an der entgegengesetzten Seite des Gliedes in der Gegend der Eichelkrone ebenfalls in einer grossen Längenfalte in die Höhe, und durchschneidet auch hier zwei Drittheile von der Cutis des Gliedes *b*. Die Bedeckungen des Penis, welche zwischen beiden Schnitten liegen, werden nun abgelöst. Dies geschieht, indem man den Rand mit einer Pincette aufhebt, und das lockere Zellgewebe unter der Cutis mit einer scharfen Augenscheere durchschneidet.

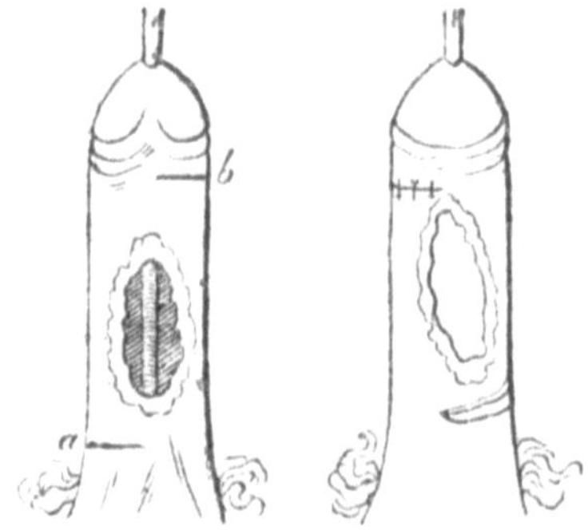


## §. 461.

Ist nun der zwischen beiden Incisionen liegende, meistens 2 Zoll breite Hautring gelöst, so dreht man ihn vollkommen herum, so dass die gesunde Haut vom Rücken des Gliedes nach unten kommt und das Loch deckt, die Öffnung in der Haut aber nach dem Rücken des Gliedes verlegt wird. Besteht irgendwo noch Spannung der Haut, so führt man, wo es nöthig ist, die Schnitte noch weiter, bis die Spannung gelöst ist. — Das Zurückgehen der Haut in ihre alte Stelle verhindert man durch einige Knopfnähte, die man durch einige Heftpflasterstreifen unterstützt, welche zugleich die Haut sanft an das Glied andrücken. Damit sich nicht eine Schicht Blut zwischen der Haut und dem Gliede ansammeln könne, ist est nöthig, die Stillung der Blutung recht sorgfältig zu besorgen, ehe man die Heftung beginnt. Vom hintern Wundrande, an der untern Seite des Gliedes, aus, bringt man ein Stück elastischer Bougie unter die Haut bis gegen das Loch in der Harnröhre, damit der vorbeisickernde Urin hier einen Ausweg finde.

Nach vollendeter Operation muss ein geübter Assistent in der Nähe des Kranken sein, um bei eintretender Erection die Pflasterstreifen zu durchschneiden, damit die Haut durch die Zusammenschnürung nicht leide. Findet man nach 4—5 Tagen, dass die Haut angewachsen ist, so durchschneidet man die Fadennähte, fährt aber mit der Anwendung der Heftpflasterstreifen noch fort, und lässt die Einbringung der Bougie erst dann weg, wenn die Heilung grösstentheils vollendet ist.

## §. 462.

### *Ringförmige Verpflanzung der Vorhaut nach hinten, zur Schliessung der dicht hinter dem Präputium befindlichen Urethrafisteln.*

Wenn sich ein Loch der Urethra dicht hinter der Vorhaut befindet, so ist die ringförmige Verpflanzung der äussern Lamelle des Präputiums nach hinten angezeigt. Die Operation wird nach Dieffenbach auf folgende Art gemacht *(a. a. O. pag. 30.)*. Man hebt die äussere Lamelle der Vorhaut vor der Öffnung in eine grosse Längenfalte in die Höhe, und durchschneidet sie. Die Wunde muss sich um noch mehr als ¾ der Circumferenz des Gliedes erstrecken, und daher, wenn sie nicht gross genug ist, noch verlängert werden. Dann legt man eine eben solche Wunde hinter der Fistel an, so dass beide Schnitte sich in ihren Endpuncten treffen. Die Fistel muss in der Hautinsel, die durch jene Schnitte gebildet wird, begriffen sein, und diese nun durch flache Messerzüge entfernt werden.

Hierauf hebt man den Wundrand der Vorhaut mit der Hakenpincette in die Höhe, trennt mit einer Augenscheere das Zellgewebe, welches die äussere und innere Lamelle der Vorhaut verbindet, durchschneidet die innere Lamelle der Vorhaut, wo sie mit der Eichel zusammenhängt, und legt somit eine Öffnung für den Abfluss des Wundsecrets an, in welche man eine kleine Kerze einbringt. Darauf wird der hintere Wundrand der äussern Fläche der Vorhaut zurückgestreift, und mit dem entsprechenden Rande der Haut des Gliedes vereinigt. Sieben bis acht Suturen und mehrere kleine Pflasterstreifen sind dazu erforderlich. Bei sehr enger Vorhaut ist es nöthig, diese bis zur corona glandis zu spalten.

## §. 463.

### *Ringförmige Verpflanzung der Haut des Gliedes bei mangelnder Vorhaut, über Öffnungen der Harnröhre unmittelbar hinter der Eichel.*

Die Schliessung von grösseren Öffnungen der Urethra unmittelbar hinter der Eichel gehört unstreitig zu den höchsten Aufgaben der Chirurgie. Es fehlt namentlich an natürlichen Anheftungspunkten für die zu transplantirende Haut. Die Ränder der Öffnung sind hart und schwielig, da gewöhnlich ein Schanker am Frenulum erst das Präputium zerstört, und dann die Urethra durchfressen hat. Noch viel schwieriger ist die Aufgabe, wenn, wie bei Israeliten, gar keine Vorhaut vorhanden ist, wo es vollends an Material zur Schliessung der Öffnung fehlt, da bei der Beschneidung der Juden nicht bloss beide Lamellen des Präputium, sondern auch ein Theil der übrigen Bedeckung des Penis hinweggenommen wird.

Dieffenbach empfiehlt in solchen Fällen die Ränder der Fistel zu verwunden, und sie in eine quere Spalte zu verwandeln. Bringt man jetzt die Eichel abwärts, so nähern sich die Wundränder, die man sogleich durch 2 Knopfnähte verbindet, deren eines Fadenende man abschneidet, das andre aber mittelst einer stumpfen Nadel durch die Fistel zur Harnröhre hinausleitet.

Hierauf schält man die nächste Umgebung der Öffnung und die ganze untere Fläche der Eichel ab, *a a*, bis eine Linie von der Urethra entfernt, indem man die Haut mit einer Pincette fasst und abträgt. Die Grenzen müssen durch perpendiculär eindringende Incisionen bezeichnet sein, und die verwundete Stelle die Form eines halb durchschnittenen Ovales besitzen, dessen runde Seite nach der Mündung der Urethra hingekehrt ist.

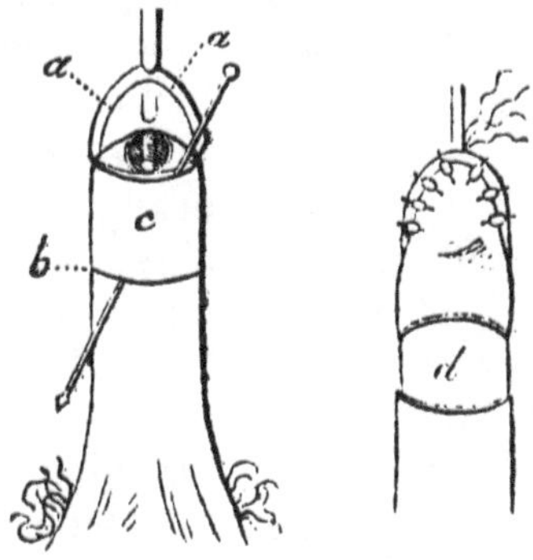


Nun wird auf einer Hautfalte die Haut des Penis bei *b* ringförmig durchschnitten, so dass die Enden des Schnittes nach oben und vorn verlaufen. Diese Hautbrücke *c* wird vom Boden gelöst, und über die Fistel weg nach vorn gezogen, angeheftet, und die hintere Wundfläche *d* mit Charpie bedeckt. Wir verweisen auf die beiden interessanten Krankengeschichten, welche Dieffenbach dieser Operationsbeschreibung beigefügt hat. Die Heilung des einen Kranken wurde durch Erectionen und Saamenergiessungen vereitelt, der andere Kranke jedoch, welchen Dieffenbach bei seinem Aufenthalte in Paris operirte, genas.

## §. 464.

### *Von der Schnürnaht zur Heilung der Urethrafisteln.*

Es ist nicht zu übersehen, dass sehr viele Operationsversuche, die Schliessung der Harnröhrenfisteln durch Transplantation zu bewirken, scheitern, und dass die Heilung, wenn sie gelingt, doch meistens von den heftigsten Erscheinungen begleitet ist. Bisweilen steigern sich die durch die örtliche und allgemeine Entzündung hervorgerufenen Zufälle zu einer das Leben in Gefahr setzenden Höhe. Der unermüdliche, erfindungsreiche Dieffenbach suchte daher noch nach einer neuen Methode, und richtete sein Augenmerk vorzüglich darauf, dass die in das Zellgewebe eindringende Tropfen Urin so häufig die Operation vereiteln, und die heftigen Zufälle hervorrufen.

Es kam ihm vorzüglich darauf an, eine Operationsmethode zu finden, wo die Ränder der Öffnung selbst, oder ihre Umgebungen, an keiner Stelle blutig verwundet, und der Berührung des Urins ausgesetzt würden. Wenn der Urin auch nur durch einen Nadelstich in die Haut eindringen kann, so entstehen Urinversenkungen, welche die Heilung stören und heftige Zufälle erzeugen.

Die sogleich zu beschreibende Methode der Schnürnaht ist am wenigsten von allen Operationsmethoden verwundend, und kann niemals, wenn sie misslingt, den Kranken in eine schlimmere Lage versetzen als in der er sich vor der Operation befand. Sie besteht in der Erregung einer künstlichen Entzündung der Ränder, worauf die Öffnung mit einem Faden zugebunden wird. Sie ist nur dann unausführbar, wenn sich die Fistel dicht hinter der Eichel befindet, wenn das Loch der Urethra nicht von einer gesunden nachgiebigen Haut umgeben ist, oder wenn die Hautränder ganz fehlen, und eine dünne Epidermis fest auf der sehnigen Hülle der corpora cavernosa aufliegt.

## §. 465.

Die Ränder der Öffnung werden mit concentrirter Cantharidentinktur bepinselt. Am andern Morgen entfernt man die dadurch gelöste Epidermis. Nach Einführung eines kurzen elastischen Bougies leitet man einen starken, doppelten, gewichsten Seidenfaden, näher der innern als der äussern Öffnung, ¼ Zoll vom Rande des Lochs entfernt, rings um dasselbe herum. Da es nicht möglich ist, den ganzen Kreis um das Loch mit der Nadel auf einmal zu beschreiben, so muss man wenigstens dreimal ausstechen und an derselben Ausstichsstelle mit der Nadel aufs Neue eingehen, bis die Nadel und das Fadenende zuletzt dort zum Vorschein kommen, wo der erste Einstich gemacht wurde. Man muss sich hüten die Urethra mit anzustechen, damit nicht Urin sich in die Stichwunden infiltrire.

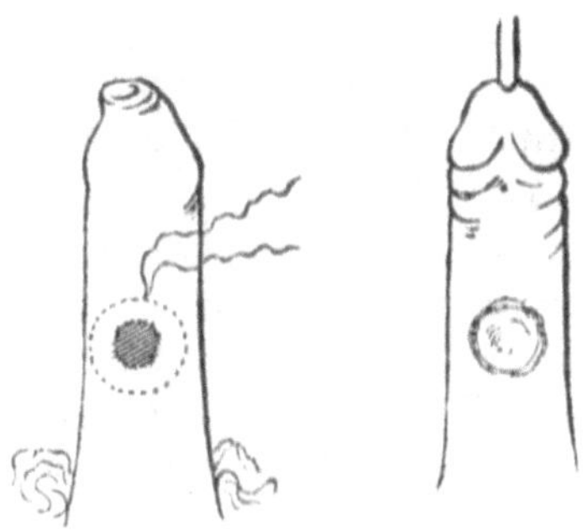

Das Zusammenknüpfen des Fadens muss leise und langsam gemacht werden. Das Loch wird dabei immer kleiner, bis es ganz verschwindet, und die Ränder sich berühren. Man lässt die Fadenenden zur Öffnung heraushängen, und entfernt die Bougie.

Gelingt die Heilung nicht vollkommen, so wiederholt man die Operation.

Wenn die Öffnung in der Urethra einen Canal bildet, dessen innere Wandungen sich von aussen als ein härtlicher Strang anfühlen lassen, so geschieht die Anlegung des Fadens auf folgende Weise. — Man fasst die Öffnung oder den Strang querüber, und drückt mit Daumen und Zeigefinger, die Haut ein wenig zurückziehend, darauf; der Strang entschlüpft nun den Fingern, und liegt weiter nach vorn. Jetzt durchsticht man die Hautdecken querüber, und zieht die gerade Nadel aus, dann zieht man die Hautdecken etwas nach vorn und durchsticht von denselben Nadelstichen aus wieder das Zellgewebe. Nach fünf Tagen, wenn der Fadenring locker geworden ist, durchschneidet man ihn und nimmt ihn weg.

## §. 466.

Nach der oben beschriebenen Methode mittelst der Schnürnaht operirte Dieffenbach einen jungen russischen Marineofficier, der eine sonderbare Verwundung erlitten hatte. Das russische Kriegsschiff, auf welchem er sich befand, kreuzte gegen griechische Seeräuber. Früh in der Morgendämmerung, wo man die Annäherung der griechischen Piraten nicht bemerken konnte, begrüssten diese das russische Kriegsschiff mit einer Kartätschensalve. Jener Officier schlief in diesem Augenblicke ruhig auf dem Verdecke des Schiffes, und wurde von einer Kartätschenkugel so getroffen, dass sie ihm aus dem untern Theile des Penis, der sich gerade in Erection befand, ein beträchtliches Stück herausriss, dann in die linke Inguinalgegend eindrang, nach dem linken Schenkel wanderte, und, dem Verlaufe der arteria cruralis folgend, sich bis zur Kniebeuge herabsenkte. Die Behandlung des Kranken wurde sehr gut geführt, und der Verwundete so weit hergestellt, dass er nur eine Fistel der Harnröhre zurück behielt. Alle angewendeten Mittel, Ätzen der Ränder, Liegenlassen des Katheters u. s. w. waren nicht vermögend gewesen sie zur Schliessung zu bringen. Mehrere Jahre lang urinirte der Kranke durch die falsche Öffnung, und nur wenig Urin ging durch den natürlichen Canal ab. Dieffenbach verfuhr nach der oben beschriebenen Methode. Die Operation verursachte dem Kranken nur sehr unbedeutende Schmerzen, und die Anschwellung des Gliedes war selbst an der leidenden Stelle gering. Am 7ten Tage, wo der Faden locker geworden war, wurde er entfernt, und es kam kein Urin mehr zum Vorschein. Später bemerkte Dieffenbach noch einmal das Hervortreten eines kleinen Tropfens Urin an der Narbe, aber das Betupfen mit concentrirter Canthuridentinctur mittelst eines kleinen Miniaturpinsels bewirkte die völlige Schliessung.

Wir haben bereits im allgemeinen operativen Theile die Gründe auseinandergesetzt, warum wir Dieffenbachs Erfindung der Schnürnaht einen so hohen Werth zuschreiben, und dass wir dieser Meinung besonders deshalb sind, weil die treuste Naturbeobachtung auf sie geführt hat, und die Operation die zu geringe Heilkraft der kranken Partie nur auf den Weg leitet, den die Natur bei Heilung der Fisteln auch andrer Art befolgt. Eben deshalb darf man sich von ihr die glänzendsten Resultate für die Zukunft versprechen.

## XVI. Abtheilung.

## Von der Cystoplastik *) oder der Verschliessung der Blasenscheidenfisteln, daher auch Elytroplastik **) genannt.

### §. 467.

Mit demselben Unrechte, mit welchem man den Operationen zur Verschliessung der Luftröhrenfisteln den Namen der Bronchoplastik, oder der Öffnungen in der männlichen Harnröhre den Namen Urethroplastik gab, hat man mit Cystoplastik die Operationen zur Verschliessung der Blasenscheidenfisteln benannt.

Mit mehr Recht würde der Name der Operation angehören, welche Delpech zur Beseitigung der angebornen Inversio vesicae vorgeschlagen hat. Er empfiehlt (*Chirurg. clinique Tome II. pag.* 254.) einen Hautlappen aus der regio hypogastrica zu lösen, und ihn durch Transplantation zur vordern Blasenwand zu machen. Dieser Lappen soll eine elliptische Form haben, damit man den Defect wieder vereinigen könne; er soll dann um seinen Stiel gedreht, herabgelegt, und mit seinen Rändern an den wundgemachten Rändern der umgestülpten Harnblase befestigt werden. Man soll sich dabei hüten, die Schleimhaut der Blase nicht mit in die Nähte zu fassen, weil sie sich sonst zu stark entzünden würde. Ein Katheter, den man einlegt, soll zugleich dazu dienen, die hintere Blasenwand, die durch die Eingeweide nach vorn gedrängt wird, zurückzuhalten. Später, nach gelungener Operation, werde der Urin dies selbst bewirken. Aber es ist wohl sehr zu bezweifeln, ob die Operation so vollkommen gelingen

---

*) ἡ κύστη oder κύστις, die Blase.

**) Hinsichtlich des Wortes Elytroplastik verweisen wir auf das weiter oben über das Wort Elytrorhaphie Gesagte.

werde, dass der Urin sich in der, eines Sphincters entbehrenden, Blase ansammeln könne. Hingegen dürfte man sich wohl den günstigen Erfolg von der Operation versprechen, dass die Schleimhaut der Blase, wenn sie nicht mehr in steter Berührung mit der Luft ist, weniger gereizt und entzündet sei, der Kranke also mancher Beschwerde enthoben sein werde.

## §. 468.

Die Blasenscheidenfisteln sind bei weitem am häufigsten die Folge schwerer Geburten und roher, bei derselben angewendeter Kunsthülfe. Mitunter werden sie auch durch Verletzungen, Katheterismus, Punction, durch den Gebrauch schlechter Pessarien, durch die Steinkrankheit, den Steinschnitt oder durch Geschwüre u. s. w. erzeugt, andere Male sind sie mit Vorfall der Gebärmutter, Mutterkrebs, Fisteln oder Stricturen des Mastdarms, oder Einrissen des Dammes complicirt.

Grosse Fisteln, welche bei schweren Geburten entstanden, sind nicht immer die Folge der Instrumentalhülfe, oft ist es der Druck des Kindeskopfes auf die Scheidenwände, welcher ihre Zerreissung bewirkte. Bei sehr kleinen Fisteln hingegen kann man eine Verletzung mittelst der Zange gar nicht für die Ursache annehmen, und weil sich solche kleine Öffnungen von der Grösse eines Hirsekornes immer in einer Falte der Vaginalschleimhaut, niemals auf der Höhe einer Falte befinden, so nimmt Dieffenbach an, dass sie durch das Platzen des Grundes eines Schleimbeutels während der Ausdehnung der Vagina entstehen, worauf dann nach einigen Tagen der entsprechende Punct in die Blase durchbricht.

Ihre Gestalt ist bei mässiger Grösse meistens rund, wenn sie grösser sind oval. Wenn sie durch syphilitische oder carcinomatöse Geschwüre entstanden sind, so ist ihre Form natürlich sehr verschieden, und ihre Ränder im letzten Falle hart, wulstig, rissig und stellenweise aufgelockert. — Ihr Sitz ist bald in der Nähe der Harnröhrenmündung, bald mehr nach hinten, bisweilen selbst am collo uteri. Selten sind sie weit von der Mittellinie der Scheidendecke entfernt, nur ganz im Hintergrunde der Scheide befinden sie sich bisweilen seitlich.

## §. 469

Der Zustand der mit Blasenscheidenfisteln behafteten Frauen erregt das Mitleid des Arztes in so hohem Grade, dass es heilige Pflicht ist Alles anzuwenden, um sie von diesem lästigen, das Leben verbitternden Übel zu befreien, welches viel häufiger vorkommt als man gewöhnlich glaubt. Es ist für die Kranken ziemlich gleich, ob sie mit einer grossen oder kleinen Blasenfistel behaftet sind, es fliesst aus diesen eben so gut aller Urin aus, wie aus jenen.

„Es kann kaum einen traurigeren Zustand geben," sagt Dieffenbach (*Med. Zeitung 1836. No. 25.*), „als den, in welchen eine Frau durch eine Blasenscheidenfistel versetzt wird. Sich selbst zum Ekel, wird das von seinem Manne geliebte Weib ihm zum Gegenstande des körperlichen Abscheues, und jeder andere Mensch, abgestossen durch das Unerträgliche des fauligen urinösen Geruches, wendet ebenfalls, von Widerwillen durchdrungen, den Rücken. Durch das Abfliessen des Urins aus der Öffnung, sie mag gross oder klein sein, — seine öftere Verhaltung in den Runzeln der Scheide macht ihn noch schärfer und pikanter, — werden die Schaamlefzen, der Damm, der untere Theil des Gesässes, die innere Seite der Schenkel und Unterschenkel bis zu den Füssen hinab fortwährend benetzt. Die Haut nimmt eine Feuerröthe an, und besetzt sich stellenweise mit einem furunculösen Ausschlage. Ein unerträgliches Jucken und Brennen quält die Kranken, welche zum öfteren Kratzen, bis das Blut hervorquillt, getrieben werden, wodurch die Leiden sich noch vermehren. Viele reissen sich in Verzweiflung die Haare aus dem Schaamberge, welche bisweilen mit einem kalkartigen Niederschlage aus dem Urin überzogen sind. Die Erfrischung durch reine Wäsche wird ihnen nicht zu Theil, denn das reine Hemde schlägt ihnen, schnell durchnässt, beim Gehen klatschend um die nassen Schenkel, während es in ihren nassen Schuhen zischt, als wären sie durch einen Sumpf gewadet. Das Lager erquickt sie nicht, denn ein gutes Lager, ein Bette, eine Pferdehaarmatratze, wird schnell durch den Urin imprägnirt, und verbreitet den unerträglichsten Geruch; selbst die Reichsten sind meistens lebenslänglich zum Strohsack, dessen Stroh täglich erneuert wird, verdammt. Die Luft in den Schlafzimmern solcher Weiber macht den Athem stocken, und wohin sie treten, verderben sie die Atmosphäre. Waschen und Einölen helfen nicht; Parfüms erhöhen noch das Ekelhafte des Geruchs, wie ekelhaft schmeckende Dinge durch Überzuckerung noch ekelhafter werden. Jegliches Familienband zerreisst dies scheussliche Übel. Die zärtliche Mutter wird dadurch aus dem Kreise ihrer Kinder verbannt; sie hütet ihr einsames Kämmerchen, sitzt dort in der Kälte auf einem durchlöcherten Brettstuhle am offenen Fenster, und darf den hölzernen Fussboden, auch wenn sie es könnte, nicht mit einem Teppich bedecken. Bei einigen dieser Unglücklichen tritt Indolenz, bei andern stille Resignation und fromme Ergebung ein, — sonst wären sie der Verzweiflung Preis gegeben, und sie würden ihrem Leben selbst ein Ende zu machen versuchen."

## §. 470.

Alle mechanischen Mittel, durch welche man Hülfe zu schaffen sich bemüht hat, bringen keine Erleichterung. Ein eingebrachter Schwamm saugt nur so lange den Urin auf, bis er sich voll gesaugt hat, dann verhindert er das Nasswerden auch nicht mehr; viele Frauen können einen solchen gar nicht vertragen, und Harnrecipienten, so künstlich sie auch bereitet sein mögen, sind ebenso unvollkommene Mittel zur Beseitigung des schrecklichen Übels.

## §. 471.

Die Thätigkeit der Natur zur Heilung der Blasenscheidenfisteln ist äusserst gering, und eben darin beruht die grosse Schwierigkeit, welche alle Operationsversuche vereitelt. Dennoch beobachtete Dieffenbach einmal eine Art von Naturheilung, die jedoch nicht nachahmenswerth, und nicht von der Art war, dass man ein Operationsverfahren darauf gründen möchte. Bei einer Frau, welche eine Blasenscheidenfistel mehrere Jahre getragen hatte, wurde der Ausfluss geringer, und ein Vorfall der Blase ragte halbkuglig hervor. Nur an einer kleinen Stelle, wo der Vorfall noch nicht adhärent war, träufelte noch etwas Urin ab.

Die Versuche Blasenscheidenfisteln durch Ätzen oder einfache Heftung zu schliessen, sind in den meisten Fällen, selbst wenn sie sehr lange fortgesetzt wurden, ohne allen Erfolg geblieben, da der Urin die beginnende Vereinigung stört, und Entwickelung von Granulationen verhindert. Ihre Heilung ist daher eine der schwierigsten Aufgaben unserer Kunst.

## §. 472.

*Von der Schnürnaht zur Schliessung der Blasenscheidenfisteln.*

Dieffenbach versuchte es, eine junge russische Dame durch seine Schnürnaht von dem Übel zu befreien. Dieselbe war bei ihrer Entbindung so verletzt worden, dass die Scheide in Folge des darauffolgenden Entzündungsprocesses gänzlich verwuchs. Nicht einmal für das Menstrualblut war ein Ausweg geblieben. Nur wenig Blut mit Urin vermischt ging alle vier Wochen durch die Harnröhre ab. Ein Chirurg getrauete sich die Operation zur Eröffnung der Scheide leicht ausführen zu können, bildete aber statt dessen einen falchen Weg, und schnitt ein Loch in die Blase. Die Kranke kam, um Hülfe zu finden, nach Berlin.

Dieffenbach stellte zuerst den ganz verwachsenen Scheidencanal wieder her, und erhielt ihn durch Pressschwämme, Bourdonnets und dicke Talglichter ausgedehnt, bis die Überhäutung vollendet war. Später legte er, ohne die Ränder der Fistel wund zu machen, oder zu ätzen, seine Schnürnaht an. Die Operation schien am 6ten Tage bereits gelungen zu sein, als eine, auf ungeschickte Weise gemachte, Injection das Übel, so schlimm wie es gewesen war, wieder hervorrief. Ein zweiter Versuch misslang ebenfalls und die Kranke war durch Familienverhältnisse gehindert sich ferneren Operationsversuchen zu unterwerfen.

In einem andern Falle legte Dieffenbach die Schnürnaht erst nach Abtragung der Fistelränder an. Aber die Kranke starb am 4ten Tage nach der Operation, indem die heftigste Cystitis sich entwickelt hatte. Wahrscheinlich würde hier die Heilung zu Stande gekommen sein, da bei der Section die Ränder miteinander verklebt angetroffen wurden.

## §. 473.

### *Naht nach vorhergegangener Abtragung der Ränder.*

Dieffenbach verfuhr daher im nächsten sich ihm darbietenden Falle auf noch verschiedene Weise. Er betraf eine 28 Jahr alte Frau, welche eine so grosse Öffnung zwischen Blase und Scheide in Folge einer schweren Entbindung zurückbehalten hatte, dass Dieffenbach sie nicht sogleich auffinden konnte, indem er sich mit dem Finger in die Blase verirrt hatte. Bald aber gab sich ihm diese durch ihre glattere und zartere Oberfläche als solche zu erkennen. Mit Hülfe des Speculum von Ricord sah man, dass ein

Theil der Blase mit seiner sammetähnlichen Schleimhaut sogleich durch die Öffnung vorfiel.

Bei der Operation wurde die Kranke wie beim Steinschnitt gelagert, das Ricordsche Speculum eingebracht, und nun die hinter der Öffnung gelegene Scheidewand mittelst einer Hakenzange, die durch das Speculum eingeführt ward, ergriffen, und eine zweite Zange vor der Öffnung angelegt. Hierauf entfernte Dieffenbach das Speculum, indem er es über die beiden Zangen, die er mit der rechten Hand zusammenhielt, herauszog. Nun zog er die Scheide sanft an, und kam als die Spannung stärker wurde, von den Seiten mit Doppelhaken zu Hülfe, bis der Defect zwischen den kleinen Lefzen sichtbar wurde. Rings um den Defect hakte er kleine Häkchen ein, und entfernte die beiden Doppelhaken und die eine Zange; die andere und die kleinen Häkchen liess er durch einen Assistenten halten. Mittelst eines kleinen Scalpells wurde ein linienbreiter Streifen der Schleimhaut der Scheide und der Blase rings um die Öffnung abgetrennt und der blutige Rand mit dem Häkchen aufs Neue gefasst.

## §. 474.

Diesem Operationsacte folgte die Lostrennung des Scheidenrandes vom Blasenrande. Denn es kommt, wenn die Knopfnaht gelingen soll, darauf an, dass man sich eine recht breite Wundfläche verschafft. Der Blasenrand wurde mit einer Hakenpinzette gefasst, und beide Häute 2 Linien breit mittelst des Messers von einander getrennt, und daher die Wundfläche, welche nur eine Linie breit war, in eine von 4 Linien Breite verwandelt. Nun begann Dieffenbach mit der Anlegung der Hefte mittelst krummer Nadeln am hintern Theile der Öffnung. Sieben Nähte, von denen eine immer nur die Scheidenränder, die folgende auch die Blasenränder fasste, waren zur Vereinigung der Öffnung erforderlich. Nach geschehener Verknotung der Hefte liess er die Scheide zurückgleiten. Die etwas verkürzten Fäden hingen zu ihr heraus. Die Scheide wurde durch Injectionen von kaltem Wasser gereinigt, und die nochmalige Einführung des Speculum zeigte, dass die Vereinigung der Wunde nichts mehr zu wünschen übrig liess. Ein Katheter wurde in die Blase gelegt, und halbstündlich kalte Einspritzungen gemacht. Die Zufälle waren gering. Am 6ten Tage wurden 6 Hefte gelöst, den 7ten gelang es erst am folgenden Tage zu entfernen, weil er sich in der geschwollenen Scheidenhaut versteckt hatte. Durch das Speculum liess sich erkennen, dass die Vereinigung auf das Genaueste gelungen war. Von nun an wurden die kalten Injectionen mit Einsprützungen von lauem Kamillenthee vertauscht, der Katheter aber in der Blase liegen gelassen. In der Folge bemerkte Dieffenbach, dass durch den einen Nadelstichpunkt an der linken Seite der Narbe ein Tropfen Urin hervorquoll. Vier Wochen lang fortgesetzte Bemühungen, durch Betupfen mit Canthiaridentinktur oder verdünntes Senföl Granulationen zu erzeugen, blieben erfolglos. Dieffenbach entschloss sich daher die Ränder der kleinen Öffnung, nachdem die Scheide wie bei der ersten Operation vorgezogen worden war, auszuschneiden, und die Schnürnaht anzulegen. Das Misslingen dieser Operation zwang ihn dasselbe Verfahren noch einmal zu wiederholen, und die vollkommene feste Vereinigung war der schöne Lohn dieser mühsamen Operation.

Diese Operationsmethode entspricht, wo die Fistel erreichbar ist, unter allen Operationsmethoden dem Zwecke am meisten, nur bei dünnen laxen Rändern steht sie der Schnürnaht nach. Dieffenbach empfiehlt im Gegensatze zu manchen andern Wundärzten recht viele Knopfnähte anzulegen, damit sie gerade einen heftigen Entzündungsturgor erregen, die Wundlippen sich auch in den Zwischenräumen fest an einander pressen, und kein Urin in die Spalte eindringt.

## §. 475.

*Heilung der Blasenscheidenfistel durch Transplantation.*

Jobert versuchte zuerst Öffnungen zwischen Blase und Scheide durch Transplantationen zu heilen. Eine Kranke hatte nach einer schweren Geburt eine Vesicovaginalfistel zurückbehalten. Zweimalige Versuche die Öffnung durch Knopfnähte zur Schliessung zu bringen waren schon misslungen, als Jobert auf die Idee kam, eine Transplantation auf die Fistel zu machen.

Die Kranke wurde in die Lage zum Steinschnitt gebracht. Während ein Assistent die Schaamlippen auseinanderhielt zog Jobert mittelst eines Häkchens die hintere Lippe der transversalen Fistelöffnung nach vorn, frischte ihren Rand an, und verfuhr ebenso mit dem vordern Rande. Hierauf löste er ein ovales Hautstück aus der Schleimhaut der rechten grossen Schaamlefze, und liess ihm eine 4 Linien breite verlängerte Hautbrücke. Mittelst eines weiblichen Katheters leitete er eine Fadenschlinge durch die Urethra zur Fistelöffnung heraus. Nachdem er nun den fleischigen Hautlappen zurückgeschlagen hatte, setzte er seine Schleimhautfläche durch Verdoppelung mit einander in Berührung, und befestigte die beiden Ränder durch zwei spiralförmig fortlaufende Hefte, so dass der Lappen in eine Art von Fleischpfropf mit blutiger Oberfläche verwandelt wurde. Mittelst der Schlinge, welche durch die Urethra und Blase bis in die Scheide reichte, zog er nun den Lappen nach innen, und drückte ihn ausserdem mit dem Finger an. Ein Assistent hielt das Urethralende der Schlinge angespannt, während der Operateur einen durch die hintere Wand der Fistel geführten Faden anzog, und somit auch dort die Ränder in Berührung brachte. Derselbe ward nun am Verbande, einer T binde, befestigt. Nachdem auf diese Weise das Vaginalende der Fadenschlinge unnöthig geworden war, wurde es in der Scheide durchschnitten, und der Faden ausgezogen, die Wunde mit Agarik verbunden, Rückenlage angeordnet, und der Katheter applicirt.

§. 476.

Die Kranke hatte keine Klage als die über ihre Lage. Am 4ten Tage wurde der Verband abgenommen. Eine Quantität Eiter floss aus der Scheide, aber der Lappen lag gut an. Da immer Urin neben dem Katheter ausfloss, und die Schenkel der Kranken und das Bett benetzte, so konnte man nicht zur Gewissheit kommen, ob Urin durch die Fistel flösse oder nicht. Der meiste ging durch den Katheter ab. So war es bis zum 8ten Tage, wo der Katheter mit einem starken Strahle Urin ausgestossen wurde. Ein Interne suchte ihn wieder einzubringen, jedoch gelang ihm dies nicht, da ein in der Nähe des Blasenhalses liegender Körper dies verhinderte. Wie Jobert glaubte hatte der Fleischtampon die Fistel perforirt, und sich vor die innere Harnröhrenmündung gelegt. Die Kranke selbst glaubte der Urin ginge durch die Fistel ab, in der folgenden Nacht floss er aber wieder durch die Urethra. In der Folge ging er nur in geringer Quantität durch die Fistel ab. Bisweilen kam 3 mal 24 Stunden lang kein Tropfen Urin durch die Scheide. Bei einer spätern Untersuchung mit dem Finger fand Jobert, dass der Lappen wie eine runde Wulst vor der sehr verkleinerten Fistel lag. Die Kranke wurde ungeheilt, aber gebessert entlassen.

Diese Operation, welche wir aus Blandin *(Autoplastie pag. 83.)* entlehnt haben, konnte auch, wie wir glauben, keinenfalls zu einem glücklichen Resultate führen, denn der in die Fistel eingelegte Schleimhautpfropf, dessen Schleimhautfläche nach innen gekehrt war, der hingegen nach der Blase und der Scheide hin nur blutige Zellgewebsfläche zukehrte, wurde weiter nicht durch Nähte, sondern nur die zur Urethra herausgeleitete Schlinge befestigt.

## §. 477.

Später verrichtete Jobert (*Frorieps Notizen Bd. 48. N. 5. Busch Zeitschrift für Geburtskunde 4. Bd. 1836. p. 462.*) die Operation auf eine andre Weise (wie es scheint bei derselben Frau).

Diesmal (1836) nahm Jobert den Lappen zur Schliessung der 15 Linien hinter dem Orificio urethrae befindlichen Öffnung, welche die Einführung des Daumens in die Blase zuliess, aus der Falte, welche den Schenkel mit dem Hinterbacken trennt, und bei nach obengelegener Basis wurde der Lappen von unten nach oben gehoben, und in die Fistel gebracht. Nach 10—11 Tagen konnte die Kranke den Urin ohne Katheter auf gewöhnliche Weise lassen, und nach 4—5 Wochen ward der Lappen in der Entfernung von 1 Zoll von seiner Basis durchschnitten. Er wurde hierauf zwar schwarz aber diese Färbung verlor sich nach Abstossung einer kleinen brandigen Partie wieder. Nach ein paar Monaten befand sich die Kranke wohl, so dass man über den glücklichen Erfolg der Operation nicht mehr zweifelhaft sein konnte.

Es wäre zu wünschen gewesen, dass Jobert mit der Veröffentlichung dieses Falles gewartet hätte, bis er sagen konnte, die Heilung sei wirklich gelungen gewesen. Denn damit, dass die Vollendung der Heilung wahrscheinlich zu hoffen war, ist nicht gesagt, dass die Kranke geheilt gewesen sei.

In einem andern Falle von Jobert, wo die Transplantation eines Hautlappens aus der grossen Schaamlefze in die Fistel gelang, welchen Dieffenbach erwähnt, wuchsen auf demselben später wieder Haare, und es entstand dadurch ein sehr unangenehmer Reiz auf die Schleimhaut der Scheide und ein Hinderniss für den Coitus.

## §. 478.

Wenn die Fisteln nur mässig gross sind, und eine kleine Falte der Blase aus der nächsten Nachbarschaft sich in die Öffnung hineinlegt, und an einer Stelle schon adhärent geworden ist, empfiehlt Dieffenbach durch öfteres Bepinseln mit Tinctura Cantharidum die Ränder in Entzündung zu versetzen, und die Blasenhaut mit einem feinen Häkchen in die Öffnung hineinzuziehen. Verwächst sie endlich mit dem Rande, so berührt man die Oberfläche mit Lapis infernalis, um die Schleimhaut in eine derbere Membran zu verwandeln.

## §. 479.

Bei grösseren Substanzverlusten, wo ein grosser Theil des Scheidengewölbes zerstört ist, so dass die weit von einander stehenden Ränder durch Nähte nicht mit einander in Berührung zu setzen sind, oder man ihr Ausreissen fürchten müsste, soll man nach Dieffenbach die Operation auf folgende Weise unternehmen. Um die Blase, die als ein rother Beutel in die Scheide vorhängt nicht zu verletzen, muss man sie bei der Rückenlage der Kranken sanft reponiren, und durch den Spalt einen weichen Schwamm in sie einbringen. Hierauf fasst man, ohne ein Speculum einzuführen, einen Rand der Öffnung mit der Hakenzange, zieht ihn an, und kommt mit noch mehreren Haken zu Hülfe. Nun trägt man mit einem Scalpell einen schmalen Streifen, den man mit einer Hakenpinzette immer straff anspannt, vom Rande ab, und verrichtet die Lostrennung des Scheidenrandes vom Blasenrande. Dann bewirkt man die Annäherung der Wundränder, indem man zwei Bleidrähte auf welche Nadelspitzen aufgeschraubt sind, wie sich Dieffenbach ihrer bei der Gaumennaht bedient, durch die Scheidenränder, ohne die Blasenränder mit zu fassen, einführt, und sie nach und nach zudreht. Erst wenn die Spannung bedeutend wird, bildet man die Seitenlappen. Man sticht das Messer an dem hintern Seitentheil der Scheide ein, und zieht es in geradem Zuge bis zur kleinen Lefze vor, dann verfährt man ebenso auf der andern Seite. Die Breite des auf diese Weise isolirten Theiles der Scheide muss gerade den vierten Theil der Weite derselben betragen. Während dies geschieht muss man den linken Zeigefinger in dem durch Lavements gereinigten Mastdarm eingeführt haben, um vor Verletzung desselben sicher zu sein. Sind die Incisionen tief und lang genug, so dreht man die Bleidrähte fester zu, bis die Spannung wieder bedeutend wird, und zieht den Rand mit Haken oder Hakenpinzetten an, durchschneidet das die Scheidewand im Becken befestigende Zellgewebe mit Scheere oder Messer, und trennt den Lappen seitlich so hoch als möglich, ohne jedoch der Blase zu nahe zu kommen. Dasselbe geschieht nun auf der andern Seite. Legen sich beim fortgesetzten Zudrehen der Bleidrähte die Rände locker an einander, so dass kein Ausreissen mehr zu fürchten ist, so vereinigt man die Wundränder durch Knopfnähte, die man mit einer krummen Nadel, und wenn man die hinterste Nähte aus freier Hand nicht anbringen könnte, mit Hülfe eines Nadelhalters einführt. Nachdem die Spalte durch eine ganze Reihe von Knopfnähten geschlossen ist, dreht man auch die Bleidrähte fest zu, und schneidet sie, so wie die Fadenenden ab, so dass nur 2 Windungen zurückbleiben. In die Blase legt man einen Katheter mit weiten Fenstern ein.

## §. 480.

In der neuesten Zeit hat Dieffenbach die Operation der Blasenscheidenfistel wieder sehr häufig verrichtet, sich aber öfter der Schnürnaht als andrer Operationsmethoden bedient. In einem Falle war es ihm überdies gelungen, den vor 18 Jahren aus der Scheide ausgerissenen Schleimhautlappen, der zusammengeschrumpft als ein kleiner Knopf hinter der Blasenscheidenfistel festsass, aufzurollen und wieder einzuheilen.

## XVII. Abtheilung.
## Hautüberpflanzung zur Heilung des künstlichen Afters*).

### §. 481.

Wir übergehen hier diejenigen Vorschriften zur Heilung eines künstlichen Afters, welche mit der plastischen Chirurgie weniger verwandt, der übrigen Wundarzneikunst angehören. Wenn aber der Weg für die verdauten Nahrungsstoffe wieder hergestellt ist, und diese durch die vorhandene Öffnung nur noch abgehen, weil sie eben noch offen ist, ohne jedoch durch ein Hinderniss im Darmkanale aufgehalten und angewiesen zu sein, sich einen andern, als den normalen Ausgang zu suchen, dann ist es Zeit eine plastische Operation zur Verschliessung der Öffnung zu machen. Die blosse Zusammenziehung und Vereinigung der angefrischten Ränder der Öffnung dürfte weniger leicht gelingen, als die Aufheilung eines transplantirten Hautstückes.

### §. 482.

Dieffenbach hat sich mit diesem Theile der organischen Plastik viel beschäftigt, seine zahlreichen Beobachtungen, den künstlichen After nach seinen neuen Methoden, theils durch Transplantation, theils durch die Schnürnaht zu heilen, jedoch noch nicht allgemein bekannt gemacht. Collier *(v. Gräfe u. v. Walthers Journal Bd 2. p. 655.)* verrichtete sie bei einem Kranken, dem ein einfältiger Chirurg einen Bruch, ihn für einen Abscess haltend, geöffnet hatte, und bei welchem alle Versuche, den künstlichen oder vielmehr unkünstlichen After zu schliessen, erfolglos geblieben waren. Collier machte daher die Ränder der Öffnung wund, transplantirte ein Stück Haut auf den anus artificialis und befestigte dieses mittelst 4 Heften. Die Heilung gelang vollkommen.

---

*) Durchaus mit Unrecht braucht Labat für diese Operation den Namen Proctoplastie.

XVIII. Abtheilung.

## Hautüberpflanzung zur Verschliessung der Bruchpforten.

### §. 483.

Von jeher ist das Bestreben der Chirurgen dahin gerichtet gewesen, die radicale Heilung der Brüche zu bewirken. Man versuchte deshalb die Unterbindung des Bruchsackhalses, erfand den goldenen Stich und die königliche Naht, man braunte, ätzte und castrirte, ohne den Zweck sicher zu erreichen, oder wenn dies auch in einzelnen Fällen geschehen sein mag, so war doch in vielen andern der Preis, für den man die Heilung erkaufte, zu hoch, und das Mittel zu gewagt.

### §. 484.

Es verdient daher der Erwähnung, dass Dzondi *(Geschichte des klinischen Instituts S. 117.)* einen Hautlappen bildete, ihn, so weit als nöthig war, von der Oberhaut entblösste, in den durch mechanische Mittel wundgemachten Bauchring einbrachte, und dort einheilte. Ausserdem erwähnt Finck *(über radicale Heilung reponibler Brüche. Freiburg 1837. 8. pag. 25.)* eine ähnliche Operation von Jameson in Baltimore *(Lancet. Tom. II. London 1829. p. 142.)*. Bei einer Dame, bei welcher früher wegen eines eingeklemmten Schenkelbruches die Herniotomie gemacht worden war, und die, weil das Übel wiederkehrte, um jeden Preis davon befreit zu sein wünschte, legte er den Schenkelring blos, bildete auf Kosten der benachbarten Haut einen lancettförmigen Lappen von 2 Zoll Länge und 10 Linien Breite, und trennte ihn so weit los, bis er ihn umbiegen, und in den Schenkelring einführen konnte, wo er ihn mittelst mehrerer blutiger Hefte und eines Verbandes befestigte. Es erfolgte hierauf radicale Heilung.

## §. 485.

Die glücklichen Erfolge dieser beiden Fälle müssen uns zur Nachahmung dieses möglicherweise radicale Heilung bewirkenden Verfahrens auffordern. Wir erinnern jedoch an die, an mehreren Stellen, besonders bei der Aufrollung des Lappens in Erwähnung gebrachte Regel, dass ein Hautlappen seine Epidermis nicht mehr besitzen darf, wenn er an einer Stelle, wo er von Weichtheilen ganz bedeckt ist, einheilen soll. Es fragt sich aber, ob man die Operation als eine Zugabe nach der Operation des eingeklemmten Bruches verrichten, oder sie auf eine spätere Zeit verschieben soll. Wenn die Kranken die Gefahr, in der sie sich befanden, kennen, so darf man wohl erwarten, dass sie sich später zu einer Operation entschliessen werden, welche ihnen gerechte Hoffnungen giebt, von ihrem Übel gänzlich befreit zu bleiben. Schwieriger dürfte es sein, Kranke, deren Bruch niemals incarcerirt war, dazu zu bewegen.

Ganz verschieden hiervon ist die Operation, welche Blandin *(pag. 91.)* als *autoplastie herniaire* aufführt, und welche in der Einheilung des Netzes in die Bruchpforten besteht, zu deren Gelingen der Operateur weniger beitragen kann, die jedoch bisweilen durch Zufall gelingt. Belmas *(Recherches sur un moyen de déterminer des inflammations adhésives dans les cavités séreuses. Paris 1829. 8. vergl. Finck pag. 26.)* war durch zahlreiche Versuche an Hunden zu der Überzeugung gekommen, dass ein Bläschen von Goldschlägerhaut, in die Höhle von serösen Membranen gebracht, sich dort in Folge plastischer Lymphe, welche durch seinen daselbst verursachten Reiz reichlich abgesondert wird, und seine Wandungen durchdringt, — mit einem organischen dichtem Kerne von fibrösem Gewebe anfüllt, die Bruchöffnung fest verschliesst, anderweitige Verwachsungen mit den benachbarten Theilen eingeht, und nach einer gewissen Zeit selbst absorbirt wird. Später verliess jedoch Belmas sein früheres Verfahren als ein zu sehr verletzendes, und brachte nur einen sehr schmalen Streifen Goldschlägerhaut in die, in den Bruchsack gemachte, Öffnung. — Um das Streifchen einzubringen, klebte er es auf einen dünnen Cylinder von erhärteter Gallerte, welche bald resorbirt wurde. Für die Resorption des Goldschlägerhäutchens hingegen bedurfte es mehrerer Monate, und es soll während dieser Zeit eine adhäsive Entzündung erregen, die genau an den Stellen eintritt, mit welchen der fremde Körper in Berührung ist, ohne jedoch wie ein um den Bruchsackhals gelegter Faden als ein zu fremdartiger Stoff suppurative Entzündung zu erregen.

## §. 486.

Endlich verdienen Gerdys Versuche noch erwähnt zu werden *(vergl. bei Fink pag. 33.)*, welcher die radicale Heilung reponibler Leistenbrüche bei Männern dadurch zu erzielen suchte, dass er die Bruchpforte und den Bruchkanal durch einen organischen Pfropf verschloss, indem er einen Theil des Hodensackes an der leidenden Seite möglichst tief in den Leistenkanal einschob, und dessen Verwachsung mit den benachbarten Theilen durch Erregung adhäsiver Entzündung zu bewirken strebte.

Er verfährt hierbei auf folgende Weise: der Kranke wird wie zum Bruchschnitt gelagert, der Operateur stellt sich jedoch dabei zwischen die beiden untern Extremitäten des Kranken, welche von Assistenten gehalten werden, und verrichtet die Taxis. Er schiebt nun mit dem Zeigefinger der linken Hand die Haut des Hodensackes so hoch als möglich in den Bruchkanal hinauf, und leitet auf der Palmarfläche des Fingers eine Nadel ein, deren Öhr sich nahe hinter der Spitze befindet. Mit derselben dringt er nun von innen nach aussen, und durchsticht dabei die vordere Wand des Leistenkanals, die fascia superficialis, das Zellgewebe und die äussere Haut. Ist die Nadel bis zum Öhre vorgedrungen, so macht man das eine Ende des Fadenbändchens frei, und zieht die Nadel zurück, um mit dem andern Ende den Ausstich einige Linien davon noch einmal zu machen. Hierauf werden die Fäden des Fadenbändchens getheilt, und über kleinen Cylindern geknüpft, also eine Zapfennaht angelegt. Ist die Bruchpforte und der Bruchcanal sehr weit, so werden 2—3 solche Nähte angebracht; in der Mehrzahl der Fälle genügt indessen eine. Nun cauterisirt man die invaginirte Partie der Scrotalhaut, mittelst eines in liquor Ammonii caustici getauchten Charpiepinsels, und legt auf die operirte Stelle ein Ceratplumasseau. Der Kranke wird nun zu Bett gebracht, das Scrotum unterstützt, und der Kranke, so lange die Nähte liegen, auf magere Kost gesetzt um Stuhlausleerungen zu verhüten.

## §. 487.

Durch die Reizung, welche die Fadenbändchen und das Causticum ausüben, entwickelt sich bald örtliche Entzündung, und gegen den dritten Tag stellt sich Eiterung ein. Der Eiter ergiesst sich längs der Fadenbändchen, die ihm gleichsam als Leiter dienen. Zu dieser Zeit kann man die Fäden entfernen, ausgenommen der Kranke hätte Husten bekommen, wo man sie bis zum 4ten oder 5ten Tage liegen lassen müsste.

Bei nachfolgender sehr heftiger örtlicher Reaction wandte Gerdy Umschläge von Kartoffelbrei oder Blutegel, bei allgemeiner Gefässaufregung auch selbst Venäsectionen an. Die kräftigere Anwendung der Kälte zur Verhütung von Peritonitis verursachte bisweilen gefährlichen Andrang nach der Brust, selbst Brustentzündung. Aber es ist auch ein mässiger Grad von Entzündung nothwendig, damit die Heilung erfolge, und die Scrotalhaut mit den benachbarten Theilen verwachse. Die Kranken müssen einen Monat lang in der Rückenlage zubringen, längere Zeit nur leicht verdauliche Nahrung geniessen, und noch mehrere Monate lang ein Bruchband tragen. Gewöhnlich am 15 — 20sten Tage nach der Operation hört die Eiterung auf. Die Wandungen der invaginirten Haut sind nunmehr mit dem Bauchringe verwachsen, und bilden einen leichten Pfropf längs des Leistencanales. Die Geschwulst und Aufwulstung an der Mündung des Leistencanales und der Invagination verschwinden nach und nach, und es bleibt nur eine unbedeutende Narbe zurück. Für die Folge bleibt nur der Unterschied wahrnehmbar, dass der Hodensack auf der einen Seite etwas verkürzt ist. Anfangs legte Gerdy einige Nähte an, um die Invagination zur Verwachsung zu bringen, aber die Erfahrung belehrte ihn, dass dies nicht nöthig ist, und die Cauterisation hinreicht, um auch diese Mündung zu verschliessen.

Diejenigen Gebilde, vor deren Verletzung man sich hüten muss, die aber bei einiger Vorsicht leicht geschont werden können, sind der Saamenstrang und die arteria epigastrica, welche beide hinter der invaginirten Haut liegen, und der Bruchsack, welcher bei kürzlich entstandenen Brüchen mit reponirt zu werden pflegt. Gerdy hat die Operation in dreissig Fällen, und zwar wie er versichert mit gutem Erfolge gemacht. Wir hielten es für um so nothwendiger auf diese Operation aufmerksam zu machen, als sie unseres Wissens in Deutschland noch nicht ausgeführt worden ist, und doch eine grössere Beachtung zu verdienen scheint, als man ihr bisher geschenkt hat.

## XIX. Abtheilung.

## Von der Tenotomie oder der Durchschneidung der Sehnen.*)

### §. 488.

Mannigfache pathologische Zustände haben ihren Grund in der Verkürzung der Sehnen. Bisweilen hängen Difformitäten allein von ihr ab, andremale trägt sie nur einen Theil der Schuld. — Wir rechnen hierher vorzüglich den Klumpfuss, den Pferdefuss, das caput obstipum und die permanente Retraction der Finger, jedoch dürften auch noch manche andere Fälle, von scheinbarer Anchylose hierher zu zählen sein.

Gegen alle diese krankhaften Zustände besitzen wir in der Durchschneidung der Sehnen ein, in den meisten Fällen sicher zur Heilung führendes, gefahrloses, und daher sehr schätzenswerthes Mittel. Zwar wird durch die Operation der Zweck noch nicht erreicht, aber sie unterstützt die Unternehmungen, die Theile durch mechanische Mittel zu ihrer normalen Form zurückzuführen ausserordentlich, und macht die Heilung in manchen Fällen noch möglich, wo ausserdem an Hülfe nicht mehr zu denken wäre.

### §. 489.

Schon in älteren Zeiten haben Rodenhuyse, Meekren, Tulpius u. A. die Durchschneidung der Sehne des Sternocleidomastoideus gemacht. (Hinsichtlich der Litteratur verweisen wir auf *von Ammons commentatio chirurgica de physiologia Tenotomiae experimentis illustrata. Dresdae 1837. 4.*) Die Operation gerieth jedoch in Vergessenheit und wurde erst wieder von Thilenius zu Ende des vorigen Jahr-

*) τὸ τένος oder ὁ τένων, die Sehne, und τέμνω, ich schneide.

hunderts ausgeübt (*Moritz Gerhard Thilenius [Arzt in Lauterbach] medicin. und chir. Bemerkungen. Frankfurt a. M. 1789. 8. p. 335.*). Er operirte im Jahre 1784 ein 17jähriges Mädchen, das, wie aus der unvollständigen Beschreibung hervor zu gehen scheint, nicht einen angebornen Klumpfuss, sondern eine erworbene Verkrümmung des Fusses hatte, welche von der Verkürzung der Achillessehne unterhalten wurde. Er durchschnitt diese, und die Heilung war in Zeit von 6 Wochen beendigt, so dass das Mädchen wieder vollkommen auftreten konnte. Auch Sartorius, Arzt in Hachenburg, hat in *Siebolds Sammlung seltener und auserlesener chirurgischer Beobachtungen und Erfahrungen. 3. Band. Arnstadt. 1812. 8. pag. 258.* einen Fall bekannt gemacht, wo er im Jahre 1806 die Durchschneidung der Achillessehne verrichtet hatte. Sein Kranker, ein Knabe von 13 Jahren, war mit gesunden Füssen geboren worden, und hatte sich erst im 7ten Jahre in Folge von Erkältung einen Abscess zugezogen, welcher den Fuss in einem verkürzten Zustande, nach Art des Pferdefusses, zurückliess. Der Knabe wurde geheilt, behielt jedoch einige Steifigkeit des Fusses zurück.

Es darf endlich nicht unerwähnt gelassen werden, dass Weinhold (*Zwanzig. de lux. oss. hum. et praecipue de incis. aponeur. musc. pectoral. etc. Halae 1819*) bei veralteten Verrenkungen des Oberarms, unter fortwirkender Ausdehnung, die Flechse des pectoralis major, drei Finger von seiner Insertion ½ Zoll quer einschnitt, und den Kopf nun leicht in die Gelenkhöhle einleitete. Michaelis in Marburg (*Hufelands und Harless neues Journal der practischen Arzneikunde und Wundarzneikunst. 33ster Band V. Stück. Berlin 1811.*) verrichtete in den Jahren 1809 und 1810 die Einschneidung verkürzter Sehnen achtmal. Er erklärte sich jedoch gegen ihre völlige Durchschneidung, und versichert sehr erfreuliche Resultate dadurch gewonnen zu haben, dass er sie nur zum dritten Theile einschnitt.

## §. 490.

Indess erwarben alle diese Ärzte dem Gegenstande noch nicht die ihm gebührende Aufmerksamkeit, und die Operation gerieth abermals beinahe in Vergessenheit, bis sie von Delpech 1816 erneuert wurde. (*Delpech Chirurgie clinique. Tome I. p. 231 und Orthomorphie. Paris 1828. 8. Tome II. p. 321.*) Er verrichtete die Durchschneidung der Achillessehne bei einem Klumpfusse, obwohl man ihm, das Unternehmen für zu gewagt haltend, davon abrieth.

Wie es scheint waren ihm die oben erwähnten Beispiele seiner Vorgänger unbekannt. Ebenso geht aus seinen Schriften nicht hervor, dass er die Operation öfter wiederholt habe, aber er stellte zuerst allgemeine Gesetze auf, nach welchen sie verrichtet werden muss, wenn die mögliche Gefahr entfernt gehalten werden soll. So überzeugend er auch schrieb, so fand er doch in seinem Vaterlande keine Nachahmer, und die auf deutschem Boden entsprossene Operation gedieh erst als sie wieder dahin zurückkehrte. Stromeyer (*Rusts Magazin Bd. 39. pag. 195. und Bd. 42. pag. 159. Caspers Wochenschrift. 1836. No. 34. pag. 529.*) erst gelang es lebhaftere Theilnahme für sie zu erregen, Ungläubige durch die Anschauung zu überzeugen, und von ihrem Werthe zu belehren. Seitdem haben von Ammon, Bünger, Dieffenbach, Elster, Holscher, Leonhardt, d'Oleire, Pauli, Ulrich und ich die Durchschneidung der Achillessehne sehr häufig ausgeübt, und von Deutschland aus ist die Operation zum zweitenmale nach Frankreich gewandert, wo sie neuerlich von Bouvier, Cazenave, Duval und Roux verrichtet worden ist.

## §. 491.

Es war wohl weniger die Ungläubigkeit an dem günstigen Einflusse, welchen die Erschlaffung der Achillessehne auf die Cur des Klumpfusses ausüben muss, welche die Ärzte davon abhielt, sich ihrer zu bedienen, denn die Anspannung derselben ist bei jedem Klumpfusse sehr auffallend. Vielmehr war es wohl die Furcht vor den auf Sehnenverwundungen wohl sonst folgenden üblen Ereignissen. Unwillkürlich dachte man an Trismus und Tetanus, an Exfoliation der Sehnen, oder an die Möglichkeit, dass deren Enden nicht wieder zusammenheilen könnten, und man wendete sich mit Widerwillen von der Operation, wie von einem Verbrechen ab, ja manche Chirurgen fürchten sich noch jetzt vor ihr, wie vor der Sünde. Vor allen Dingen war es die Unbekanntschaft mit dem physiologischen Processe bei der Heilung durchschnittener Sehnen, welche die Chirurgen so zaghaft machte sich damit zu befassen. Es darf daher nicht auffallen, dass man noch jetzt die Meinung ziemlich allgemein verbreitet findet, man dürfe die Sehnen nur einschneiden, nicht durchschneiden, um sie zu verlängern.

Man muss hingegen bedenken, dass eine nach den später anzugebenden Regeln verrichtete Durchschneidung einer Sehne eine viel geringere, und für die Heilung viel günstigere Wunde hinterlässt, als eine zufällige, mit einem nicht ganz scharfen Instrumente bewirkte Verletzung, wobei die bedeckende Haut ebenfalls getrennt ist, und wo nicht selten noch andere wichtige Theile verletzt worden sind.

## §. 492.

### *Allgemeine Regeln für die Sehnendurchschneidung.*

Die von Delpech, freilich nur für die Achillessehne, aufgestellten, aber ebenso gut allgemein gültigen, von Stromeyer bestätigten und vervollständigten Regeln für die Sehnendurchschneidung sind folgende:

1. Nur die vollkommene Durchschneidung der Sehne kann Nutzen schaffen. Die bloss theilweise Einschneidung nützt gar nichts, weil sich die Sehnenenden, so lange als noch ein dünner Strang die Verbindung vermittelt, nicht von einander entfernen.

2. Die die Sehne bedeckende Haut darf nicht verletzt werden, und man muss auf einem Umwege, und durch eine möglichst kleine Hautwunde zu der Sehne zu gelangen suchen.

3. Sogleich nach beendigter Operation muss man den Zutritt der Luft zur Wunde durch einen leichten deckenden Verband, z. B. ein Stück Heftpflaster, verhüten.

4. Lässt die Spannung nach der Durchschneidung der einen Sehne noch nicht nach, so muss man aufsuchen, wo noch andere verkürzte und spannende Sehnen die Contraktur des Gliedes bewirken, und auch diese nach denselben Regeln durchschneiden. Man muss natürlich dabei bedacht sein, so wenig als möglich andere wichtige Theile, besonders Arterien und Nerven zu verletzen. Meistens aber liegen die Sehnen so nahe unter der Haut, dass diese Befürchtung nicht nöthig ist.

5. In der Regel fordert die Nachbehandlung keine andere Maassregel als Ruhe in der ersten Zeit, und später die längere Zeit fortgesetzte Anwendung eines zweckmässig construirten Extensionsapparates, welcher dem zu heilenden Gliede die Stellung zu geben geschickt ist, die es erhalten soll.

## §. 493.

Man hat sich bisher immer den Heilungsprocess nach Sehnendurchschneidungen so gedacht, dass eine callusartige Masse ausschwitze, und die Sehnenenden wieder zusammenleime. Man glaubte ferner diese zähe Masse, welche nach und nach fester, und wirklich der Sehnensubstanz sehr ähnlich wird, vor ihrer vollkommenen Erhärtung ausdehnen und verlängern zu können. Man besass aber nur wenige Beobachtungen, welche den Gegenstand aufklärten, und verdankte dieselben namentlich Murray, Bichat, Gendrin, Dieffenbach, Pauli, Delpech und Günther (in Hannover). Andere ältere Beobachtungen über Sehnenverwundungen waren wenig geeignet, Licht über die in Rede stehende Frage zu verbreiten.

Die neusten, unsere Kenntnisse um Vieles vervollständigenden Untersuchungen rühren von v. Ammon her, und sind in seiner schon angeführten Schrift de physiologia Tenotomiae beschrieben. Zwei Reihen von Versuchen, die eine an Pferden, die andere an Kaninchen veranstaltet, lehrten ihn, dass der Zwischenraum zwischen den durchschnittenen Sehnenenden anfangs von Blutcoagulum ausgefüllt wird. Von den Durchschnittsflächen der Sehnen aus erheben sich Granulationen, während die Sehnenenden selbst dünner und spitziger werden. Das im Zwischenraume gelegene Blutcoagulum nimmt mehr und mehr organische Structur und Consistenz an, während die Granulationen von den Durchschnittsflächen immer länger emporwachsen, und zapfenartige Verlängerungen vorstellen, bis sie sich gegenseitig begegnen, und die Verbindung beider Sehnenstücke auf solche Weise wieder vollkommen hergestellt wird. Diese neue Zwischensubstanz verliert nach und nach mehr die anfänglich sehr blut- und gefässreiche Structur. Anfänglich findet man nur einzelne sehnige Fasern in ihr eingestreut, allmälig verwandelt sich die ganze Masse in ähnliche Substanz, und vermittelt die Vereinigung beider Sehnenenden so vollkommen, dass wenig Unterschied zwischen der alten und neuen Sehnensubstanz zu bemerken ist. Nur durch das etwas unregelmässigere Gefüge ihrer Fasern, und durch ihre Anheftung an den benachbarten Hautpartien unterscheidet sich die neugebildete Masse von der alten, keineswegs aber durch eine irgend auffallende Verschiedenheit ihrer Stärke. Die ängstliche Sorge derer, welche die Sehnendurchschneidung fürchten, weil sie meinen die Zusammenheilung könne nicht sicher genug erfolgen, erscheint somit als ganz unnöthig.

## §. 494.

Aus diesen Untersuchungen v. Ammons geht nun aber ein wesentlicher Gewinn für die Praxis hervor. Wir sehen nämlich, dass es nicht nöthig ist, dass die Sehnenenden sich berühren müssen, um wieder miteinander zu verwachsen, und dass der Heilungsprocess auch dann noch gelingt, wenn die Sehnenenden gleich von Anfange an von einander abstehen. Bei der Heilung gebrochener Knochen ist es allerdings erstes Erforderniss, dass die Bruchflächen einander unmittelbar berühren, wenn keine Difformität zurückbleiben soll, denn die Enden eines solchen werden durch die Kraft der Muskeln übereinander geschoben, und es tritt Verkürzung ein, wenn man sie nicht sorgfältig durch Verbände in der Lage, die sie annehmen sollen, erhält. Bei den Sehnenenden hingegen ist der umgekehrte Fall. Sie entfernen sich von einander, denn die Retraction des mit dem einen Sehnenende in Verbindung stehenden Muskels, und die Kraft der Antagonisten bewirken dies, aber die Sehnenscheiden und alle übrigen benachbarten Theile erhalten sie doch in einer solchen Richtung, dass die Längenachse beider Sehnenstücke dieselbe bleibt, weshalb die von beiden Durchschnittsflächen emporwachsende Granulationen einander unfehlbar begegnen müssen.

## §. 495.

In seinem ersten Aufsatze empfahl Stromeyer die Extensionsapparate nicht vor dem 10—14ten Tage anzulegen, und den Fuss vielmehr durch eine Pappschiene, der man schon früher, ehe die Operation geschah, dessen Form gegeben hat, in derselben fehlerhaften Stellung, die er bisher besass, zu erhalten. Nachdem er aber die Erfahrung gemacht hatte, dass die Operation ohne Erfolg bleibt, wenn man die Extension zu spät, und wo die Zwischensubstanz schon zu fest ist, anwendet, rieth er an, mit der Ausdehnung schon zeitiger, z. B. bei Kindern bis zum 1sten Jahre schon am 3ten Tage, je nach der muthmasslichen Schnelligkeit der Reproduction, zu beginnen. Im schlimmsten Falle kann man das etwa Versäumte durch die Wiederholung der Durchschneidung wieder verbessern. Das Einwickeln der Wadenmuskeln, um sie herabzudrängen, und grössere Annäherung der Sehnenenden zu bewirken, widerrieth Stromeyer, weil man die Muskeln dadurch reizt, und Contractionen und Zuckungen anregt, die jedoch sogleich wieder nachlassen, wenn man die Einwickelung entfernt. Auch andere Operateure haben neuerlich die Extension zeitiger, als man es anfangs wagte, angewendet, ja von Ammon und ich selbst haben unmittelbar nach der Operation damit begonnen, ohne dass der Heilungsprocess dadurch im Mindesten gestört worden wäre, und dadurch den Vortheil errungen, dass die Cur um ein Bedeutendes beschleunigt wurde.

## §. 496.

*Von der Durchschneidung der Achillessehne beim Klumpfuss.*

Es ist hier nicht der Ort, wo man eine Untersuchung über die Entstehung und die Natur des Klumpfusses zu finden erwarten darf, denn es war mehr unser Zweck die Therapie als die Pathologie desselben zu berücksichtigen. Ohne daher eine Erklärungsweise über die Entstehung des wahren Klumpfusses als Bildungsfehler aufstellen zu wollen, können wir indess nicht umhin unsere Zweifel auszusprechen, ob die Idee die richtige sei, dass ein Übergewicht der den innern Fussrand in die Höhe ziehenden Muskeln über die entgegengesetzten den Klumpfuss erzeuge, denn diejenigen, welche dieser Ansicht huldigen, können nicht angeben, wie es wohl komme, dass die bei Klumpfüssigen jedesmal atrophischen Muskeln des Unterschenkels im Stande sein sollen, so grosse Kraft auszuüben, um die Form sämmtlicher Fusswurzelknochen zu verändern. Für eben so hypothetisch halten wir es, dass Stromeyer den Klumpfuss und den Pferdefuss, seinem Wesen nach, in einem habituellen Krampfe der Wadenmuskeln sucht, denn ein krampfhafter Muskel ist hart anzufühlen, und die Wadenmuskeln Klumpfüssiger sind nach unserer Beobachtung eben so gut in dem Zustande vollkommener Ruhe wie die anderer Menschen. Ohne eine Behauptung über die Entstehung des Klumpfusses thun zu wollen, fordern wir nur dazu auf, zur Ergründung des Gegenstandes möglichst beizutragen, und deuten nur darauf hin, ob die primäre Ursache des wahren Klumpfusses nicht vielmehr bloss auf einer Hemmungsbildung der Fusswurzelknochen beruhe, bei der kein habitueller Wadenkrampf mitzuwirken braucht. Das nicht ganz seltene Vorkommen von Spina bifida zugleich mit dem Klumpfusse spricht wenigstens für diese keinesweges neue Ansicht, die jedoch genauerer Erörterungen noch bedarf.

## §. 497.

Der Klumpfuss ist keinesweges nur diejenige fehlerhafte Beschaffenheit des Fusses, wobei der äussere Fussrand nach unten gerichtet ist, so dass der Kranke auf ihm, anstatt auf der Fusssohle zu gehen gezwungen ist, sondern er besteht in einer auf dreierlei Weise fehlerhaften Stellung des Fusses. Der Fuss ist 1) so um seine Längenachse gewälzt, dass der äussere Fussrand nach unten, der innere nach oben gerichtet ist. Häufig ist die Drehung in dieser Richtung in noch stärkerem Grade vorhanden, und nicht sowohl der äussere Fussrand, sondern der Rücken des Fusses in der Gegend des os cuboidum ist die tiefste Partie desselben, auf welche der

Kranke auftritt, wenn er gehen will. Nach einiger Zeit bekommt die Haut, welche als Fusssohle dient, eine so harte schwielige Beschaffenheit, und das Zellgewebe unter ihr verdickt sich so sehr, dass ein dickes Polster gebildet wird, ähnlich dem bei einer jeden natürlichen Fusssohle. Allein die Epidermis ist in dieser Gegend nicht dazu geeignet, sich in so dicke hornartige Masse zu verwandeln, wie auf der wahren planta pedis, und Klumpfüssige werden daher bei angestrengtem Gehen immer leicht wund.

2) Ist der Klumpfuss auch in sich selbst verkrümmt. Eine von den Zehen durch die Fusswurzelknochen nach der Ferse hin gezogene Linie ist nämlich nicht wie bei einem normalen Fusse eine gerade, sondern eine krumme, nach innen hin concave Linie. Nicht nur die Ferse, sondern auch die Zehen stehen daher höher als jene tiefste, den Fussboden erreichende Partie, welche die Stelle der Fusssohle vertritt.

3) Die dritte fehlerhafte Stellung des Klumpfusses ist die, dass die Spitze des Fusses, die Zehen, nach innen, die Ferse ganz nach aussen gekehrt ist, so dass also Klumpfüssige im höchsten Grade über die grosse Zehe gehen. Dieser Zustand beruht wohl nicht allein in einer Verdrehung des Fusses in seiner Einlenkung mit dem Unterschenkel, sondern hierzu scheint eine Verdrehung des ganzen Beines, die bis zum Knie, oder vielleicht selbst noch über dieses hinaufreicht, beizutragen; dass dies so sei, müssen anatomische Knochenpräparate von Klumpfüssen leicht nachweisen. Wir stützen diese Behauptung mehr auf unsere an Lebenden gemachten Beobachtungen, und zwar kann man sich von der Wahrheit dieser Behauptung am leichtesten dann überzeugen, wenn nur ein Fuss verbildet, der andere aber vollkommen normal ist. Solche Kranke suchen dann gewöhnlich den Klump-

fuss dadurch zu verbergen, dass sie das Bein im Hüftgelenke stark nach aussen drehen, so dass also die Längenachse des kranken Fusses der des gesunden parallel zu stehen kommt, und die Zehen anstatt nach innen, nach vorn gerichtet sind. Untersucht man solche Klumpfüssige, so findet man, dass die Patella stark nach aussen gekehrt ist. Verlangt man aber, dass sie dem Beine im Oberschenkelgelenke dieselbe Stellung geben, wie dem andern gesunden Fusse, wo also die Patella gerade nach vorn gerichtet ist, so hat der Fuss dieselbe fehlerhafte Einwärtskehrung wie bei den höhern Graden des Klumpfusses.

Fast könnte es scheinen, als ob ich alle Schuld des Klumpfusses den Knochen zuschreibend, die Sehnen von derselben ganz frei sprechen wollte, was keinesweges meine Absicht ist. Aber wenn dies selbst so wäre, so würden sich doch die Sehnen hinsichtlich ihrer Länge der Form des fehlerhaften Gliedes anpassen müssen, und ihre Durchschneidung muss daher, es mag nun sein wie ihm wolle, für die Heilung von grossem Nutzen sein.

## §. 498.

Kranke, welche nur einen Klumpfuss haben, sind gut dazu zu benutzen, um zu entscheiden, ob die von Blasius aufgestellte Behauptung richtig sei, dass beim Klumpfusse nicht bloss die Ferse zu hoch stehe, sondern das Bein selbst um ein Beträchtliches (ein paar Zoll) zu kurz sei. Kranke mit zwei Klumpfüssen können hierzu nicht benutzt werden, denn man kann nicht wissen, wie lang ihre Beine gewesen sein würden, wenn sie normal gebildet gewesen wären. Wenn nun Blasius auch vielleicht in so weit recht hat, dass Fälle vorkommen mögen, wo das ganze, ja auch in andern Verhältnissen verkümmerte, Bein Klumpfüssiger der Länge nach zu kurz ist, so gilt doch dieser Satz keinesweges als eine allgemeine Regel, und ich erinnere mich unter andern vorzüglich eines Knabens, den ich mittelst der Durchschneidung der Achillessehne und nachträglicher Anwendung einer Maschine geheilt habe, der nur einen Klumpfuss hatte, und welcher bestimmt auch nicht im Mindesten kürzer war als der gesunde. Nothwendig müsste bei nur irgend bedeutender Differenz in der Länge beider Beine Hinken vorhanden sein. Dies war hier jedoch nicht, und der Kranke konnte schon damals, ehe ich ihn heilte, schneller laufen als mancher andere mit geraden Beinen.

§. 499.

Aus dieser Beschreibung der pathologischen Veränderungen beim Klumpfusse geht hervor, dass der abnorme Zustand der Weichtheile, der Muskeln und Sehnen, keineswegs das einzige bei der Heilung zu überwindende Hinderniss ist, sondern dass die fehlerhafte Bildung der Knochen selbst die Wiederkehr des Fusses in die fehlerhafte Stellung vorzugsweise begünstigt. Deren Form dahin zu verändern, dass der Fuss die normale Stellung annimmt, ist nur durch den längeren Gebrauch zweckmässiger Maschinen möglich, welche bewirken, dass die auf der äussern Seite übermässig entwickelten Fusswurzelknochen comprimirt, und durch Resorption auf den normalen Stand verkleinert werden, während es wünschenswerth ist, dass die auf der innern Seite sich vergrössern, und die Zwischenräume ausgefüllt werden, welche ihre Annäherung gestatten, und dadurch die Wiederkehr des Fusses in die fehlerhafte Stellung begünstigen.

Deshalb sind aber die Fälle, wo die fehlerhafte Stellung der Glieder durch Krankheit erworben, mithin nicht angeboren ist, viel leichter mittelst der Durchschneidung der Sehnen heilbar, denn bei ihnen wird die Verkrümmung nur durch ihre Verkürzung unterhalten, und nach der Lösung der, die freie Beweglichkeit des Gliedes hindernden Sehnenstränge bewegen sich die Knochenenden wieder an ihren normal beschaffenen Gelenkflächen. Es ist auf einmal Alles entfernt, was die fehlerhafte Stellung des Fusses unterhielt. Von dieser Art waren die ersten Fälle, welche Stromeyer operirte, und er nennt sie deshalb erworbene Klumpfüsse, ein Ausdruck der wohl nicht mit Recht gebraucht ist, denn wenn auch später nach der Geburt durch Krankheit ein ähnlicher Zustaud entstehen kann, als der Klumpfuss ist, so unterscheidet er sich doch gewiss jedesmal, und zwar für die Cur sehr vortheilhaft von jenem dadurch, dass die Knochen, ihre Enden und Gelenkflächen richtig gebildet sind, und die Verkrüppelung des Fusses lediglich durch die Sehnen und Sehnenausbreitungen unterhalten wird, die man durchschneiden und mit Verlängerung heilen kann.

Viel günstiger schon als beim Klumpfuss gestaltet sich daher die Prognose beim Pferdefusse, wo die Verbildung der Fusswurzelknochen geringer, und die Entstellung mehr die Folge der Sehnenverkürzung ist.

## §. 500.

Die Heilung des Klumpfusses ist schon längst Aufgabe der Orthopädik gewesen, und die operative Chirurgie hatte nichts mit dieser Krankheit zu thun, ausser dass man bisweilen, von der Meinung ausgehend, es sei besser gar keinen Fuss zu haben, als einen verstümmelten, die Amputation eines solchen verrichtete. Man hat eine Menge theils sinnreicher, theils sinnloser, oft erschrecklich plumper und schwerfälliger Klumpfussmaschinen erfunden, und ihren Nutzen als unfehlbar gepriesen, und die dadurch zu erreichende Heilung als unausbleiblich geschildert. Man hätte glauben mögen, nichts in der Welt sei leichter, als einen Klumpfuss durch eine Maschine zu heilen, und doch gab es der geheilten Fälle ganz entsetzlich wenige. Viele Kranken kehrten, nachdem bereits eine Besserung erkauft worden, aber weil ihnen die Cur zu lästig war, und zu lange dauerte, auf halbem Wege wieder um, und gaben den bereits errungenen Vortheil wieder auf. Andere suchten erst dann Hülfe, wenn sie im Alter bereits zu weit vorgeschritten waren, als dass Maschinen eine Heilung noch bewirken konnten, noch Andere konnten den Aufwand, den ihre Anschaffung verursachte, nicht bestreiten. Manche Ältern liessen es sich kein Geld und keine Mühe verdriessen, um ihre unglücklichen Kinder heilen zu lassen, sie gaben mehr Geld dafür hin, als die Kinder schwer waren, und doch wurde weiter keine Veränderung bewirkt, als dass sie statt auf dem Rücken des Fusses auf dem äussern Rande desselben gingen, und eben so schnell als sonst wunde Füsse bekamen. Nur wenn bereits in frühem Kindesalter zweckmässige Maschinen gebraucht, und ihre Anwendung noch lange Zeit, nachdem der Fuss die richtige Stellung angenommen hatte, fortgesetzt wurde, kam nach den bisherigen Methoden, den Klumpfuss mit Maschinen allein zu behandeln, die Heilung desselben zu Stande.

## §. 501.

Bloss diejenigen Hindernisse, welche der Heilung des Klumpfusses von Seiten der Weichtheile entgegengesetzt werden, kann man durch die Durchschneidung der Sehnen beseitigen. Die Schwierigkeiten, welche durch die fehlerhafte Form der Fusswurzelknochen geboten werden, verschwinden natürlich dadurch nicht. Ehe man wegen des Klumpfusses die Durchschneidung der Achillessehne unternimmt, hat man zu beachten, ob sich der Kranke im Allgemeinen wohl befindet, aber auch zweitens, ob nicht etwa wunde Stellen am Fusse vorhanden sind. Wäre dies der Fall, so müsste man ihn vorher so lange strenge Ruhe beachten lassen, bis alle wunden Stellen geheilt sind, weil er sonst die nach der Sehnendurchschneidung folgende Anwendung der Maschinen nicht vertragen würde. Um die Achillessehne zu durchschneiden, lässt man den Kranken sich auf den Bauch legen, und den Fuss durch ein paar Gehülfen festhalten, damit man nicht etwa bei einer unwillkürlichen Bewegung desselben die Haut verletze. Dann sticht man, gleichviel ob an der äussern oder innern Seite des Fusses, da wo die Sehne am deutlichsten unter der Haut zu fühlen ist, und etwa zwei Zoll hoch über der Ferse mit einem kleinen Bistouri durch die Haut, und ungefähr einen Zoll tief, bis zur gegenüberliegenden Haut, ein, ist aber bedacht, dass die kleine Längenwunde in der Haut nicht mehr als 2—3 Linien betrage. In diese führt man nun ein kleines, sichelförmiges, schmalklingiges, geknöpftes oder spitzes Bistouri ein, mit welchem die Sehne selbst durchschnitten werden soll, und welches man, wenn man will, den Tenotom nennen kann. Man dringt mit diesem Messer an der vordern Seite der Achillessehne so tief ein, bis man an der gegenüberliegenden Haut angekommen ist, und wendet es, dessen eine Fläche bisher der Sehne zugekehrt war, nun so, dass seine Schneide gegen die Sehne gerichtet ist. Indem man mit den Fingern der linken Hand die Gegend, in welcher man operirt, befühlt, vermeidet man sehr leicht die Gefahr die Haut zu durchstechen. Beim Zurückziehen des kleinen Sichelmessers, und indem man nur eine sehr geringe Gewalt auszuüben braucht, durchschneidet man die Sehne auf einmal, was sich durch ein krachendes Geräusch zu erkennen giebt. Ist noch eine kleine Stelle undurchschnitten geblieben, so erfolgt das Zurückweichen der Sehnenenden nicht. Man muss dann das Versäumte sogleich nachholen, und auch die letzten Stränge der Sehne durchschneiden.

## §. 502.

Manche Operateurs finden es bequemer und sicherer mit dem schmalklingigen geraden Bistouri, mit welchem sie den Einstich durch die Haut machten, an der hintern Seite der Sehne, zwischen ihr und der bedeckenden Haut so tief als möglich einzudringen. Man wendet dann das Messer ebenfalls so, dass die Schneide der Sehne zugekehrt ist, und schneidet sie, somit von hinten nach vorn, durch, oder man lässt durch einen Gehülfen die Spitze des Fusses ein wenig heben, wodurch die Achillessehne angespannt, und gegen die Messerklinge gedrückt wird. Man mag die Operation auf die eine oder die andere Weise verrichten, so ist sie sehr leicht auszuführen, und man hat nur darauf zu achten, dass die Haut nicht mehr als nöthig verletzt, und dass die Sehne vollständig durchschnitten werde.

## §. 503.

Nach vollbrachter Durchschneidung der Achillessehne stellt man Versuche an, in wie hohem Grade die Spannung nachgelassen hat. Gemeinlich kann man den Fuss sogleich in eine der natürlichen ziemlich nahe kommende Stellung herumbringen, bisweilen jedoch fühlt man am innern Fussrande, in der Gegend der Mittelfussknochen, noch bedeutende Spannung, die theils von der Sehne des tibialis anterior, theils aber von der fascia plantaris herrührt, welche letztere den Fuss in sich selbst verkrümmt erhält. Stromeyer will zwar (in seinem in Caspers Wochenschrift enthaltenen Aufsatze) nicht zugeben, dass der musculus tibialis anterior, als ein Beugemuskel, mit den Streckmuskeln, dem gastrocnemius und soleus, gleichzeitig verkürzt sein könne, allein der tibialis anterior hat ausserdem, dass er den Fuss beugt, und somit allerdings den Wadenmuskeln entgegengesetzt wirkt, auch noch die Kraft, den Fuss nach innen zu ziehen, und er trägt daher mit dazu bei, den Klumpfuss in seiner fehlerhaften Stellung zu erhalten, so dass der innere Fussrand höher steht, als der äussere. — Bemerkt man nun, dass diese oder auch noch andere Sehnen in irgend bedeutendem Grade spannen, so schneidet man sie nach den oben im Allgemeinen angegebenen Regeln ebenfalls durch.

## §. 504.

Die Zurückziehung der Sehnenenden ist selbst bei der Achillessehne nicht sehr auffallend, und man fühlt die entstandene Lücke immer nur in der Ausdehnung von einem halben Zoll als eine weiche, teigige Stelle. Die Befestigungen der Sehne an ihrer Sehnenscheide scheinen vorzüglich dazu beizutragen, dass die Retraction nicht bedeutender werde. Nach beendigter Operation fliessen einige wenige Tropfen Blut aus der Wunde, welche nicht hindern, dass man sie bald mit einem Stück Heftpflaster und einer kleinen Compresse bedecken kann. Wie schon erwähnt wurde, war Stromeyers ältere Vorschrift die, den Fuss durch eine nach ihm geformte Pappschiene in der fehlerhaften Lage, also in starker Extension zu erhalten, damit die Sehnenenden mit einander in Berührung kommen sollten. Wir haben jedoch gezeigt, dass diese Vorsichtsmaassregel überflüssig ist, und von Ammon sowohl als ich selbst haben die Extensionsapparate unmittelbar nach geschehener Durchschneidung angelegt, und eben so vollkommen Heilung erfolgen gesehen.

## §. 505.

Alle neueren Beobachter stimmen darin überein, dass sie niemals bedenkliche Zufälle nach der Operation sahen, ja es tritt sogar nicht einmal ein leichtes Wundfieber ein. Es ist daher aus dieser Rücksicht keine Contraindication gegen die gleichzeitige Durchschneidung der Achillessehne an beiden Füssen zu entlehnen, und nur in dem Falle glauben wir davon abrathen zu müssen, wenn beide Füsse in so hohem Grade deform sind, und der Kranke sich bereits in so vorgerücktem Alter befindet, dass man nicht hoffen darf, er werde schon einige Wochen nach der Operation durch die Anwendung der Extensionsmaschinen so weit gebracht sein, um auf die planta pedis auftreten zu können. Dann würden wir vorziehen nur einen Fuss auf einmal zu operiren, damit sich der Kranke bei den ersten Gehversuchen noch auf seinen fehlerhaften Fuss verlassen könne, und an diesem die Durchschneidung erst dann verrichten, wenn an dem ersten eine wesentliche Verbesserung bewirkt ist.

## §. 506.

Die Durchschneidung der Sehnen ist nur als ein wichtiges Beförderungsmittel zur Heilung contrahirter Theile zu betrachten, und man bedarf jedesmal noch besonderer Maschinen um das Glied in die normale Stellung zu bringen. Von der zweckmässigen Construction derselben hängt sehr viel ab. Stromeyer hat im 39sten Bande von Rusts Magazin eine für die Heilung des Klumpfusses bestimmte Maschine beschrieben und abgebildet. Es würde uns zu weit führen, wenn wir sie hier nochmals beschreiben wollten. Wir haben jedoch gefunden, dass sie nicht recht geeignet ist die Ferse herabzuziehen, und ausserdem den Nachtheil hat, dass der durch sie ausgeübte Druck zu lästig wirkt, weshalb der Fuss an einigen Stellen, besonders an der äussern Seite der Fusssohle, leicht wund wird. Wir haben daher ihren Gebrauch ganz verlassen, und bedienen uns sogleich vom Anfange an einer, der Scarpaschen ähnlichen, Maschine, mit welcher der Kranke später, wenn die Heilung der durchschnittenen Sehne erfolgt ist, und man ihm aufzustehen erlauben darf, auftreten kann, wobei die eigne Schwere des Körpers nützlich wirkt, den Fuss auf die Fusssohle herumzuwenden.

## §. 507.

### *Von der Durchschneidung des Sternocleidomastoideus wegen des caput obstipum.*

Der schiefe Hals kann von verschiedenen Ursachen abhängen. Bisweilen wohl ist die Wirbelsäule selbst verkrümmt, dann lässt sich von der Durchschneidung des Sternocleidomastoideus allerdings kein Nutzen erwarten. Nur wenn dieser Muskel allein wegen zu grosser Kürze die Verdrehung des Halses unterhält, ist sie indicirt. Es ist nicht immer leicht, hierüber Gewissheit zu erlangen, und selbst wenn das Übel ursprünglich von einer Verkürzung des Muskels ausgeht, so nehmen die Halswirbel, wenn der Zustand längere Zeit dauerte, eine schiefe Richtung an. Bisweilen kommt Ungleichheit beider seitlicher Kopfhälften damit verbunden vor, und man hat dann um so mehr Grund zu vermuthen, dass die Halswirbel deform sein mögen. Anderemale ist die Verdrehung des Halses Folge von Entzündung und Eiterung der Gelenkflächen der Halswirbel, und man wird, wenn man dies weiss, von der Durchschneidung des Sternocleidomastoideus natürlich keinen Vortheil erwarten dürfen. Manche Ärzte, vorzüglich Jörg, haben diese Operation ganz verworfen, und beschränken sich auf die Anwendung erweichender Einreibung, öliger, fettiger Mittel in den angespannten Muskel, und stärkender Dinge in die entgegengesetzte Seite des Halses, während ein zweckmässiger Apparat, der dem Kopf seine regelmässige Stellung zu geben geeignet ist, längere Zeit getragen werden, und die Hauptsache verrichten muss.

## §. 508.

Schon in älteren Zeiten haben Rodenhuyse, Blasius und Ten Haaf die Durchschneidung des Sternocleidomastoideus mit glücklichem Erfolge verrichtet, und man hat ihn entweder nahe am Sternum, oder einen ganzen oder halben Zoll davon entfernt (Latta), mit der Scheere oder mit einem Messer, von innen nach aussen, oder umgekehrt, mit einem Schnitte, oder mit wiederholten Zügen durchschnitten.

In neuerer Zeit ist die Operation namentlich von Dupuytren ausgeübt worden (*Ammons Parallele der französischen und deutschen Chirurgie p. 374.*), welcher dabei so verfuhr, dass er ein gerades, schmales Messer am Sternalende des zusammengezogenen musculus Sternocleidomastoideus unter die Haut einführte, und die Klinge flach hinter dem Muskel bis zum Ausstich am Clavicularende fortleitete. Nun kehrte er die Schneide nach vorn gegen den Muskel, und schnitt sägend so viel Muskelfleisch durch, als zur Geradestellung des Kopfes nöthig war, indess die Haut selbst unverletzt blieb. Nachdem dies geschehen war, hörte das caput obstipum sogleich auf. Die Blutung war äusserst gering, und die Kranke klagte nur über unbedeutende Schmerzen, auch traten keine weiteren Zufälle ein. Um die zu starke Contraction zu verhüten legte Dupuytren ein Band um die Stirn, und knüpfte daran ein anderes, welches unter der Achselhöhle herumgeführt ward, und die Stelle des durchschnittenen Muskels vertreten sollte.

Diese Operation unterscheidet sich von der oben besprochenen Sehnendurchschneidung dadurch wesentlich, dass hier, sobald man nicht dicht an der Clavicula operirt, nicht sowohl Sehne, sondern Muskel durchschnitten wird. Der Heilungsprocess geht indess auch hier auf dieselbe Weise von statten, wie bei den getrennten Sehnen, und dieselben Regeln für die Operation haben hier wie dort ihre Gültigkeit. Was die scheinbare Gefährlichkeit der Operation anlangt, so ist diese bei Weitem nicht so gross, als man anfangs glauben könnte, und man erlangt durch Übungen an Leichnamen bald die nöthige Sicherheit, um die Verletzung wichtiger Organe, die jedoch tiefer liegen, nicht zu fürchten. Immer ist es von Wichtigkeit, dass die Haut, wie bei den Sehnendurchschneidungen, geschont werde. Dieffenbach, welcher diese Operation binnen ein Paar Jahren dreissig Mal verrichtete, fand sie in allen diesen Fällen erfolgreich.

## §. 509.

### *Von der Verkrümmung der Finger.*

Die permanente Retraction der Finger ist eine von deutschen Ärzten wie es scheint weniger beachtete Krankheit, welche nach den Untersuchungen Dupuytrens ebenfalls von Verkürzung der sehnigen Ausbreitung in der Hand abhängig ist. Boyer nennt diese Krankheit crispatura tendinum, und fertigt sie mit wenigen Worten ab. — Verschiedene Schriftsteller haben bald Rheumatismus, bald Gicht, Verletzungen, Fracturen, Metastasen, Entzündung der Sehnenscheiden der Flexoren, Anchylose u. s. w. für die Ursachen gehalten. Erst Dupuytren *(Leçons orales de clinique chirurg. T. I. p. 2.)* machte darauf aufmerksam, dass Leute, welche schwere Arbeiten mit den Händen verrichten, vorzugsweise davon betroffen werden, und erzählt zum Beweise davon die Geschichte eines Weinhändlers, welcher die Weinfässer selbst anzubohren pflegte, und die eines Kutschers, welcher stets seine Peitsche schwingen musste um seine Klepper anzutreiben. Am häufigsten trifft man das Leiden bei Maurern oder Landleuten an, welche mit der Hohlhand stark zugreifen müssen. Solche Leute, welche durch ihre Beschäftigung zur Entstehung des Übels Veranlassung geben, bemerken anfänglich, dass sie die Finger nicht mehr gerade ausstrecken können. Der 4te Finger zieht sich gewöhnlich zuerst zusammen, und zwar beginnt die Retraction meist zuerst mit der ersten Phalanx, dann mit den übrigen Phalangen, und die beiden benachbarten Finger folgen später nach. Am Zeigefinger ist nur die erste Phalanx in mehr oder weniger starkem Winkel gekrümmt, er selbst ist daher noch auf dem Metacarpus beweglich, aber keine Gewalt, selbst nicht die schwersten Gewichte, vermögen die Phalanx in Extension zu bringen.

## §. 510.

Wenn der Ringfinger in hohem Grade verkrümmt ist, bildet die Haut Falten, deren Concavität gegen den Finger und deren Convexität gegen das Handwurzelgelenk gerichtet ist. Sie sind die natürliche Folge der natürlichen Anheftung der Haut an den pathologisch veränderten Theilen. Beim ersten Anblick ist man geneigt zu glauben, dass die Haut der Sitz der Krankheit sei, aber die anatomische Untersuchung beweist, dass sie nichts mit der Krankheit zu schaffen hat. — Befühlt man die Palmarfläche des Ringfingers, so fühlt man eine sehr gespannte Sehne, die sich nach der ersten Phalanx begiebt, und die man bis an das obere Ende der Hohlhand verfolgen kann. Beugt man den Finger, so verschwindet sie, streckt man ihn aber, so überzeugt man sich, dass man die Sehne des palmaris brevis in Bewegung setzt, und dass diese Bewegung sich nach der obern Partie der Aponeurose der Hand fortsetzt. Durch die Bewegung beider wird die gleichzeitige Thätigkeit derselben erklärt.

Was ist nun aber die Schuld dieses unangenehmen Übels? Der Ringfinger kann nicht mehr ausgestreckt werden, die beiden benachbarten Finger im geringeren Grade auch nicht. Der Kranke kann nur kleinere Gegenstände anfassen, und fühlt, wenn er sie mit den Finger stark angreifen will, Schmerz, der durch Ruhe wieder verschwindet, aber bei Bewegungen der Finger wiederkehrt.

Dupuytren giebt eine Menge Erläuterungsweisen dieser Retraction an. — Manche haben Verkürzung und Verhärtung der Haut für die Ursache gehalten, ohne zu berechnen, dass sie nur zusammengezogen ist, weil sie der Zusammenziehung der Sehne folgt; andere haben Krampf der Muskeln für das primäre Leiden angesehen, dies ist aber reine Hypothese, denn mit Ausnahme der Extension geschehen alle anderen Bewegungen mit Leichtigkeit. — Die Meisten haben die Retraction für eine Krankheit der Beugesehnen gehalten, und auch Dupuytren war lange Zeit dieser Meinung. — Andere glaubten, dass die Krankheit von den Sehnenscheiden ausginge, noch Andere, dass die Gelenkflächen und die Lateralbänder das Übel erzeugten, oder dass es in Anchylose bestehe.

## §. 511.

So standen die Sachen als Dupuytren Gelegenheit fand, einen Mann, dessen Finger so verändert waren, und den er lange Zeit beobachtet hatte, zu seciren. Nachdem er die Hand hatte zeichnen lassen, wurde die Haut von der Palmarfläche der Hand und der Finger abpräparirt, und sie verlor sogleich alle Falten. Es war somit evident, dass die Eigenschaft, die sie während des Lebens zeigte, nicht von ihrer Structur abhängig sei, sondern die Ursache davon in etwas Anderem liegen musste. — Nun wurde die Aponeurose der Hand präparirt, und Dupuytren überzeugte sich, dass sie gespannt, zurückgezogen und verkürzt war. Sehnige Stränge begaben sich von ihrem unteren Ende nach den Seiten des kranken Fingers, und als Dupuytren denselben extendiren liess, wurde die Aponeurose angespannt, und schien somit besonderen Antheil an der Krankheit zu nehmen. Er durchschnitt nun die Stränge, welche nach dem Finger gingen, und sogleich verschwand die Contraction. Die Finger waren nur noch $\frac{1}{8}$ flectirt, und die grösste Gewalt war nun nöthig, um die Extension vollständig zu machen. Bei genauerer Untersuchung fand Dupuytren die Sehne ganz normal, auch die Gelenkflächen der Phalangen zeigten nicht die mindeste pathologische Veränderung. — Es war somit natürlich, den Grund des Übels in der abnormen Anspannung der Aponeurosis palmaris zu suchen, welche durch Contusion, und in Folge lange Zeit fortgesetzter Anstrengung entstanden sein müsse.

## §. 512.

Die Ungewissheit in der Kenntniss vom Sitze des Übels musste natürlich auch zu sehr verschiedenen Mitteln für die Heilung des Übels führen. Manche Ärzte hielten es für unheilbar, so Astley Cooper. — Dupuytren selbst hatte Dämpfe mit erweichenden und beruhigenden Species, Cataplasmen, Blutegel, Frictionen mit erweichenden Salben besonders Mercurialsalben und Calomel, Douchen mit alkalischen Dingen, Schwefel, Seifen in allen Temperaturen angewendet. Er hatte sich ferner besonderer Extensionsmaschinen bedient ohne Besserung zu bewirken, und heftige Schmerzen zwangen ihn davon wieder abzustehen. — Einige Wundärzte hatten die Durchschneidung der Sehnen angerathen, und zweimal war diese Operation verichtet worden. Die Sehne wurde in der Mitte durchschnitten, es entstand Entzündung und Zusammenziehung der Sehnenscheiden, der Kranke gerieth in Lebensgefahr aber der Finger blieb gebogen. In einem zweiten Falle erfolgten keine so heftigen Erscheinungen, aber der Erfolg war eben so ungünstig.

## §. 513.

In Folge jener Untersuchungen nun kam Dupuytren auf ein anderes Verfahren, dessen Nutzen sich ihm besser bewährte.

Ein Weinhändler half im Jahre 1811 seinen Arbeitern Weinfässer auf das Lager zu legen, und spürte, während er den Rand eines Fasses mit der linken Hand gefasst hatte, ein Krachen und leichten Schmerz in der Hohlhand, und längere Zeit bestand Empfindlichkeit in ihr fort, welche nach und nach verschwand. — Er hatte den Zufall beinahe vergessen, als er bemerkte, dass der Ringfinger anfing sich zusammenzuziehen, und nach der Handfläche zu krümmen, so dass er nicht mehr wie die übrigen ausgestreckt werden konnte. Weil kein Schmerz damit verbunden war, achtete er dies wenig. Das Übel nahm aber mit jedem Jahre zu, und im Jahre 1831 war der 4te und 5te Finger so gekrümmt, dass sie die Handfläche ganz berührten. Die erste Phalanx war mit der zweiten in inniger Berührung, und die dritte lag an der Hohlhand an, besonders war der kleine Finger ganz unbeweglich.

Mehrere Ärzte hatten bereits dem Kranken die Durchschneidung der Sehnen angerathen, als er in Dupuytrens Behandlung kam. Dieser verrichtete die Operation auf folgende Weise. Die Hand des Kranken wurde festgehalten, und ein zehn Linien langer querer Schnitt in der Gegend geführt, wo der Ringfinger mit den Mittelhandknochen articulirt. — Das Bistouri drang zuerst nur durch die Haut, dann mit deutlich hörbarem Krachen durch die Aponeurosis palmaris, und sogleich konnte der Ringfinger vollkommen ausgestreckt werden. Um dem Kranken den nochmaligen Schmerz zu ersparen, wollte Dupuytren die Durchschneidung der Aponeurose zur Befreiung des kleinen Fingers von derselben Hautwunde aus machen, und ging deshalb mit dem Bistouri unter der Haut hin. Dies gelang aber nicht und der Finger blieb gekrümmt bis der Hautschnitt dahin verlängert und noch ein dritter Querschnitt in der Mitte der ersten Phalanx selbst gemacht wurde, um die Anheftung der Aponeurose am Finger zu lösen. Nun war auch der kleine Finger völlig frei, und eine am Rücken der Hand angebrachte Maschine erhielt die Finger in der Extension. — Der Schmerz war am folgenden Tage mässig, nur der Druck der etwas plumpen Maschine hatte einige Geschwulst erzeugt. Sie wurde deshalb mit einer zweckmässigern vertauscht, welche aus einem halben Cylinder von Pappe bestand, an welchem vier Stäbe angebracht waren, die sich verlängern und verkürzen liessen, und an deren Ende Ringe um die Fingerspitzen griffen. Der Kranke hatte dabei anfangs Erleichterung, der Schmerz kehrte jedoch am Abende wieder, und die ganze Hand schwoll an. Ohne dass die Maschine abgenommen wurde, liess Dupuytren kalte Fomentationen mit Bleiwasser machen, welche dem Kranken seinen Zustand erleichterten.

Die Eiterung der Wunde kam nur sehr langsam in Gang. Die Geschwulst setzte sich, und die Extension der Finger wurde immer fortgesetzt und verstärkt. Die Heilung und Vernarbung der Wunden schritt wohl vorzüglich deshalb sehr langsam vorwärts, weil die Extensionsmaschine die Wundlefzen von einander zog. Die Reihenfolge, in welcher sie heilten, verdient bemerkt zu werden, weil sie beweist, dass die Extension darauf Einfluss hatte. Zuerst heilte nämlich die Wunde am Gelenke der ersten und zweiten Phalanx des Ringfingers, dann die in der Mitte der ersten Phalanx, später die am Metacarpialgelenk des kleinen Fingers, und zuletzt die am Metacarpialgelenk des Ringfingers. Der Kranke trug die Extensionsmaschine einen Monat lang, damit sich die durchschnittenen Enden der aponeurosis palmaris nicht wieder nähern sollten. Als sie abgenommen wurde konnte er die Finger gut beugen, und war nur durch einige Steifigkeit, die sich aber auch verlor, als er öfters Bewegungen machte, darin gehindert, während er die Maschine nur noch des Nachts trug. —

## §. 514.

Die oberflächliche aponeurosis palmaris ist die Ausbreitung der Sehne des musculus palmaris brevis und des ligamentum carpi volare proprium. Anfangs sehr stark, verdünnt sie sich nach und nach, und endigt an ihrem untern Rande mit vier sehnigen Strahlen, die sich nach den Mittelhandknochen des 2ten bis 5ten Fingers begeben, dann theilt sich jede derselben um die Beugesehnen durchzulassen, und befestigt sich an den Seiten der Phalangen; nicht aber an der vordern Fläche, wie man gewöhnlich annimmt. — Dies sind die sehnigen Ausstrahlungen, die, wenn sie zu gespannt sind, durchschnitten werden müssen. Bei der Durchschneidung der

Haut und der Aponeurose macht das Zellgewebe und eben diese Anhänge besondere Schwierigkeit beide von einander zu trennen. Diese Anhänge erklären auch die Faltung der Haut. — Verletzung der Nerven und Gefässe ist bei der Durchschneidung der fascia palmaris nicht zu fürchten, weil die fascia in der Art einer Brücke gespannt ist, und die Gefässe weiter hinter ihr liegend, durch sie geschützt sind. — Die fascia palmaris hat den Zweck, die Sehnen zusammen zu halten, und die Concavität der Hohlhand zu vermitteln.

§. 515.

Eine ähnliche Operation, als die so eben beschriebene machte Dupuytren an einem Kutscher von 40 Jahren. Seit mehreren Jahren hatten sich seine Finger zusammengezogen, besonders war aber der Ringfinger verkrümmt, und standen nur $1\frac{1}{2}$ Zoll weit von der Fläche der Hand entfernt. Die Haut der Hand machte Falten, deren Concavität den Fingern zugekehrt war. Wenn man die Phalangen extendirte, so bemerkte man eine Art Strang, welcher sich vom Finger nach der Hohlhand begab. — An beiden Händen war das Übel gleich. — Die Diagnose war nicht schwierig. Dupuytren liess den Kranken die Finger bewegen, und man bemerkte deutlich die Anspannung der Fascia. Dann machte er mit einem Bistouri halbmondförmige Einschnitte, den einen an der Basis des Ringfingers, den andern $1\frac{1}{4}$ Zoll tiefer in der Hohlhand, um die Verlängerungen noch besser von der Fascia zu trennen. Gleich darauf nahm der Ringfinger seine normale Beweglichkeit an, die Blutung war sehr gering. — Da der Kranke doch angegriffen war, wurde die andere Hand an einem andern Tage operirt. — Der Verband und die Behandlung waren genau so wie bei dem ersten Kranken.

§. 516.

Neuerlich hat Goyrand ebenfalls Untersuchungen über denselben Gegenstand bekannt gemacht *(vergl. Schmidt's Jahrb. Bd. 6. p. 248.)* und Dupuytrens Beobachtungen bestätigt. Er ist jedoch der Meinung, dass die quere Trennung der Haut, indem sie sich durch das Geraderichten der Finger bedeutend erweitert, eine zu grosse Vernarbungsfläche darbiete. Um die Heilung zu beschleunigen schlägt er vor, die Hautbedeckungen in der Länge, und nur die Sehnenbrücken in der Quere zu durchschneiden. — Goyrand widerlegt auch die Behauptung, dass immer nur der 3te, 4te und 5te Finger von dem Übel betroffen werden, denn er sah einen Fall, wo der Daumen davon ergriffen war. Endlich stellt er auch in Abrede, dass nur schwere Handarbeiten die Krankheit herbeiführen. Obwohl nun durch Dupuytren und Goyrand der Gegenstand ziemlich aufgeklärt worden zu sein scheint, so suchte doch noch neuerdings Cloquet in der *Académie de médecine* zu beweisen, dass auch die Beugemuskeln Ursache der Retraction der Finger sein könnten.

In Ermangelung eigner Erfahrungen, und weil in Deutschland erst wenig über diesen Gegenstand bekannt geworden ist, glaubten wir diese Mittheilungen hier aufnehmen zu müssen. Auch diese Operation ist von Dieffenbach öfter, und immer mit Erfolg gemacht worden.

---

Wir beschliessen dieses Buch lebhaft durchdrungen von dem Bewusstsein, dass die plastische Chirurgie noch vieler Verbesserungen bedarf, aber auch mit der Überzeugung, dass sie raschen Schrittes ihrer Vervollkommnung immer mehr entgegen gehen wird. Wir glauben den Standpunkt, den sie für jetzt einnimmt, in diesem Buche bezeichnet zu haben, sed, ut neque in universa medicina, imo in omni actionum genere, cuncta firma sunt, et aeterna, ita neque hic, quod jam diximus, perpetuum est *(Taliacot. lib. II. c. 13. pag. 48.)*.

---

# Sachregister.

# Erklärung der Kupfertafeln.

## *Taf. I.*

### *Fig. 1.*

Diese Figur stellt eine aus der Stirnhaut gebildete Nase, unmittelbar nach der Operation, an einem kräftigen Subjecte vor. Der Hautlappen hat seine Färbung wenig verändert, und verspricht, dass die Operation wahrscheinlich gelingen werde. Obwohl die Ansicht gerade von vorn genommen ist, so hat der Zeichner doch recht gut ausgedrückt, dass die Nase fast noch gar keine Vorragung macht, sondern ganz platt aufliegt. Der Hautlappen hängt so schlaff herab, dass er von jedem Athemzuge bewegt werden muss. Er ist mit der Gesichtshaut durch Dieffenbachsche umschlungene Nähte, das Septum mit der Oberlippe durch Knopfnähte verbunden. In den Nasenlöchern liegen Röhrchen von Kautschuck.

### *Fig. 2.*

Dieselbe Nase am folgenden Tage. Sie liegt schon nicht mehr platt auf, sondern bildet eine starke Vorragung im Gesichte des Operirten. Auch die Färbung der transplantirten Haut hat sich verändert, denn der turgor vitalis ist in sie zurückgekehrt. Das Glänzende und Gespannte, welches sie zu dieser Zeit hat, liess sich bildlich nicht gut wiedergeben. Dieser Grad von Lebensthätigkeit im Lappen verlangt schon die kräftigste Anwendung kalter Umschläge, und die Anhäufung von Blut in ihm darf nur noch wenig steigen, um die Anwendung örtlicher Blutentziehungen unentbehrlich zu machen.

# *Taf. II.*

## *Fig. 3.*

Eine neugebildete Nase am 2ten Tage nach der Operation, welche jedoch abzusterben droht. Der Turgor ist zwar in den Lappen zurückgekehrt, und hat ihn erhoben, aber üble netzartige Narben, welche auch das übrige Gesicht entstellen, befinden sich auch auf der Hautbrücke, und hindern die Circulation des Blutes. Die Haut selbst ist nicht so kräftig als die auf Fig. 1. und 2., daher bemerkt man kleine Falten auf ihr. Die Färbung ist blässer als die des Gesichtes. Vereinigung der Wundränder hat noch nicht stattgefunden, und nur die Nähte halten sie zusammen.

## *Fig. 4.*

Dieselbe Nase einige Tage später. Es ist so gut als Alles verloren. Vereinigung ist nirgends zu Stande gekommen, und Eiter dringt aus der Wundspalte hervor. Ein schmaler Rand des transplantirten Hautlappens auf der rechten Seite ist durch trocknen Brand zerstört, und in Brandschorf verwandelt. Die übrige Nase hat eine üble blaue Färbung, so dass sie bald ebenso verwandelt sein wird.

www.ingramcontent.com/pod-product-compliance
Lightning Source LLC
LaVergne TN
LVHW092148300926
849161LV00002B/215